主编◎任莹莹　王　春　张雪贝　周芳芳　李玉梅　于咏红

常见疾病
护理思维实践

CHANGJIAN JIBING
HULI SIWEI SHIJIAN

长江出版传媒
湖北科学技术出版社

图书在版编目(CIP)数据

常见疾病护理思维实践 / 任莹莹等主编. — 武汉：
湖北科学技术出版社，2023.5
ISBN 978-7-5706-2487-4

Ⅰ.①常… Ⅱ.①任… Ⅲ.①常见病-护理 Ⅳ.
①R47

中国国家版本馆CIP数据核字(2023)第055094号

责任编辑：许 可 高 然　　　　　　　　　　　封面设计：喻 杨

出版发行：湖北科学技术出版社　　　　　　　　　电话：027-87679468
地　　址：武汉市雄楚大街268号　　　　　　　　邮编：430070
　　　　　（湖北出版文化城B座13-14层）
网　　址：http://www.hbstp.com.cn
印　　刷：湖北星艺彩数字出版印刷技术有限公司　　邮编：430070
787×1092　　　　1/16　　　　　　　　　　　　21.25印张　　505千字
2023年5月第1版　　　　　　　　　　　　　　　2023年5月第1次印刷
　　　　　　　　　　　　　　　　　　　　　　　　定价：88.00元

前　言

随着 21 世纪基础医学和临床医学日新月异快速的发展和人们对健康需求的不断改变,护理学有了新的内涵,护理已经成为医学领域中的一门重要学科。随着护理概念的更新,护理模式已转变为身心整体护理。尤其人们对健康定义的认识加深,护理内容、护理范畴也在相应地延伸和拓宽。因此,护理人员的知识结构和解决实际问题的能力必须进行转变。

本书重点论述了基础护理操作、临床护理常规和各科疾病的临床表现、辅助检查护理措施。内容涉汲基础护理、内科护理、外科护理、手术室护理、急救护理等。本书作者从事临床护理工作多年,有丰富的临床经验和深厚的理论功底,希望本书能为临床护理工作者处理相关问题提供参考,也可供医药院校护理专业学生学习之用。

由于编者的学识水平有限、编写时间仓促,书中有不足之处在所难免,敬请广大读者批评指正。

编　者

目　　录

第一章 门诊护理

第一节 门诊就诊的护理

近年来随着国家高端医疗标准(JCI标准)的不断普及应用,医院门诊护理经验的不断累积,标准所涉及的范围更加完善。就诊管理是门诊管理的重要环节,护理部针对医疗及护理过程的各个重要环节,依据 ACC(可及和连贯的患者医疗服务)给予患者连贯性的优质护理及医疗服务,针对来院就诊的门诊患者进行信息的收集及处理,确保患者得到及时有效的医疗服务,以保证患者的就诊安全,提高患者就诊满意度;同时规定相同诊断的患者在医疗机构内得到相同质量的优质服务,不因为患者经济、性别、职业的不同,而有区别对待。护理管理者在门诊护理工作中要重视护士资质及培训工作、门诊服务质量、公共设施及其安全性管理、信息管理等多个方面。

一、门诊预检分诊

门诊是医院对外的一个窗口,也是直接对患者进行诊疗、咨询、预防保健的场所,作为一个医患关系的重要纽带,患者就诊时对医院的第一印象非常重要。由于门诊的患者流动性大,护理工作内容繁多,护理压力大,门诊也是容易发生纠纷的部门,因此就要求分诊的护士对来就诊的患者进行快速的资料收集,根据患者的个体化的需求和患者的病情轻重缓急及所属的专科合理安排分科就诊。

(一)分科就诊

根据可及和连贯的患者医疗服务标准,进一步建立健全了医院的诊疗门诊分诊制度,对分诊目标、标准、流程和护士的职责都做了新的调整:对于初次就诊的患者,护士在接诊的过程中应该根据所属的病种指引患者分科就诊,帮助患者选择合适的科室;为病情急或变化快的患者提供绿色通道以积极争取治疗时机,挽救患者的生命;告知患者就诊地点,辅助检查的作用和注意事项等。

(二)预检评估

护士预检分诊增加了几个重要的环节,包括对安全性评估,对生命指征的一般测评和对跌倒的评估。门诊的预检人员可根据患者的基本情况(如面色、呼吸是否急促、有无疼痛及疼痛的剧烈程度等)决定患者的就诊科室。每个来院就诊的患者都必须通过生理、心理等全方面评估后方可就诊。通过分诊护士的动态分诊,根据患者的个体化病情调整就诊顺序,体现了高效、快捷的分诊模式,减少了患者和家属与医护人员的纠纷,明显提高了患者的满意度。

护理工作从门诊分诊流程上加大改进力度,做到了及时、准确分诊,提高了护士的分诊效率,减少了患者的就诊时间,保证了就诊的有序性,确保了急危重症患者的及时有效抢救,增加患者就医安全性。

二、实施实名制就诊

门诊工作包含患者在医疗机构内通过预约、预检分诊、挂号、候诊、就诊流程,得到适合的门诊医疗服务的过程。按照门诊就诊标准,规范门诊就诊流程,使就诊患者获得安全、规范、高效、满意的医疗服务。

(一)核对确认注册

为使患者就诊安全,医院采用门诊实名制就诊。完成预约挂号的患者,应于就诊当天,持就诊卡到自助机或窗口进行确认注册。如无就诊卡的患者可凭有效身份证明到自助机或窗口办理就诊。就诊前,导诊台护士需核对患者信息,使患者按挂号的序号进行候诊和评估。就诊时,医师再次核对患者信息,核对无误方可就诊。

(二)患者隐私保护

按照患者的权利与义务标准,整个就诊过程中要对患者的隐私进行保护。保护患者的隐私不会被其他无关的医护人员及患者的家属所知,医院需保证医患之间的诊疗活动在相对独立的环境中进行,使患者的信息受到保护。门诊医务人员真正落实一医一患一诊室,保证患者信息不被其他人"旁听""旁观";科室所有计算机设置为自动屏保状态;病例系统使用医护人员个人用户名、密码登录;对涉及患者隐私的废弃病历文书资料不能当废纸复用,全部使用粉碎机处理,保证患者隐私的资料不外泄;门诊候诊呼叫系统改装为不能显示患者的全名,名字为三个字的患者隐去中间的一字,名字为两个字的患者隐去后面的一字,以保证门诊患者姓名隐私不泄露;患者的化验单等检查资料也只能是患者本人或者是患者授权的人才能查看;在所有自助机前设置一米等候线,切实保护患者的就医隐私的权利。

三、门诊患者身份识别

身份识别是指确认某个个体是否符合指定对象身份的过程,以保证指定对象的合法权益及群体系统的安全和秩序。目的是为防止因识别错误而导致患者受到损害的事件发生。患者身份识别制度,要求在实施任何医疗措施之前必须同时核对至少2种个体独有的、能标识患者的特征信息。应规范患者身份识别方法和程序,并提供更安全的治疗,以确保患者医疗安全。

(一)门诊患者身份识别的标识

医院根据本院实际情况选择能识别门诊患者身份的2个首要标识符,分别是患者姓名、门诊患者病案号或患者姓名和患者出生年月日。如选择患者姓名和门诊病案号,门诊患者应实行唯一的门诊病案号,即无论患者第几次来院就诊,统一使用第一次来院就诊时建立的门诊病案号。因此患者在第一次就诊时需到收费窗口打印带有病案号的条码贴在病历本上。对于预约的患者,医院可通过短信发送病案号到患者手机上。

(二)门诊患者身份识别的方法

面对可交流沟通的患者,工作人员以主动问答的方式,与患者或其家属共同进行患者身份识别的核对,同时用识别工具辅助核对。就诊时医师询问患者:"请问你叫什么名字?"患者报自己的姓名,医师插医保卡或就诊卡查看信息系统,核对患者姓名、病案号等患者身份信息。

(三)患者的交流沟通

面对无法交流沟通的患者,有患者代理人在场时,请代理人陈述患者姓名等患者身份信息,并用患者病历卡上的条码核对病案号。无患者代理人在场时,医护人员至少用 2 种识别工具核对以确保患者姓名、病案号的一致性。

四、门诊患者评估

在门诊护理工作中按照 AOP.1 标准(AOP:患者评估)实施护理服务并进行评估,对门诊工作的护理质量提升有着重要的价值。门诊患者评估是由具有资质的护士通过病史询问、体格检查、辅助检查等途径,对患者的生理、心理-社会状况、健康史、经济因素以及疾病严重程度等情况做出综合评价,以指导诊断和治疗。

(一)门诊患者评估目的

门诊患者评估的目的在于规范医护人员采集、分析患者在生理、心理-社会状况、经济因素及其健康史等方面信息和数据的行为,确保及时、准确、全面地了解患者病情的基本现状和其对诊疗服务的需求,为制订适合于患者的诊疗护理方案及后续的医疗和护理提供依据和支持。

(二)门诊患者评估内容

护士在患者就诊前需对每个门诊就诊的患者进行护理评估,评估内容包括生理、心理、社会、经济等方面。评估患者体温、脉搏、呼吸、血压等生命体征,身高、体重等指标,是否为特殊人群(如孕产妇、65 岁以上的老人、长期疼痛或疾病患者、儿童、青少年、吸毒人员、受虐待者等),有无生理、心理康复需求,疾病严重程度以及跌倒风险、营养风险等,AOP.1.5 标准要求对每一个患者,包括门诊就诊的患者都要进行主动的疼痛评估,通过疼痛评估,可及早发现患者潜在的疾病风险。

(三)门诊患者评估方法

接诊护理工作者需对每一位患者都按照医院规定的评估流程进行评估,以确定其医疗需求并记录在相关记录单上。同时,护士需提供初步的评估资料,该评估资料将伴随整个诊疗过程。医师评估患者的自理功能、营养状态等指标,并在整合其基本情况、护理评估、体格检查、辅助检查结果的基础上做出初步诊断,制订诊疗方案。门诊患者每次就诊都要进行评估,每天多科室就诊可只评估 1 次。

(四)护士的资质

为了能够正确地对门诊患者进行预检分诊,门诊预检分诊的护士要具有一定的资质。因此就需要对门诊护士进行严格筛选,使其在接受正规考核后上岗,以确保患者的诊疗安全。要求门诊的护士具有护士执业证书,熟悉医院的工作流程和医院可提供的医疗服务范围,并对突发事件具有良好的应变能力。每一个在护理专业进行的评估,应在其执业、执照、法律法规范围内进行。不仅要求门诊的分诊护士具有过硬的临床护理知识,能够快速地识别出患者的疾病严重程度并给予及时分诊,而且要求护士也具有良好的心理素质,对于形形色色的患者进行观察,能够正确判断出患者的心理需求。

五、门诊患者危急值报告程序

国际患者安全目标危急值管理 IPSG.2 是六大患者安全目标管理之一,规范了临床检验危急值的流程,根据上报的危急值采取重要的安全措施,将危急值报告及时传达给临床医师,使其对患者病情做出正确判断并给予适当的医疗处置,是提高医疗质量和确保医疗安全的关键因素之一。因此,构建一个完善、及时的危急值通报机制,将信息系统整合应用,使其成为医护人员沟通的重要途径,也是医院通过 JCI 评审的重点项目。危急值是指某项或某类检验或检查结果显著超出正常范围,而当这种异常结果出现时,表明患者可能正处于高风险或存在生命危险状态。临床医师需要及时得到这种异常结果信息,迅速给予患者有效的干预治疗措施或治疗,否则患者就有可能出现严重后果。

(一)确定危急值的项目和范围

医院根据规模、专科特色、患者的人群特点、标本量等实际情况,征求专家意见后,制定符合实验室和临床要求的危急值项目和范围,包括各类临床检验危急值项目。

(二)制定危急值通报标准程序

构建启用危急值通报和应答信息系统,制定危急值通报标准操作程序。一旦出现危急值,检验者在确认检测系统正常情况下,立即复核,确认结果属于危急值后,在 10 分钟内电话通知医师,并在《危急值报告登记本》中做好已通知的记录。报告者在通知时,按《危急值接受登记本》中记录的项目逐一读报。医师做好记录并向报告者逐一回读然后确认。医师接到通知后30 分钟内联系患者并做出对患者处置的诊疗意见。医师及护士在门诊病历中详细记录报告结果、分析处理情况、处理时间。

明确医务人员间危急值传达方式及信息的记录方式,促进临床、医技科室之间的有效沟通与合作,可以更好地为患者提供安全、及时、有效的诊疗服务。

第二节 发热门诊的护理

发热门诊是传染病患者聚集的重要部门,为最大限度地减少医院内交叉感染,对发热门诊的护理工作必须制订科学、合理的规章制度,进行严格的管理,并加强指导和监督检查。

一、发热门诊的设施与布局

发热门诊在区域建设上要与普通门诊有一定距离(最好在 8 m 以上),诊室最好设在医院大门口处,要求通风良好,有明显的标识,设有专职人员负责导医并为就诊者发放防护口罩;就诊要采取全封闭式流程,尽量避免发热患者与普通患者直接接触。

二、发热门诊的组织机构

(一)人员编制

医务处(科)→门诊主任→护士长→各级各类医护(技)人员→各职能部门,配备专职收费员、检验员、药剂师、X 线放射检查人员。要求配备的医护人员专业知识扎实,有丰富的临床诊断及鉴别诊断能力。

(二)发热门诊

要设有独立的候诊区、诊室、留观室、治疗室、检验科、放射科(专用 X 光机)、收费室、药剂室和卫生间;要有配备齐全的专用急救设备(如有创/无创呼吸机、多功能监护仪、心电图机、除颤器等)。

三、严格的管理制度

(一)各级各类人员培训制度

在传染病流行期间,门诊医、护、技人员流动较大,为确保医护人员的安全,上岗前必须进行严格的防护知识及相关专业知识的培训,其中也包括对保洁员、保安员等人员的培训。

(二)合理的就诊流程

为减少患者在诊区的活动,缩短就诊时间,应尽量简化患者就诊程序,并配备专职导医护士引导患者进行各项检查,检查后患者应在指定候诊区等候,由护士领取检查结果,直接交予医生。

四、消毒隔离制度

基本的消毒隔离制度和普通门诊相同,但要加强监督检查,确保各项措施的落实到位。

(1)工作人员办公室、休息室应设在缓冲区,要求与诊室有一定距离,室内应装有排风设备或空气净化消毒器(人机共存),地面、桌面及门把手每天要分别以 0.5％、0.2％含氯消毒液擦拭 2 次。

(2)留观室和诊室必须安装通风设备(如排风扇、单体空调或电风扇等),保持室内、外空气流通;每天用紫外线照射 3 次,每次 1 小时,有条件的医院可安装空气消毒净化器,4～6 小时开机1 次,每次 2 小时;在有人的情况下可采用 3％过氧化氢喷雾消毒(20～40 mL/m²),每天上午和下午各 1 次。

(3)不同的物品应采用不同的消毒方法。体温计采用一用一消毒,可浸泡在 0.5％过氧乙酸中,下次使用前用清水冲净并擦干;听诊器、血压计用后应放入电子消毒柜中消毒 30 分钟;床单、被套及枕套应一次性使用,使用后按照医用垃圾进行处理。

(4)地面及物体表面的消毒 地面采用湿式拖扫,以 0.2％～0.5％过氧乙酸浸泡的墩布擦地或喷洒;物体表面如暖瓶、桌、椅、门把手、水龙头、电话、病历夹等,可用 0.1％～0.2％过氧乙酸擦拭消毒。

(5)患者结束观察、收住院或转送其他医院后,隔离区应进行终末消毒,可用 0.5％过氧乙酸熏蒸(2 mL/L),关闭门窗密闭 4 小时后再通风 15～30 分钟。熏蒸期间,地面可喷洒适量清水,保持50％～70％湿度以利于药液的蒸发,室内床头桌的抽屉及门应打开,贵重仪器要搬出病室以避免腐蚀。

(6)贵重仪器如呼吸机、心电图机、监护仪、除颤器等的消毒,可用 0.2％过氧乙酸擦拭。

(7)患者用过的一次性医疗物品及生活垃圾,应装入两层黄色垃圾袋,按医用垃圾焚烧处理。

五、严格的防护措施

医护人员是传染病流行期间的高危人群,做好医护人员的自身防护极其重要。因此,必须严格进行区域划分,严格掌握清洁区、污染区及患者行走流程,确保清洁区不受污染;医、护、技人员在接触患者前必须在诊室入口处着装整齐,包括穿防护衣、隔离衣,戴防护口罩、帽子、防护镜、手套、鞋套或雨靴;患者就诊时要求佩戴防护口罩。

六、发热门诊的护理工作

(1)根据患者病情及时进行分类、准确分诊,可在测量体温的同时询问有关事宜并认真填写相关登记表;应设专人负责引导、陪同患者就诊,尽量缩短患者的就诊时间。

(2)发热门诊的就诊者不一定都是传染病患者或疑似病例,必须做好就诊者之间的保护性隔离,确保不发生交叉感染;同时,要密切观察患者病情变化并详细记录,发现异常情况及时汇报。

（3）心理护理：一般情况下，发热门诊的就诊者有较大的心理压力，既害怕最终被诊断为传染病，又害怕在留观期间被他人感染，因此，相当多的患者存在不同程度的紧张、焦虑或恐惧心理。护士在做好自身防护工作的同时也要关注患者的心理状态，要主动安慰、关心患者，进行传染病知识的宣传教育，让患者明白与家属的暂时隔离是对家属和社会负责，尽量消除患者的心理压力，积极配合护理和治疗。

（4）就诊者在就诊结束时，护士应将该就诊者的最终诊断及去向准确填写在登记本上，以备查询。

第三节　门诊注射室核对药物

一、护理质量标准

（1）护士核对患者门诊病历、医卡通，核对其姓名、年龄、性别，确定患者信息的一致性。

（2）对照病历，查对患者医嘱内容，检查医嘱是否正确，查对药物，按医嘱收取液体和药物。检查药物质量，查看有效期，打印瓶签，打印输液单。在软包装液体背面贴标签，按医嘱内容从医卡通内扣除当天费用。

（3）将当天所需液体和药物、输液单及抽取的注射序号放入专用药盒里，将药盒交给患者，交代患者在输液椅上等候，听见广播叫号后到相应窗口进行注射。

二、护理质量缺陷问题

（1）未认真核对患者病历、医卡通。

（2）未认真核对医嘱内容。

（3）未认真检查药液质量。

（4）未检查药液是否为本院药物。

三、护理质量改进措施

（1）核对护士检查病历和医卡通信息，询问患者姓名、年龄，患者自行回答，确定无误后核对药物。

（2）护士应认真查对医嘱内容，包括药物剂量、用法频次、有效时间及是否有医师签名。若发现医嘱有误、药物与医嘱不符、病历与医卡通医嘱不一致、存在配伍禁忌等情况，则先向患者解释，打电话与医师核实，医师修改医嘱正确后，方可执行。

（3）护士应按照要求认真查对药物质量，检查药液的生产日期、批号、有无过期、瓶体有无裂纹，液体内有无絮状物，软包装液体要检查有无漏液、漏气，外包装有无损坏等。

（4）护士对首次进行注射的患者，在核对药物的同时，提示患者出示取药发票，检查是否为本院药品，确认无误后方可进行核对，如为外购药品，则不予执行。

第四节　门诊注射室静脉输液

一、护理质量标准

（一）核对

注射护士在各个注射窗口打开电子叫号器,按序号广播呼叫,收取患者药盒,查对医嘱。

（二）配药

(1)对照病历,首先核对医嘱是否正确,检查药液质量,按无菌操作原则进行配药。

(2)对于需做过敏试验的药物,护士需查看门诊病历上是否已盖皮试阴性章,是否有双人签名,手续完整后方可配药。

(3)配药后,再次查对药物。

（三）注射

(1)注射护士询问患者姓名,如果只输一瓶液体,将病历出示给患者检查,核对无误后,嘱其收好。如患者需要输注多瓶液体,应将其门诊病历及后续药物置于巡回治疗台上,随时配药、换药。

(2)询问患者其注射药物的名称、作用,如为初次注射,则需向其交代相关注意事项。

(3)询问患者有无药物、材料类过敏史。询问患者有无皮试类药物过敏史、皮试结果及上次注射结束的时间。

(4)再次查对患者姓名、药物及输液单,无误后检查输液管并排气。消毒瓶口,插输液管排气,选择血管,按照无菌操作原则进行静脉穿刺。

(5)再次查对液体与输液单,在输液单上签注执行者姓名和注射时间。

(6)调节输液滴速,交代患者相关注意事项,患者携带液体回到输液椅上进行输液。

(7)护士整理用物,进行手消毒,准备下一位患者的用物。

二、护理质量缺陷问题

(1)注射护士在收药时未检查药盒内药物、门诊病历、输液单及序号,未认真核对医嘱。

(2)护士配药时未检查药液质量,未严格执行无菌技术操作。

(3)配药后护士未再次核对药液。

(4)注射时护士未核对患者身份。

(5)抗生素类药物要求 2 次用药间隔时间不超过 24 小时,但患者门诊病历上并未注明上次注射时间,因此仅仅通过患者口述,无法判断患者本次注射是否在有效时间内用药,无法确保安全的注射。

(6)护士在穿刺后未再次核对液体与输液单。

(7)护士未进行手消毒,易造成交叉感染。

三、护理质量改进措施

(1)注射护士在收药时,首先需要核对患者手中的号码牌,确认号码与广播呼叫号码一致后,认真检查药盒内用物,包括门诊病历、药物、输液单及号码单是否准确完整,药物、医嘱与输液单内容是否一致,查对药瓶序号、姓名、药名、剂量、用法及有效期是否准确。

(2)配药时,首先检查药液质量:瓶塞是否松动,瓶体有无裂纹,对光检查液体是否有浑浊、变色、结晶、沉淀,有无絮状物及其他杂质,查看有效期,查对安瓿类药物标签是否清楚。药液无质量问题后打开液体瓶盖,消毒,检查注射器有无漏气,配药时认真执行无菌操作原则,规范消毒,避免跨越无菌面。

(3)配完药后再次检查空安瓿,对光检查液体瓶内有无浑浊、沉淀物及絮状物,药物是否完全溶解。无误后在瓶体标签处清晰注明配药护士姓名及时间。

(4)注射前,护士需认真核对患者身份:采用问答式,听到回答后护士口头重复一遍,确保姓名准确无误,禁止直呼其名进行查对;将病历出示给患者,患者确定无误后嘱其收好。

(5)护士为患者注射抗生素类药物时,需要向患者交代注意事项,如两次用药间隔时间不可超过 24 小时、注射完毕需要观察 30 分钟方可离开等,并且在病历上注明当天注射的时间,告知患者第 2 天需要在此时间前进行注射。

(6)穿刺后,需要再次认真核对液体与输液单是否一致,查对患者姓名、液体质量,对光检查液体瓶内有无浑浊、沉淀物及絮状物,检查输液管内有无气体。无误后在输液单上签注执行者姓名及执行时间,临时医嘱需在门诊病历上签注姓名及时间。

(7)操作完毕,护士整理用物,洗手或用快速手消毒剂进行手消毒之后,方可准备下一位患者的用物。

第五节　门诊注射室药物更换

一、护理质量标准

(1)巡回护士对注射患者定期巡视,根据医嘱要求调节输液速度。

(2)患者需要更换药物时,巡回护士端注射盘至患者座位处,询问患者姓名,查对无误后,消毒液体袋(瓶)口,换药,调节输液速度,在输液单上签注姓名与更换时间。

(3)患者输液结束,巡回护士查看输液单,检查当天液体是否全部输完,检查液体瓶(袋)及输液管内液体输入情况,无误后拔针,交代患者休息观察 30 分钟,无不适后方可离开。

二、护理质量缺陷问题

(1)巡回护士未定期巡视,未做到随时调节输液速度。

(2)护士未端注射盘至患者处换药,不符合操作要求。

(3)换药时未查对患者身份,未查对医嘱。

三、护理质量改进措施

(1)巡回护士对注射患者进行定期巡视,根据医嘱要求调节输液速度,观察输液是否通畅,询问患者有无不良反应,并随时进行处理。

(2)护士给患者更换药物时,需要将配好的液体置于注射盘内,携带门诊病历至患者座位处,按照程序换药。

(3)患者需要更换药物时,巡回护士端注射盘至患者座位处,询问患者姓名,查对门诊病历,确认患者病历无误后,护士查对药物、病历及输液单内容,无误后消毒液体袋(瓶)口后换药,调节输液速度,在输液单上签注姓名与更换时间,若所换液体为最后一瓶,则将病历交予患者。

第六节 门诊注射室感染管理

一、护理质量标准

(1)坚持每天清洁消毒制度。将注射室进行对流通风 1 小时,地面进行擦拭消毒,输液椅每天擦拭消毒,治疗室每天紫外线消毒 1 小时。

(2)各项技术操作严格执行无菌原则,消毒液、无菌物品及各种药液应均在有效期内。

(3)注射护士每次给患者注射后,注意做好手消毒,严格执行一人一针一管一带的规定。治疗车内物品摆放有序,上层为清洁区,下层为污染区,注射窗口及治疗车均配备快速手消毒剂。注射盘及药筐每天浸泡消毒 1 次。每班工作结束后,责任护士做好工作区域终末消毒。

(4)注射室的医疗垃圾分为感染性与损伤性两类,按照标准进行分类放置,每天称重、登记,与回收人员交接。

(5)认真执行七步洗手法,配备专用洗手液及干净抽纸。每个操作区域均配备快速手消毒液,做到一操作一消毒。

二、护理质量缺陷问题

(1)注射大厅未定时通风,未进行消毒。

(2)护士操作中未严格执行无菌操作原则。

(3)护士未做好个人手消毒。

(4)医疗废物未做到分类放置。

(5)医疗垃圾无专人管理,对于称重、登记及回收无法做到责任明确、准确无误。

三、护理质量改进措施

(1)安排保洁人员每天早 8 时前与晚 5 时后,将注射大厅进行对流通风 1 小时;大厅天花板内安装通风系统;每天晚 5 时后,配置含氯消毒液对大厅地面进行擦拭消毒,并擦拭消毒输液椅;治疗室每天晚 5 时后有专人进行紫外线消毒 1 小时。

(2)各项技术操作认真执行无菌原则。消毒液开启后注明开启时间,连续使用不超过 3 天;无菌棉签开封启用不超过 24 小时;抽出的药液、开启的静脉输入用药物须注明启用时间,超过 2 小时不得使用;启封抽吸的各种液体超过 24 小时不得使用。

(3)严格落实工作人员手消毒制度,配备专业洗手液。各注射窗口均配备快速手消毒液,护士操作结束后认真洗手或进行手消毒,之后方可进行下一步工作。

(4)注射室的医疗垃圾分为感染性与损伤性,按照标准进行分别放置;设置专门的医疗垃圾保存柜,每个注射窗口及配药操作台均设置医疗垃圾分类箱,操作中各种医疗垃圾随时进行明确分类:针头类锐器及碎安瓿放置于专门的锐器盒内,严防针刺伤;用过的输液管、输液袋、棉签等均放于感染性医疗垃圾袋内。

(5)每班人员做好各自工作区域医疗垃圾的分类及处理,每天医疗垃圾由专人进行总负责,在晚5时前将当天产生的所有医疗废物进行统一称重、登记,与回收人员进行明确交接,严防医疗垃圾外泄。

第七节　门诊医疗设备管理

一、普通医疗设备管理

设施管理和安全(FMS)标准对医疗设备管理的目标要求是保证患者用到安全可靠的医疗设备。按照 FMS 要求,医院对所有的医疗设备进行规范管理,其中的基础工作就是确定管理对象。

(一)设备清单的建立

医院列出所有的医疗设备清单。首先对医疗设备的范围进行界定,无论这个设备是否属于固定资产,无论以前由哪个部门管理,统一进行梳理,整理出门诊医疗设备清单。建立设备清单后,根据每台设备的用途、使用年限、维修情况等综合评估,按照使用风险大小分为一类、二类和三类。不同风险级别的设备制定不同的使用和维护方案。

(二)设备的维护管理

很多医院将医疗设备管理分为 3 种:一是日常管理,二是定期巡检,第三是预防性维护。日常管理工作包括设备是否正常开机、外观是否破损、连接线是否完整、是否清洁等简单检查,以及填写医疗设备日常使用保养记录。定期巡检由设备工程师负责,主要检查设备是否能正常使用、各种配件是否完整、是否存在安全风险等。定期巡检常规每个季度进行一次,及时发现和排除医疗设备潜在的安全隐患。预防性维护工作由专业工程师负责,按照医疗设备的风险等级不同分为每季度、每半年或每年进行一次,要对医疗设备进行全面检查,保证设备各种参数准确、性能符合产品使用要求,并对易损件进行更换。通过这种管理方式,医院改变了以前以设备损坏后修复为主的运行模式,转变为以设备损坏前维护保养为主,保证医务人员使用的每台设备都是准确完好的,从而保证患者和医务人员自身的安全。

(三)规范性的记录

为了使门诊医疗设备管理工作符合 JCI 标准,按照 FMS.8 标准要求医疗设备管理应有完整的制度、周密的计划、规范的执行、详细的记录、准确的评估及持续的改进。门诊设备数量基数多,每天都会产生各种使用维护记录,为了保证政策执行的一致性,必须进行全层面的规划,设计统一的表格,制定规范的记录要求及标准的归档方式,使各种不同的医疗设备记录单分类保存,方便快速检索,这也解决了 JCI 评审过程中的难点问题之一。

二、门诊抢救车管理

抢救车管理是医疗设备管理中特殊的一类,需要更高的标准。抢救车是存放抢救药品、物品、器械的专用车,能在危重患者的抢救中迅速、及时、准确地发挥作用。因此,抢救车内的急救药品、物品、器械必须做到全院统一标准配置并定位存放。同时,所有物品应性能良好,随时处于备用状态,从而提高护士的抢救效率。所以,医务人员不但要有娴熟的急救技术,也要有熟练使用高标配抢救车的能力。

(一)医院抢救车管理中常见的问题

1.抢救车物品摆放位置差异

各科抢救车上的药品、物品、器械的放置位置差异性大;除颤仪摆放位置不合理。

2.急救物品种类多

抢救车内备有各类急救物品和急救药品。急救物品有通气用物、各类无菌包、各种注射用物、其他专科物品等,各科的急救物品种类差异非常大,最多时有40余种。急救药品有呼吸兴奋剂、强心剂、止血药等,种类多达30余种;急救药品种类多,护理管理耗时耗力。

3.门诊部抢救车数量少

门诊部抢救车数量相对较少,部分医院仅有1~2台,不能满足抢救时对急救药品、物品、器械的需求。

4.药品维护不规范

抢救车管理只由病区护士执行,药学部人员并没有参与,从而导致药品的维护不符合规范。

(二)门诊抢救车管理规范措施

统一配置抢救车,最大限度地确保患者安全,确保抢救车在突发事件中能及时到达现场,挽回患者的生命,保障患者的安全。

1.规范全院抢救车配置,统一抢救车的型号

标准配置抢救车和双相除颤仪,更换门诊区域的老式抢救车,与全院的抢救车一致。按照FMS.8标准,根据医院实际情况,在门诊每层楼都配置1辆抢救车。

2.统一抢救车配置及外观标识

各自医院根据实际情况规范药品基数,标明药品名称及剂量。高危药品在安瓿上粘贴相应的高危标签,以便护士使用时得到相应的提示。同时增加《抢救药物儿童剂量及换算参考资料》表,方便护士计算药品剂量,更准确地给予用药剂量。

3.绘制抢救车配置示意图

护理部协同医务部根据全院统一的抢救车设置,统一绘制急救药品、物品、器械放置示意图,统一放置在抢救车上,便于使用与清点。

4.抢救车固定位置放置

使用密码锁替代以往经常使用的纸质封条,不仅提高美观度还便于管理。便携式氧气筒放置在抢救车固定支架上。每月检测氧气筒压力。

5.建立抢救车日常管理流程

抢救车24小时保持锁闭状态,打开条件仅限抢救患者和每月定期检查。抢救车一旦被打开要做好药品及物品数量的清点,及时补充,并做好登记。抢救车每班交接,交接需检查密码锁是否处于有效锁闭状态,核对密码,并做好记录。

6.除颤仪管理

除颤仪放置在抢救车上的固定位置,特殊科室可根据实际需求另行放置。护士每天需对除颤仪进行日常系统检测,检测纸贴在登记本上并做好记录,确保除颤仪处在备用状态。医院定期对护士进行除颤仪使用的培训,保证护士人人掌握除颤仪的使用和检测方法。

(三)培训与考核

护理部安排组织学习抢救车管理规范,如抢救车结构、使用方法、药品、物品、器械放置、使用方法、不良反应及注意事项等,并将制度挂在院内网上,方便医务人员查询和学习。该培训纳入个人年度学分考核当中,全员培训达标率必须达到100%。

全院抢救车标准配置后,实现了统一化的管理。无论在医院任何地方,医护人员能熟练运用抢救车,更有效、快捷地抢救危重患者,为抢救赢得宝贵的时间。简化了管理流程,节约了护士的时间,减少了工作量。

第二章　内科常见疾病的护理

第一节　帕金森病

帕金森病(Parkinson disease, PD)由詹姆斯·帕金森(James Parkinson)在1817年首先描述,旧称"震颤麻痹",是发生于中年以上人群的中枢神经系统慢性进行性变性疾病,病因至今不明。多缓慢起病,逐渐加重。其病变主要在黑质和纹状体。其他疾病累及锥体外系统也可引起同样的临床表现。65岁以上人群患病率为1000/10万,随年龄增高,男性稍多于女性。

一、临床表现

(一)震颤

肢体和头面部不自主抖动,这种抖动在精神紧张和安静时尤为明显,病情严重时抖动呈持续性,只有在睡眠后消失。

(二)肌肉强直,肌张力增高

表现为手指伸直、掌指关节屈曲、拇指内收、腕关节伸直、头前倾、躯干俯屈、髋关节和膝关节屈曲等特殊姿势。

(三)运动障碍

运动减少,动作缓慢,写字越写越小,精细动作不能完成,开步困难,慌张步态,走路前冲,呈碎步,面部缺乏表情。

(四)其他症状

多汗、便秘、油脂脸、直立性低血压、精神抑郁症状等,部分患者伴有智力减退。

二、体格检查

(一)震颤

检查可发现静止性、姿势性震颤,手部可有搓丸样动作。

(二)肌强直

患者肌张力增高,可因均匀的阻力而出现"铅管样强直",如伴有震颤则似齿轮样转动,称为"齿轮样强直"。四肢、躯干、颈部和面部肌肉受累出现强直,患者出现特殊姿态。

(三)运动障碍

平衡反射、姿势反射和翻正反射等障碍,以及肌强直导致的一系列运动障碍,写字过小征及慌张步态等。

(四)自主神经系统体征

仅限于震颤一侧的大量出汗和皮脂腺分泌增加等体征,食管、胃及小肠的功能障碍导致吞咽困难和食管反流,以及顽固性便秘等。

三、辅助检查

(一)磁共振成像(magnetic resonance imaging，MRI)

唯一的改变为在 T_2 像上呈低信号的红核和黑质网状带间的间隔变窄。

(二)正电子发射断层成像(positron emission tomography，PET)

PET 可检出纹状体摄取功能下降，其中又以壳核明显，尾状核相对较轻，即使症状仅见于单侧的患者也可查出双侧纹状体摄取功能降低。尚无明确症状的患者，PET 若检出纹状体的摄取功能轻度下降或处于正常下界，以后均会发病。

四、诊断

(一)诊断思维

(1)帕金森病实验室检查及影像学检查多无特殊异常，临床诊断主要依赖发病年龄、典型临床症状及治疗性诊断(应用左旋多巴有效)。

(2)帕金森病诊断明确后，还需用统一帕金森病评定量表(unified Parkinson's disease rating scale，UPDRS)进行评分及分级，来评判患者帕金森病的严重程度并指导其下一步治疗。

(二)鉴别诊断

1.脑炎后帕金森综合征

本病为通常所说的昏睡性脑炎，已近 70 年未见报道，因此该脑炎所致脑炎后帕金森综合征也随之消失。近年报道病毒性脑炎患者可有帕金森样症状，但本病有明显感染症状，可伴有颅神经麻痹、肢体瘫痪、抽搐、昏迷等神经系统损害的症状，脑脊液可有细胞数轻中度增高、蛋白增高、糖减低等。病情缓解后其帕金森样症状随之缓解，可与帕金森病鉴别。

2.肝豆状核变性

本病为隐性遗传性疾病，约 1/3 的有家族史，青少年发病，可有肢体肌张力增高、震颤、面具样脸、扭转痉挛等锥体外系症状。具有肝脏损害、角膜 K-F 环及血清铜蓝蛋白降低等特征性表现，可与帕金森病鉴别。

3.特发性震颤

特发性震颤属显性遗传病，表现为头、下颌、肢体不自主震颤，震颤频率可高可低，高频率者甚似甲状腺功能亢进，低频率者甚似帕金森震颤。本病无运动减少、肌张力增高及姿势反射障碍，于饮酒后消失，普萘洛尔治疗有效等，可与原发性帕金森病鉴别。

4.进行性核上性麻痹

本病也多发于中老年人，临床症状可有肌强直、震颤等锥体外系症状。但本病有凸出的眼球凝视障碍，肌强直以躯干较重，肢体肌肉受累轻而较好地保持了肢体的灵活性，颈部伸肌张力增高致颈项过伸与帕金森病颈项屈曲显然不同，可与帕金森病相鉴别。

5.原发性直立性低血压

临床常有锥体外系症状，但因有突出的自主神经症状，如晕厥、直立性低血压、性功能及膀胱功能障碍、左旋多巴制剂治疗无效等，可与帕金森病鉴别。

6.药物性帕金森综合征

过量服用利血平、氯丙嗪、氟哌啶醇及其他抗抑郁药物均可引起锥体外系症状，因有明显的服药史并于停药后减轻,可资鉴别。

7.良性震颤

良性震颤指没有脑器质性病变的生理性震颤(肉眼不易觉察)和功能性震颤。功能性震颤包括:①生理性震颤加强(肉眼可见),多呈姿势性震颤,与肾上腺素能的调节反应增强有关,也见于某些内分泌疾病,如嗜铬细胞瘤、低血糖、甲状腺功能亢进;②可卡因和乙醇中毒,以及一些药物的不良反应;③癔症性震颤,多有心因性诱因,分散注意力可缓解震颤;④情绪紧张和做精细动作时出现的震颤。良性震颤临床上无肌强直、运动减少和姿势异常等帕金森病的特征性表现。

五、治疗

(一)一般治疗

因本病的临床表现为震颤、强直、运动障碍、便秘和生活不能自理,故家属及医务人员应鼓励 PD 早期患者多做主动运动,尽量继续工作,培养业余爱好,多吃蔬菜、水果或蜂蜜,防止摔跤,避免进食刺激性食物和吸烟。对晚期卧床患者,应勤翻身,多在床上做被动运动,以防发生关节固定、褥疮及坠积性肺炎。

(二)药物治疗

PD 宜首选内科治疗,多数患者可通过内科药物治疗缓解症状。

各种药物治疗虽能使患者的症状在一定时期内获得一定程度的好转,但皆不能阻止本病的自然发展。药物治疗必须长期坚持,但长期服药会导致药效减退,以及难以避免不良反应。虽然有相当一部分患者通过药物治疗可获得症状改善,但即使目前认为效果较好的左旋多巴或复方多巴(美多芭及信尼麦),也对 15% 左右的患者根本无效。用于治疗本病的药物种类繁多,现今最常用的仍为抗胆碱能药物和多巴胺替代疗法。

1.抗胆碱能药物

该类药物最早用于帕金森病的治疗,常用者为:苯海索 2 mg,每天 3 次口服,可酌情增加;东莨菪碱 0.2 mg,每天 3~4 次口服;甲磺酸苯扎托品 2~4 mg,每天 1~3 次口服。因甲磺酸苯扎托品对周围副交感神经的阻滞作用,不良反应多,应用越来越少。

2.多巴胺替代疗法

此类药物主要补充多巴胺的不足,使乙酰胆碱-多巴胺系统重获平衡而改善症状。最早使用的是左旋多巴,但其可刺激外周多巴胺受体,引起多方面的外周不良反应,如恶心、呕吐、厌食等消化道症状和血压降低、心律失常等心血管症状。目前不主张单用左旋多巴治疗帕金森病,而用它与苄丝肼或卡比多巴的复合制剂。常用的药物有美多芭、息宁或帕金宁。

(1)美多芭:左旋多巴和苄丝肼 4∶1 配方的混合剂。对病变早期的患者,开始剂量可用62.5 mg,日服 3 次。如患者开始治疗时症状显著,则开始剂量可为 125 mg,每天 3 次;如效果不满意,可在第 2 周每天增加 125 mg,第 3 周每天再增加 125 mg;如果患者的情况仍不满意,则应每隔 1 周每天再增加 125 mg。如果美多芭的日剂量大于 1000 mg,需再增加剂量只能每月增加 1 次。该药明显减少了左旋多巴的外周不良反应,却不能改善其中枢不良反应。

(2)息宁:左旋多巴和卡比多巴 10∶1 的复合物,开始剂量可用 125 mg,日服 2 次,以后根据病情逐渐加量。其加药的原则和上述美多芭的加药原则是一致的。

（3）帕金宁：左旋多巴和卡比多巴 10∶1 的复合物的控释片，它可使左旋多巴血浓度更稳定并持续 4～6 小时，有利于减少左旋多巴的剂末现象、开始现象和剂量高峰多动现象。但是，控释片也有一些缺陷，如起效慢，并且由于在体内释放缓慢，有可能在体内产生蓄积作用，反而有时出现异动症的现象，改用美多芭后消失。

3.多巴胺受体激动剂

多巴胺受体激动剂能直接激动多巴胺能神经细胞突触受体，刺激多巴胺释放。

（1）溴隐亭：最常用，对震颤疗效好，对运动减少和强直疗效均不及左旋多巴，常用剂量维持量为每天15～40 mg。

（2）协良行：患者使用时应逐步增加剂量，以达到不出现或少出现不良反应的目的。一般来讲，增加到每天 0.3 mg 是比较理想的剂量，但对于个别早期的患者，可能并不需要增加到这个剂量，那么可以在医者认为合适的剂量下长期服用而不再增加。如果效果不理想，还可以根据病情的需要及对药物的耐受情况，每隔 5 天增加 0.025 mg 或 0.05 mg。

（3）泰舒达：使用剂量是每天 100～200 mg。可以从小剂量每天 50 mg 开始，逐渐增加剂量。在帕金森病的早期，可以单独使用泰舒达，剂量最大可增加至每天150 mg。如果和左旋多巴合并使用，剂量可以维持在每天 50～150 mg。一般每使用 250 mg 左旋多巴，可考虑合并使用泰舒达 50 mg 左右。

(三)外科手术治疗

1.立体定向手术治疗

立体定向手术包括脑内核团毁损、慢性电刺激和神经组织移植。

（1）脑内核团毁损：①第一次手术适应证。长期服药治疗无效或药物治疗不良反应严重；疾病进行性缓慢发展已超过 3 年；年龄在 70 岁以下；工作能力和生活能力受到明显限制（按 Hoehn 和 Yahr 分级为Ⅱ～Ⅳ级）；术后短期复发，同侧靶点再手术。②第二次对侧靶点毁损手术适应证。第一次手术效果好，术后震颤、强直基本消失，无任何并发症者；手术近期疗效满意并保持在 12 个月以上；年龄在 70 岁以下；两次手术间隔 1 年；目前无明显自主神经功能紊乱症状或严重精神症状，病情仍维持在Ⅱ～Ⅳ级。

禁忌证：症状很轻，仍在工作；年老体弱；出现严重关节挛缩或有明显精神障碍；严重的心、肝、肾功能不全，高血压脑动脉硬化者或有其他手术禁忌。

（2）脑深部电刺激（deep brain stimulation, DBS）：目前 DBS 最常用的神经核团为丘脑腹外侧核、底丘脑核（subthalamic nucleus, STN）和苍白球腹后部。

慢性刺激术控制震颤的效果优于丘脑腹外侧核毁损术，后者发生并发症也常影响手术的成功。改变刺激参数可减少不必要的不良反应，远期疗效可靠。该法尚可用于非帕金森性震颤，如多发硬化和创伤后震颤。

底丘脑核也是刺激术时选用的靶点。有学者（1994）报道应用此方法观察治疗一例运动不能的 PD 患者。靶点定位方法为脑室造影，并参照立体定向脑图谱，同时根据慢性电极刺激和电生理记录进行调整。发现神经元活动自发增多的区域位于 AC-PC 平面下 2～4 mm，AC-PC 线中点旁 10 mm 处。对该处进行 130 Hz 刺激，可立即缓解运动不能症状（主要在对侧肢体），但不诱发半身舞蹈症等运动障碍。上述观察表明，对 STN 进行慢性电刺激可用于治疗运动严重障碍的 PD 患者。

2.脑细胞移植和基因治疗

帕金森病脑细胞移植术和基因治疗已在动物实验上取得很大成功,但最近临床研究显示,胚胎脑移植只能轻微改善 60 岁以下患者的症状,并且 50% 的患者在手术后出现不能随意运动的不良反应,因此目前此手术还不宜普遍采用。基因治疗还停留在实验阶段。

六、护理

(一)护理评估

1.健康史评估

(1)询问患者职业,农民的发病率较高,主要是与他们接触杀虫剂、除草剂有关。

(2)评估患者家族中有无患此病的人,PD 与家族遗传有关,患者的家族发病率为 7.5% ~ 94.5%。

(3)评估患者居住、生活、工作的环境,农业环境中的神经毒物(杀虫剂、除草剂)、工业环境中暴露的重金属等是患 PD 的重要危险因素。

2.临床观察评估

帕金森病常见 50 岁以上的中老年人,发病年龄平均为 55 岁,男性稍多,起病缓慢,呈进行性发展。首发症状多为动作不灵活与震颤,随着病程的发展,可逐渐出现下列症状和体征。

(1)震颤:常为首发症状,多由一侧上肢远端(手指)开始,逐渐扩展到同侧下肢及对侧肢体,下颌、口唇、舌及头部通常最后受累。典型表现是静止性震颤,拇指与屈曲的食指间呈"搓丸样"动作,安静或休息时出现或明显,随意运动时减轻或停止,紧张时加剧,入睡后消失。

(2)肌强直:表现为屈肌和伸肌同时受累,被动运动关节时始终保持增高的阻力,类似弯曲软铅管的感觉,故称为"铅管样强直";部分患者因伴有震颤,检查时可感到在均匀的阻力中出现断续停顿,如同转动齿轮感,称为"齿轮样强直",这是由肌强直与静止性震颤叠加所致。

(3)运动迟缓:表现为随意动作减少,包括行动困难和运动迟缓,并因肌张力增高,姿势反射障碍而表现出一系列特征性运动症状。例如,起床、翻身、步行、方向变换等运动迟缓;面部表情肌活动减少,常常双眼凝视,瞬目运动减少,呈现"面具脸";手指做精细动作,如扣纽扣、系鞋带等困难;书写时字越写越小,呈现写字过小征。

(4)姿势步态异常:站立时呈屈曲体姿,步态障碍甚为突出,患者自坐位、卧位起立困难,迈步后即以极小的步伐向前冲去,越走越快,不能及时停步或转弯,称慌张步态。

(5)其他症状:反复轻敲眉弓上缘可诱发眨眼不止。口、咽、腭肌运动障碍,讲话缓慢,语音低沉、单调,流涎,严重时可有吞咽困难。顽固性便秘、直立性低血压等;睡眠障碍;部分患者疾病晚期可出现认知功能减退、抑郁和幻视等,但常不严重。

3.诊断性检查评估

(1)头颅 CT:可显示脑部不同程度的脑萎缩表现。

(2)生化检测:采用高效液相色谱法(high performance liquid chromatography, HPLC)可检测到脑脊液和尿中高香草酸(homovanillic acid, HVA)含量降低。

(3)基因检测:DNA 印迹技术、聚合酶链反应(polymerase chain reaction, PCR)、DNA 序列分析等在少数家族性 PD 患者中可能会发现基因突变。

（4）功能显像检测：采用 PET 或单光子发射计算机体层摄影（single photon emission computed tomagraphy，SPECT）与特定的放射性核素检测，可发现 PD 患者脑内多巴胺转运蛋白（dopamine transporter，DAT）功能显著降低。疾病早期即可发现，D_2 型多巴胺（dopamine，DA）受体（D_2R）活性在疾病早期超敏、后期低敏，以及 DA 递质合成减少，这对 PD 的早期诊断、鉴别诊断及病情进展监测均有一定的价值。

（二）护理问题

1.运动障碍

由于帕金森病患者的基底核或黑质发生病变，以致其负责运动的锥体外束发生功能障碍，患者运动的随意肌失去了协调与控制，产生运动障碍并随之带来一定的意外伤害。

（1）跌倒：震颤、关节僵硬、动作迟缓、协调功能障碍常是患者跌倒的原因。

（2）误吸：舌头、唇、颈部肌肉和眼睑亦有明显的震颤及吞咽困难。

2.营养摄取不足

患者因手、头不自主地震颤，进食时动作太慢，常常无法独立吃完一顿饭，不能摄取日常所需热量，因此约有 70% 的患者有体重减轻的现象。

3.便秘

由于药物的不良反应、缺乏运动、胃肠道中缺乏唾液（因吞咽能力丧失，唾液由口角流出）、液体摄入不足及肛门括约肌无力，大多数患者有便秘。

4.尿潴留

吞咽功能障碍以致水分摄取不足，贮存在膀胱的尿液不足 $200\sim300$ mL 则不会有排尿的冲动感。排尿括约肌无力引起尿潴留。

5.精神障碍

疾病使患者协调功能不良、顺口角流唾液，而且又无法进行日常的活动，因此患者会有心情抑郁，产生敌意、罪恶感或无助感等情绪反应。由于外观的改变，有些患者还会因自我形象的改变而产生与社会隔离的问题。

（三）护理目标

（1）患者未发生跌倒或跌倒次数减少。

（2）患者有足够的营养，进食水时不发生呛咳。

（3）患者排便能维持正常。

（4）患者能维持部分自我照顾的能力。

（5）患者及家属的焦虑症状减轻。

（四）护理措施

1.安全护理

（1）安全配备：由于患者行动不便，在病房楼梯两旁、楼道、门把附近的墙上，增设沙发或木制的扶手，以增加患者开、关门的安全性；配置牢固且高度适中的坐厕、沙发或椅子，以利于患者坐下或站起，并在厕所、浴室增设可供扶持之物，使患者排便及穿脱衣服方便；应给患者配置助行器辅助设备；呼叫器置于患者床旁，日常生活用品放在患者伸手可及处。

（2）定时巡视：主动了解患者的需要，既要指导和鼓励患者增强自我照顾的能力，做力所能及的事情,又要适当协助患者洗漱、进食、沐浴、如厕等。

(3)防止患者自伤:患者动作笨拙,常有失误,应谨防其进食时烫伤。对端碗持筷困难者,尽量选择不易打碎的不锈钢餐具,避免使用玻璃和陶瓷制品。

2.饮食护理

(1)增加饮食中的热量、蛋白质的含量及容易咀嚼的食物;吃饭少量多餐;定时监测体重变化;在饮食中增加纤维与液体的摄取,以预防便秘。

(2)进食时,营造愉快的气氛;因患者吞咽困难及无法控制唾液,所以有的患者喜欢单独进食;应将食物事先切成小块或研磨,并给予把手粗大的叉子或汤匙,使患者易于把持;给予患者充分的进食时间,若进食中食物冷却,应予以温热。

(3)吞咽障碍严重者,在进食或饮水时有呛咳的危险,从而造成吸入性肺炎,故不要勉强其进食,可改为鼻饲喂养。

3.保持排便畅通

使患者摄取足够的营养与水分,并指导患者排便与排尿时,吸气后闭气,利用增加腹压的方法排便与排尿。另外,依患者的习惯,在进食后半小时应协助患者试着坐于马桶上排便。

4.运动护理

告知患者运动锻炼的目的在于防止和推迟关节僵直和肢体挛缩,与患者和家属共同制订锻炼计划,以克服运动障碍的不良影响。

(1)尽量参与各种形式的活动,如散步、打太极拳、做床边体操等。注意保持身体和各关节的活动强度与最大活动范围。

(2)对于已出现某些功能障碍或坐起已感到困难的患者,要有目的、有计划地锻炼。告诉患者知难而退或由他人包办只会加速功能衰退。如患者感到坐立位变化有困难,应每天做完一般运动后,反复练习起坐动作。

(3)必须指导患者注意姿势,以预防畸形。应小心观察头与颈部是否有弯曲的倾向。正确姿势有助于头、颈直立。躺于床上时,不应垫枕头,且患者应定期俯卧。

(4)本病常使患者起步困难和步行时突然僵住,因此嘱患者步行时思想要放松。尽量跨大步伐;向前走时脚要抬高,双臂摆动,目视前方而不要注视地面;转弯时,不要碎步移动,否则会失去平衡;护士和家属在协助患者行走时,不要强行拖着患者走;当患者感到脚粘在地上时,可告诉患者先向后退一步,再往前走,这样会比直接向前容易。

(5)对过度震颤者,让其坐在有扶手的椅子上,手抓着椅臂,可以稍加控制震颤。

(6)晚期患者出现显著的运动障碍时,要帮助患者活动关节,按摩四肢肌肉,注意动作要轻柔,勿给患者造成疼痛。

(7)鼓励患者尽量试着独立完成日常的活动,自己安排娱乐活动,培养兴趣。

(8)让患者穿轻便宽松的衣服,可减少流汗与活动的束缚。

5.合并抑郁症的护理

帕金森病患者的抑郁与帕金森病程度呈正相关,即患者的运动障碍越重,对其神经心理的影响越重。在护理患者时要教会患者一些心理调适技巧:重视自己的优点和成就;尽量维持过去的兴趣和爱好,积极参加文体活动,寻找业余爱好;向医师、护士及家人倾诉内心想法,疏泄郁闷,获得安慰和同情。

6.睡眠异常的护理

(1)创造良好的睡眠环境:建议患者要有舒适的睡眠环境,如室温和光线适宜;床褥不宜太软,以免翻身困难;为运动过缓和强直较重的患者提供方便上下床的设施;卧室内放尿壶及便器,以利于患者夜间如厕等。避免在有限的睡眠时间内实施影响患者睡眠的治疗和护理操作,必须进行的治疗和护理操作应穿插于患者的自然觉醒时,以减少被动觉醒次数。

(2)睡眠卫生教育:指导患者养成良好的睡眠习惯和方式,建立比较规律的活动和休息时间表。

(3)睡眠行为干预:①刺激控制疗法。只在有睡意时才上床;床及卧室只用于睡眠,不能在床上阅读、看电视或工作;若在上床15分钟后不能入睡,则应考虑换别的房间,仅在又有睡意时才上床(目的是重建卧室与睡眠间的关系);无论夜间睡多久,清晨应准时起床;白天不打瞌睡。②睡眠限制疗法。指导患者缩短在床上的时间及实际的睡眠时间,直到允许躺在床上的时间与期望维持的有效睡眠时间一样长。当睡眠效率超过90%时,允许增加15~20分钟卧床时间。睡眠效率低于80%时,应减少15~20分钟卧床时间。睡眠效率为80%~90%时,则保持卧床时间不变。最终,通过周期性调整卧床时间直至达到适度的睡眠时间。③依据睡眠障碍的不同类型和药物的半衰期遵医嘱有的放矢地选择镇静催眠药物,并主动告知患者及家属使用镇静催眠药的原则,即最小剂量、间断、短期用药,注意停药反弹、规律停药等。

7.治疗指导

药物不良反应的观察。

(1)遵医嘱准时给药,预防或减少开关现象、剂末现象、异动症的发生。

(2)药物治疗初期可出现胃肠不适,表现为恶心、呕吐等,有些患者可出现幻觉,但这些不良反应可以通过逐步增加剂量或降低剂量的办法得到克服。特别值得指出的是,有一部分患者过分担心药物的不良反应,表现为尽量推迟使用治疗帕金森病的药物,或过分地减少药物的服用量,这不仅对疾病的症状改善没有好处,长期如此将导致患者的心、肺、消化系统等出现严重问题。

(3)精神症状:服用苯海索、金刚烷胺药物后,患者易出现幻觉,当患者表述一些离谱的事时,护士应考虑到其是服药引起的幻觉,应立即报告医师,遵医嘱给予停药或减药,以防发生意外。

8.功能神经外科手术治疗护理

(1)手术方法:外科治疗方法目前主要有神经核团细胞毁损术与脑深部电刺激器埋置术两种方式。原理是抑制脑细胞的异常活动,达到改善症状的目的。

(2)手术适应证:诊断明确的原发性帕金森病患者都是手术治疗的适合人群,尤其是长期服用左旋多巴(美多芭或息宁)以后疗效减退,出现了开关现象、异动症和剂末现象的患者。

(3)术后并发症:因手术靶点的不同,会有不同的并发症。苍白球腹后部切开术可能出现偏盲或视野缺损;丘脑腹外侧核毁损术可出现感觉异常,如嘴唇、指尖麻木等;底丘脑核毁损术可引起偏瘫。

(4)手术前护理。①术前教育:相关知识教育。②术前准备:术前一天头颅备皮;对术中、术后应用的抗生素遵医嘱做好皮试;嘱患者术前晚 12 时后开始禁食、水、药;嘱患者清洁个人卫生,并在术前晨起为患者换好干净衣服。③术前 30 分钟给予患者哌替啶 25 mg 肌内注射,并将 1 片美多芭备好交至接手术者以备术后使用。④患者离病房后为其备好麻醉床、无菌小巾、一次性吸痰管、心电监护。

(5)术后护理:①交接患者,了解术中是否顺利、有无特殊情况发生、术后意识状态、伤口的引流情况等。②安置患者于麻醉床上,头枕于无菌小巾上,取平卧位,嘱患者卧床两天,减少活动,以防诱发颅内出血;嘱患者禁食、水、药 6 小时后逐渐改为流食、半流食、普通饮食。③术后治疗效果的观察,原有症状改善情况并记录。④术后并发症的观察,术后患者会出现脑功能障碍、脑水肿、颅内感染、颅内出血等并发症。因此,术后应严密观察患者神志、瞳孔变化,有无高热、头疼、恶心、呕吐等症状;有无偏盲、视野变窄及感知觉异常,观察患者伤口有无出血及分泌物等。⑤心电监测、颅脑监测 24 小时,低流量吸氧 6 小时。

9.给予患者及家属心理的支持

对于心情抑郁的患者,应鼓励其说出对别人的依赖。对于怀有敌意、罪恶感或无助感的患者,应给予帮助与支持,提供良好的照顾。寻找患者感兴趣的活动,鼓励患者参与。

10.健康教育

(1)指导术后服药(参见本章节治疗中所述)。针对手术的患者,要让患者认识到手术虽然能改善运动障碍,但体内多巴胺缺乏客观存在,仍需继续服药。

(2)指导日常生活中的运动训练。告知患者运动锻炼的目的在于防止、推迟关节僵直和肢体挛缩,与患者和家属共同制订锻炼计划,以克服运动障碍的不良影响。①关节活动度训练:脊柱、肩、肘、腕、指、髋、膝、踝及趾等各部位都应进行活动度训练。对于脊柱,主要进行前屈后伸、左右侧屈及旋转运动。②肌力训练:上肢可进行哑铃操或徒手训练;下肢股四头肌的力量和膝关节控制能力密切相关,可进行蹲马步或反复起坐练习;腰背肌可进行仰卧位的桥式运动或俯卧位的燕式运动;腹肌力量较差行仰卧起坐训练。③姿势转换训练:必须指导患者注意姿势,以预防畸形。应小心观察头与颈部是否有弯曲的倾向,正确姿势有助于头、颈直立。躺于床上时,不应垫枕头,且患者应定期俯卧,做翻身、卧位转为坐位、坐位转为站位训练。④重心转移和平衡训练:训练坐位平衡时可让患者重心在两臀间交替转移,也可训练重心的前后移动;训练站立平衡时双足分开 5～10 cm,让患者从前后方或侧方取物,待稳定后便可突然施加外力推或拉,最好能诱发患者完成迈步反射。⑤步行步态训练:对于下肢起步困难者,最初可用脚踢患者的足跟部向前,用膝盖推挤患者腘窝使其迈出第一步,以后可在患者足前地上放一矮小障碍物,提醒患者迈过后方能起步。患者抬腿低可进行抬高腿练习,步距短行走时以提醒,步频快则应给予节律提示。对于上下肢动作不协调的患者,一开始嘱患者做一些站立相的两臂摆动,幅度可较大;还可站于患者身后,两人左、右手分别共握一根体操棒,然后喊口令一起往前走,手的摆动频率由治疗师通过体操棒传给患者。⑥让患者穿轻便宽松的衣服,可减少流汗与活动的束缚。

第二节　三叉神经痛

三叉神经痛是指在三叉神经分布范围内反复发作短暂性剧烈疼痛,分为原发性及继发性两种。前者病因未明,可能是某些致病因素使三叉神经脱髓鞘而产生异位冲动或伪突触传递。近年来,由于显微血管减压术的开展,多数认为主要是邻近血管压迫三叉神经根所致。后者常见原因有鼻咽癌颅底转移、中颅窝脑膜瘤、听神经瘤、半月节肿瘤、动脉瘤压迫、颅底骨折、脑膜炎、颅底蛛网膜炎、三叉神经节带状疱疹病毒感染等。

一、病因和发病机制

近年来,由于显微血管减压术的开展,多数认为三叉神经痛的病因是邻近血管压迫三叉神经根。绝大部分为小脑上动脉从三叉神经根的上方或内上方压迫了神经根,少数为小脑前下动脉从三叉神经根的下方压迫了神经根。血管对神经的压迫,使神经纤维挤压在一起,逐渐使其发生脱髓鞘改变,从而引起相邻纤维之间的短路现象,轻微的刺激即可形成一系列的冲动通过短路传入中枢,引起一阵阵剧烈的疼痛。

二、临床表现

三叉神经痛多发生于 40 岁以上人群,女性略多于男性,多为单侧发病。突发闪电样、刀割样、钻顶样、烧灼样剧痛,严格限三叉神经感觉支配区内,伴有面部抽搐,又称痛性抽搐,每次发作持续数秒或1～2分钟即骤然停止,间歇期无任何疼痛。在疲劳或紧张时发作较频繁。

三、治疗原则

三叉神经痛,无论是原发性还是继发性,在未明确病因或难以查出病因的情况下均可用药物治疗或封闭疗法,以缓解症状,一旦确定病因,应针对病因进行治疗,除非因高龄、身患严重疾患等因素难以接受或病因去除治疗后仍疼痛发作,可继续采用药物治疗或封闭疗法。若服药后不良反应大,亦可先选择封闭疗法。

四、治疗

(一)药物治疗

三叉神经痛的药物治疗,主要用于患者发病初期或症状较轻时。经过一段时间的药物治疗,部分患者可达到完全治愈或症状得到缓解,表现在发作程度减轻、发作次数减少。

目前应用最广泛、最有效的药物是抗癫痫药。在用药方面应根据患者的具体情况进行具体分析,各药可单独使用,亦可联合应用。在采用药物治疗过程中,应特别注意各种药物不良反应,进行必要的检测,以免发生不良反应。

1.痛痉宁

痛痉宁亦称卡马西平等。该药对三叉神经脊束核及丘脑中央内侧核部位的突触传导有显著的抑制作用。用药达到有效治疗量后,多数患者于 24 小时内发作性疼痛消失或明显减轻。文献报道,卡马西平可使 70% 以上的患者完全止痛,使 20% 的患者疼痛缓解,此药需长期服用才能维持疗效,多数停药后疼痛再现。不少患者服药后疗效有时会逐渐下降,需加大剂量。此药不能根治三叉神经痛,复发者再次服用仍有效。

用法与用量:口服,开始时每次 0.1～0.2 g,每天 1～2 次,然后逐日增加 0.1 g。每天最大剂量不超过1.6 g,取得疗效后,可逐日逐次地减量,维持在最小有效量。如最大剂量应用 2 周后疼痛仍不消失或减轻,则应停止服用,改用其他药物或治疗方法。

不良反应有眩晕、嗜睡、步态不稳、恶心,数天后消失,偶有白细胞减少、皮疹,可停药。

2.苯妥英钠

苯妥英钠为一种抗癫痫药,在开始应用卡马西平之前,该药曾被认为是治疗三叉神经痛的首选药物。本药疗效不如卡马西平,止痛效果不完全,长期使用止痛效果减弱,因此目前已被列为第二位选用药物。

本品主要通过增高周围神经对电刺激的兴奋阈值及抑制脑干三叉神经脊髓束的突触间传导而起作用。其疗效仅次于卡马西平,文献报道有效率为 88%～96%,但需长期用药,停药后易复发。

用法与用量:成人开始时每次 0.1 g,每天 3 次口服。如用药后疼痛不见缓解,可加大剂量到每天0.2 g,每天 3 次,但最大剂量不超过 0.8 g/d。取得疗效后再逐渐递减剂量,以最小量维持。肌内注射或静脉注射:每次 0.125～0.25 g,每天总量不超过 0.5 g。临用时用等渗盐水溶解后方可使用。

不良反应为长期服用该药或剂量过大,可出现头痛、头晕、嗜睡、共济失调及神经性震颤等,一般减量或停药后可自行恢复。本品对胃有刺激性,易引起厌食、恶心、呕吐及上腹痛等症状,饭后服用可减轻上述症状。长期服用可出现黏膜溃疡,多见于口腔及生殖器,并可引起牙龈增生,同时服用钙盐及抗过敏药可减轻症状。苯妥英钠还可引起白细胞减少、视力减退等症状。大剂量静脉注射,可引起心肌收缩力减弱、血管扩张、血压下降,严重时可引起心脏传导阻滞、心搏骤停。

3.氯硝西泮

本品为抗癫痫药物,对三叉神经痛也有一定疗效。服药 4～12 天,血浆药浓度达到稳定水平,为30～60 μg/mL。口服氯硝西泮后,30～60 分钟作用逐渐显著,维持 6～8 小时,一般在最初两周内可达最大效应,其效果次于卡马西平和苯妥英钠。

用法与用量:氯硝西泮药效强,开始剂量为 1 mg/d,分 3 次服,即可产生治疗效果。而后每 3 天调整药量0.5～1 mg,直至达到满意的治疗效果。维持剂量为 3～12 mg/d。最大剂量为20 mg/d。

不良反应有嗜睡、行为障碍、共济失调、眩晕、言语不清、肌张力低下等,对肝肾功能也有一定的损害,有明显肝脏疾病的禁用。

4.山莨菪碱(654-2 针)

山莨菪碱为从我国特产茄科植物山莨菪中提取的一种生物碱,其作用与阿托品相似,可使平滑肌松弛,解除血管痉挛(尤其是微血管),同时具有镇痛作用。本药对三叉神经痛有一定疗效,近期效果满意,据文献报道有效率为 76.1%～78.4%,止痛时间一般为 2～6 个月,个别有 5年之久。

用法与用量。①口服:每次 5～10 mg,每天 3 次,或每次 20～30 mg,每天 1 次。②肌内注射:每次10 mg,每天 2～3 次,待疼痛减轻或疼痛发作次数减少后改为每次 10 mg,每天

1次。

不良反应有口干、面红、轻度扩瞳、排尿困难、视近物模糊及心率增快等反应。以上反应多在1~3小时消失，长期用药不会蓄积中毒。有青光眼和心脏病患者忌用。

5.巴氯芬

巴氯芬化学名为β-(P-氯苯基)-γ-氨基丁酸，是抑制性神经递质γ-氨基丁酸的类似物，临床实验研究表明本品能缓解三叉神经痛。

用法与用量。开始每次10 mg，每天3次，隔日增加，每天增加10 mg，直到治疗的第2周结束时，将用量递增至每天60~80 mg。每天平均维持量：单用者为50~60 mg，与卡马西平或苯妥英钠合用者为30~40 mg。文献报道，巴氯芬治疗三叉神经痛的近期疗效与卡马西平几乎相同，但远期疗效不如卡马西平，巴氯芬与卡马西平或苯妥英钠均具有协同作用，且比卡马西平更安全，这一特点使巴氯芬在治疗三叉神经痛方面颇受欢迎。

6.麻黄碱

本品可以兴奋脑啡肽系统，因而具有镇痛作用，其镇痛程度为吗啡的1/12~1/7。用法：每次30 mg，肌内注射，每天2次。甲亢、高血压、动脉硬化、心绞痛等患者禁用。

7.硫酸镁

本品在眶上孔或眶下孔注射可治疗三叉神经痛。

8.维生素B_{12}

文献报道，用大剂量维生素B_{12}，对三叉神经痛确有较好疗效。方法：维生素B_{12}4 000 μg加维生素B_1 200 mg加2%普鲁卡因4 mL对准扳机点做深浅上、下、左、右四点式注药，对放射的始端做深层肌下进药，放射的终点做浅层四点式进药，药量可根据疼痛轻重适量进入。但由于药物作用扳机点可能变位，治疗时可酌情根据变位更换进药部位。

9.哌咪清（匹莫齐特）

文献报道，对用其他药物治疗无效的顽固性三叉神经痛患者本品有效，且其疗效明显优于卡马西平。开始剂量为每天4 mg，逐渐增加至每天12~14 mg，分两次服用。不良反应以锥体外系反应较常见，亦可有口干、无力、失眠等症状。

10.维生素B_1

维生素B_1在神经组织蛋白合成过程中起辅酶作用，参与胆碱代谢，但止痛效果差，只能作为辅助药物。用法与用量。①肌内注射：1 mg/d，每天1次，10天后改为每周2~3次，持续3周为一个疗程。②三叉神经分支注射：根据疼痛部位可做眶上神经、眶下神经、上颌神经和下颌神经注射。每次500~1 000 μg，每周2~3次。③穴位注射：每次25~100 μg，每周2~3次。常用颊车、下关、四白及阿是穴等。

11.激素

原发性三叉神经痛和继发性三叉神经痛的病例，其病理改变在光镜和电镜下都表现为三叉神经后根有脱髓鞘改变。在临床治疗中发现，许多用卡马西平、苯妥英钠等治疗无效的患者，改用泼尼松、地塞米松等治疗有效。这种激素治疗的原理与治疗脱髓鞘疾病相同，利用激素的免疫抑制作用达到治疗三叉神经痛的目的。由于各学者报告的病例少，其只是对一部分卡马西平、苯妥英钠治疗无效者应用有效，其长期效果和机理有待进一步观察。剂量与用量：

①泼尼松(强的松、脱氧可的松),每次 5 mg,每天 3 次。②地塞米松(氟美松),每次 0.75 mg,每天 3 次口服;或每次 5 mg,每天 1 次,肌内或静脉注射。

(二)神经封闭法

神经封闭法主要包括三叉神经半月节及其周围支酒精封闭法和半月节射频热凝法,其原理是酒精的化学作用或热凝的物理作用作用于三叉神经纤维,使其发生坏变,从而阻断神经传导达到止痛目的。

1.三叉神经酒精封闭法

封闭用酒精一般为浓度 80% 左右(因封闭前注入局部麻醉药物,故常用 98% 浓度)。

(1)眶上神经封闭:适用于三叉神经第一支痛。方法为:患者取坐或卧位,位于眶上缘中内 1/3 交界处触及切迹,皮肤消毒及局部麻醉后,用短细针头自切迹刺入皮肤直达骨面,找到骨孔后刺入,待患者出现放射痛时,先注入 2% 利多卡因 0.5~1 mL,待眶上神经分布区针感消失,再缓慢注入酒精 0.5 mL 左右。

(2)眶下神经封闭:在眶下孔封闭三叉神经上颌支的眶下神经。适用于三叉神经第二支痛(主要疼痛局限在鼻旁、下眼睑、上唇等部位)。方法为:患者取坐或卧位,位于距眶下缘约 1 cm 处,距鼻中线 3 cm,触及眶下孔,该孔走向与矢状面成 40°~45°角,长约 1 cm,故穿刺时针头由眶下孔做 40°~45°角向外上、后进针,深度不超过 1 cm,患者出现放射痛时,以下操作同眶上神经封闭。

(3)后上齿槽神经封闭:在上颌结节的后上齿槽孔处进行。适用于三叉神经第二支痛(痛区局限在上白齿及其外侧黏膜者)。方法为:患者取坐或卧位,头转向健侧,穿刺点在颧弓下缘与齿槽嵴成角处,即相当于过眼眶外缘的垂线与颧骨下缘相交点,局部消毒后,先用左手手指将附近皮肤向下前方拉紧,继之以 4~5 cm 长穿刺针自穿刺点稍向后上方刺入直达齿槽嵴的后侧骨面,然后紧贴骨面缓慢深入 2 cm 左右,即达后上齿槽孔处,先注入 2% 利多卡因,再注入酒精 0.5 mL。

(4)颏神经封闭:在下颌骨的颏孔处进行,适用于三叉神经第三支痛(主要痛区局限在颏部、下唇)。方法为:在下颌骨上、下缘间的中点相当于咬肌前缘和颏正中线之间的中点找到颏孔,然后自后上方并与皮肤呈 45°角向前下进针刺入骨面,插入颏孔,以下操作同眶上神经封闭。

(5)上颌神经封闭:用于三叉神经第二支痛(痛区广泛及眶下神经封闭失效者)。上颌神经主干自圆孔穿出颅腔至翼腭窝。常用侧入法,穿刺点位于眼眶外缘至耳道间连线中点下方,穿刺针自该点垂直刺入深约 4 cm,触及翼突板,继之退针 2 cm 左右稍改向前方 15°角重新刺入,滑过翼板前缘,再深入 0.5 cm 即入翼腭窝内,患者有放射痛时,回抽无血后,先注入 2% 利多卡因,待上颌部感觉麻木后,注入酒精 1 mL。

(6)下颌神经封闭:用于三叉神经第三支痛(痛区广泛及眶下神经封闭失效者)。下颌神经主干自卵圆孔穿出。常用侧入法,穿刺点同上颌神经穿刺点,垂直进针达翼突板后,退针 2 cm 再改向上后方 15°角进针,患者出现放射痛后,注药同上颌神经封闭。

(7)半月神经节封闭:用于三叉神经二、三支痛或一、二、三支痛。常用前入法,穿刺点在口角上方及外侧约 3 cm 处,自该点进针,方向为后、上、内即正面看应对准向前直视的瞳孔,从侧面看朝颧弓中点，约进针 5 cm 处达颅底触及试探，当刺入卵圆孔时，患者即出现放射痛（下颌区），则再推进 0.5 cm，上颌部亦出现剧痛即确入半月节内。回抽无血、无脑脊液，先注入 2％利多卡因0.5 mL，同侧面部麻木后，再缓慢注入酒精0.5 mL。

以上酒精封闭法的治疗效果差异较大，短者数月，长者可达数年。复发者可重复封闭，但难以根治。

2.三叉神经半月节射频热凝法

该法首先由斯威特（Sweat）于 1974 年提出，它通过穿刺半月节插入电极后用电刺激确定电极位置，从而有选择地用射频温控定量灶性破坏法，达到止痛目的。方法如下。

（1）半月节穿刺：同半月节封闭术。

（2）电刺激：穿入成功后，插入电极通入 0.2～0.3 V，用 50～75 W/s 的方波电流，这时患者感觉有刺激区的蚁行感。

（3）射频温挖破坏：电刺激准确定位后，打开射频发生器，产生射频电场，此时为进一步了解电极位置，可将温度控制在 42～44 ℃，这种电流可造成可逆性损伤并刺激产生疼痛，一旦电极位置无误，则可将温度增高，每次增高 5 ℃，增高至 60～80 ℃，每次 30～60 秒，在破坏第一支时，则稍缓慢加热并检查角膜反射。此方法有效率在 85％左右，但仍会复发且不能根治。

3.三叉神经痛的 γ 刀放射疗法

1991 年，有学者利用 MRI 定位像输入 HP-9000 计算机，使用 Gamma plan 进行定位和定量计算，选择三叉神经感觉进脑干区为靶点照射，达到缓解症状的目的，其疗效尚不明确。

五、护理

(一)护理评估

1.健康史评估

（1）原发性三叉神经痛是一种病因尚不明确的疾病。但三叉神经痛可继发于脑桥、小脑脚占位性病变压迫三叉神经及多发硬化等。因此，应询问患者是否患有多发硬化，检查有无占位性病变，每次面部疼痛有无诱因。

（2）评估患者年龄。此病多发生于中老年人。40 岁以上起病者占 70％～80％，女性略多于男性，比例为3∶1。

2.临床观察与评估

（1）评估疼痛的部位、性质、程度、时间。通常疼痛无预兆，大多数人单侧疼痛，开始和停止都很突然，间歇期可完全正常。发作表现为电击样、针刺样、刀割样或撕裂样的剧烈疼痛，每次数秒至两分钟。疼痛以面颊、上下颌及舌部最为明显，口角、鼻翼、颊部和舌部为敏感区。轻触即可诱发，称为扳机点，当碰及触发点如洗脸、刷牙时疼痛发作，或当因咀嚼、呵欠和讲话等引起疼痛，以致患者不敢做这些动作。表现为面色憔悴、精神抑郁和情绪低落。

（2）严重者伴有面部肌肉的反复性抽搐、口角牵向患侧，称为痛性抽搐。并可伴有面部发红、皮温增高、结膜充血和流泪等。严重者可昼夜发作，夜不成眠或睡后痛醒。

（3）病程可呈周期性。每次发作期可为数日、数周或数月不等；缓解期亦可数日至数年不等。病程越长，发作越频繁且越重。神经系统检查一般无阳性体征。

（4）心理评估。使用焦虑量表评估患者的焦虑程度。

（二）患者问题

1.疼痛

三叉神经受损引起面颊、上下颌及舌疼痛。

2.焦虑

焦虑与疼痛反复、频繁发作有关。

（三）护理目标

（1）患者自感疼痛减轻或缓解。

（2）患者述舒适感增加,焦虑症状减轻。

（四）护理措施

1.治疗护理

（1）药物治疗:原发性三叉神经痛首选卡马西平治疗。其不良反应为头晕、嗜睡、口干、恶心、皮疹、再生障碍性贫血、肝功能损害、智力下降和体力衰弱等。护理者必须注意观察,每1～2个月复查肝功能和血常规。偶有皮疹、肝功能损害和白细胞减少,需停药;也可按医师建议单独或联合使用苯妥英钠、氯硝西泮、巴氯芬、野木瓜等治疗。

（2）封闭治疗:三叉神经封闭是注射药物于三叉神经分支或三叉神经半月节上,阻断其传导,导致面部感觉丧失,从而获得一段时间的止痛效果。注射药物有酒精、甘油等。封闭术的止痛效果往往不够满意,远期疗效较差,还有可能引起角膜溃疡、失明、颅神经损害、动脉损伤等并发症,且对三叉神经第一支疼痛不适用。但对全身状况差不能耐受手术的患者、鉴别诊断及为手术创造条件的过渡性治疗仍有一定的价值。

（3）经皮选择性半月神经节射频电凝治疗:在X射线监视下或经CT导向将射频电极针经皮插入半月神经节,通电加热至65～75 ℃,维持1分钟,可选择性地破坏节后无髓鞘的传导痛温觉的 Aβ 和 C 细纤维,保留有髓鞘的传导触觉的 Aα 和粗纤维,疗效可在90%以上,但有面部感觉异常、角膜炎、咀嚼无力、复视和带状疱疹等并发症。长期随访复发率为 21%～28%,但重复应用仍有效。本方法尤其适用于年老体弱不适合手术治疗的患者、手术治疗后复发者,以及不愿意接受手术治疗的患者。

射频电凝治疗后并发症的观察护理:观察患者的恶心、呕吐反应,随时处理污物,遵医嘱补液、补钾;询问患者有无局部皮肤感觉减退,观察其是否有同侧角膜反射迟钝、咀嚼无力、面部异样等不适感觉,并注意让患者进软食,洗脸水温要适宜。如有术中穿刺方向偏内、偏深误伤视神经引起视力减退、复视等并发症,应积极遵医嘱给予治疗并防止患者活动摔伤、碰伤。

（4）外科治疗。①三叉神经周围支切除及抽除术:两种手术较简单,但因神经再生而容易复发,故有效时间短,目前较少采用,仅限于第一支疼痛者姑息治疗。②三叉神经感觉根切断术:经枕下入路三叉神经感觉根切断术,三叉神经痛均适用此种入路,手术操作较复杂,危险性大,术后反应较多,但常可发现病因,可很好地保护运动根及保留部分面部和角膜触觉,复发率低,至今仍广泛使用。③三叉神经脊束切断术:此手术危险性太大,术后并发症严重,现很少采用。④微血管减压术:已知有85%～96%的三叉神经痛是三叉神经根存在血管压迫所致,用手术方法将压迫神经的血管从三叉神经根部移开,疼痛则会消失,这就是微血管减压术。微血管减压术是针对三叉神经痛的主要病因进行治疗,去除血管对神经的压迫后,约90％的患者疼痛可以完全消失,面部感觉完全保留,从而达到根治的目的。微血管减压术可以保留三叉神经功能,运用显微外科技术进行手术,减小了手术创伤,很少遗留永久性神经功能障碍,术中手术探查可以发现引起三叉神经痛的少见病因,如影像学未发现的小肿瘤、蛛网膜增厚及粘连等,因而成为原发性三叉神经痛的首选手术治疗方法。

三叉神经微血管减压术的手术适应证:正规药物治疗一段时间后,药物效果不明显或疗效明显减退;药物过敏或严重不良反应不能耐受;疼痛严重,影响工作、生活和休息。

微血管减压术治疗三叉神经痛的临床有效率为90％～98％,影响其疗效的因素很多,其中压迫血管的类型、神经受压的程度及减压方式的不同对其临床治疗和预后的判断有着重要的意义。微血管减压术治疗三叉神经痛也存在5％～10％的复发率,不同术者和手术方法的不同差异很大。研究表明,患者的性别、年龄、疼痛的支数、疼痛部位、病程、近期疗效及压迫血管的类型可能与复发存在一定的联系。导致三叉神经痛术后复发的主要原因有:①病程大于8年;②静脉为压迫因素;③术后无即刻症状消失。三叉神经痛复发最多见于术后两年内,两年后复发率明显降低。

2.心理支持

由于本病为突然发作的反复的阵发性剧痛,患者易出现精神抑郁和情绪低落等表现。护士应关心、理解、体谅患者,帮助其减轻心理压力,增强战胜疾病的信心。

3.健康教育

指导患者生活有规律,合理休息、娱乐;鼓励患者运用指导式想象、听音乐、阅读报刊等分散注意力,消除紧张情绪。

第三节　心绞痛

心绞痛是冠状动脉供血不足,由急剧、暂时的心肌缺血与缺氧引起的临床综合征。其特点为有阵发性的前胸压榨性疼痛感觉,主要位于胸骨后部,可放射至心前区和左上肢,常发生于劳动或情绪激动时,持续数分钟,休息或用硝酸酯制剂后消失。

一、病因和发病机制

本病多见于男性,多数患者在40岁以上,劳累、情绪激动、饱食、受寒、阴雨天气、急性循环衰竭等为常见诱因。除冠状动脉粥样硬化外,本病还可由主动脉瓣狭窄或关闭不全、梅毒性主动脉炎、原发性肥厚型心肌病、先天性冠状动脉畸形、风湿性冠状动脉炎等引起。

对心脏予以机械性刺激并不引起疼痛,但心肌缺血与缺氧则引起疼痛。当冠状动脉的供血与心肌的需血之间发生矛盾,冠状动脉血流量不能满足心肌代谢的需要,引起心肌急剧的、暂时的缺血与缺氧时,即产生心绞痛。

心肌耗氧的多少由心肌张力、心肌收缩强度和心率决定。心肌张力＝左室收缩压(动脉收缩压)×心室半径。心肌收缩强度和心室半径经常不变,因此常用"心率×收缩压"(二重乘积)作为估计心肌氧耗的指标。心肌能量的产生要求大量的氧供,心肌细胞摄取血液氧含量的

65%～75%,而身体其他组织则仅摄取10%～25%,因此心肌平时对血液中氧的吸收已接近最大量,氧需要增加时已难以从血液中更多地摄取氧,只能依靠增加冠状动脉的血流量来提供。在正常情况下,冠状循环有很大的储备力,其血流量可增加到休息时的6～7倍。缺氧时,冠状动脉也扩张,能使其流量增加4～5倍。动脉粥样硬化而致冠状动脉狭窄或部分分支闭塞时,其扩张性减弱,血流量减少,且对心肌的供血量相对稳定。心肌的血液供给如降低到尚能应付心脏平时的需要,休息时可无症状。一旦心脏负荷突然增加,如劳累、激动、左心衰竭等,使心肌张力增加(心腔容积增加、心室舒张末期压力增高)、心肌收缩力增加(收缩压增高、心室压力曲线最大压力随时间变化率增加)和心率增快等而致心肌氧耗量增加时,心肌对血液的需求增加;或当冠状动脉发生痉挛(如吸烟过度或神经体液调节障碍)时,冠状动脉血流量进一步减少;或在突然发生循环血流量减少的情况下(如休克、极度心动过速等),心肌血液供求之间的矛盾加深,心肌血液供给不足,遂引起心绞痛。严重贫血的患者,在心肌供血量虽未减少的情况下,可由红细胞减少、血液携氧量不足而引起心绞痛。

在多数情况下,劳累诱发的心绞痛常在同一"心率×收缩压"值的水平上发生。产生疼痛的直接因素,可能是在缺血、缺氧的情况下,心肌内积聚过多的代谢产物,如乳酸、丙酮酸、磷酸等酸性物质;或类似激肽的多肽类物质,刺激心脏内自主神经的传入纤维末梢,经第1～5胸交感神经节和相应的脊髓段,传至大脑,产生疼痛的感觉。这种痛觉反映在与自主神经进入水平相同脊髓的脊神经所分布的皮肤区域,即胸骨后及两臂的前内侧与小指,尤其是在左侧,而多不在心脏解剖位置处。有人认为,在缺血区内富有神经供应的冠状血管的异常牵拉和收缩,可以直接产生疼痛冲动。

病理解剖检查显示,心绞痛的患者至少有一支冠状动脉的主支管腔显著狭窄为横切面的75%以上。有侧支循环形成者,冠状动脉的主支有更严重的阻塞时才会发生心绞痛。此外,冠状动脉造影发现5%～10%的心绞痛患者,其冠状动脉的主要分支无明显病变,提示这些患者的心肌血供和氧供不足,可能是冠状动脉痉挛、冠状循环的小动脉病变、血红蛋白和氧的离解异常、交感神经过度活动、儿茶酚胺分泌过多或心肌代谢异常等所致。

患者在心绞痛发作之前,常有血压增高、心率增快、肺动脉压增高和肺毛细血管压增高的变化,反映心脏和肺的顺应性减低,发作时可有左心室收缩力和收缩速度降低、喷血速度减慢、左心室收缩压下降、心搏量和心排血量降低、左心室舒张末期压力和血容量增加等左心衰竭的病理生理变化。左心室壁可呈收缩不协调或部分心室壁有收缩减弱的现象。

二、临床表现

(一)症状

1.典型发作

突然发生在胸骨后上、中段可波及心前区,产生压榨性、闷胀性或窒息性疼痛,可放射至左肩、左上肢前内侧及无名指和小指。重者有濒死的恐惧感和出冷汗,往往迫使患者停止活动。疼痛历时1～5分钟,很少超过15分钟,休息或含化硝酸甘油多在1～2分钟(很少超过5分钟)缓解。

2.不典型发作

(1)疼痛部位可出现在上腹部、颈部、下颌、左肩胛部或右前胸、左大腿内侧等。

(2)疼痛轻微或无疼痛,出现胸部闷感、胸骨后烧灼感等,被称为心绞痛的相当症状。上述症状亦应为发作型,休息或含化硝酸甘油可缓解。

心前区刺痛,手指能明确指出疼痛部位,以及持续性疼痛或胸闷,多不是心绞痛。

(二)体征

平时一般无异常体征。心绞痛发作时可出现心率增快、血压增高、表情焦虑、出冷汗,有时出现第四或第三心音奔马律,可有暂时性心尖区收缩期杂音(乳头肌功能不全)。

(三)心绞痛严重程度的分级

根据加拿大心血管学会分类分为4级。①Ⅰ级:一般体力活动(如步行和登楼)不受限,仅在强、快或长时间劳力时发生心绞痛。②Ⅱ级:一般体力活动轻度受限。快步、饭后、寒冷或刮风中、精神应激或醒后数小时内步行或登楼;步行两个街区以上、登楼一层以上和爬山,均引起心绞痛。③Ⅲ级:一般体力活动明显受限,步行1~2个街区、登楼一层引起心绞痛。④Ⅳ级:一切体力活动都引起不适,静息时可发生心绞痛。

三、分型

(一)劳力性心绞痛

劳力性心绞痛由活动和其他可引起心肌耗氧增加的情况而诱发,可分为以下三种。

1.稳定型劳力性心绞痛

(1)病程大于1个月。

(2)胸痛发作与心肌耗氧量增加多有固定关系,即心绞痛阈值相对不变。

(3)诱发心绞痛的劳力强度相对固定,并可重复。

(4)胸痛发作在劳力当时,被迫停止活动,症状可缓解。

(5)心电图运动试验多呈阳性。

此型冠脉固定狭窄度超过管径70%,多支病变居多,冠脉动力性阻塞多不明显,粥样斑块无急剧增大或破裂出血,故临床病情较稳定。

2.初发型劳力性心绞痛

(1)病程小于1个月。

(2)年龄较轻。

(3)男性居多。

(4)临床症状差异大。①轻型:中等度劳力时偶发。②重型:轻微用力或休息时频发;梗死前心绞痛为回顾性诊断。

此型单支冠脉病变多,侧支循环少,因冠脉痉挛或粥样硬化进展迅速,斑块破裂出血,血小板聚集,甚至有血栓形成,导致病情不稳定。

3.恶化型劳力性心绞痛

(1)心绞痛发作次数、持续时间、疼痛程度在短期内突然加重。

(2)活动耐量较以前明显降低。

(3)日常生活中轻微活动均可诱发,甚至安静睡眠时也可发作。

(4)休息或用硝酸甘油对缓解疼痛作用差。

(5)发作时心电图有明显的缺血性 ST-T 改变。

（6）血清心肌酶正常。

此型多属多支冠脉严重粥样硬化，并存在左主干病变，病情突然恶化可能因斑块脂质浸润急剧增大或破裂、出血，血小板凝聚血栓形成，使狭窄管腔更堵塞，致活动耐量下降。

（二）自发性心绞痛

心绞痛发作与心肌耗氧量增加无明显关系，与冠状血流储备量减少有关，可单独发生或与劳力性心绞痛并存。与劳力性心绞痛相比，自发性心绞痛疼痛持续时间一般较长，程度较重，且不易为硝酸甘油所缓解，包括以下四种类型。

1.卧位型心绞痛

（1）有较长的劳力性心绞痛史。

（2）平卧时发作，多在午夜前，即入睡1～2小时发作。

（3）发作时需坐起甚至需站立。

（4）疼痛较剧烈，持续时间较长。

（5）发作时 ST 段下降显著。

（6）预后差，可发展为急性心肌梗死（acute myocardial infarction，AMI）或发生严重心律失常而死亡。

此型发生机制尚有争论，可能与夜梦、夜间血压降低或发生未被察觉的左心室衰竭，以致狭窄的冠状动脉远端心肌灌注不足，或与平卧时静脉回流增加，心脏工作量增加，需氧增加等有关。

2.变异型心绞痛

（1）发病年龄较轻。

（2）发作与劳累或情绪多无关。

（3）易于午夜到凌晨时发作。

（4）几乎在同一时刻呈周期性发作。

（5）疼痛较重，历时较长。

（6）发作时心电图显示有关导联的 ST 段抬高，与之相对应的导联则 ST 段可压低。

（7）含化硝酸甘油可使疼痛迅速缓解，抬高的 ST 段随之恢复。

（8）血清心肌酶正常。

本型心绞痛是在冠状动脉狭窄的基础上，该支血管发生痉挛，引起一片心肌缺血所致。冠状动脉造影正常的患者，也可由该动脉痉挛引起。冠状动脉痉挛可能与 α 肾上腺素能受体受到刺激有关，患者迟早会发生心肌梗死。

3.中间综合征（亦称急性冠状动脉功能不全）

（1）心绞痛发作持续时间长，可为 30 分钟至 1 小时。

（2）常在休息或睡眠中发作。

（3）心电图、放射性核素和血清学检查无心肌坏死的表现。

本型心绞痛其性质介于心绞痛与心肌梗死之间，常是心肌梗死的前奏。

4.梗死后心绞痛

梗死后心绞痛是急性心肌梗死发生后 1 个月内（不久或数周）又出现的心绞痛。由于供血的冠状动脉阻塞发生心肌梗死,但心肌尚未完全坏死,一部分未坏死的心肌在处于严重缺血的状态下又发生疼痛,随时有再发生梗死的可能。

(三)混合性心绞痛

混合性心绞痛的特点如下。

(1)劳力性与自发性心绞痛并存,如兼有大支冠状动脉痉挛,除劳力性心绞痛外可并存变异型心绞痛,如兼有中等大冠脉收缩,则劳力性心绞痛可在通常能耐受的劳动强度以下发生。

(2)心绞痛阈值可变性大,临床表现为在当天不同时间、当年不同季节的心绞痛阈值有明显变化,如伴有 ST 段压低的心绞痛患者运动能力的昼夜变化,或一天中首次劳力性发作的心绞痛。劳力性心绞痛患者遇冷诱发及餐后发作的心绞痛多属此型。

此类心绞痛为一支或多支冠脉有临界固定狭窄病变限制了最大冠脉储备力,同时有冠脉痉挛收缩的动力性阻塞使血流减少,故心肌耗氧量增加与心肌供氧量减少两个因素均可诱发心绞痛。

近年"不稳定型心绞痛"一词在临床上被广泛应用,指介于稳定型劳力性心绞痛与急性心肌梗死和猝死之间的中间状态。它包括除稳定型劳力性心绞痛外的上述所有类型的心绞痛,还包括冠状动脉成形术后心绞痛、冠状动脉旁路术后心绞痛等新近提出的心绞痛类型。其病理基础是在原有病变基础上发生冠状动脉内膜下出血、粥样硬化斑块破裂、血小板或纤维蛋白凝集、血栓形成、冠状动脉痉挛等。

四、辅助检查

(一)心电图

1.静息时心电图

约半数患者在正常范围,也可有非特异性 ST-T 异常或陈旧性心肌梗死图形,有时有房室或束支传导阻滞、期前收缩等。

2.心绞痛发作时心电图

绝大多数患者可出现由暂时性心肌缺血引起的 ST 段移位;ST 段水平或下斜压低大于等于 1 mm,ST 段抬高大于等于2 mm(变异型心绞痛);T 波低平或倒置,平时 T 波倒置者发作时变直立(伪改善)。可出现各种心律失常。

3.心电图负荷试验

该试验用于心电图正常或可疑时。有马斯特二级梯运动试验、活动平板运动试验、蹬车试验、潘生丁负荷试验、心房调搏和异丙肾上腺素静脉滴注试验等。

4.动态心电图

24 小时持续记录以证实患者胸痛时有无心电图缺血改变及无痛性禁忌缺血发作。

(二)放射性核素检查

1. 铊 201(Tl)心肌显像或兼做负荷(运动)试验

休息时铊显像所示灌注缺损主要见于心肌梗死后瘢痕部位。而缺血心肌常在心脏负荷后显示灌注缺损,并在休息后复查出现缺损区再灌注现象。近年用^{99m}Tc-MIBI 做心肌灌注显像(静息或负荷)取得良好效果。

2.放射性核素心腔造影

静脉内注射焦磷酸亚锡被细胞吸附后,再注射^{99m}Tc,即可使红细胞被标记上放射性核素,得到心腔内血池显影。可测定左心室射血分数及显示室壁局部运动障碍。

(三)超声心动图

二维超声心动图可检出部分冠状动脉左主干病变,结合运动试验可观察到心室壁节段性运动异常,有助于心肌缺血的诊断,静息状态下心脏图像阴性,尚可通过负荷试验确定,近年三维、经食管、血管内和心内超声检查增加了其诊断的阳性率和准确性。

(四)心脏 X 线检查

心脏 X 线检查无异常发现或见心影增大、肺充血等。

(五)冠状动脉造影

冠状动脉造影可直接观察冠状动脉解剖及病变程度与范围,是确诊冠心病的最可靠方法。但它是一种有一定危险的有创检查,不宜作为常规诊断手段。其主要指征如下。

(1)胸痛疑似心绞痛不能确诊者。

(2)内科治疗无效的心绞痛,需明确冠脉病变情况而考虑手术者。

(六)激发试验

为诊断冠脉痉挛,常用冷加压、过度换气及麦角新碱做激发试验。前两种试验较安全,但敏感性差,麦角新碱可引起冠脉剧烈收缩,仅适用于造影时冠脉正常或固定狭窄病变小于50%的可疑冠脉痉挛患者。

五、诊断

根据典型的发作特点和体征,含用硝酸甘油后缓解,结合年龄和存在冠心病易患因素除外其他原因所致的心绞痛,一般即可建立诊断。下列几方面有助于临床上判别心绞痛。

(一)性质

心绞痛应是压榨紧缩、压迫窒息、沉重闷胀性疼痛,而非刀割样尖锐痛或抓痛、短促的针刺样或触电样痛或昼夜不停的胸闷感觉。其实也并非都感到"绞痛",少数患者可为烧灼感、紧张感或呼吸短促伴有咽喉或气管上方紧窄感。疼痛或不适感开始时较轻,逐渐增剧,然后逐渐消失,很少为体位改变或呼吸所影响。

(二)部位

疼痛或不适处常位于胸骨或其邻近处,也可发生在上腹部至咽部之间的任何水平处,但极少在咽部以上。有时可位于左肩或左臂,偶尔也可位于右臂、下颌、下颈椎、上胸椎、左肩胛骨间或肩胛骨上区,然而位于左腋下或左胸下者很少。对于疼痛或不适感分布的范围,患者常需用整个手掌或拳头来指示,仅用一手指的指端来指示者极少。

(三)时限

时限为 1～15 分钟,多数为 3～5 分钟,偶有达 30 分钟的(中间综合征除外)。疼痛持续仅数秒钟或不适感(多为闷感)持续整天或数天者均不似心绞痛。

(四)诱发因素

诱发因素以体力劳累为主,其次为情绪激动,以及寒冷环境、进冷饮和身体其他部位的疼痛。在体力活动后而不是在体力活动当时发生的不适感,不似心绞痛。体力活动若再加情绪激动,则更易诱发,自发性心绞痛可在无任何明显诱因下发生。

(五)硝酸甘油的效应

舌下含用硝酸甘油片如有效,心绞痛应在 1~2 分钟缓解(也有需 5 分钟的,要考虑到患者可能对时间的估计不够准确),对卧位型的心绞痛,硝酸甘油可能无效。在评定硝酸甘油的效应时,还要注意患者所用的药物是否已经失效或接近失效。

(六)心电图

发作时心电图检查可见以 R 波为主的导联,ST 段压低,T 波平坦或倒置(变异型心绞痛者则有关导联 ST 段抬高),发作过后数分钟内逐渐恢复。心电图无改变的患者可考虑做负荷试验。发作不典型者,诊断要依靠观察硝酸甘油的疗效和发作时心电图的改变;如仍不能确诊,可多次复查心电图、心电图负荷试验或 24 小时动态心电图连续监测,若心电图出现阳性变化或负荷试验诱致心绞痛发作时亦可确诊。

六、鉴别诊断

(一)特纳综合征

目前临床上被称为特纳综合征的有 2 种情况:一是 1973 年肯普(Kemp)所提出的原因未明的心绞痛;二是 1988 年基文(Keaven)所提出的与胰岛素抵抗有关的代谢失常。心绞痛需与特纳综合征相鉴别。特纳综合征(Kemp)目前被认为是由小的冠状动脉舒缩功能障碍所致,以反复发作劳力性心绞痛为主要表现,疼痛亦可在休息时发生,发作时或负荷后心电图可示心肌缺血表现、核素心肌灌注可示灌注缺损、超声心动图可示节段性室壁运动异常。本病多见于女性,冠心病的易患因素不明显,疼痛症状不甚典型,冠状动脉造影阴性,左心室无肥厚表现,麦角新碱试验阴性,若治疗反应不稳定而预后良好则与冠心病心绞痛不同。

(二)心脏神经官能症

心脏神经官能症多发于青年或更年期的女性患者,心前区刺痛或经常性胸闷,与体力活动无关,常伴心悸及叹息样呼吸、手足麻木等。过度换气或自主神经功能紊乱时可有 T 波低平或倒置,但心电图心得安试验或氯化钾试验时 T 波多能恢复正常。

(三)急性心肌梗死

本病疼痛部位与心绞痛相仿,但程度更剧烈,持续时间多在半小时以上,硝酸甘油不能缓解。常伴有休克、心律失常及心衰;心电图面向梗死部位的导联 ST 段抬高,常有异常 Q 波;血清心肌酶增高。

(四)其他心血管病

其他心血管病如主动脉夹层形成、主动脉窦瘤破裂、主动脉瓣病变、肥厚型心肌病、急性心包炎等。

(五)颈胸疾患

颈胸疾患如颈椎病、胸椎病、肋软骨炎、肩关节周围炎、胸肌劳损、肋间神经痛、带状疱疹等。

(六)消化系统疾病

消化系统疾病如食管裂孔疝、贲门痉挛、胃及十二指肠溃疡、急性胰腺炎、急性胆囊炎及胆石症等。

七、治疗

预防主要是防止动脉粥样硬化的发生和发展。治疗原则是改善冠状动脉的供血和减轻心肌的耗氧,同时治疗动脉粥样硬化。

(一)发作时的治疗

1.休息

发作时立刻休息,一般患者在停止活动后症状即可消除。

2.药物治疗

较重的发作,可使用作用快的硝酸酯制剂。这类药物除扩张冠状动脉、降低其阻力、增加其血流量外,还通过对周围血管的扩张作用,减少静脉回心血量,降低心室容量、心腔内压、心排血量和血压,减低心脏前后负荷和心肌的需氧,从而缓解心绞痛。

(1)硝酸甘油:可用 0.3～0.6 mg 片剂,置于舌下含化,使其迅速为唾液所溶解而吸收,1～2 分钟即开始起作用,约半小时后作用消失,对约 92％的患者有效,其中对 76％的患者在 3 分钟内见效。延迟见效或完全无效时提示患者并非患冠心病或患严重的冠心病,也可能所含的药物已失效或未溶解,如属后者可嘱患者轻轻嚼碎并继续含化。长期反复应用可产生耐药性而效力减低,停用 10 天以上,可恢复有效性。近年还有喷雾剂和胶囊制剂,能达到更迅速起效的目的。不良反应有头晕、头胀痛、头部跳动感、面红、心悸等,偶尔有血压下降,因此第一次用药时,患者宜取平卧位,必要时吸氧。

(2)硝酸异山梨酯(消心痛):可用 5～10 mg,舌下含化,2～5 分钟见效,作用维持 2～3 小时;或用喷雾剂喷到口腔两侧黏膜上,每次 1.25 mg,1 分钟见效。

(3)亚硝酸异戊酯:为极易气化的液体,盛于小安瓿内,每安瓿 0.2 mL,用时以小手帕包裹敲碎,立即盖于鼻部吸入。作用快且短,10～15 秒起效,几分钟即消失。本药作用与硝酸甘油相同,其降低血压的作用更明显,有引起晕厥的可能,目前多数学者不推荐使用。同类制剂还有亚硝酸辛酯。

在应用上述药物的同时,可考虑用镇静药。

(二)缓解期的治疗

宜尽量避免各种确知足以诱致发作的因素。调节饮食,特别是每次进食不应过饱,禁烟酒。调整日常生活与工作量;减轻精神负担;保持适当的体力活动,但以不致发生疼痛症状为度;有血脂质异常者积极调整血脂;一般不需要卧床休息。在初次发作(初发型)或发作增多、加重(恶化型),或卧位型、变异型、中间综合征、梗死后心绞痛时,疑为心肌梗死前奏的患者,应予休息一段时间。

使用作用持久的抗心绞痛药物,应防止心绞痛发作,可单独选用、交替应用或联合应用下列作用持久的药物。

1.硝酸酯制剂

(1)硝酸异山梨酯。①硝酸异山梨酯:口服后半小时起作用,持续 3～5 小时,常用量为每4～6 小时服用 10～20 mg,初服时常有头痛反应,可将单剂改为 5 mg,以后逐渐加量。②单硝酸异山梨酯(异乐定):口服后吸收完全,解离缓慢,药效达 8 小时,常用量为每 8～12 小时服用20～40 mg。近年倾向于应用缓释制剂以减少服药次数,硝酸异山梨酯的缓释制剂 1 次口服作用持续 8 小时,每 8 小时可用 20～60 mg;单硝酸异山梨酯的缓释制剂用量为 50 mg,每天 1～2 次。

(2)长效硝酸甘油(戊四硝酯)制剂。①硝酸甘油缓释制剂:口服后使硝酸甘油部分药物得以避免被肝脏代谢,进入体循环而发挥其药理作用。一般服后半小时起作用,作用持续时间可长达 8～12 小时,常用剂量为 2.5 mg,每天 2 次。②硝酸甘油软膏和贴片制剂:前者为 2% 软膏,均匀涂于皮肤上,每次直径 2～5 cm,涂药 60～90 分钟起作用,维持 4～6 小时;后者每贴含药 20 mg,贴于皮肤后 1 小时起作用,维持 12～24 小时。胸前或上臂皮肤是最适合涂药或贴药的部位。

患青光眼、颅内压增高、低血压或休克者不宜选用本类药物。

2.β肾上腺素能受体阻滞剂(β受体阻滞剂)

β受体有 β_1 和 β_2 两个亚型。心肌组织中 β_1 受体占主导地位,而支气管和血管平滑肌中以 β_2 受体为主。所有 β受体阻滞剂对两型 β受体都能抑制,但有些制剂对心脏有选择性作用。它们具有阻断拟交感胺类药物对心率和心收缩力受体的刺激作用,减慢心率,降低血压,减低心肌收缩力和氧耗量,从而缓解心绞痛的发作。此外,还减低运动时血流动力的反应,使在同一运动量水平上心肌耗氧量减少;使不缺血的心肌区小动脉(阻力血管)缩小,从而使更多的血液通过极度扩张的侧支循环(输送血管)流入缺血区。国外学者建议用量要大。不良反应有心室射血时间延长和心脏容积增加,这虽可能使心肌缺血加重或引起心力衰竭,但其使心肌耗氧量减少的作用远超过其不良反应。常用制剂如下。

(1)普萘洛尔(心得安):每天 3～4 次,开始时每次 10 mg,逐步增加剂量为每天 80～200 mg;其缓释制剂用 160 mg,每天 1 次。

(2)氧烯洛尔(心得平):每天 3～4 次,每次 20～40 mg。

(3)阿普洛尔(心得舒):每天 2～3 次,每次 25～50 mg。

(4)吲哚洛尔(心得静):每天 3～4 次,每次 5 mg,逐步增至 60 mg/d。

(5)索他洛尔(心得怡):每天 2～3 次,每次 20 mg,逐步增至 200 mg/d。

(6)美托洛尔(美多心安):每天 2 次,每次 25～100 mg;其缓释制剂用 200 mg,每天 1 次。

(7)阿替洛尔(氨酰心安):每天 2 次,每次 12.5～75 mg。

(8)醋丁洛尔(醋丁酰心安):每天 200～400 mg,分 2～3 次服。

(9)纳多洛尔(康加多尔):每天 1 次,每次 40～80 mg。

(10)噻吗洛尔(噻吗心安):每天 2 次,每次 5～15 mg。

本类药物有引起心动过缓、降低血压、抑制心肌收缩力、引起支气管痉挛等作用,有些药物长期应用可以引起血脂增高,故选用药物时和用药过程中要加以注意和观察。新一代制剂中,赛利洛尔具有心脏选择性 β_1 受体阻滞作用,同时有部分的 β_2 受体激动及血管扩张作用。其减缓心率的作用较轻,甚至可使夜间心率增快;有轻度兴奋心脏的作用;有轻度扩张支气管平滑肌的作用;使血胆固醇、低密度脂蛋白和甘油三酯降低,而使高密度脂蛋白胆固醇增高;使纤维蛋白降低而使纤维蛋白原增高。长期应用对血糖无影响,因而更适用于老年冠心病患者。剂量为 200～400 mg,每天 1 次。我国患者对 β受体阻滞剂的耐受性较差,宜用低剂量。

β受体阻滞剂可与硝酸酯合用,但要注意:①β受体阻滞剂可与硝酸酯有协同作用,因而剂量应偏小,开始剂量尤其要注意减小,以免引起直立性低血压等不良反应。②停用β受体阻滞剂时应逐步减量,如突然停用有诱发心肌梗死的可能。③心功能不全、支气管哮喘及心动过缓者不宜用。其有减慢心律的不良反应,因而限制了剂量的加大。

3.钙通道阻滞剂(也称钙拮抗剂)

此类药物既抑制钙离子进入细胞内,也抑制心肌细胞兴奋—收缩偶联中钙离子的利用,因而可以:抑制心肌收缩,减少心肌耗氧;扩张冠状动脉,解除冠状动脉痉挛,改善心内膜下心肌的血供;扩张周围血管,降低动脉压,减轻心脏负荷;降低血液黏度,抗血小板聚集,改善心肌的微循环。常用制剂如下。

(1)苯烷胺衍生物:最常用的是维拉帕米(异搏定),用量为 80～120 mg,每天 3 次;其缓释制剂用量为240～480 mg,每天 1 次。不良反应有头晕、恶心、呕吐、便秘、心动过缓、PR 间期延长、血压下降等。

(2)二氢吡啶衍生物。①硝苯地平(心痛定):用量为 10～20 mg,每 4～8 小时 1 次,口服;舌下含用3 分钟后起效;其缓释制剂用量为 20～40 mg,每天 1～2 次。②氨氯地平(络活喜):用量为5～10 mg,每天 1 次。③尼卡地平:用量为 10～30 mg,每天 3～4 次。④尼索地平:用量为 10～20 mg,每天2～3 次。⑤非洛地平(波依定):用量为5～20 mg,每天 1 次。⑥伊拉地平:用量为 2.5～10 mg,每 12 小时 1 次。

本类药物的不良反应有头痛、头晕、乏力、面部潮红、血压下降、心率增快、下肢水肿等,也可有胃肠道反应。

(3)苯噻氮唑衍生物:最常用的是地尔硫䓬(恬尔心、合心爽),用量为 30～90 mg,每天 3 次,其缓释制剂用量为 45～90 mg,每天 2 次。

不良反应有头痛、头晕、皮肤潮红、下肢水肿、心率减慢、血压下降、胃肠道不适等。

以钙通道阻滞剂治疗变异型心绞痛的疗效最好。本类药可与硝酸酯同服,其中二氢吡啶衍生物类如硝苯地平尚可与β受体阻滞剂同服,但维拉帕米和地尔硫䓬与β受体阻滞剂合用时则有过度抑制心脏的危险。停用本类药时也宜逐渐减量,然后停服,以免发生冠状动脉痉挛。

4.冠状动脉扩张剂

冠状动脉扩张剂为能扩张冠状动脉的血管扩张剂,从理论上说将能增加冠状动脉的血流,改善心肌的血供,缓解心绞痛。但由于冠心病时冠状动脉病变情况复杂,有些血管扩张剂如双嘧达莫,可能扩张无病变或轻度病变的动脉较扩张重度病变的动脉显著,减少侧支循环的血流量,引起"冠状动脉窃血",增加了正常心肌的供血量,使缺血心肌的供血量反而减少,因而不再用于治疗心绞痛。目前仍用的有以下 7 种。

(1)吗多明:1～2 mg,每天 2～3 次,不良反应有头痛、面红、胃肠道不适等。

(2)胺碘酮:100～200 mg,每天 3 次,也用于治疗快速心律失常,不良反应有胃肠道不适、药疹、角膜色素沉着、心动过缓、甲状腺功能障碍等。

(3)乙氧黄酮:30～60 mg,每天 2～3 次。

(4)卡波罗孟:75～150 mg,每天 3 次。

(5)奥昔非君:8～16 mg,每天 3～4 次。

（6）氨茶碱：100～200 mg，每天 3～4 次。

（7）罂粟碱：30～60 mg，每天 3 次。

（三）中医中药治疗

根据祖国医学辨证论治，采用治标和治本两种方法。治标，主要在疼痛期应用，以"通"为主，有活血、化瘀、理气、通阳、化痰等法；治本，一般在缓解期应用，以调整阴阳、脏腑、气血为主，有补阳、滋阴、补气血、调理脏腑等法。其中，以活血化瘀法（常用丹参、红花、川芎、蒲黄、郁金等）和芳香温通法（常用苏合香丸、苏冰滴丸、宽胸丸、保心丸、麝香保心丸等）最为常用。此外，针刺或穴位按摩治疗也有一定疗效。

（四）其他药物和非药物治疗

右旋糖酐 40 或羟乙基淀粉注射液：用量为 250～500 mL/d，静脉滴注 14～30 天为一个疗程；作用为改善微循环的灌流，可能改善心肌的血流灌注，可用于心绞痛的频繁发作。高压氧治疗增加全身的氧供应，可使顽固的心绞痛得到改善，但疗效不易巩固。体外反搏治疗可能增加冠状动脉的血供，也可考虑应用。兼有早期心力衰竭者，治疗心绞痛的同时宜用快速作用的洋地黄类制剂。鉴于不稳定型心绞痛的病理基础是在原有冠状动脉粥样硬化病变上发生冠状动脉内膜下出血、斑块破裂、血小板或纤维蛋白凝集形成血栓，近年对其采用抗凝血、溶血栓和抗血小板药物治疗，收到较好的效果。

（五）冠状动脉介入性治疗

1.经皮冠状动脉腔内成形术（PTCA）

用带球囊的心导管经周围动脉送到冠状动脉，在导引钢丝的引导下进入狭窄部位，向球囊内注入造影剂使其扩张，在有指征的患者中可收到与外科手术治疗同样的效果。过去认为，理想的指征为：①心绞痛病程小于 1 年，药物治疗效果不佳，患者失健。②1 支冠状动脉病变，且病变在近端、无钙化或痉挛。③有心肌缺血的客观证据。④患者有较好的左心室功能和侧支循环。施行本术如不成功需做紧急主动脉-冠状动脉旁路移植手术。

近年随着技术的改进，经验的累积，手术指征已扩展到：①治疗多支或单支多发病变。②治疗近期完全闭塞的病变，包括发病 6 小时内的急性心肌梗死。③治疗病情初步稳定，两周后不稳定型心绞痛。④治疗主动脉-冠状动脉旁路移植术后血管狭窄。无血供保护的左冠状动脉主干病变为用本手术治疗的禁忌。本手术即时成功率在 90% 左右，但术后 3～6 个月，25%～35% 的患者可再发生狭窄。

2.冠状动脉内支架安置术

以不锈钢、钴合金或钽等金属和高分子聚合物制成的筛网状、含槽的管状和环绕状的支架，通过心导管置入冠状动脉，由于支架自行扩张或借球囊膨胀作用使其扩张，支撑在血管壁上，从而维持血管内血流畅通。用于：①改善 PTCA 的疗效，降低再狭窄的发生率，尤其适于 PTCA 扩张效果不理想者。②PTCA 术时由于冠状动脉内膜撕脱、血管弹性回缩、冠状动脉痉挛或血栓形成而出现急性血管闭塞者。③慢性病变冠状动脉近于完全阻塞者。④旁路移植血管段狭窄者。⑤急性心肌梗死者。

术后使用抗血小板治疗预防支架内血栓形成，目前认为新一代的抗血小板制剂——血小板 GPⅡb/Ⅲ受体阻滞剂有较好效果，可用阿昔单抗静脉注射，0.25 mg/kg，然后静脉滴注

10 μg/(kg·h),共 12 小时;或依替巴肽静脉注射,180 μg/kg,然后静脉滴注每分钟 2 μg/kg,共 96 小时;或替罗非班,静脉滴注每分钟 0.4 μg/kg,共 30 分钟,然后每分钟 0.1 μg/kg,滴注 48 小时。口服制剂:珍米洛非班,5～20 mg,每天 2 次。也可口服常用的抗血小板药物,如阿司匹林、双嘧达莫、噻氯吡啶或较新的氯吡格雷等。

3.其他介入性治疗

尚有冠状动脉斑块旋切术、冠状动脉斑块旋切吸引术、冠状动脉斑块旋磨术、冠状动脉激光成形术等,这些在 PTCA 的基础上发展的方法,期望使冠状动脉再通更好,使再狭窄的发生率降低。近年还有用冠状动脉内超声、冠状动脉内放射治疗(简称"放疗")的介入性方法,其结果有待观察。

(六)运动锻炼疗法

谨慎安排进度适宜的运动锻炼有助于促进侧支循环的发展,提高体力活动的耐受量,改善症状。

(七)不稳定型心绞痛的处理

各种不稳定型心绞痛患者均应住院卧床休息,在密切监护下进行积极的内科治疗,尽快控制症状和防止发生心肌梗死。需取血测血清心肌酶和观察心电图变化以除外急性心肌梗死,并注意胸痛发作时的 ST 段改变。胸痛时可先含硝酸甘油 0.3～0.6 mg,如反复发作可舌下含硝酸异山梨酯 5～10 mg,每 2 小时 1 次,必要时加大剂量,以收缩压不过于下降为度,症状缓解后改为口服。如无心力衰竭可加用 β 受体阻滞剂和/或钙通道阻滞剂,剂量可偏大些。胸痛严重而频繁或难以控制者,可静脉内滴注硝酸甘油,以 1 mg 溶于 5％葡萄糖液 50～100 mL,开始时为 10～20 μg/min,需要时逐步增加为 100～200 μg/min;也可用硝酸异山梨酯 10 mg 溶于 5％葡萄糖 100 mL 中,以 30～100 μg/min 静脉滴注。对发作时 ST 段抬高或有其他证据提示其发作主要由冠状动脉痉挛引起者,宜用钙通道阻滞剂取代 β 受体阻滞剂。鉴于本型患者常有冠状动脉内粥样斑块破裂、血栓形成、血管痉挛及血小板聚集等病变基础,近年主张用阿司匹林口服和肝素低分子肝素皮下或静脉内注射以预防血栓形成。情况稳定后行选择性冠状动脉造影,考虑介入或手术治疗。

八、护理

(一)护理评估

1.病史

询问有无高血压、高脂血症、吸烟、糖尿病、肥胖等危险因素,以及劳累、情绪激动、饱食、寒冷、吸烟、心动过速、休克等诱因。

2.身体状况

主要评估胸痛的特征,包括诱因、部位、性质、持续时间、缓解方式及心理感受等。典型心绞痛的特征为:①发作在劳力等诱因的当时。②疼痛部位在胸骨体上段或中段之后,可波及心前区约手掌大小范围,甚至横贯前胸,界限不清楚,常放射至左肩臂内侧达无名指和小指,或至颈、咽、下颌部。③疼痛性质为压迫、紧缩性闷痛或烧灼感,偶伴濒死感,迫使患者立即停止原来的活动,直至症状缓解。④疼痛一般持续 3～5 分钟,经休息或舌下含化硝酸甘油,几分钟内缓解,可数天或数周发作 1 次,或每天发作多次。⑤发作时多有紧张或恐惧,发作后有焦虑、多梦情况。

发作时体检常有心率加快、血压升高、面色苍白、出冷汗,部分患者有暂时性心尖部收缩期杂音、舒张期奔马律、交替脉。

3.实验室及其他检查

(1)心电图检查:主要是在以 R 波为主的导联上,ST 段压低,T 波平坦或倒置等。

(2)心电图负荷试验:通过增加心脏负荷及心肌氧耗量,激发心肌缺血性 ST-T 改变,有助于临床诊断和疗效评定等。常用的方法有饱餐试验、双倍阶梯运动试验及次极量运动试验(蹬车运动试验、活动平板运动试验)等。

(3)动态心电图:可以连续 24 小时记录心电图,观察缺血时的 ST-T 改变,有助于诊断、观察药物治疗效果,以及有无心律失常。

(4)超声波检查:二维超声显示左主冠状动脉及分支管腔可能变窄,管壁不规则增厚及回声增强。心绞痛发作时或运动后局部心肌运动幅度减低或无运动及心功能减低。超声多普勒于二尖瓣上取样,可测出舒张早期血液速度减低,舒张末期流速增加,表示舒张早期心肌顺应性减低。

(5)X 射线检查:冠心病患者在合并有高血压病或心功能不全时,可有心影扩大、主动脉弓屈曲延长;心衰重时,可合并肺充血改变;有陈旧性心肌梗死合并室壁瘤时,X 射线下可见心室反向搏动(记波摄影)。

(6)放射性核素检查:静脉注射^{201}Tl,心肌缺血区不显像。^{201}Tl 运动试验以运动诱发心肌缺血,可使休息时无异常表现的冠心病患者呈现不显像的缺血区。

(7)冠状动脉造影:可发现中动脉粥样硬化引起的狭窄性病变及其确切部位、范围和程度,并能估计狭窄处远端的管腔情况。

(二)护理目标

(1)患者主诉疼痛次数减少,程度减轻。

(2)患者能够掌握活动规律并保持最佳活动水平,表现为活动后不出现心律失常和缺氧表现。心率、血压、呼吸维持在预定范围。

(3)患者能够运用有效的应对机制减轻或控制焦虑。

(4)患者能了解本病防治常识,说出所服用药物的名称、用法、作用和不良反应。

(5)无并发症发生。

(三)护理措施

1.一般护理

(1)嘱患者应卧床休息,避免突然用力的动作,饭后不宜进行体力活动,防止精神紧张、情绪激动、受寒,禁止饱餐及吸烟、酗酒,宜少量多餐,进食清淡饮食,不宜进含动物脂肪及高胆固醇的食物。

对有恐惧和焦虑心理的患者,应向患者解释冠心病的性质,只要注意生活保健、坚持治疗,可以防止病情的发展;对情绪不稳者,可适当应用镇静药。

(2)嘱患者保持大小便通畅,做好皮肤及口腔的护理。

2.病情观察与护理

（1）不稳定型心绞痛患者应放监护室予以监护,密切观察病情和心电图变化,观察胸痛持续的时间、次数,并注意观察硝酸盐类等药物的不良反应。若发现异常,及时报告医师,并协助相应的处理。

（2）患者心绞痛发作时,嘱其安静卧床休息,做心电图检查观察其 ST-T 的改变,并给予舌下含化硝酸甘油 0.6 mg,吸氧。对有频繁发作的心绞痛或属自发型心绞痛的患者,需提高警惕,用心电监护观察是否发展为心肌梗死。如有上述变化,应及时报告医师。

（四）健康教育

（1）向患者及家属讲解有关疾病的病因及诱发因素,防止患者过度脑力劳动,嘱其适当参加体力活动,合理搭配饮食结构,嘱肥胖者需限制饮食,戒烟酒。积极防治高血压、高脂血症和糖尿病。有上述疾病家族史的青年,应注意血压及血脂变化,争取早期发现,及时治疗。

（2）嘱患者在心绞痛症状控制后,应坚持服药治疗,避免导致心绞痛发作的诱因。对不经常发作者,需鼓励其做适当的体育锻炼如散步、打太极拳等,这样有利于冠状动脉侧支循环的建立。嘱患者随身携带硝酸甘油片或亚硝酸异戊酯等药物,以备心绞痛发作时自用。

（3）出院时指导患者根据病情调整饮食结构,坚持食用医师、护士建议的合理化饮食。教会家属正确测量血压、脉搏、体温的方法。教会患者及家属识别与自身有关的诱发因素,如吸烟、情绪激动等。

（4）出院带药,给患者提供有关的书面材料,指导患者正确用药。

（5）教会患者门诊随访知识。

第四节　急性心肌梗死

急性心肌梗死是急性心肌缺血性坏死,是在冠状动脉病变的基础上,发生冠状动脉血供急剧减少或中断,使相应的心肌严重而持久地急性缺血,通常是在冠状动脉样硬化病变的基础上继发血栓形成的。非动脉粥样硬化所导致的心肌梗死可由感染性心内膜炎、血栓脱落、主动脉夹层形成、动脉炎等引起。

本病在欧美常见,20 世纪 50 年代美国本病死亡率大于 300/10 万,20 世纪 70 年代以后降到小于200/10 万。在美国 35～84 岁人群中,年发病率男性为 71 ‰,女性为 22 ‰;每年约有 80 万人发生心肌梗死,45 万人再梗死。在我国本病远不如欧美多见,20 世纪 70 年代和 80 年代,河北、黑龙江、北京、上海等省市年发病率仅为 0.2 ‰～0.6 ‰,其中以华北地区最高。

一、病因和发病机制

急性心肌梗死绝大多数(90％以上)是由冠状动脉粥样硬化所致。由于冠状动脉有弥漫而广泛的粥样硬化病变,管腔有大于 75％的狭窄。侧支循环尚未充分建立。一旦管腔内血栓形成、劳力、情绪激动、休克、外科手术或血压剧升等诱因导致血供进一步急剧减少或中断,使心肌严重而持久急性缺血在 1 小时以上,即可发生心肌梗死。

冠状动脉闭塞后约半小时,心肌开始坏死,1 小时后心肌凝固性坏死,心肌间质充血、水肿,炎性细胞浸润以后坏死心肌逐渐溶解,形成肌溶灶,随后渐有肉芽组织形成,坏死组织1周后开始吸收,逐渐纤维化,在6～8周形成瘢痕而愈合,即为陈旧性心肌梗死。坏死心肌波及心包可引起心包炎。心肌全层坏死,可产生心室壁破裂,游离壁破裂或室间隔穿孔,也可引起乳头肌断裂。若仅有心内膜下心肌坏死,在心室腔压力的冲击下,外膜下层向外膨出,形成室壁膨胀瘤,造成室壁运动障碍甚至矛盾运动,严重影响左心室射血功能。冠状动脉可有一支或几支闭塞而引起所供血区部位的梗死。

急性心肌梗死时,心脏收缩力减弱,顺应性减低,心肌收缩不协调,心排血量下降,严重时发生泵衰竭、心源性休克及各种心律失常,病死率高。

二、病理生理

病理生理主要出现左心室舒张和收缩功能障碍等一些血流动力学变化,其严重度和持续时间取决于梗死的部位、程度和范围。心脏收缩力减弱、顺应性减低、心肌收缩不协调,左心室压力曲线最大上升速度(dp/dt)减低,左心室舒张末期压增高、舒张和收缩末期容量增多。射血分数减低,心搏量和心排血量下降,心率增快或有心律失常,血压下降,静脉血氧含量降低。心室重构出现心壁厚度改变、心脏扩大和心力衰竭(先左心衰竭然后全心衰竭),可发生心源性休克。右心室梗死在心肌梗死患者中少见,其主要病理生理改变是右心衰竭的血流动力学变化,右心房压力增高,高于左心室舒张末期压,心排血量减低,血压下降。

急性心肌梗死引起的心力衰竭称为泵衰竭,按 Killip 分级法可分为 I 级尚无明显心力衰竭,II 级有左心衰竭,III 级有急性肺水肿,IV 级有心源性休克等不同程度或阶段的血流动力学变化。心源性休克是泵衰竭的严重阶段,但如兼有肺水肿和心源性休克则情况最严重。

三、临床表现

(一)病史

发病前常有明显诱因,如精神紧张、情绪激动、过度体力活动、饱餐、高脂饮食、糖尿病未控制、感染、手术、大出血、休克等,少数在睡眠中发病。半数以上的患者过去有高血压及心绞痛史。部分患者则无明确病史及先兆表现,首次发展即是急性心肌梗死。

(二)症状

1.先兆症状

急性心肌梗死多突然发病,少数患者起病症状轻微。1/2～2/3 的患者起病前 1～2 天或 1～2 周或更长时间有先兆症状。其中,最常见的是稳定型心绞痛转变为不稳定型;或既往无心绞痛,突然出现心绞痛,且发作频繁,程度较重,用硝酸甘油难以缓解,持续时间较长。伴恶心、呕吐、血压剧烈波动。心电图显示 ST 段一时性明显上升或降低,T 波倒置或增高。这些先兆症状如诊断及时、治疗得当,半数以上患者可免于发生心肌梗死;即使发生心肌梗死,症状也较轻,预后较好。

2.胸痛

胸痛为最早出现且突出的症状。其性质和部位多与心绞痛相似,但程度更为剧烈,呈难以忍受的压榨、窒息,甚至濒死感,伴有大汗淋漓及烦躁不安。持续时间可为 1～2 小时甚至 10 小时以上,或时重时轻达数天之久。用硝酸甘油无效,需用麻醉性镇痛药才能减轻。疼痛部位多在胸骨后,但范围较为广泛,常波及整个心前区,约 10％的病例波及剑突下及上腹部或颈、背部,偶尔到下颌、咽部及牙齿处。约 25％病例无明显的疼痛,多见于老年、糖尿病(由于感觉迟钝)或神志不清患者,或有急性循环衰竭者,疼痛被其他严重症状所掩盖。15％～20％的病例在急性期无症状。

3.心律失常

心律失常见于 75％～95％的患者,多发生于起病后 1～2 周,而以 24 小时内最多见。经心电图观察可出现各种心律失常,可伴乏力、头晕、晕厥等症状,且为急性期引起死亡的主要原因之一。其中,最严重的心律失常是室性异位心律(频发性期前收缩、阵发性心动过速和颤动)。频发(大于 5 次/min),多源,成对出现,或R波落在T波上的室性期前收缩可能为心室颤动的先兆。房室传导阻滞和束支传导阻滞也较多见,严重者可出现完全性房室传导阻滞。室上性心律失常则较少见,多发生于心力衰竭患者。前壁心肌梗死易发生室性心律失常,下壁(膈面)梗死易发生房室传导阻滞。

4.心力衰竭

心力衰竭主要是急性左心衰竭,由心肌梗死后收缩力减弱或不协调所致,可出现呼吸困难、咳嗽、烦躁及发绀等症状。严重时两肺满布湿啰音,形成肺水肿,进一步则导致右心衰竭。右心室心肌梗死者可一开始就出现右心衰竭。

5.低血压和休克

仅于疼痛剧烈时血压下降,未必是休克。但如疼痛缓解而收缩压仍低于 10.7 kPa(80 mmHg),伴有烦躁不安、大汗淋漓、脉搏细快、尿量减少(小于 20 mL/h)、神志恍惚甚至晕厥时,则为休克,主要为心源性,是由心肌广泛坏死、心排血量急剧下降所致。而神经反射引起的血管扩张尚属次要,有些患者还有血容量不足的因素参与。

6.胃肠道症状

疼痛剧烈时,伴有频繁的恶心呕吐、上腹胀痛、肠胀气等,与迷走神经张力增高有关。

7.坏死物质吸收引起的症状

此类症状主要是发热,一般在发病后 1～3 天出现,体温在 38 ℃左右,持续约 1 周。

(三)体征

①半数患者心浊音界轻度至中度增大,有心力衰竭时较显著。②心率多增快,少数可减慢。③心尖区第一心音减弱,有时伴有奔马律。④10％～20％的患者在病后 2～3 天出现心包摩擦音,多数在几天内又消失,是由坏死波及心包面引起的反应性纤维蛋白性心包炎所致。⑤心尖区可出现粗糙的收缩期杂音或收缩中晚期喀喇音,由二尖瓣乳头肌功能失调或断裂所致。⑥可听到各种心律失常的心音改变。⑦常见到血压下降到正常以下(病前高血压者血压可降至正常),且可能不再恢复到起病前水平。⑧可有休克、心力衰竭的相应体征。

(四)并发症

心肌梗死除可并发心力衰竭及心律失常外,还可有下列并发症。

1.动脉栓塞

动脉栓塞主要由左室壁血栓脱落引起。根据栓塞的部位,可能产生脑部或其他部位的相应症状,常在起病后 1～2 周发生。

2.心室膨胀瘤

梗死部位在心脏内压的作用下显著膨出。心电图常示持久的 ST 段抬高。

3.心肌破裂

心肌破裂少见。可在发病 1 周内出现,患者常突然休克,甚至死亡。

4.乳头肌功能不全

乳头肌功能不全的病变可分为坏死性与纤维性两种,在发生心肌梗死后,心尖区突然出现响亮的全收缩期杂音,第一心音减低。

5.心肌梗死后综合征

心肌梗死后综合征发生率约为 10%,于心肌梗死后数周至数月出现,可反复发生,表现为发热、胸痛、心包炎、胸膜炎或肺炎等症状、体征,可能为机体对坏死物质的变态反应。

四、诊断要点

(一)诊断标准

诊断 AMI 必须至少具备以下标准中的两条。

(1)缺血性胸痛的临床病史,疼痛常持续 30 分钟以上。

(2)心电图的特征性改变和动态演变。

(3)心肌坏死的血清心肌标记物浓度升高和动态变化。

(二)诊断步骤

对疑为 AMI 的患者,应争取在 10 分钟内完成以下操作。

(1)临床检查(问清缺血性胸痛病史,如疼痛性质、部位、持续时间、缓解方式、伴随症状;查明心、肺、血管等的体征)。

(2)描记 18 导联心电图(常规 12 导联加 $V_7 \sim V_9$,$V_{3R} \sim V_{5R}$),并立即进行分析、判断。

(3)迅速进行简明的临床鉴别诊断后做出初步诊断(老年人突发原因不明的休克、心衰、上腹部疼痛伴胃肠道症状、严重心律失常或较重而持续性胸痛或胸闷,应慎重考虑有无本病的可能)。

(4)对病情做出基本评价并确定即刻处理方案。

(5)尽快进行相关的诊断性检查和监测,如血清心肌标记物浓度的检测,结合缺血性胸痛的临床病史、心电图的特征性改变,做出 AMI 的最终诊断。此外,尚应进行血常规、血脂、血糖、凝血时间、电解质等检测,二维超声心动图检查,床旁心电监护等。

(三)危险性评估

(1)伴下列任一项者,如高龄(大于 70 岁)、既往有心肌梗死史、心房颤动、前壁心肌梗死、心源性休克、急性肺水肿或持续低血压等,可确定为高危患者。

(2)病死率随心电图 ST 段抬高的导联数的增加而增加。

(3)血清心肌标记物浓度与心肌损害范围呈正相关,可助估计梗死面积和患者预后。

五、鉴别诊断

(一)不稳定型心绞痛

疼痛的性质、部位与心肌梗死相似,但发作持续时间短、次数频繁、含服硝酸甘油有效。心电图的改变及酶学检查是与心肌梗死鉴别的主要依据。

(二)急性肺动脉栓塞

大块的栓塞可引起胸痛、呼吸困难、咯血、休克,但多出现右心负荷急剧增加的表现,如有心室增大,P_2 亢进、分裂和有心力衰竭体征。无心肌梗死时的典型心电图改变和血清心肌酶的变化。

(三)主动脉夹层

该病也具有剧烈的胸痛,有时出现休克,其疼痛常为撕裂样,一开始即达高峰,多放射至背部、腹部、腰部及下肢。两上肢的血压和脉搏常不一致是本病的重要体征。可出现主动脉瓣关闭不全的体征,心电图和血清心肌酶学检查无 AMI 时的变化。X 射线和超声检查可出现主动脉明显增宽。

(四)急腹症

急性胆囊炎、胆石症、急性坏死性胰腺炎、溃疡病穿孔等常出现上腹痛及休克的表现,但应有相应的腹部体征,心电图及酶学检查有助于鉴别。

(五)急性心包炎

急性心包炎尤其是非特异性急性心包炎,也可出现严重胸痛、心电图 ST 段抬高,但该病发病前常有上呼吸道感染,呼吸和咳嗽时疼痛加重,早期即有心包摩擦音。无心电图的演变及酶学异常。

六、处理

(一)治疗原则

改善冠状动脉血液供给,减少心肌耗氧,保护心脏功能,挽救因缺血而濒死的心肌,防止梗死面积扩大,缩小心肌缺血范围,及时发现、处理、防治严重心律失常、泵衰竭和各种并发症,防止猝死。

(二)院前急救

流行病学调查发现,50%的患者发病后 1 小时在院外猝死,死因主要是可救治的心律失常。因此,院前急救的重点是尽可能缩短患者就诊延误的时间和院前检查、处理、转运所用的时间;尽量帮助患者安全、迅速地转送到医院;尽可能及时给予相关急救措施,如嘱患者停止任何主动性活动和运动,舌下含化硝酸甘油,高流量吸氧,镇静止痛(吗啡或派替啶),必要时静脉注射或滴注利多卡因,或给予除颤治疗和心肺复苏;缓慢性心律失常给予阿托品肌内注射或静脉注射;及时将患者情况通知给急救中心或医院,在严密观察、治疗下迅速将患者送至医院。

(三)住院治疗

急诊室医师应力争在 10~20 分钟完成病史、临床检数记录、18 导联心电图,尽快明确诊断。对 ST 段抬高者应在 30 分钟内收住冠心病监护病房(CCU)并开始溶栓,或在 90 分钟内开始行急诊 PTCA 治疗。

1.休息

患者应卧床休息,保持环境安静,减少探视,防止不良刺激。

2.监测

在冠心病监护病房中进行 5~7 天的心电图、血压和呼吸监测,必要时进行床旁血流动力学监测,以便于观察病情和指导治疗。

3.护理

第 1 周完全卧床,加强护理,进食、洗漱、大小便、翻身等都需要别人帮助。第 2 周可从床上坐起,第 3～4 周可逐步离床和在室内缓步走动。但病重或有并发症者,卧床时间宜适当延长。食物以易消化的流质或半流质为主,病情稳定后逐渐改为软食。便秘 3 天者可服轻泻剂或用甘油栓等,必须防止用力大便造成病情突变。焦虑、不安患者可用地西泮等镇静药。禁止吸烟。

4.吸氧

在急性心肌梗死早期,即便未合并有左侧心力衰竭或肺疾病,也常有不同程度的动脉低氧血症。其原因可能是细支气管周围水肿,使小气道狭窄,增加小气道阻力,气流量降低,局部换气量减少,特别是两肺底部最为明显。有些患者虽未测出动脉低氧血症,但由于增加肺间质液体,肺顺应性一过性降低,而有气短症状。因此,应给予吸氧,通常在发病早期用鼻塞给氧24～48 小时,3～5 L/min,有利于将氧气运送到心肌,可能减轻气短、疼痛或焦虑症状。严重左侧心力衰竭、肺水肿合并有机械并发症的患者,多伴有严重低氧血症,需面罩加压给氧或气管插管并机械通气。

5.补充血容量

心肌梗死患者,由于发病后出汗、呕吐或进食少,以及应用利尿药等因素,故血容量不足和血液浓缩,从而加重缺血和血栓形成,有导致心肌梗死面积扩大的危险。因此,如每天摄入量不足,应适当补液,以保持出入量的平衡。一般可用极化液。

6.缓解疼痛

AMI 时,剧烈胸痛使患者交感神经过度兴奋,产生心动过速、血压升高和心肌收缩力增强,从而增加心肌耗氧量,并易诱发快速性室性心律失常,应迅速给予有效镇痛药。本病早期疼痛是难以区分坏死心肌疼痛和可逆性心肌缺血疼痛,二者常混杂在一起。先予含服硝酸甘油,随后静脉点滴硝酸甘油,如疼痛不能迅速缓解,应立即用强镇痛药,吗啡和派替啶最为常用。吗啡是解除急性心肌梗死后疼痛最有效的药物,其作用于中枢阿片受体而发挥镇痛作用,并阻滞中枢交感神经冲动的传出,导致外周动、静脉扩张,从而降低心脏前后负荷及心肌耗氧量。通过镇痛,减轻疼痛引起的应激反应,使心率减慢。每次给药后10～20分钟发挥镇痛作用,1～2 小时作用最强,持续 4～6 小时。通常静脉注射吗啡 3 mg,必要时每 5 分钟重复1次,总量不宜超过 15 mg。应用治疗剂量吗啡时即可发生不良反应,随剂量增加,发生率增加。不良反应有恶心、呕吐、低血压和呼吸抑制,其他不良反应有眩晕、嗜睡、表情淡漠、注意力分散等。一旦出现呼吸抑制,可每隔3 分钟静脉注射有拮抗吗啡作用的纳洛酮,剂量为 0.4 mg,总量不超过 1.2 mg。一般用药后呼吸抑制症状可很快消除,必要时采用人工辅助呼吸。哌替啶有消除迷走神经作用和镇痛作用,其血流动力学作用与吗啡相似,75 mg 哌替啶相当于 10 mg吗啡,不良反应有致心动过速和呕吐,但较吗啡轻,可用阿托品 0.5 mg 对抗。临床上可肌内注射 25～75 mg,必要时 2 小时后重复,过量使用可出现麻醉作用和呼吸抑制。当引起呼吸抑制时,也可应用纳洛酮治疗。对重度烦躁者可应用冬眠疗法,经肌内注射哌替啶25 mg、异丙嗪(非那根)12.5 mg,必要时 4 小时后重复 1 次。

中药可用复方丹参滴丸、麝香保心丸口服,或将复方丹参注射液 16 mL 加入 5‰葡萄糖液

250～500 mL中静脉滴注。

(四)再灌注心肌

起病3～6小时,可使闭塞的冠状动脉再通,心肌得到再灌注,濒临坏死的心肌可能得以存活或使坏死范围缩小,预后改善,是一种积极的治疗措施。

1.急诊溶栓治疗

溶栓治疗是20世纪80年代初兴起的一项新技术,其治疗原理是针对急性心肌梗死发病的基础,即大部分穿壁性心肌梗死是由冠状动脉血栓性闭塞引起的。血栓是凝血酶原在异常刺激下被激活,形成凝血酶,使纤维蛋白原转化为纤维蛋白,然后与其他有形成分如红细胞、血小板一起形成的。机体内存在一个纤维蛋白溶解系统,它是由纤维蛋白溶解原和内源性或外源性激活物组成的。在激活物的作用下,纤维蛋白溶酶原被激活,形成纤维蛋白溶酶,它可以溶解稳定的纤维蛋白血栓,还可以降解纤维蛋白原,促使纤维蛋白裂解,使血栓溶解。但是纤维蛋白溶酶的半衰期很短,要想获得持续的溶栓效果,只有依靠连续输入外源性补给激活物的办法。现在临床常用的纤溶激活物有两大类:一类为非选择性纤溶剂,如链激酶、尿激酶。它们除了激活与血栓相关的纤维蛋白溶酶原,还激活循环中的纤溶酶原,导致全身呈现纤溶状态,可以引起出血并发症。另一类为选择性纤溶剂,有重组组织型纤溶酶原激活剂(rt-Pa)、单链尿激酶型纤溶酶原激活剂(scu-PA)及乙酰化纤溶酶原-链激酶激活剂复合物(APSAC)。它们选择性地激活与血栓有关的纤溶酶原,而对循环中的纤溶酶原仅有中等度的作用,这样可以避免或减少出血并发症的发生。

(1)溶栓治疗的适应证:①持续性胸痛超过半小时,含服硝酸甘油片后症状不能缓解。②相邻两个或更多导联ST段抬高大于0.2 mV。③发病6小时内,或虽超过6小时,患者仍有严重胸痛,并且ST段抬高的导联有R波者,也可考虑溶栓治疗。

(2)溶栓治疗的禁忌证:①近10天内施行过外科手术,包括活检、胸腔或腹腔穿刺和心脏体外按压术等。②10天内进行过动脉穿刺术。③颅内病变,包括出血、梗死或肿瘤等。④有明显出血或潜在的出血性病变,如溃疡性结肠炎、胃十二指肠溃疡或有空洞形成的肺部病变。⑤有出血性或脑栓死倾向的疾病,如各种出血性疾病、肝肾疾病、心房纤颤、感染性心内膜炎、收缩压大于24 kPa(180 mmHg)、舒张压大于14.7 kPa(110 mmHg)。⑥妊娠期和分娩后头10天。⑦在半年至1年进行过链激酶治疗。⑧年龄大于65岁,因为高龄患者溶栓疗法引起颅内出血者多,而且冠脉再通率低于中年。

链激酶(streptokinase, SK):SK是C类乙型链球菌产生的酶,在体内将前活化素转变为活化素,后者将纤溶酶原转变为纤溶酶。有抗原性,用前需做皮肤过敏试验。静脉滴注常用量为50万～100万U加入5％葡萄糖液100 mL内,30～60分钟滴完,后每小时给予10万U,滴注24小时。治疗前半小时肌内注射异丙嗪25 mg,加少量(2.5～5 mg)地塞米松同时滴注可减少变态反应的发生。用药前后进行凝血方面的化验检查,用量大时尤应注意出血倾向。冠脉内注射时先做冠脉造影,经导管向闭塞的冠状动脉内注入硝酸甘油0.2～0.5 mg,后注入SK 2万U,继之每分钟2000～4000 U,共30～90分钟,至再通后继用每分钟2 000 U,共30～60分钟。患者胸痛突然消失,ST段恢复正常,心肌酶峰值提前出现为再通征象,可每分钟注入1次造影剂观察是否再通。

尿激酶(urokinase, UK):作用于纤溶酶原使其转变为纤溶酶。本品无抗原性,作用较SK

弱。50万～100万U静脉滴注,60分钟滴完。冠状动脉内应用时每分钟6000 U,持续1小时以上至溶栓后再维持0.5～1小时。

重组组织型纤维蛋白溶酶原激活剂:对血凝块有选择性,故疗效高于SK。冠脉内滴注,用量为0.375 mg/kg,持续45分钟。静脉滴注用量为0.75 mg/kg,持续90分钟。

其他制剂还有单链尿激酶型纤维蛋白溶酶原激活剂、异化纤维蛋白溶酶原链激酶激活剂复合物等。

(3)以上溶栓剂的选择:文献资料显示,用药2～3小时的开通率rt-PA为65%～80%,SK为65%～75%,UK为50%～68%,APSAC为68%～70%。究竟选用哪一种溶栓剂,不能根据以上数据武断地选择,而应根据患者的病变范围、部位、年龄、起病时间的长短及经济情况等因素选择。比较而言,如患者年轻(年龄小于45岁)、大面积前壁AMI、到达医院时间较早(2小时内)、无高血压,应首选rt-PA。如果年龄较大(大于70岁)、下壁AMI、有高血压,应选SK或UK。由于APSAC的半衰期最长(70～120分钟),因此它可在患者家中或救护车上一次性快速静脉注射;rt-PA的半衰期最短(3～4分钟),需静脉持续滴注90～180分钟;SK的半衰期为18分钟,给药持续时间为60分钟;UK半衰期为40分钟,给药时间为30分钟。SK与AP-SAC可引起低血压和变态反应,UK与rt-PA无这些不良反应。rt-PA需要联合使用肝素,SK、UK、APSAC除具有纤溶作用外,还有明显的抗凝作用,不需要积极使用静脉肝素。另外,rt-PA价格较贵,SK、UK较低廉。以上这些因素在临床选用溶栓剂时应予以考虑。

(4)溶栓治疗的并发症。

出血。轻度出血:皮肤、黏膜、肉眼及显微镜下血尿,或小量咯血、呕血等(穿刺或注射部位少量瘀斑不作为并发症)。重度出血:大量咯血或消化道大出血、腹膜后出血等引起失血性休克或低血压,需要输血者。危及生命的出血:颅内、蛛网膜下隙、纵隔内或心包出血。

再灌注心律失常,注意其对血流动力学的影响。

一过性低血压及其他的变态反应。

溶栓治疗急性心肌梗死的价值是肯定的:加速血管再通,减少和避免冠脉早期血栓性再堵塞,可望进一步增加疗效。已证实有效的抗凝治疗可加速血管再通,有助于保持血管通畅。今后研究应着重于改进治疗方法或使用特异性溶栓剂,以减少纤维蛋白分解,防止促凝血活动和纤溶酶原偷窃,以及研制合理的可联合使用的药物和方法。如此,可望使现已明显降低的急性心肌梗死死亡率进一步下降。

2.经皮腔内冠状动脉成形术

(1)直接PTCA(direct PTCA):急性心肌梗死发病后直接做PTCA。指征:静脉溶栓治疗有禁忌证者;合并心源性休克者(急诊PTCA挽救生命作为首选治疗);诊断不明患者,如急性心肌梗死病史不典型或左束支传导阻滞(LBBB)者,可从直接冠状动脉造影和PTCA中受益;有条件在发病后数小时内行PTCA者。

(2)补救性PTCA(rescue PTCA):在发病24小时内,静脉溶栓治疗失败,患者胸痛症状不缓解时,行急诊PTCA,以挽救存活的心肌,限制梗死面积进一步扩大。

(3)半择期PTCA(semi-elective PTCA):溶栓成功患者在梗死后7～10天,有心肌缺血指征或冠脉再闭塞。

（4）择期 PTCA(elective PTCA)：在急性心肌梗死后 4～6 周，用于再发心绞痛或有心肌缺血客观指征，如运动试验、动态心电图、^{201}Tl 运动心肌断层显像等证实有心肌缺血。

（5）冠状动脉旁路移植术(coronary artery bypass grafting, CABG)：适用于溶栓疗法及 PTCA 无效，而仍有持续性心肌缺血；急性心肌梗死合并有左房室瓣关闭不全或室间隔穿孔等机械性障碍需要手术矫正和修补，同时进行 CABG；多支冠状动脉狭窄或左冠状动脉主干狭窄。

(五)缩小梗死面积

AMI 是心肌氧供/氧需的严重失衡，纠正这种失衡，就能挽救濒死的心肌，限制梗死的扩大，有效减少并发症和改善患者的预后。控制心律失常，适当补充血容量和治疗心力衰竭，均有利于减少梗死区。目前多主张采用以下药物。

1.扩血管药物

扩血管药物必须应用于梗死初期的发展阶段，即起病后 4～6 小时。一般首选硝酸甘油静脉滴注或消心痛（异山梨酯）舌下含化，也可在皮肤上用硝酸甘油贴片或软膏。使用时应注意：静脉给药时，最好有血流动力学监测，当肺动脉楔压小于 2 kPa，动脉压正常或增高时，其疗效较好，反之则可使病情恶化；应从小剂量开始，在应用过程中保持肺动脉楔压不低于 2 kPa（2～2.4 kPa），且动脉压不低于正常低限，以保证必需的冠状动脉灌注。

2.β 受体阻滞剂

大量临床资料表明，在 AMI 发生后的 4～12 小时，给心得安或心得舒、氨酰心安、美多心安等药治疗（最好是早期静脉内给药），常能达到明显降低患者的最高血清酶（CPK，CK-MB 等）水平，提示有限制梗死范围扩大的作用。但因这些药的负性肌力、负性频率作用，临床应用时，当心率低于每分钟 60 次，收缩压小于等于 14.6 kPa 时，有心力衰竭及下壁心梗者应慎用。

3.低分子右旋糖酐及复方丹参等活血化瘀药物

一般可选用低分子右旋糖酐每天静脉滴注 250～500 mL，7～14 天为一个疗程。在低分子右旋糖酐内加入活血化瘀药物，如血栓通 4～6 mL、川芎嗪 80～160 mg 或复方丹参注射液 12～30 mL，疗效更佳。心功能不全者低分子右旋糖酐者慎用。

4.极化液

极化液可减少心肌坏死，加速缺血心肌的恢复。但近几年因其效果不显著，已趋向不用，仅用于 AMI 伴有低血容量者。其他改善心肌代谢的药物有维生素 C（3～4 g）、辅酶 A（50～100 U）、肌苷（0.2～0.6 g）、维生素 B_6（50～100 mg），每天 1 次静脉滴注。

5.其他

有人提出用大量激素（氢化可的松 150 mg/kg）或透明质酸酶（每次 500 U/kg，每 6 小时 1 次，每天 4 次），或用钙拮抗剂（硝苯地平 20 mg，每 4 小时 1 次）治疗 AMI，但对此分歧较大，尚无统一结论。

(六)严密观察，及时处理并发症

1.左心功能不全

AMI 时左心功能不全因病理生理改变的程度不同，可表现轻度肺淤血、急性左心衰竭（肺水肿）、心源性休克。

（1）急性左心衰竭（肺水肿）的治疗：可选用吗啡、利尿剂（呋塞米等）、硝酸甘油（静脉滴

注),尽早口服血管紧张素转化酶抑制剂(以短效制剂为宜)。肺水肿合并严重高血压时应静脉滴注硝普钠,由小剂量($10\ \mu g/min$)开始,据血压调整剂量。伴严重低氧血症者可行人工机械通气治疗。洋地黄制剂在 AMI 发病 24 小时内不主张使用。

(2)心源性休克:在严重低血压时应静脉滴注多巴胺 $5\sim15\ \mu g/(kg\cdot min)$,一旦血压升为 90 mmHg 以上,则可同时静脉滴注多巴酚丁胺 $3\sim10\ \mu g/(kg\cdot min)$,以减少多巴胺用量。如血压不升应使用大剂量多巴胺[大于等于 $15\ \mu g/(kg\cdot min)$]。大剂量多巴胺无效时,可静脉滴注去甲肾上腺素 $2\sim8\ \mu g/min$。轻度低血压时,可用多巴胺或与多巴酚丁胺合用。药物治疗无效者,应使用主动脉内球囊反搏(IABP)。AMI 合并心源性休克提倡 PTCA 再灌注治疗。中药可酌情选用独参汤、参附汤、生脉散等。

2.抗心律失常

急性心肌梗死约有 90% 出现心律失常,绝大多数发生在梗死后 72 小时内,无论是快速性还是缓慢性心律失常,对急性心肌梗死患者均可引起严重后果。因此,应及早发现心律失常,特别是严重的心律失常前驱症状,并给予积极的治疗。

(1)对出现室性期前收缩的急性心肌梗死患者,均应严密进行心电监护及处理。频发的室性期前收缩或室性心动过速,应以利多卡因 $50\sim100$ mg 静脉注射,无效时 5 分钟后可重复,控制后以每分钟 $1\sim3$ mg 静脉滴注维持,情况稳定后可改为药物口服;美西律的用量为 $150\sim200$ mg,普鲁卡因胺的用量为 $250\sim500$ mg,溴苄胺的用量为 $100\sim200$ mg,每 6 小时 1 次维持。

(2)对已发生的心室颤动应立即行心肺复苏术,在进行心脏按压和人工呼吸的同时争取尽快实行电除颤,一般首次即采取较大能量($200\sim300$ J),争取 1 次成功。

(3)对窦性心动过缓,如心率小于每分钟 50 次,或心率在每分钟 $50\sim60$ 次但合并低血压或室性心律失常,可以静脉注射阿托品,每次用量为 $0.3\sim0.5$ mg,无效时 5 分钟后重复,但总量不超过 2 mg。也可以将0.25 g氨茶碱或 1 mg 异丙肾上腺素分别加入 $300\sim500$ mL 液体中静脉滴注,但这些药物有可能增加心肌氧耗或诱发室性心律失常,故均应慎用。以上治疗无效症状严重时可采用临时起搏措施。

(4)对房室传导阻滞Ⅰ度和Ⅱ度量型者,可应用肾上腺皮质激素、阿托品、异丙肾上腺素治疗,但应注意其不良反应。对Ⅲ度及Ⅱ度Ⅱ型者宜行临时心脏起搏。

(5)对室上性快速心律失常可选用 β 受体阻滞剂、洋地黄类(24 小时内尽量不用)、维拉帕米、胺碘酮、奎尼丁、普鲁卡因胺等治疗,对阵发性室上性心房颤动及房扑动药物治疗无效,可考虑直流同步电转复或人工心脏起搏器复律。

3.机械性并发症的处理

(1)心室游离壁破裂:可引起急性心包填塞致突然死亡,临床表现为电—机械分离或心脏停搏,患者常因难以及时救治而死亡。对亚急性心脏破裂应积极争取冠状动脉造影后行手术修补及血管重建术。

(2)室间隔穿孔:对伴血流动力学失代偿者,提倡在血管扩张剂和利尿剂治疗及 IABP 支持下,早期或急诊手术治疗。如穿孔较小、无充血性心力衰竭、血流动力学稳定,可保守治疗,6 周后择期手术。

（3）急性二尖瓣关闭不全：急性乳头肌断裂时突发左心衰竭和（或）低血压，主张用血管扩张剂、利尿剂及 IABP 治疗，在血流动力学稳定的情况下急诊手术。对因左心室扩大或乳头肌功能不全者，应积极应用药物治疗心力衰竭，改善心肌缺血并行血管重建术。

（七）恢复期处理

患者住院 3 周后，如病情稳定、体力增进，可考虑出院。近年主张出院前做症状限制性运动负荷心电图、放射性核素和（或）超声显像检查，如显示心肌缺血或心功能较差，宜行冠状动脉造影检查考虑进一步处理。心室晚电位检查有助于预测发生严重室性心律失常的可能性。

七、护理

（一）护理评估

1.病史

发病前常有明显诱因，如精神紧张、情绪激动、过度体力活动、饱餐、高脂饮食、糖尿病未控制、感染、手术、大出血、休克等。少数在睡眠中发病。半数以上的患者过去有高血压及心绞痛史。部分患者则无明确病史及先兆表现，首次发病即是急性心肌梗死。

2.身体状况

（1）先兆：半数以上患者在梗死前数日至数周，有乏力、胸部不适、活动时心悸、气急、心绞痛等，最突出为心绞痛发作频繁，持续时间较长，疼痛较剧烈，甚至伴恶心、呕吐、出大汗、心动过缓、硝酸甘油疗效差等，特称为梗前先兆。患者应警惕近期内发生心肌梗死的可能，要及时住院治疗。

（2）症状：急性心肌梗死的临床表现与梗死的大小、部位、发展速度及原来心脏的功能情况等有关。①疼痛：最常见的起始症状。典型的疼痛部位和性质与心绞痛相似，但疼痛更剧烈，诱因多不明显，持续时间较长，多在 30 分钟以上，也可达数小时或更长，休息和含服硝酸甘油多不能缓解。患者常烦躁不安、出汗、恐惧，或有濒死感。老年人、糖尿病患者，以及脱水、休克患者常无疼痛。少数患者以休克、急性心力衰竭、突然晕厥为始发症状。部分患者疼痛位于上腹部，或者疼痛放射至下颌、颈部、背部上方，易被误诊，应与相关疾病鉴别。②全身症状：发热和心动过速等。发热由坏死物质吸收所引起，一般在疼痛后 24～48 小时出现，体温一般在 38 ℃左右，持续约 1 周。③胃肠道症状：常伴有恶心、呕吐、肠胀气和消化不良，特别是下后壁梗死者。重症者可发生呃逆。④心律失常：见于 75%～95% 的患者，以发病 24 小时内最多见，可伴心悸、乏力、头晕、晕厥等症状。其中以室性心律失常居多，可出现室性期前收缩、室性心动过速、心室颤动或加速性心室自主心律。如出现频发的、成对的、多源的和 R 落在 T 的室性期前收缩，或室性心动过速，常为心室颤动的先兆。心室颤动是急性心肌梗死早期主要的死因。室上性心律失常则较少，多发生在心力衰竭者中。缓慢型心律失常中以房室传导阻滞最为常见，束支传导阻滞和窦性心动过缓也较多见。⑤低血压和休克：见于 20%～30% 的患者。疼痛期的血压下降未必是休克。如疼痛缓解后收缩压仍低于 10.7 kPa（80 mmHg），伴有烦躁不安、面色苍白、皮肤湿冷、大汗淋漓、脉细而快、少尿、精神迟钝甚至昏迷，则为休克表现。休克多在起病后数小时至 1 周发生，主要是心源性，由心肌收缩力减弱、心排血量急剧下降所致，尚有血容量不足、严重心律失常、周围血管舒缩功能障碍和酸中毒等因素参与。⑥心力衰竭：主要为急性左心衰竭。可在发病最初的几天内发生，或在疼痛、休克好转阶段出现，是由心肌梗死后心脏收缩力显著减弱或不协调所致。患者可突然出现呼吸困难、咯泡沫痰、发绀等,严重时可发生急性肺水肿,也可继而出现全心衰竭。

(3)体征。①一般情况:患者常呈焦虑不安或恐惧,手抚胸部,面色苍白,皮肤潮湿,呼吸增快;如左心功能不全时呼吸困难,常采半卧位或咯粉红色泡沫痰;发生休克时四肢厥冷,皮肤有蓝色斑纹。多数患者于发病第二天体温升高,一般在38 ℃左右,1周内退至正常。②心脏:心脏浊音界可轻度至中度增大;心率增快或减慢;可有各种心律失常;心尖部第一心音常减弱,可出现第三或第四音奔马律;一般听不到心脏杂音,二尖瓣乳头肌功能不全或腱索断裂时心尖部可听到明显的收缩期杂音;室间隔穿孔时,胸骨左缘可闻及响亮的全收缩期杂音;发生严重的左心衰竭时,心尖部也可闻及收缩期杂音;1%~20%的患者可在发病1~3天出现心包摩擦音,持续数天,少数可持续1周以上。③肺部:发病早期肺底可闻及少数湿啰音,常在1~2天消失,啰音持续存在或增多常提示左心衰竭。

3.实验室及其他检查

(1)心电图:可起到定性、定位、定期的作用。透壁性心肌梗死典型改变是出现异常、持久的Q波或QS波。损伤型ST段的抬高,弓背向上与T波融合形成单向曲线,起病数小时之后出现,数日至数周回到基线。T波改变:起病数小时内异常增高,数日至两周变为平坦,继而倒置。但有5%~15%的病例心电图表现不典型,其原因有小灶梗死、多处或对应性梗死、再发梗死、心内膜下梗死,以及伴室内传导阻滞、心室肥厚或预激综合征等。以上情况可不出现坏死性Q波,只表现为QRS波群高度,ST段、T波的动态改变。另外,右室心肌梗死、真后壁和局限性高侧壁心肌梗死,常规导联中不显示梗死图形,应加做特殊导联以明确诊断。

(2)心向量图:当心电图不能肯定诊断为心肌梗死时,往往可通过心向量图得到证实。

(3)超声心动图:超声心动图并不用来诊断急性心肌梗死,但对探查心肌梗死的各种并发症极有价值,尤其是室间隔穿孔破裂,乳头肌或腱索断裂或功能不全造成的二尖瓣关闭不全、脱垂、室壁瘤和心包积液。

(4)放射性核素检查:放射性核素心肌显影及心室造影^{99m}Tc、^{131}I等形成热点成像或^{201}铊、^{42}钾等冷点成像可判断梗死的部位和范围。用门电路控制γ闪烁照相法进行放射性核素血池显像,可观察壁动作及测定心室功能。

(5)心室晚电位检查:心肌梗死时心室晚电位阳性率为28%~58%,其出现不似陈旧性心肌梗死稳定,但与室性心动过速度心室颤动有关,阳性者应进行心电监护及予以有效治疗。

(6)磁共振成像:易获得清晰的空间隔像,故对发现间隔段运动障碍、间隔心肌梗死并发症较其他方法优越。

(7)血常规:白细胞计数上升,达(10~20)×10^9/L,中性粒细胞增至75%~90%。

(8)红细胞沉降率:增快,可持续1~3周。

(9)血清酶学检查:心肌细胞内含有大量的酶,受损时这些酶进入血液,测定心肌酶谱对诊断及估计心肌损害程度有十分重要的价值。常用的有:①血清肌酸磷酸激酶(CPK),发病4小时后在血中出现,24小时达峰值,后很快下降,2~3天消失。②乳酸脱氢酶(LDH),在起病8小时后升高,达到高峰时间为2~3天,持续1~2周恢复正常。其中,CPK的同工酶CPK-MB和LDH的同工酶CDH诊断的特异性最高,其增高程度还能更准确地反映梗死的范围。

(10)肌红蛋白测定:血清肌红蛋白升高出现时间比 CPK 略早,在 4 小时左右,多数 24 小时即恢复正常;尿肌红蛋白在发病后 5～40 小时开始排泄,持续时间平均 83 小时。

(二)护理目标

(1)患者疼痛减轻。

(2)患者能遵医嘱服药,说出治疗的重要性。

(3)患者的活动量增加、心率正常。

(4)患者生命体征维持在正常范围。

(5)患者看起来放松。

(三)护理措施

1.一般护理

(1)安置患者于冠心病监护病房,连续监测心电图、血压、呼吸 5～7 天,对行漂浮导管检查者做好相应护理,询问患者有无心悸、胸闷、胸痛、气短、乏力、头晕等不适。

(2)病室保持安静、舒适,限制探视,有计划地护理患者,减少对患者的干扰,保证患者充足的休息和睡眠时间,防止任何不良刺激。据病情安置患者于半卧位或平卧位。第 1～3 天绝对卧床休息,翻身、进食、洗漱、排便等均由护理人员帮助料理;第 4～6 天可在床上活动肢体,无并发症者可在床上坐起,逐渐过渡到坐在床边或椅子上,每次 20 分钟,每天 3～5 次,鼓励患者深呼吸;1 周后开始在室内走动,逐步过渡到室外行走;第 3～4 周可试着上下楼梯或出院。病情严重或有并发症者应适当延长卧床时间。

(3)向患者介绍本病知识和监护室的环境。关心、尊重、鼓励、安慰患者,以和善的态度回答患者提出的问题,帮助其树立战胜疾病的信心。

(4)给予低钠、低脂、低胆固醇、无刺激、易消化的饮食,少量多餐,避免进食过饱。

(5)心肌梗死患者由于卧床休息、消化功能减退、哌替啶或吗啡等止痛药物的应用,胃肠功能和膀胱收缩无力抑制,易发生便秘和尿潴留。应予以足够的重视,酌情给予轻泻剂,嘱患者排便时勿屏气,避免增加心脏负担和附壁血栓脱落。排便不畅时宜加用开塞露,对 5 天无大便者可保留灌肠或给予低压盐水灌肠。对排尿不畅者,可采用物理或诱导法,协助排尿,必要时行导尿。

(6)吸氧:氧治疗可提高改善低氧血症,有利于心肌梗死的康复。急性期给患者高流量吸氧,持续48 小时。氧流量在每分钟 3～5 L,病情变化可延长吸氧时间。待疼痛减轻,休克解除,可减低氧流量。注意鼻导管的通畅,24 小时更换 1 次。如果合并急性左心衰竭,出现重度低氧血症时,死亡率较高,可采用加压吸氧或乙醇除泡沫吸氧。

(7)防止血栓性静脉炎或深部静脉血栓形成:血栓性静脉炎表现为受累静脉局部红、肿、痛,可延伸呈条索状,多为反复静脉穿刺输液和多种药物输注所致。所以行静脉穿刺时应严格无菌操作,患者感觉输液局部皮肤疼痛或红肿,应及时更换穿刺部位,并予以热敷或理疗。下肢静脉血栓形成一般在血栓较大引起阻塞时才出现患肢肤色改变、皮肤温度升高和可凹性水肿。应注意每天协助患者做被动下肢活动 2～3 次,注意下肢皮肤温度和颜色的变化,避免选用下肢静脉输液。

2.病情观察与护理

急性心肌梗死系危重疾病,应早期发现危及患者生命的先兆表现,如能得到及时处理,可使病情转危为安。故需严密观察以下情况。

(1)血压:始发病时应每 0.5~1 小时测量 1 次血压,随血压恢复情况逐步减少测量次数为每天4~6次,基本稳定后每天 1~2 次。若收缩压在 12 kPa(90 mmHg)以下,脉压减小,且音调低落,要注意患者的神志状态、脉搏、面色、皮肤色泽及尿量等,是否有心源性休克的发生。此时,在通知医师的同时,对休克者采取抗休克措施,如补充血容量,应用升压药、血管扩张剂,以及纠正酸中毒、避免脑缺氧、保护肾功能等。有条件者应准备好中心静脉压测定装置或漂浮导管测定肺微血管楔压设备,以正确应用输液量及调节液体滴速。

(2)心率、心律:在冠心病监护病房进行连续的心电、呼吸监测,在心电监测示波屏上,应注意观察心率及心律变化。及时检出可能作为恶性心动过速先兆的任何室性期前收缩,以及室颤动或完全性房室传导阻滞、严重的窦性心动过缓、房性心律失常等。如发现室性期前收缩在每分钟 5 次以上,呈二、三联律,多源性室性期前收缩,室性期前收缩的 R 波落在前一次主搏的 T 波之上,均为转变阵发性室性心动过速及心室颤动的先兆,易造成心搏骤停。遇有上述情况,在立即通知医师的同时,需应用相应的抗心律失常药物,并准备好除颤器和人工心脏起搏器,协同医师抢救处理。

(3)胸痛:急性心肌梗死患者常伴有持续剧烈的胸痛。因此,应注意观察患者的胸痛程度,剧烈胸痛可导致低血压,加重心肌缺氧,扩大梗死面积,引起心力衰竭、休克及心律失常。常用的止痛剂有罂粟碱肌内注射或静脉滴注,或硝酸甘油 0.6 mg 含服,疼痛较重者可用哌替啶或吗啡。在护理中应注意可能出现的药物不良反应,同时注意观察血压、尿量、呼吸及一般状态,确保用药的安全。

(4)呼吸急促:注意观察患者的呼吸状态,对有呼吸急促的患者应注意观察血压、皮肤黏膜的血循环情况、肺部体征的变化及血流动力学和尿量的变化。发现患者有呼吸急促、不能平卧、烦躁不安、咳嗽、咯泡沫样血痰时,立即取半坐位,给予吸氧,准备好快速强心药、利尿剂,配合医师按急性心力衰竭处理。

(5)体温:急性心肌梗死患者可有低热,体温在 37~38.5 ℃,多持续 3 天左右。如体温持续升高,1 周后仍不下降,应疑有继发肺部或其他部位感染,及时向医师报告。

(6)意识变化:如发现患者意识恍惚、烦躁不安,应注意观察血流动力学及尿量的变化。警惕心源性休克的发生。

(7)器官栓塞:在急性心肌梗死第 1、2 周内,注意观察组织或脏器有无发生栓塞现象。左心室内附壁血栓可脱落,从而引起脑、肾、四肢、肠系膜等动脉栓塞,应及时向医师报告。

(8)心室膨胀瘤:在心肌梗死恢复过程中,心电图表现虽有好转,但患者仍有顽固性心力衰竭或心绞痛发作,应疑有心室膨胀瘤的发生。这是由于在心肌梗死区愈合过程中,心肌被结缔组织替代,成为无收缩力的薄弱纤维瘢痕区。该区内受心腔内的压力而向外呈囊状膨出,造成心室膨胀瘤。应配合医师进行 X 射线检查以确诊。

(9)心肌梗死后综合征:需注意在急性心肌梗死后两周、数月甚至两年内,可并发心肌梗死后综合征。表现为肺炎、胸膜炎和心包炎征象,同时有发热、胸痛、红细胞沉降率和白细胞升高现象,酷似急性心肌梗死的再发,这是坏死心肌引起机体自身免疫变态反应所致。如心肌梗死的特征性心电图变化有好转现象又有上述表现时,应做好 X 射线检查的准备,配合医师做出鉴别诊断。本病应用激素治疗效果良好,若因误诊而用抗凝药物,可导致心腔内出血而发生急性心包填塞。故应严密观察病情,在确诊为本病后,应向患者及家属做好解释工作,解除顾虑,必要时给患者应用镇痛及镇静剂。做好休息、饮食等生活护理。

(四)健康教育

(1)注意劳逸结合,根据心功能进行适当的康复锻炼。

(2)避免紧张、劳累、情绪激动、饱餐、便秘等诱发因素。

(3)节制饮食,禁忌烟酒、咖啡、酸辣刺激性食物,多吃蔬菜、蛋白质类食物,少食动物脂肪、胆固醇含量较高的食物。

(4)按医嘱服药,随身常备硝酸甘油等扩张冠状动脉药物,定期复查。

(5)指导患者及家属,病情突变时,采取简易应急措施。

第五节　心力衰竭

心力衰竭是由心脏收缩机能及(或)舒张功能障碍,不能将静脉回心血量充分排出心脏,造成静脉系统淤血及动脉系统血液灌注不足而出现的综合征。

一、病因

(一)基本病因

1.心肌损伤

任何大面积(大于心室面积的 40%)的心肌损伤都会导致心脏收缩和(或)舒张功能的障碍。

2.心脏负荷过重

心脏压力负荷(后负荷)过重,心脏排血阻力增大,心排血量降低,心室收缩期负荷过度,引起心室肥厚性心力衰竭;容量负荷(前负荷)过重,心脏舒张期容量增大,心排血量降低,引起心室扩张性心力衰竭。

3.机械障碍

由腱索或乳头肌断裂、心室间隔穿孔、心脏瓣膜严重狭窄或关闭不全等引起的心脏机械功能衰退,导致心力衰竭。

4.心脏负荷不足

心脏负荷不足如缩窄性心包炎、大量心包积液、限制性心肌病等,使静脉血液回心受限,因而心室心房充盈不足,腔静脉及门脉系统淤血,心排血量降低。

5.血液循环容量过多

如静脉过多、过快输液,尤其在无尿、少尿时超量输液,急性或慢性肾炎引起高度水钠潴留、高度水肿等,均引起血液循环容量急剧膨胀而致心力衰竭。

(二)诱发因素

1.感染

感染可增加基础代谢、机体氧耗、心脏排血量而诱发心力衰竭,尤其呼吸道感染较多见。

2.体力过劳

正常心脏在体力活动时,随身体代谢增高心脏排血量也随之增加。而有器质性心脏病患者在体力活动时,心率增快、心肌耗氧量增加、心排血量减少、冠状动脉血液灌注不足,导致心肌缺血、心慌气急,诱发心力衰竭。

3.情绪激动

情绪激动促使儿茶酚胺释放,心率增快,心肌耗氧增加,动脉与静脉血管痉挛,增加心脏前后负荷而诱发心力衰竭。

4.妊娠与分娩

风湿性心脏病或先天性心脏病患者,心脏功能减退,在妊娠32~34周,以及在分娩期及产褥期最初3天内心脏负荷最重,易诱发心力衰竭。

5.动脉栓塞

心脏病患者长期卧床,静脉系统长期处于淤血状态,容易形成血栓,一旦血栓脱落导致肺栓塞,会加重肺循环阻力,诱发心力衰竭。

6.水、钠摄入量过多

心脏功能减退时,肾脏排水、排钠机能减弱,如果水、钠摄入量过多可引起水钠潴留,血容量扩增。

7.心律失常

心动过速可使心脏无效收缩次数增加而加重心脏负荷;心脏舒张期缩短使心室充盈受限进而降低心排血量,同时心脏氧渗透期缩短不利于心肌代谢。

8.冠脉痉挛

冠状动脉粥样硬化易发生冠脉痉挛,引起心肌缺血,导致心脏收缩或舒张功能障碍。

9.药物反应

用药或停药不当导致的心力衰竭或心力衰竭恶化不在少数。例如,慢性心力衰竭不该停用强心剂而停用,服用过量洋地黄、利尿药或抗心律失常药,都可导致心力衰竭恶化。

二、病理生理

(一)心脏的代偿机制

正常心脏有比较充足的储备能力,以适应一般生活需要所增加的心脏负担。当心脏功能减退,心排血量降低不足以供应机体需要时,机体将同时通过神经、体液等机制进行调整,力争恢复心排血量。

(1)反射性交感神经兴奋,迷走神经抑制,代偿性心率加快及心肌收缩力加强,以维持心排血量。由于交感神经兴奋,周围血管及小动脉收缩可使血压维持正常,不随心排血量降低而下降;小静脉收缩可使静脉回心血量增加,从而使心搏血量增加。

(2)心肌肥厚:长期的负荷加重,使心肌肥厚和心室扩张,维持心排血量。然而,扩大和肥厚的心脏虽然能完成较多的工作,但耗氧量也随之增加,可是心肌内毛细血管数量并没有相应地增加,所以扩大肥厚的心肌细胞相对地供血不足。

(3)心率增快:心率增加快在一定范围内使心排血量增加,但如果心率太快则心脏舒张期显著缩短,使心室充盈不足,导致心排血量降低及静脉淤血加重。

(二)心脏的失代偿机制

当心脏储备力耗损至不能适应机体代谢的需要时,心功能便由代偿转为失代偿阶段,即心力衰竭。

心力衰竭时,心排血量相对或绝对降低。一方面,供给各器官的血流不足,引起各器官组织的功能改变,血液重新分配,首先为保证心、脑、肾血液供应,皮肤、内脏、肌肉的供血相应有较大的减少。肾血流量减少时,可使肾小球滤过率降低和肾素分泌增加,进而促使肾上腺皮质的醛固酮分泌增加,引起水钠潴留,血容量增加,静脉和毛细血管充血和压力增加。另一方面,心脏收缩力减弱,不能完全排出静脉回流的血液,心室收缩末期残留血量增多,心室舒张末期压力升高,遂使静脉回流受阻,引起静脉淤血和静脉压力升高,从而引起外周毛细血管的漏出增加,水分渗入组织间隙引起各脏器淤血、水肿,肝脏淤血时对醛固酮的灭活减少,以及抗利尿激素分泌增加,肾排水量进一步减少,水钠潴留进一步加重,这也是水肿发生和加重的原因。

根据心脏代偿功能发挥的情况及失代偿的程度,可将心力衰竭分为心力衰竭Ⅲ度或心功能Ⅳ级。

Ⅰ级:有心脏病的客观证据,而无呼吸困难、心悸、水肿等症状(心功能代偿期)。

Ⅱ级:日常劳动并无异常感觉,但稍重劳动即有心悸、气急等症状(心力衰竭Ⅰ度)。

Ⅲ级:普通劳动也有症状,但休息时消失(心力衰竭Ⅱ度)。

Ⅳ级:休息时也有明显症状,甚至卧床仍有症状(心力衰竭Ⅲ度)。

三、临床表现

心力衰竭在早期可仅有一侧衰竭,临床上以左心衰竭多见,但左心衰竭后,右心也相继发生功能损害,最后导致全心衰竭。临床表现的轻重,常依病情发展的快慢和患者的耐受能力的不同而不同。

(一)左心衰竭

1.呼吸困难

轻症患者自觉呼吸困难,重者同时有呼吸困难和短促的征象。早期仅发生于劳动或运动时,休息后很快消失,这是由于劳动促使回心血量增加、肺淤血加重。随着病情加重,轻度劳动即感到呼吸困难,严重者休息时也感到呼吸困难,以致被迫采取半卧位或坐位,端坐呼吸。

2.阵发性呼吸困难

阵发性呼吸困难多发生于夜间,故又称为阵发性夜间性呼吸困难。患者常在熟睡中惊醒,出现严重呼吸困难及窒息感,被迫坐起,咳嗽频繁,咯粉红色泡沫样痰液。轻者数分钟,重者经1~2小时逐渐停止。阵发性呼吸困难的发生原因可能为:①睡眠时平卧位,回心血量增加,超过左心负荷的限度,加重了肺淤血。②睡眠时,膈肌上升,肺活量减少。③夜间迷走神经兴奋性增高,使冠状动脉和支气管收缩,影响了心肌的血液供应,发生支气管痉挛,降低心肌收缩性能和肺通气量,肺淤血加重。④熟睡时中枢神经敏感度降低,因此肺淤血必须达到一定程度后方能使患者因气喘惊醒。

3.急性肺水肿

急性肺水肿是左心衰竭的重症表现,是阵发性呼吸困难的进一步发展。常突然发生,呈端坐呼吸,表情焦虑不安,频频咳嗽,咯大量泡沫状或血性泡沫性痰液,严重时可有大量泡沫样液体由鼻涌出,面色苍白,口唇青紫,皮肤湿冷,两肺布满湿啰音及哮鸣音,血压可下降,甚至休克。

4.咳嗽和咯血

咳嗽和咯血为肺泡和支气管黏膜淤血所致,多与呼吸困难并存,咯白色泡沫样黏痰或血性痰。

5.其他症状

其他症状可有疲乏无力、失眠、心悸、发绀等。严重患者脑缺氧、缺血时可出现陈-施呼吸、嗜睡、眩晕、意识丧失、抽搐等。

6.体征

除原有心脏病体征外,可有舒张期奔马律、交替脉、肺动脉瓣区第二心音亢进。轻症肺底部可听到散在湿性啰音,重症则湿啰音满布全肺,有时可伴哮鸣音。

7.X射线及其他检查

X射线检查可见左心扩大及肺淤血,肺纹理增粗。急性肺水肿时可见由肺门伸向肺野呈蝶形的云雾状阴影。心电图检查可出现心率快及左心室肥厚图形。臂-舌循环时间延长(正常为10～15秒),臂-肺循环时间正常(4～8秒)。

(二)右心衰竭

1.水肿

皮下水肿是右心衰竭的典型症状。在水肿出现前,由于体内已有水钠潴留,体液潴留在5 kg以上才出现水肿,故多只有体重增加。水肿多先见于下肢,卧床患者则在腰、背及骶部等低重部位明显,呈凹陷性水肿。重症则波及全身。水肿多于傍晚发生或加重,休息一夜后消失或减轻,伴有夜间尿量增加。这是由于夜间休息时,回心血量比白天活动时增多,心脏能将静脉回流血量排出,心室收缩末期残留血量减少,静脉和毛细血管压力有所减轻,因而水肿减轻或消退。

少数患者可出现胸腔积液和腹腔积液。胸腔积液可同时见于左、右两侧胸腔,但以右侧较多,其原因不甚明了。壁层胸膜静脉血回流体静脉,而脏层胸膜静脉血流入肺静脉,因而胸腔积液多见于左、右心衰竭并存时。腹腔积液多由心源性肝硬化引起。

2.颈静脉怒张和内脏淤血

坐位或半卧位时可见颈静脉怒张,其出现常较皮下水肿或肝大出现为早,同时可见舌下、手臂等浅表静脉异常充盈。肝大并压痛可先于皮下水肿出现。长期肝淤血、缺氧可引起肝细胞变性、坏死,并发展为心源性肝硬化,肝功能检查异常或出现黄疸。若与三尖瓣关闭不全并存,肝脏触诊呈扩张性搏动。胃肠道淤血常引起消化不良、食欲减退、腹胀、恶心和呕吐等症状。肾淤血致尿量减少,尿中可有少量蛋白和细胞。

3.发绀

右心衰竭患者多有不同程度发绀,首先见于指端、口唇和耳郭,与单纯左心功能不全者相比较显著,除血红蛋白在肺部氧合不全外,其与血流缓慢,以及组织自身毛细血管中吸取较多的氧而使脱氧血红蛋白增加有关。严重贫血者则不出现发绀。

4.神经系统症状

神经系统症状可有神经过敏、失眠、嗜睡等症状。重者可发生精神错乱,可能是由脑出血、缺氧或电解质紊乱等原因引起的。

5.心脏及其他检查

主要为原有心脏病体征,由于右心衰竭常继发于左心衰竭的基础上,因而左、右心均可扩大。右心扩大引起了三尖瓣关闭不全时,在三尖瓣音区可听到收缩期吹风样杂音。静脉压增高,臂-肺循环时间延长,因而臂舌循环时间也延长。

(三)全心衰竭

左、右心功能不全的临床表现同时存在,但患者或以左心衰竭的表现为主或以右心衰竭的表现为主,左心衰竭肺充血的临床表现可因右心衰竭的发生而减轻。

四、护理

(一)护理要点

(1)减轻患者心脏负担,预防心力衰竭的发生。

(2)合理使用强心、利尿、扩血管药物,改善心功能。

(3)密切观察患者病情变化,及时救治急性心力衰竭。

(4)对患者进行健康教育。

(二)减轻心脏负担,预防心力衰竭

休息可减少全身肌肉活动,减少氧的消耗,也可减少静脉回心血量及减慢心率,从而减轻心脏负担。根据患者病情适当安排其生活和劳动,可以尽量减轻心脏负荷。对于轻度心力衰竭患者,可仅限制其体力活动,并规定充分的午睡时间或较健康人多一些的夜间睡眠时间。较重的心力衰竭患者均应卧床休息,并尽可能使卧床休息患者的体位舒适。当心力衰竭表现有明显改善时,应尽快允许和鼓励患者逐渐恢复体力活动,恢复体力活动的速度和程度视患者心力衰竭的严重程度、发作时间的长短及患者对治疗的反应等而定。如心脏功能已完全恢复正常或接近正常,则每天可做轻度的体力活动。

饮食应少食多餐,给予低热量、多维生素、易消化食物,避免过饱而加重心脏负担。目前由于利尿剂应用方便,对钠盐限制不必过于严格,一般轻度心力衰竭患者每天摄入食盐 5 g 左右(健康人每天摄入食盐 10 g 左右),中度心力衰竭患者给予低盐饮食(含钠 2~4 g),重度心力衰竭患者给予无钠饮食。对经一般限盐、利尿,病情未能得到很好控制者,则应进一步严格限盐,摄入量不超过 1 g。饮水量一般不加限制,仅对并发稀释性低钠血症者,限制每天入水量 500 mL左右。

(三)合理使用强心药物并观察毒性反应

洋地黄类强心苷是目前治疗心力衰竭的主要药物,能直接加强心肌收缩力,增加心排血量,从而使心脏收缩末期残余血量减少,舒张末期压力下降,有利于缓解各器官的淤血,增加尿量,减慢心率。常用的给药方法:负荷量加维持量,在短期内 1~3 天给予一定的负荷量,以后每天用维持量,适用于急性心力衰竭、较重的心力衰竭或需尽快控制病情的患者;单用维持量,近年来证实,洋地黄类药物治疗剂量的大小与其增强心肌收缩力作用呈线性关系,故对较轻的

心力衰竭和易发生中毒的患者可用较小的剂量,而不采用惯用的洋地黄负荷量法,尤其对慢性心力衰竭更适用。

洋地黄用量的个体差异大,且治疗剂量与中毒剂量较接近,故用药期间需要密切观察洋地黄的毒性反应。洋地黄毒性反应如下。①消化道反应:食欲不振、恶心、呕吐、腹泻等。②神经系统反应:头痛、眩晕、视觉改变(黄视或绿视)。③心脏反应:可发生各种心律失常。常见的心律失常类型为室性期前收缩,尤其是呈二联、三联或多源性者;其他的有房性心动过速伴有房室传导阻滞交界性心动过速各种不同程度的房室传导阻滞室性心动过速心房纤维颤动等。④血清洋地黄含量:放射性核素免疫法测定血清地高辛含量小于 2.0 ng/mL,或洋地黄毒苷小于 20 μg/mL 为安全剂量。中毒者多数大于以上浓度。

使用洋地黄类药物时的注意事项:①服药前要先了解病史,如询问已用洋地黄情况、利尿剂的使用情况及电解质浓度如何,如果存在低钾、低镁易诱发洋地黄中毒。②心力衰竭反复发作、严重缺氧、心脏明显扩大的患者对洋地黄药物耐受性差,宜小剂量使用。③询问有无合并使用增加或降低洋地黄敏感性的药物。例如,心得安、利血平、利尿剂、抗甲状腺药物、维拉帕米、胺碘酮、肾上腺素等可增加洋地黄敏感性;而消胆胺(考来烯胺)、抗酸药物、降胆固醇药及巴比妥类药则可降低洋地黄敏感性。④了解肝脏肾脏功能,地高辛主要自肾脏排泄,肾功能不全者,宜减少用量;洋地黄毒苷经肝脏代谢胆管排泄,部分转化为地高辛。⑤密切观察洋地黄毒性反应。⑥静脉给药时应用 5%～20%GS 溶液稀释,混匀后缓慢静推,一般不少于 15 分钟,用药时注意听诊心率及节律的变化。

(四)观察应用利尿剂后的反应

慢性心力衰竭患者,首选噻嗪类药,采用间歇用药,即每周固定服药 2～3 天,停用 4～5 天。若无效可加服氨苯蝶啶或安体舒通(螺内酯)。如果上两药联用效果仍不理想,可以用速尿(呋塞米)代替噻嗪类药物。急性心力衰竭或肺水肿者,首选速尿或利尿酸钠等快速利尿药。在应用利尿剂 1 小时后,静脉缓慢注射氨茶碱0.25 g,可增加利尿效果。应用利尿剂后要密切观察尿量,每天测体重,准确记录 24 小时液体出入量,大量利尿者应测血压、脉搏和抽血查电解质,观察有无利尿过度引起的脱水、低血容量和电解质紊乱的表现,尤其是应用排钾利尿剂后有无乏力、恶心、呕吐、腹胀等低钾表现。对于利尿反应差者,应找出利尿不佳的原因,如了解肾脏功能情况,是否存在低血压、低血钾、低血镁或稀释性低钠血症,以及用药是否合理等。

(五)合理使用扩血管药物并观察用药反应

血管扩张剂既可以扩张周围小动脉,减轻心脏排血时的阻力,从而减轻心脏后负荷,又可以扩张周围静脉,减少回心血量,减轻心脏前负荷,进而改善心功能。常用的以扩张静脉为主的药物有硝酸甘油、硝酸酯类及吗啡类药物;以扩张动脉为主的药物有苄胺唑啉(酚妥拉明)、肼屈嗪、硝苯地平;兼有扩张动脉和静脉的药物有硝普钠、哌唑嗪及卡托普利等。在开始使用血管扩张剂时,要密切观察病情和用药前后血压、心率的变化,慎防血管扩张过度、心脏充盈不足、血压下降、心率加快等不良反应。用血管扩张药时要注意,应从小剂量开始,用药前后对比心率、血压变化情况或床边监测血流动力学。根据具体情况,每 5～10 分钟测量 1 次,若用药后血压较用药前降低 1.33～2.66 kPa,应谨慎调整药物浓度或停用。

(六)急性肺水肿的救治及护理

急性肺水肿为急性左心功能不全或急性左心衰竭的主要表现,多为突发严重的左心室排血不足或左心房排血受阻引起肺静脉及肺毛细血管压力急剧升高所致。当肺毛细血管压升高超过血浆胶体渗透压时,液体即从毛细血管漏到肺间质、肺泡甚至气道内,引起肺水肿。典型发作表现为突然严重气急,每分钟呼吸可为 30～40 次,端坐呼吸,阵阵咳嗽,面色苍白,出大汗,常咯出泡沫样痰,严重者可从口腔和鼻腔内涌出大量粉红色泡沫液体。发作时心率、脉搏增快,血压在起始时可升高,以后降至正常或低于正常。两肺内可闻及广泛的水泡音和哮鸣音,心尖部可听到奔马律。

1.治疗原则

(1)减少肺循环血量和静脉回心血量。

(2)增加心搏量,包括增强心肌收缩力和降低周围血管阻力。

(3)减少血容量。

(4)减少肺泡内液体漏出,保证气体交换。

2.护理措施

(1)使患者取坐位或半卧位,两腿下垂,减少下肢静脉回流,减少回心血量。

(2)立即皮下注射吗啡 10 mg 或派替啶 50～100 mg,使患者安静并减轻呼吸困难。但对昏迷、严重休克、有呼吸道疾病或痰液极多者忌用,对年老、体衰、瘦小者应减量。

(3)改善通气、换气功能,轻度肺水肿早期高流量氧气吸入,开始是 2～3 L/min,以后逐渐增为4～6 L/min,氧气湿化瓶内加 75 %乙醇或选用有机硅消泡沫剂,以降低肺泡内泡沫的表面张力,使泡沫破裂,改善通气功能。肺水肿明显出现即应做气管插管进行加压辅助呼吸,改善通气与氧的弥散,减少肺内分流,提高血氧分压。肺水肿基本控制后,可采用呼吸机间歇正压呼吸,当动脉血氧分压小于 9.31 kPa时,可改为持续正压呼吸。

(4)速给西地兰(毛花苷 C)0.4 mg 或毒毛花苷 K 0.25 mg,加入葡萄糖溶液中缓慢静推。

(5)快速利尿,如速尿 20～40 mg 或利尿酸钠 25 mg 静脉注射。

(6)静脉注射氨茶碱 0.25 g 用 50%葡萄糖溶液 20～40 mL 稀释后缓慢注入,减轻支气管痉挛,增加心肌收缩力和促进尿液排出。

(7)氢化可的松 100～200 mg 或地塞米松 10 mg 溶于葡萄糖溶液中静脉注射。

(七)健康教育

随着人们生活水平的不断提高,人们对生活质量的要求也越来越高。心力衰竭的转归及治愈程度将直接影响患者的生活质量,预防心力衰竭发生以保证患者的生活质量就显得更为重要。首先,要避免诱发因素。例如,气候转换时要预防感冒,及时添加衣服;以乐观的态度对待生活,情绪平稳,不要大起大落、过于激动;体力劳动不要过重;适当掌握有关的医学知识以便自我保健,等等。其次,对已明确心功能Ⅱ级、Ⅲ级的患者要按一般治疗标准,合理正确按医嘱服用强心、利尿、扩血管药物,注意休息和营养,并定期门诊随访。

第六节 消化性溃疡

消化性溃疡是一种常见的胃肠道疾病,简称"溃疡病",通常指发生在胃或十二指肠球部的溃疡,并分别被称为胃溃疡(GU)或十二指肠溃疡(DU)。事实上,本病可以发生在与酸性胃液相接触的其他胃肠道部位,包括食管下端、胃肠吻合术后的吻合口及其附近的肠袢,以及含有异位胃黏膜的 Meckel 憩室。

消化性溃疡是一组常见病、多发病,人群中患病率为 5%～10%,严重危害人们的健康。本病可见于任何年龄,以 20～50 岁为多,占 80%,10 岁以下或 60 岁以上者较少。胃溃疡常见于中年和老年人,男性多于女性,二者之比约为 3∶1。十二指肠溃疡患病率高于胃溃疡,是胃溃疡的 5 倍。

一、病因及发病机制

消化性溃疡病因和发病机制尚不十分明确,学说甚多,归纳起来有三个方面:损害因素的作用,即化学性、药物性等因素的直接破坏作用;保护因素的减弱;易感及诱发因素(遗传、性激素、工作负荷等)。目前认为,胃溃疡多以保护因素减弱为主,而十二指肠球部溃疡则以损害因素的作用为主。

(一)损害因素作用

1.胃酸及胃蛋白酶分泌异常

31%～46% 的 DU 患者胃酸分泌率高于正常高限(正常男性为 11.6～60.6 mmol/h,女性为 8.0～40.1 mmol/h)。因胃蛋白酶原随胃酸分泌,故患者中胃蛋白酶原分泌增加的百分比大致与胃酸分泌增加的百分比相同。

多数 GU 患者酸分泌率正常或低于正常,仅少数患者(如佐林格－埃利森综合征)酸分泌率高于正常。虽然如此,并不能排除胃酸及胃蛋白酶是某些 GU 的病因。通常认为,在胃酸分泌高的溃疡患者中,胃酸和胃蛋白酶是导致发病的重要因素。

基础胃酸分泌增加可由下列因素所致:①胃泌素分泌增加(佐林格－埃利森综合征等)。②乙酰胆碱刺激增加(迷走神经功能亢进)。③组织胺刺激增加(系统性肥大细胞病或嗜碱性粒细胞白血病)。

2.药物性因素

阿司匹林、糖皮质激素、非甾体消炎药等可直接破坏胃黏膜屏障,被认为与消化性溃疡的发病有关。

3.胆汁及胰液反流

胆酸、溶血卵磷脂及胰酶是一些消化性溃疡的致病因素,尤其见于某些 GU。这些 GU 患者幽门括约肌功能不全,胆汁和(或)胰酶反流入胃造成胃炎,继发 GU。

胆汁及胰液损伤胃黏膜的机制可能是改变覆盖上皮细胞表面的黏液,损伤胃黏膜屏障,使黏膜更易受胃酸和胃蛋白酶的损害。

(二)保护因素减弱

1.黏膜防护异常

胃黏膜屏障由黏膜上皮细胞顶端的一层脂蛋白膜组成,使黏膜免受胃内容损伤或在损伤后迅速修复。黏液的分泌减少或结构异常均能使凝胶层黏液抵抗力减弱。胃黏膜血流减少导致细胞损伤与溃疡。胃黏膜缺血是严重内、外科疾病患者发生急性胃黏膜损伤的直接原因。胃小弯处易发溃疡可能与其侧支血管较少有关。黏膜碳酸氢盐和前列腺素分泌减少也可使黏膜防御功能降低。

2.胃肠道激素

胃肠道黏膜与胰腺的内分泌细胞分泌多种肽类和胺类胃肠道激素(胰泌素、胆囊收缩素、血管活性肠肽、高血糖素、肠抑胃肽、生长抑素、前列腺素等)。它们具有一定生理作用,主要参与食物消化过程,调节胃酸/胃蛋白酶分泌,并能营养和保护胃肠黏膜,一旦这些激素分泌和调节失衡,即易产生溃疡。

(三)易感及诱发因素

1.遗传倾向

消化性溃疡有相当高的家族发病率。曾有报告 20%～50% 的患者有家族史,而一般人群的发病率仅为 5%～10%。许多临床调查研究表明,DU 患者的血型以 O 型多见,消化性溃疡伴并发症者也以 O 型多见,这与 50% 的 DU 患者和 40%GU 患者不分泌 ABH 血型物质有关。DU 与 GU 的遗传易感基因不同,提示 GU 与 DU 是两种不同的疾病。GU 患者的子女患 GU 风险为一般人群的 3 倍,而 DU 患者的子女患 DU 风险则并不比一般人群高。曾有报道,62% 的儿童 DU 患者有家族史。消化性溃疡的遗传因素还直接表现为某些少见的遗传综合征。

2.性腺激素因素

国内报道,消化性溃疡的男女性别比为(3.9～8.5):1,这种差异被认为与性激素作用有关。女性激素对消化道黏膜具有保护作用。生育期妇女罹患消化性溃疡明显少于绝经期后妇女,妊娠期妇女的发病率也明显低于非妊娠期妇女。现认为,女性性腺激素,特别是黄体酮,能阻止溃疡病的发生。

3.心理—社会因素

研究认为,消化性溃疡属于心理生理疾患的范畴,特别是 DU 与心理社会因素的关系尤为密切。与溃疡病的发生有关的心理社会因素主要有以下 3 种。

(1)长期的精神紧张:不良的工作环境和劳动条件,长期的脑力活动造成的精神疲劳,加之睡眠不足,缺乏应有的休息和调节导致精神过度紧张。

(2)强烈的精神刺激:重大的生活事件,生活情景的突然改变,社会环境的变迁,如丧偶、离婚、自然灾害、战争动乱等造成的心理应激。

(3)不良的情绪反应:不协调的人际关系,工作生活中的挫折,无所依靠而产生的心理上的"失落感"和愤怒、抑郁、忧虑、沮丧等不良情绪。消化系统是情绪反应的敏感器官系统,所以这些心理社会因素会在其他一些内外致病因素的综合作用下,促使溃疡病的发生。

4.个性和行为方式

个性特点和行为方式与本病的发生也有一定关系,它既可作为本病的发病基础,又可改变疾病的过程,影响疾病的转归。溃疡病患者的个性和行为方式有以下 5 个特点。

(1)竞争性强,雄心勃勃。有的人在事业上虽取得了一定成就,但其精神往往过于紧张,即使在休息时,也不能出现良好的精神松弛状态。

(2)独立和依赖之间的矛盾。生活中希望独立,但行动上又不愿吃苦,因循守旧、被动、顺从、缺乏创造性、依赖性强,因而引起心理冲突。

(3)情绪不稳定。遇到刺激,内心情感反应强烈,易产生挫折感。

(4)惯于自我克制。情绪虽易波动,但往往喜怒不形于色,即使在愤怒时,也常常是"怒而不发",情绪反应被阻抑,导致更为强烈的自主神经系统功能紊乱。

(5)其他。性格内向、孤僻、过分关注自己、不好交往、自负、焦虑、易抑郁、事无巨细、苛求井井有条等。

5.吸烟

吸烟与溃疡发病是否有关,尚不明确。但流行病学研究发现:溃疡患者中吸烟比例较对照组高,吸烟量与溃疡病流行率呈正相关,吸烟者死于溃疡病者比不吸烟者多,吸烟者的 DU 较不吸烟者难愈合,吸烟者的 DU 复发率比不吸烟者高。吸烟与 GU 的发病关系则不清楚。

6.酒精及咖啡饮料

酒精及咖啡饮料都能刺激胃酸分泌,但缺乏引起胃、十二指肠溃疡的确定依据。

二、症状和体征

(一)疼痛

溃疡疼痛的确切机制尚不明确。较早曾提出胃酸刺激是溃疡疼痛的直接原因。因溃疡疼痛发生于进餐后一段时期,此时胃内胃酸浓度达到最高水平。然而,以酸灌注溃疡病患者却不能诱发疼痛,"酸理论"也不能解释十二指肠溃疡疼痛。由于溃疡痛与胃内压力的升高同步,故胃壁肌紧张度增高与十二指肠球部痉挛均被认为是溃疡痛的原因。溃疡周围水肿与炎症区域的肌痉挛,或溃疡基底部与胃酸接触可引起持续烧灼样痛。给溃疡病患者服用安慰剂,发现其具有与抗酸剂同样的缓解疼痛的疗效,有些患者在进食时反而会疼痛加重,因此溃疡疼痛的另一种机制可能与胃、十二指肠运动功能异常有关。

1.疼痛的性质与强度

溃疡痛常为绞痛、针刺样痛、烧灼样痛和钻痛,也可仅为烧灼样感或类似饥饿性胃收缩感以致难与饥饿感相区别。疼痛的程度因人而异,多数呈钝痛,可忍受,无须立即停止工作。老年人感觉迟钝,疼痛往往较轻。少数人则剧痛,需使用止痛剂才可缓解。约 10% 的患者在病程中不觉疼痛,直至出现并发症时才被诊断,故被称为无痛性溃疡。

2.疼痛的部位和放射

无并发症的 GU 的疼痛部位常在剑突下或上腹中线偏左;DU 多在剑突下偏右,范围较局限。疼痛常不放射,一旦发生穿透性溃疡或溃疡穿孔,则疼痛向背部、腹部其他部位,甚至肩部放射。有报道在一些吸烟的溃疡病患者中,疼痛可向左下胸放射,类似心绞痛,称为胃心综合征。患者戒烟和溃疡治愈后,左下胸痛即消失。

3.疼痛的节律性

消化性溃疡病中一项最特别的表现是疼痛的出现与消失呈节律性,这与胃的充盈和排空有关。疼痛常与进食有明显关系。GU 疼痛多在餐后 0.5～2 小时出现,至下餐前消失,即有"进食－疼痛－舒适"的规律。DU 疼痛多在餐后 3～4 小时出现,进食后可缓解,即有"进食－舒适－疼痛"的规律。疼痛还可出现在晚间睡前或半夜痛醒,称为夜间痛。

4.疼痛的周期性

消化性溃疡的疼痛发作可延续数天或数周后自行缓解,称为溃疡痛小周期。每逢深秋至冬春季节交替时疼痛发作,构成溃疡痛的大周期。溃疡病病程的周期性原因不明,可能与机体全身反应,特别是神经系统兴奋性的改变有关,也与气候变化和饮食失调有关,一般饮食不当、情绪波动、气候突变等可加重疼痛。进食、饮牛奶、休息、局部热敷、服制酸药物可缓解疼痛。

(二)胃肠道症状

1.恶心、呕吐

溃疡病的呕吐为胃性呕吐,属反射性呕吐。呕吐前常有恶心感且与进食有关,但恶心与呕吐并非单纯性胃、十二指肠溃疡的症状。消化性溃疡患者发生呕吐很可能伴有胃潴留或与幽门附近溃疡刺激有关。刺激性呕吐于进食后迅速发生,患者在呕吐大量胃内容物后感觉轻松。幽门梗阻胃潴留所致呕吐很可能发生于清晨,呕吐物中含有隔宿的食物,并带有酸馊气味。

2.嗳气与胃灼热

(1)嗳气可见于溃疡病患者,此症状无特殊意义。多见于年轻的 DU 患者,可伴有幽门痉挛。

(2)胃灼热(也称烧心)是位于心窝部或剑突后的发热感,见于 60%～80% 的溃疡病患者,患者多有高酸分泌。可在消化性溃疡发病之前多年发生。胃灼热与溃疡痛相似,有在饥饿时与夜间发生的特点,且同样具有节律性与周期性。胃灼热发病机制仍有争论,目前多认为是由反流的酸性胃内容物刺激下段食管的黏膜引起的。

3.其他消化系统症状

消化性溃疡患者食欲一般无明显改变,少数有食欲亢进。由于疼痛常与进食有关,患者往往不敢多食。因有些患者长期疼痛或并发慢性胃、十二指肠炎,胃分泌与运动功能减退,导致食欲减退,这较多见于慢性 GU。有些 DU 患者有周期性唾液分泌增多,可能与迷走神经功能亢进有关。

痉挛性便秘是消化性溃疡常见症状之一,但其原因与溃疡病无关,而与迷走神经功能亢进、严重偏食使纤维食物摄取过少,以及药物(铝盐、铋盐、钙盐、抗胆碱能药)的不良反应有关。

(三)全身性症状

除胃肠道症状外,患者可有自主神经功能紊乱的症状,如缓脉、多汗等。久病更易出现焦虑、抑郁和失眠等精神症状。疼痛剧烈影响进食者可有消瘦及贫血情况。

三、并发症

约 1/3 的消化性溃疡患者病程中出现出血、穿孔或梗阻等并发症。

(一)出血

出血是消化性溃疡最常见的并发症,见于 15%～20% 的 DU 患者和 10%～15% 的 GU 患者。它标志着溃疡病变处于高度活动期。发生出血的危险率与病期长短无关,1/4～1/3 患者发生出血时无溃疡病史。出血多见于寒冷季节。

出血是溃疡腐蚀血管所致。急性出血最常见现象为黑便和呕血,仅 50～75 mL 的少量出血即可表现为黑便。GU 者大量出血时有呕血伴黑便。DU 则多为黑便,量多时反流入胃也可表现为呕血。如大量血流快速通过胃肠道,粪色则为暗红或酱色。大量出血导致急性循环血量下降,出现体位性心动过速、脉压减小和直立性低血压,严重者发生休克。

(二)穿孔

溃疡严重,穿破浆膜层可致穿孔:十二指肠内容物经过溃疡穿孔进入腹膜腔即游离穿孔;溃疡侵蚀穿透胃、十二指肠壁,但被胰、肝、脾等实质器官所封闭而不形成游离穿孔;溃疡扩展至空腔脏器如胆总管、胰管、胆囊或肠腔形成瘘管。

6%～11% 的 DU 患者和 2%～5% 的 GU 患者发生游离穿孔,甚至以游离穿孔为起病方式。老年男性及服用非类固醇抗炎药者较易发生游离穿孔。十二指肠前壁溃疡容易穿孔,偶有十二指肠后壁溃疡穿孔至小网膜囊引起背痛而非弥漫性腹膜炎症。GU 穿孔多位于小弯处。

游离穿孔的特点为突然出现,发展很快,有持续的剧烈疼痛。痛始于上腹部,很快发展为全腹痛,活动可加剧,患者多取仰卧不动的体位。腹部触诊压痛明显,腹肌广泛板样强直。由于体液向腹膜腔内渗出,常有血压降低、心率加快、血液浓缩及白细胞增高,少有发热。16% 患者血清淀粉酶轻度升高。75% 患者直立位胸腹部 X 射线检查可见游离气体。经鼻胃管注入 400～500 mL 空气或碘造影剂后摄片,更易发现穿孔。

有时,游离穿孔的临床表现可不典型:如穿孔很快闭合,腹腔细菌污染很轻,临床症状可很快自动改善;老年或有神经精神障碍者,腹痛及腹部体征不明显,仅表现为原因不明的休克;体液缓慢渗入腹膜腔而集积于右结肠旁沟,临床表现似急性阑尾炎。

溃疡穿孔至胰腺者通常有难治性溃疡疼痛。十二指肠后壁穿透者血清淀粉酶及脂酶水平可升高。偶尔穿孔可引起瘘管,如十二指肠穿孔至胆总管瘘管,胃溃疡穿通至结肠或十二指肠瘘管。

穿孔死亡率为 5%～15%,而靠近贲门的高位胃溃疡的死亡率更高。

(三)幽门梗阻

约 5% 的 DU 和幽门溃疡患者出现幽门梗阻。梗阻由水肿、平滑肌痉挛、纤维化或诸种因素合并所致,梗阻多为溃疡病后期表现。消化性溃疡并发梗阻的死亡率为 7%～26%。

由于梗阻使胃排空延缓,患者常出现恶心、呕吐、上腹部饱满、胀气、食欲减退、早饱、畏食和体重明显下降。上腹痛经呕吐后可暂时缓解。呕吐多在进食后 1 小时或更长时间后出现,吐出量大,为不含胆汁的未消化食物,此种症状可持续数周至数月。体格检查可见血容量不足征象(低血压、心动过速、皮肤黏膜干燥),上腹部蠕动波及胃部振水音。

实验室检查常有血液浓缩、肾前性氮质血症等血容量不足征象及由呕吐引起的低钾低氯代谢性碱中毒。若体重丧失明显,可出现低蛋白血症。

(四)癌变

少数 GU 患者发生癌变,发生率不详。凡 45 岁以上患者,内科积极治疗无效,以及营养状态差、贫血、粪便隐血试验持续阳性者均应做钡餐、纤维胃镜检查及活组织病理检查,以尽早发现癌变。

四、检查

(一)血清胃泌素含量

放免法检测胃泌素可检出佐林格－埃利森综合征及其他高胃酸分泌性消化性溃疡。未服过大剂量的抗酸剂、H_2 受体拮抗剂或质子泵抑制剂等药者,如空腹血清胃泌素水平大于 200 pg/mL,应测定胃酸分泌量,以明确是否由恶性贫血、萎缩性胃炎、胃癌或迷走神经切除等因素致胃泌素反馈性增高。血清胃泌素含量及基础酸排量均增加仅见于少数疾病。测定静脉注射胰泌素后的血清胃泌素浓度,有助于确诊诊断不明的佐林格－埃利森综合征。

(二)胃酸分泌试验方法

胃酸分泌试验方法是在透视下将胃管置入胃内,管端位于胃窦,以吸引器吸取胃液,测定每次吸取的胃液量及酸浓度的试验方法。健康人胃酸分泌量见表 2-1。GU 患者的酸排量与健康人相似,而 DU 患者则在空腹和夜间均维持较高水平。胃酸分泌幅度在健康人和消化性溃疡患者之间重叠,GU 与 DU 之间亦有重叠,故胃酸分泌检查对溃疡病的定性诊断意义不大。对缺乏胃酸的溃疡病,应疑有癌变;胃酸很高,基础酸排量和最高酸排量明显增高,则提示胃泌素瘤的可能。

表 2-1　健康男、女性正常胃酸分泌的高限及低限值　　　　单位:mmol/h

项目	基础	最高	最大	基础/最大
男性(N=172)高限值	10.5	60.6	47.7	0.31
男性(N=172)低限值	0	11.6	9.3	0
女性(N=76)高限值	5.6	40.1	31.2	0.29
女性(N=76)低限值	0	8.0	5.6	0

(三)X 射线钡餐检查

X 射线钡餐检查是确定诊断的有效方法,尤其对临床表现不典型者。消化性溃疡在 X 射线征象上出现形态和功能的改变,即直接征象与间接征象。由钡剂充填溃疡形成龛影为直接征象,是最可靠的诊断依据。溃疡病周围组织的炎性病变与局部痉挛产生钡餐检查时的局部压痛或激惹现象及溃疡愈合形成瘢痕收缩使局部变形均属于间接征象。

(四)纤维胃镜检查

胃镜检查对消化性溃疡的诊断和鉴别诊断有很大价值。该检查可以发现 X 射线难以发现的浅小溃疡,准确地判断溃疡的部位、数目、大小、深浅、形态及病期(活动期、愈合期、瘢痕期),对随访溃疡的过程和判定治疗的效果有价值。胃镜检查还可在直视下做胃黏膜活组织检查等,故对溃疡良性、恶性的鉴别价值较大。

(五)粪便隐血试验

溃疡活动期,溃疡面有微量出血,粪隐血试验大都阳性,治疗 1 周后多转为阴性。如持续阳性,则疑有癌变。

(六)幽门螺杆菌(helicobacter pylori, Hp)感染检查

近来 HP 在消化性溃疡发病中的重要作用备受重视。我国人群中 Hp 感染率为 40%~60%。Hp 在 GU 和 DU 中的检出率更是分别为 70%~80% 和 90%~100%。诊断 Hp 的方法有多种:①直接从活检胃黏膜中细菌培养、组织涂片或切片染色查 Hp。②用尿素酶试验、^{14}C 尿素呼吸试验、胃液尿素氮检测等方法测定胃内尿素酶活性。③血清学查抗 Hp 抗体。④聚合酶链式反应技术查 Hp。

五、护理

(一)护理观察

1.腹痛

观察腹痛的部位、性质、强度,有无放射痛,与进食、服药的关系,腹痛有无周期性。

2.呕吐

观察呕吐物性质、气味、量、颜色,呕吐次数及与进食的关系,注意有无因呕吐而致脱水和低钾、低钠血症及低氯性碱中毒。

3.呕血和黑便

观察呕血、便血的量、次数和性质。注意出血前有无恶心、呕吐、上腹不适,血中是否混有食物,以便与咯血相区别。半数以上溃疡出血者有 38.5 ℃ 以下的低热,持续时间与出血时间一致,可作为出血活动的一个标志,故应每天多次测体温。

4.穿孔

由于老年人常有其他慢性病,穿孔时腹痛、腹肌紧张不明显,可无显著压痛和反跳痛,常易误诊,死亡率高,应予密切观察生命体征和腹部情况。

5.幽门梗阻

观察以下情况可了解胃潴留程度:餐后 4 小时后胃液量(正常小于 300 mL),禁食 12 小时后胃液量(正常小于 200 mL),空腹胃注入 750 mL 生理盐水 30 分钟后胃液量(正常小于 400 mL)。

6.其他

注意观察有无影响溃疡愈合的焦虑和忧郁、饮食不节、熬夜、过度劳累、服药不正规、服用阿司匹林和肾上腺皮质激素、吸烟等。

(二)常规护理

1.休息

消化性溃疡属于典型的心身疾病,心理—社会因素对发病起着重要作用。因此,规律的生活和劳逸结合的工作安排,无论是在本病的发作期还是缓解期都十分重要。休息是消化性溃疡基本和重要的护理方式,包括精神休息和躯体休息。病情轻者可边工作边治疗,较重者应卧床数天至 2 周,继之休息 1~2 个月。平卧休息时胆汁反流明显减少,对胃溃疡患者有利。另外,应保证充足的睡眠,服用适量镇静剂。

2.戒烟、酒及其他嗜好品

吸烟者,消化性溃疡的发病率较不吸烟者多。吸烟可使溃疡恶化或延迟溃疡愈合。吸烟

会削弱十二指肠液中和胃酸的能力,还能引起十二指肠液反流入胃。患者戒烟后溃疡症状明显改善。有研究认为就 DU 患者而言,戒烟比服西咪替丁更重要。

酒精能损坏胃黏膜屏障引起胃炎而加重症状,延迟愈合。此外,酒精还能减弱胰泌素对胰外分泌腺分泌水和碳酸氢根的作用,降低了胰液中和胃酸的能力。临床观察也显示消化性溃疡患者停止饮酒后症状减轻,故应劝患者戒酒。

咖啡等物质能刺激胃酸与胃蛋白酶分泌,还可使胃黏膜充血,加剧溃疡病症状,故应不饮或少饮咖啡、可乐、茶、啤酒等。

3.饮食

饮食护理是消化性溃疡病治疗的重要组成部分。饮食护理的目的是减轻机械性和化学性刺激、缓解和减轻疼痛。合理营养有利改善营养状况,纠正贫血,促进溃疡愈合,避免发生并发症。

(三)饮食护理原则

1.宜少量多餐,定时、定量进餐

每天 5～7 餐,每餐量不宜过饱,约为正常量的 2/3。因少量多餐既可中和胃酸,减少胃酸对溃疡面的刺激,又可供给足够营养。少量多餐在急性消化性溃疡时更为适宜。

2.宜选食营养价值高、质软且易于消化的食物

如牛奶、鸡蛋、豆浆、鱼、嫩的瘦猪肉等食物,经加工烹调变得细软易消化,对胃肠无刺激。同时注意补充足够的热量及蛋白质和维生素。

3.蛋白质、脂肪、碳水化合物的供给要求

蛋白质按每天每千克体重 1～1.5 g 供给;脂肪按每天 70～90 g 供给,选择易消化吸收的乳融状脂肪(如奶油、牛奶、蛋黄、黄油、奶酪等),也可用适量的植物油;碳水化合物按每天 300～350 g 供给。选择易消化的糖类如粥、面条、馄饨等,但蔗糖不宜供给过多,否则可使胃酸增加,且易胀气。

4.避免化学性和机械性刺激的食物

化学性刺激的食物有咖啡、浓茶、可可、巧克力等,这些食物可刺激胃酸分泌增加;机械性刺激的食物有油炸猪排、花生米、粗粮、芹菜、韭菜、黄豆芽等,这些食物可刺激胃黏膜表面血管和溃疡面。总之,溃疡病患者不宜吃过咸、过甜、过酸、过鲜、过冷、过热及过硬的食物。

5.食物烹调必须切碎制烂

可选用蒸、煮、汆、烧、烩、焖等烹调方法。不宜采用爆炒、滑溜、干炸、油炸、生拌、烟熏、腌腊等烹调方法。

6.必须预防便秘

溃疡病饮食中含粗纤维少,食物细软,易引起便秘,宜经常吃些润肠通便的食物如蜂蜜、果汁、菜汁等,可预防便秘。

溃疡病急性发作或出血刚停止后,进流质饮食,每天 6～7 餐。无消化道出血且疼痛较轻者宜进厚流质或少渣半流质饮食,每天 6 餐。病情稳定、自觉症状明显减轻或基本消失者,细软半流质每天 6 餐进饮食。基本愈合者每天 3 餐普食加 2 餐点心,不宜进食油煎、炸和粗纤维多的食物。

出现呕血、幽门梗阻严重或急性穿孔者均应禁食。

(四)心理护理

在治疗护理过程中应注重教育,应把防病、治病的基本知识介绍给患者。如让患者注意避免精神紧张和不良情绪的刺激,注意精神卫生,注意锻炼身体,增强体质,培养良好的生活习惯,生活有规律,注意劳逸结合,节制烟酒,慎用对胃黏膜有损害的药物等,使患者了解本病的规律性、治疗原则和方法,从而坚定战胜疾病的信心,自觉配合治疗和护理。在心理护理过程中,护士应当了解患者在疾病的不同时期所出现的心理反应,如否认、焦虑、抑郁、孤独感、依赖等心理反应,护理上要重点给患者以心理支持,特别帮助他们克服紧张、焦虑、抑郁等常见的心理问题,帮助他们进行认识重建,即认识个人、认识社会,调整和处理好人与人、个人与社会之间的关系,找到自己新的起点,减少疾病造成的痛苦和不安。在心理护理中,护士应当实施针对性、个性化的心理护理。对那些有明显心理素质弱点的患者,如有易暴怒、抑郁、孤僻及多疑倾向者应及早通过心理指导加强其个性的培养,对那些有明显行为问题者,如酗酒、吸烟、多食、缺少运动及 A 型行为等,应用心理学技术指导其进行矫正;对那些在工作和生活环境中存在明显应激源的人,应及时帮助其进行适当的调整,减少不必要的心理刺激。

(五)药物治疗护理

1.制酸剂

胃酸、胃蛋白酶对消化性溃疡的发病有重要作用。制酸剂能中和胃酸从而缓解疼痛并降低胃蛋白酶的活性。常用的制酸剂分可溶性和不溶性两种。可溶性抗酸药主要为碳酸氢钠,该药止痛效果快,但自肠道吸收迅速,大量及长期应用可引起钠潴留和代谢性碱中毒,且与胃酸相遇可产生 CO_2,引起腹胀和继发胃酸增高,故不宜单独使用,而应小剂量与其他抗酸药混合服用。不溶性抗酸药有氢氧化铝、碳酸铝、氧化铝、三硅酸镁等,作用缓慢而持久,肠道不吸收,可单独或联合用药。各种抗酸剂均有其特点,临床上常联合应用,以提高疗效,减少不良反应。抗酸药对缓解溃疡疼痛十分有效,是否能促进溃疡愈合,尚无肯定结论。

使用抗酸药应注意:①在饭后 1～2 小时服用,可延长中和作用时间,不可在餐前或就餐时服药。睡前加服 1 次,可中和夜间分泌的大量酸。②片剂嚼碎后服用效果较好,因药物颗粒越小溶解越快,中和酸的作用越大,所以凝胶或溶液的效果最好,粉剂次之,片剂较差。③抗酸药除可引起便秘、腹泻外,尚可引起一些其他不良反应,特别是当患者有肾功能不全或心力衰竭时,如碳酸氢钠可造成钠潴留和碱中毒;碳酸钙剂量过大时,高血钙可刺激胃窦 G 细胞分泌大量胃泌素,引起胃酸分泌反跳而加重上腹痛;长期大量服用氢氧化铝后,铝结合饮食中的磷,使肠道对磷的吸收减少,严重缺磷可引起食欲不振、软弱无力等,甚至导致软骨病或骨质疏松。

2.抗胆碱能药

这类药物可抑制迷走神经功能,因而具有减少胃酸分泌、解除平滑肌和血管痉挛、改善局部营养和延缓胃排空等作用,有利于延长抗酸药和食物对胃酸的中和,达到止痛的目的。但其延缓胃排空引起胃窦部潴留,可促使胃酸分泌,所以认为不宜用于胃溃疡。抗胆碱能药服后两小时出现最大药理作用,故常于餐后 6 小时及睡前服用。抗胆碱能药物最大缺点是不但能抑制胃酸分泌,也抑制乙酰胆碱在全身的生理作用,故有口干、视力模糊、心动过速、汗闭、便秘和尿潴留等不良反应,因此溃疡出血、幽门梗阻、反流性食管炎、青光眼、前列腺肥大等患者均不宜使用。常用的药物有溴丙胺太林、溴甲阿托品、贝那替秦、山莨菪碱、阿托品等。

3. H₂ 受体阻滞剂

组织胺通过两种受体产生效应,其中与胃酸分泌有关的是 H_2 受体。阻滞 H_2 受体能抑制胃酸的分泌。代表药是西咪替丁,它对胃酸的分泌具有强大的抑制作用。口服后很快被小肠吸收,在 1～2 小时血液浓度达高峰,可完全抑制由饮食或胃泌素引起的胃酸分泌并持续6～7小时。该药常于进餐时与食物同服。年龄大,伴有肾功能和其他疾病者易发生不良反应。常见的不良反应有头痛、腹泻、嗜睡、疲劳、肌痛、便秘等。其他常用的药物还有雷尼替丁、法莫替丁等。西咪替丁会影响华法林、茶碱或苯妥英的药物代谢,与抗酸剂合用时,间隔时间不小于2 小时。

4. 丙谷胺及其他减少胃酸分泌药

丙谷胺的分子结构与胃泌素的末端相似,能抑制基础酸排量和最大酸排量,竞争性抑制胃泌素受体,并对胃黏膜有保护和促进愈合作用,其抑酸和缓解症状的作用较西咪替丁弱。该药常于饭前 15 分钟服用,无明显不良反应。哌仑西平,能选择性拮抗乙酰胆碱的促胃分泌效应而不拮抗其他效应,很少有不良反应,宜餐前 90 分钟服用。甲氧氯普胺为胃运动促进剂,能增强胃窦蠕动,加速胃排空,减少食糜等对胃窦部的刺激而使胃酸分泌减少,还可减少胆汁反流,减轻胆汁对胃黏膜的损害。一般用药后 60～90 分钟可达作用高峰,故宜在餐前 30 分钟服用,严重的不良反应为锥体外系反应。

5. 细胞保护剂

临床常用的细胞保护剂有多种。甘珀酸能加强胃黏液分泌,强固胃黏膜屏障,促进胃黏膜再生。但其具有醛固酮样效应,可引起高血压、水肿、水钠潴留、低血钾等不良反应,故高血压、心脏病、肾脏病和肝脏病患者慎用。服药的最佳时间为餐前15～30 分钟和睡前。胶态次枸橼酸铋在酸性胃液中与溃疡坏死组织螯合,形成保护性铋蛋白凝固物,使溃疡面与胃酸、胃蛋白酶隔离。宜在餐前 1 小时和睡前服用。严重肾功能不全者忌用,少数人服药后便秘、转氨酶升高。硫糖铝可与胃蛋白酶直接络合或结合,使酶失去活性而发挥作用,宜餐前 30 分钟及睡前服用,偶见口干、便秘、恶心等不良反应。前列腺素 E_1(喜克溃)抑制胃酸分泌,保护黏膜屏障,主要用于非类固醇抗炎药合用者,最常见不良反应是腹泻和腹痛,孕妇忌用。

6. 质子泵抑制剂

洛赛克(奥美拉唑)直接抑制质子泵,有强烈的抑酸能力,疗效明显,起效快,不良反应少且轻,无严重不良反应。

(六)急性大量出血的护理

1. 急诊处理

首先按医嘱插入鼻胃管,建立静脉通道,输液开始宜快,可选用等渗盐水、林格液、右旋糖酐或其他血浆代用品,一般不用高渗溶液。观察患者意识、血压、脉搏、体温、面色、鼻胃管引出胃液量和颜色、皮肤(干、湿、温度)、肠鸣、上腹压痛、出入量。

2. 重症监护

急诊处理后,患者应予重症监护。除密切观察患者生命体征和出血情况外,还应抽血查血红蛋白、血球压积(出血 4 小时后才开始变化)、血型和交叉反应、凝血酶原时间、部分凝血酶原时间或激活部分凝血酶原时间、血钠(开始代偿性升高,补液后降低)、血钾(大量呕吐后降低,多次输液后可增高)、尿素氮(急性出血后 24～48 小时升高,一般丢失 1000 mL 血,尿素氮升高为正常值的 2～5 倍)、肌酐(肾灌注不足致肌酐升高)。向患者介绍为了确诊可能需要做的钡餐、纤维胃镜、胃液分析等检查的过程,使患者在受检时能更好地合作。告知患者检查时的体位、术前服镇静药可能会产生昏睡感、喉部喷局部麻醉药物会引起不适。及时了解胃镜检查结果,如无严重再出血应拔除鼻胃管以减少机械刺激。在恶心反射出现前,仍予禁食。

3.再出血

首先观察鼻胃管引出的出血量、颜色及患者生命体征;其次确定鼻胃管位置是否正确,引流瓶处于低位持续吸引,压力为 80 mmHg。如明确再次出血,安慰患者不必紧张,使患者相信医护人员可以很好地处理再次出血。

4.胃管灌注

为使血管收缩,减少黏膜血流量,达到一过性止血效果,常经胃管灌注冰生理盐水或冷开水。灌注时抬高头位 30°～45°,关闭吸引管。灌注时应加快滴注速度,观察血压、体温、脉搏、寒战。发生寒战可多盖被,给患者解释不必紧张。注意寒战易诱发心律失常。灌注后注意有无输液过多的症状(呼吸困难)和体征(脉搏快、颈静脉怒张、肺部捻发音)。

(七)急性穿孔的护理

任何消化性溃疡均可发生穿孔,穿孔前常无明显诱因,有些可能由服肾上腺皮质激素、阿司匹林、饮酒和过度劳累诱发。上腹部难以忍受的剧痛及恶心呕吐,常是穿孔引起腹膜炎的症状。患者两腿卷曲,腹肌强直伴反跳痛,甚至出现面色苍白、出冷汗、脉搏细速、血压下降、休克。一般在穿孔后 6 小时内及时治疗,疗效较佳,若不及时抢救可危及生命。一经确诊,患者就应绝对卧床休息,禁食并留置胃管抽吸胃内容物进行胃肠减压。补液、应用抗生素控制腹腔感染。密切观察患者生命体征,及时发现和纠正休克,迅速做好各种术前准备。

(八)幽门梗阻的护理

功能性或器质性幽门梗阻的早期处理基本相同,包括:①纠正体液和电解质紊乱,严格,正确记录每天出入量,抽血测定血清钾、钠、氯及血气分析,了解电解质及酸碱失衡情况,及时补充液体和电解质。②胃肠减压,幽门梗阻者每天清晨和睡前用 3% 盐水或苏打水洗胃,保留 1 小时后排出。必要时行胃肠减压,连续 72 小时吸引胃内容物,可解除胃扩张和恢复胃张力,抽出胃液也可减轻溃疡周围的炎症和水肿。若对梗阻的性质不明,应做上消化道内镜或钡餐检查,同时可估计治疗效果。病情好转给流质饮食,每晚餐后4 小时洗胃 1 次,测胃内潴留量,准确记录颜色、气味、性质。临床操作过程中常遇胃管不畅的情况,通常原因是胃管扭曲在口腔或咽部,胃管置入深度不够,胃管置入过深至幽门部或十二指肠内,胃管侧孔紧贴胃壁,食物残渣或凝血块阻塞。有报道胃肠减压过程中发生少见的并发症,如下胃管困难致环杓关节脱位,减压器故障使大量气体入胃致腹膜炎,蛔虫堵塞致无效减压,胃管结扎致拔管困难等。③能进流质时,同时服用抗酸剂、西咪替丁等药物治疗。禁用抗胆碱能药物。

观察并发症经处理后病情是否好转,若未见改善,做好手术准备,考虑外科手术。

第七节　急性胰腺炎

　　急性胰腺炎是常见的急腹症之一，为胰酶对胰脏本身自身消化所引起的化学性炎症。胰腺病变轻重不等：轻者以水肿为主，临床经过属自限性，一次发作数天后即可完全恢复，少数呈复发性急性胰腺炎；重者胰腺出血坏死，易并发休克、胰腺假性囊肿和脓肿等，死亡率为25%～40%。

　　关于急性胰腺炎的发病率，目前尚无精确统计。国内报告急性胰腺炎患者占住院患者的0.32%～2.04%。本病患者一般女性多于男性，患者的年龄在50～60岁。职业以工人多见。

一、病因及发病机制

　　胰腺是一个有内、外分泌功能的实质性器官，胰腺的腺泡分泌胰液（外分泌）对食物的消化起重要作用；而散在地分布在胰腺内的胰岛，其功能细胞主要分泌胰岛素和胰高糖素（内分泌）。正常情况下，当胰液中无活力的胰蛋白酶原等进入十二指肠时，在碱性环境中被胆汁和十二指肠液中的肠激酶激活，成为具有消化能力的胰蛋白酶。在胆总管、胰管、壶腹部炎症、梗阻等病理情况下，多种胰酶在胰腺内被激活，并大量溢出管壁及腺泡壁外，导致胰腺自身消化，引起水肿、出血、坏死等，产生急性胰腺炎。

　　引起急性胰腺炎的病因甚多。常见病因为胆道疾病、酗酒。急性胰腺炎的各种致病相关因素见表 2-2。

表 2-2　急性胰腺炎致病相关因素

项目	相关因素
梗阻因素	①胆管结石。②乏特氏壶腹或胰腺肿瘤。③寄生虫或肿瘤使乳头阻塞。④胰腺分离现象并伴副胰管梗阻。⑤胆总管囊肿。⑥壶腹周围的十二指肠憩室。⑦奥狄氏括约肌压力增高。⑧十二指肠袢梗阻
毒素	①乙醇。②甲醇。③蝎毒。④有机磷杀虫剂
药物	①肯定有关（有重要试验报告）：硫唑嘌呤/6-巯基嘌呤、丙戊酸、雌激素、四环素、甲硝唑、呋喃妥因、速尿、磺胺、甲基多巴、阿糖胞苷、西咪替丁。②不一定有关（无重要试验报告）：噻嗪利尿剂、依他尼酸、苯乙双胍、普鲁卡因胺、氯噻酮、L-门冬酰胺酶、对乙酰氨基酚
代谢因素	①高甘油三酯血症。②高钙血症
外伤因素	①创伤：腹部钝性伤。②医源性：手术后、内镜下括约肌切开术，奥狄氏括约肌测压术
先天性因素	
感染因素	①寄生虫：蛔虫、华支睾吸虫。②病毒：流行性腮腺炎、甲型肝炎、乙型肝炎、柯萨奇 B 病毒、EB 病毒。③细菌：支原体、空肠弯曲菌
血管因素	①局部缺血：低灌性（如心脏手术）。②动脉粥样硬化性栓子。③血管炎：系统性红斑狼疮、结节性多发性动脉炎、恶性高血压
其他因素	①穿透性消化性溃疡。②十二指肠克罗恩病。③妊娠有关因素。④儿科有关因素：瑞氏综合征、囊性纤维化特发性

(一)梗阻因素

　　胆石症常是老年人急性胰腺炎首次发作的原因，在老年女性中特别常见。一般认为是在胆石一过性阻塞胰管开口处或紧邻此开口处的胆总管时发生。如在胆石性胰腺炎发作后立即仔细收集和检查粪便,常常可以找到胆结石。胆石症引起胰腺炎的机制尚不清楚。可能是乏特氏壶腹被胆石阻塞,引起胆汁反流入胰管,损伤胰腺实质。也有认为是胰管一过性梗阻而无胆汁反流。

有人认为副乳头的先天畸形和狭窄必然引起胰腺炎。奥狄氏括约肌压力增高是急性胰腺炎反复发作的原因之一,据此内镜下括约肌切开术治疗已获得良好效果。胰小管或壶腹周围的小肿瘤也能引起胰腺炎。

(二)毒素和药物因素

乙醇、甲醇、蝎毒和有机磷杀虫剂等均可引起急性胰腺炎。

药物诱发的胰腺炎通常与对药物的超敏有关而与剂量无关。其特点是在接触药物的第一个月内发生,通常病情轻且有自限性。与成人胰腺炎发病有关的药物常见的是硫唑嘌呤及其类似物 6-巯基嘌呤。应用这类药物的个体中有 3%～5% 的发生胰腺炎,引起儿童胰腺炎最常见的药物是丙戊酸。

(三)代谢因素

甘油三酯水平超过 11.3 mmol/L 时,易发中度至重度的急性胰腺炎。如其水平降为 5.65 mmol/L以下,反复发作次数可明显减少。各种原因引起的高钙血症易发生急性胰腺炎。

(四)外伤因素

胰腺的创伤或手术都可引起胰腺炎。内窥镜逆行胰胆管造影所致创伤也可引起胰腺炎,发生率为 1%～5%。

(五)先天性因素

胰腺炎的易感性呈常染色体显性遗传。临床特点是儿童或青年期起病,逐渐演变成慢性胰腺炎和胰功能不全。胰腺结石可显著。少数家族还合并有氨基酸尿症。

(六)感染因素

血管功能不全(低容量灌注,动脉粥样硬化)和血管炎可能因减少胰腺血流而引起或加重胰腺炎。

二、临床表现

急性胰腺炎的临床表现和病程,取决于其病因、病理类型和治疗是否及时。水肿型胰腺炎一般在3～5 天症状即可消失,但常有反复发作。如症状持续 1 周以上,应警惕已演变为出血坏死型胰腺炎。出血坏死型胰腺炎也可在一开始时即发生,呈暴发性经过。

(一)腹痛

腹痛为本病最主要表现,约见于 95% 急性胰腺炎病例,多数突然发作,常在饱餐和饮酒后发生。轻重不一,轻者上腹钝痛,患者常能忍受,重者呈腹绞痛、钻痛或刀割痛。疼痛常呈持续性伴阵发性加剧。疼痛的部位可因病变的部位不同而异,通常在上中腹部。如炎症以胰头部为主,疼痛常在右上腹及中上腹部;如炎症以胰体、尾部为主,常为中上腹及左上腹疼痛,并向腰背放射。疼痛在弯腰或起坐前倾时可减轻。病情轻者腹痛3～5 天缓解;出血坏死型的病情发展较快,腹痛延续较长。由于渗出液扩散至腹腔,腹痛可弥漫至全腹。极少数患者尤其年老体弱者可无腹痛或极轻微痛。

腹肌常紧张,并可有反跳痛。但不像消化道穿孔时表现的肌强硬,如检查者将手紧贴于患者腹部,仍可能按压下去,有时按压腹部反可使腹痛减轻。腹痛发生的原因:胰管扩张;胰腺炎症、水肿;渗出物、出血或胰酶消化产物进入后腹膜腔,刺激腹腔神经丛;化学性腹膜炎;胆管和十二指肠痉挛及梗阻。

(二)恶心、呕吐

84%的患者有频繁恶心和呕吐,常在进食后发生。呕吐物多为胃内容物,重者含胆汁甚至血样物。呕吐是机体对腹痛或胰腺炎症刺激的一种防御性反射。呕吐后,进入十二指肠的胃酸减少,从而减少胰泌素及缩胆素的释放,减少了胰液胰酶的分泌。

(三)发热

大多数患者有中度以上发热,少数可超过 39.0 ℃,一般持续 3～5 天。发热系胰腺炎症或坏死产物进入血循环,作用于中枢神经系统体温调节中枢所致。多数发热患者中找不到感染的证据,但如果高热不退强烈提示合并感染或并发胰腺脓肿。

(四)黄疸

黄疸可于发病后 1～2 天出现,常为暂时性阻塞性黄疸。黄疸的发生主要由肿大的胰头部压迫胆总管所致。合并存在的胆道病变如胆石症和胆道炎症也是黄疸的常见原因。少数患者后期可因并发肝损害而引起肝细胞性黄疸。

(五)低血压及休克

出血坏死型胰腺炎常发生低血压和休克。患者烦躁不安,皮肤苍白、湿冷、呈花斑状,脉细弱,血压下降,少数可在发病后短期内猝死。发生休克的机制主要如下。

(1)胰舒血管素原释放,被胰蛋白酶激活后致血浆中缓激肽生成增多。缓激肽可引起血管扩张,毛细血管通透性增加,使血压下降。

(2)血液和血浆渗出到腹腔或后腹膜腔,引起血容量不足,这种体液丧失量可达血容量的 30%。

(3)腹膜炎时大量体液流入腹腔或积聚于麻痹的肠腔内。

(4)呕吐丢失体液和电解质。

(5)坏死的胰腺释放心肌抑制因子使心肌收缩不良。

(6)少数患者并发肺栓塞、胃肠道出血。

(六)肠麻痹

肠麻痹是重型或出血坏死型胰腺炎的主要表现。初期,邻近胰腺的上腹部可见扩张的充气肠袢,后期则整个肠道均发生肠麻痹性梗阻。临床上以高度腹胀、肠鸣音消失为主要表现。肠麻痹可能是肠管对腹膜炎的一种反应。另外,炎症的直接作用、血管和循环的异常、低钠和低钾血症、肠壁神经丛的损害也是肠麻痹发生的重要促发因素。

(七)腹腔积液

胰腺炎时常有少量腹腔积液,由胰腺和腹膜在炎症过程中液体渗出或漏出所致。淋巴管受阻塞或不畅可能也起作用。偶尔出现大量的顽固性腹腔积液,多由假性囊肿中液体外漏引起。胰性腹腔积液中淀粉酶含量甚高,以此可以与其他原因的腹腔积液区别。

(八)胸膜炎

胸膜炎常见于严重病例,系腹腔内炎性渗出透过横膈微孔进入胸腔所引起的炎性反应。

(九)电解质紊乱

胰腺炎时,机体处于代谢紊乱状态,可以发生电解质平衡失调,血清钠、镁、钾常降低。特别是血钙降低,约见于 25% 的病例,常低于 2.25 mmol/L(9 mg/dL),如低于 1.75 mmol/L(7 mg/dL)提示预后不良。血钙下降的原因是大量钙沉积于脂肪坏死区,同时胰高糖素分泌增加刺激,降钙素分泌,抑制了肾小管对钙的重吸收。

(十)皮下淤血斑

出血坏死型胰腺炎,因血性渗出物透过腹膜后渗入皮下,可在肋腹部形成蓝绿－棕色血斑,称为格雷－特纳征;如在脐周围出现蓝色斑,称为卡伦征。此两种征象无早期诊断价值,但有确诊意义。

三、并发症

急性水肿型胰腺炎很少有并发症发生,而急性出血坏死型则常出现多种并发症。

(一)局部并发症

1.胰腺脓肿形成

出血坏死型胰腺炎起病 2 周后,如继发细菌感染,于胰腺内及其周围可有脓肿形成。检查局部有包块,全身感染中毒症状。

2.胰腺假性囊肿

胰假性囊肿系由胰液和坏死组织在胰腺本身或其周围被包裹形成的。常发生于出血坏死型胰腺炎起病后 3～4 周,多位于胰体尾部。囊肿可累及邻近组织,引起相应的压迫症状,如黄疸、门脉高压、肠梗阻、肾盂积水等。囊肿穿破可造成胰源性腹腔积液。

3.胰性腹膜炎

含有活性胰酶的渗出物进入腹腔,可引起化学性腹膜炎。出现渗出性腹腔积液。如继发感染,则可引起细菌性腹膜炎。

4.其他

胰局部炎症和纤维素性渗出可累及周围脏器,引起脾周围炎、脾梗阻、脾粘连、结肠粘连(常见为脾曲综合征)、小肠坏死出血及肾周围炎。

(二)全身并发症

1.败血症

败血症常见于胰腺炎并发胰腺脓肿时,死亡率甚高。病原体大多数为革兰氏阴性杆菌,如大肠埃希菌、产碱杆菌、产气杆菌、铜绿假单胞菌等。患者表现为持续高热、白细胞升高,以及明显的全身毒性症状。

2.呼吸功能不全

因腹胀、腹痛,患者的膈运动受限,加之磷脂酶 A 和在该酶作用下生成的溶血卵磷脂对肺泡的损害,可发生肺炎、肺淤血、肺水肿、肺不张和肺梗死,患者出现呼吸困难、血氧饱和度降低,严重者发生急性呼吸窘迫综合征。

3.心律失常和心功能不全

有效血容量减少和心肌抑制因子的释放,导致心肌缺血和损害,临床上表现为心律失常和急性心衰。

4.急性肾衰

出血坏死型胰腺炎晚期,可因休克、严重感染、电解质紊乱和播散性血管内凝血而发生急性肾衰。

5.胰性脑病

出血坏死型胰腺炎时,大量活性蛋白水解酶、磷脂酶 A 进入脑内,损伤脑组织和血管,引起中枢神经系统损害综合征,称为胰性脑病。偶可引起脱髓鞘病变。患者可出现谵妄、意识模糊、昏迷、烦躁不安、抑郁、恐惧、妄想、幻觉、语言障碍、共济失调、震颤、反射亢进或消失及偏瘫等。脑电图可见异常。某些患者昏迷是并发糖尿病所致。

6.消化道出血

消化道出血可为上消化道或下消化道出血。上消化道出血主要为胃黏膜炎性糜烂或应激性溃疡,或由脾静脉阻塞引起食道静脉破裂。下消化道出血则由结肠本身或结肠血管受累所致。近年来发现胰腺炎时可发生胃肠型微动脉瘤,瘤破裂后可引起大出血。

7.糖尿病

5%～35%的患者在病程中出现糖尿病,常见于暴发性坏死型胰腺炎患者,系由 B 细胞遭到破坏,胰岛素分泌下降,A 细胞受刺激,胰高糖素分泌增加所致。严重病例可发生糖尿病酮症酸中毒和糖尿病昏迷。

8.慢性胰腺炎

重症胰腺炎病例可因胰腺泡大量破坏而并发胰外分泌功能不全,演变成慢性胰腺炎。

9.猝死

猝死见于极少数病例,由胰腺－心脏性反应所致。

四、检查

实验室检查对胰腺炎的诊断具有决定性意义,一般对水肿型胰腺炎,检测血清淀粉酶和尿淀粉酶已足够,对出血坏死型胰腺炎,则需检查更多项目。

(一)淀粉酶测定

血清淀粉酶常于起病后 2～6 小时开始上升,12～24 小时达高峰,一般大于 500 U。轻者 24～72 小时即可恢复正常,最迟不超过 5 天。如血清淀粉酶持续增高在 1 周以上,常提示有胰管阻塞或假性囊肿等并发症。病情严重度与淀粉酶升高程度之间并不一致,出血坏死型胰腺炎,因胰腺泡广泛破坏,血清淀粉酶值可正常甚至低于正常。若无肾功能不良,则尿淀粉酶常明显增高,一般在血清淀粉酶增高后2 小时开始增高,维持时间较长,在血清淀粉酶恢复正常后仍可增高。尿淀粉酶下降缓慢,为时1～2 周,故适用于起病后较晚入院的患者。

胰淀粉酶分子量约 55 000 D,易通过肾小球。急性胰腺炎时胰腺释放胰舒血管素,体内产生大量激肽类物质,引起肾小球通透性增加,肾脏对胰淀粉酶清除率增加,而对肌酐清除率无改变。故淀粉酶、肌酐清除率比率(cam/ccr)测定可提高急性胰腺炎的诊断特异性。健康人的 cam/ccr 为 1.5%～5.5%。平均为3.1%±1.1%,急性胰腺炎为 9.8%±1.1%,胆总管结石时为

3.2%±0.3%。cam/ccr 大于 5.5% 即可诊断急性胰腺炎。

(二)血清胰蛋白酶测定

血清胰蛋白酶应用放射免疫法测定,健康人及非胰病患者平均为 400 ng/mL,急性胰腺炎时增高 10~40 倍。因胰蛋白酶仅来自胰腺,故具特异性。

(三)血清脂肪酶测定

血清脂肪酶正常范围为 0.2~1.5 U。急性胰腺炎时脂肪酶血活性升高,常大于 1.7 U。该酶在病程中升高较晚,且持续时间较长,为 7~10 天。在淀粉酶恢复正常时,脂肪酶仍升高,故对起病后就诊较晚的急性胰腺炎病例有诊断价值。特别有助于与流行性腮腺炎加以鉴别,后者无脂肪酶升高。

(四)血清正铁清蛋白(methemalbumin, MHA)测定

腹腔内出血后,红细胞破坏释放的血红蛋白经脂肪酸和弹性蛋门酶作用,转变为正铁血红蛋白。正铁血红蛋白与清蛋白结合形成 MHA。出血坏死型胰腺炎起病 12 小时后血中 MHA 即出现,而水肿型胰腺炎呈阴性,故 MHA 测定可作为该两型胰腺炎的鉴别方法。

(五)血清电解质测定

急性胰腺炎时血钙通常不低于 2.12 mmol/L。血钙小于 1.75 mmol/L,仅见于重症胰腺炎患者。低钙血症可持续至临床恢复后 4 周。如胰腺炎由高钙血症引起,则出现血钙升高。对任何胰腺炎发作期血钙正常的患者,在恢复期均应检查有无高钙血症存在。

(六)其他

测定 α_2 巨球蛋白、α_1 抗胰蛋白酶、磷脂酶 A_2、C-反应蛋白、胰蛋白酶原激活肽及粒细胞弹性蛋白酶等均有助于鉴别轻、重型急性胰腺炎,并能帮助病情判断。

五、护理

(一)休息

患者在发作期要绝对卧床休息,或取屈膝侧卧位等舒适体位,避免衣服过紧,剧痛而辗转不安者要防止坠床,保证睡眠,室内应保持安静。

(二)输液

急性出血坏死型胰腺炎的抗休克和纠正酸碱平衡紊乱自入院起贯穿整个病程,护理上需经常、准确记录 24 小时出入量,依据病情灵活调节补液速度,保证液体在规定的时间内输完,每天尿量应大于 500 mL。必要时建立两条静脉通道。

(三)饮食

饮食治疗是综合治疗中的重要环节。近来临床中发现,少数胰腺炎患者往往在有效的治疗后,因饮食不当而加重病情,甚至危及生命。采用分期饮食新法则取得较满意效果。胰腺炎的分期饮食分为禁食、胰腺炎Ⅰ号饮食、胰腺炎Ⅱ号饮食、胰腺炎Ⅲ号饮食、低脂饮食五期。

1.禁食

绝对禁食可使胰腺安静休息,胰腺分泌减少至最低。患者需限制饮水,口渴者可含漱或湿润口唇。此期患者需静脉补充足够液体及电解质。禁食适用于胰腺炎的急性期,一般患者为 2~3 天,重症患者为 5~7 天。

2.胰腺炎Ⅰ号饮食

胰腺炎Ⅰ号饮食内不含脂肪和蛋白质。主要食物有米汤、果子水、藕粉，每天 6 餐，每次约 100 mL，每天热量约为 1.4 kJ(334 卡)，用于病情好转初期的试餐阶段。此期仍需给患者补充足够液体及电解质。Ⅰ号饮食适用于急性胰腺炎患者的康复初期，一般在病后 5～7 天。

3.胰腺炎Ⅱ号饮食

胰腺炎Ⅱ号饮食内含少量蛋白质，但不含脂肪。主要食物有小豆汤、果子水、藕粉、龙须面和少量鸡蛋清，每天 6 餐，每次约 200 mL，每天热量约为 1.84 kJ。此期可给患者补充少量液体及电解质。Ⅱ号饮食适用于急性胰腺炎患者的康复中期(病后 8～10 天)及慢性胰腺炎患者。

4.胰腺炎Ⅲ号饮食

胰腺炎Ⅲ号饮食内含有蛋白质和极少量脂类。主要食物有米粥、小豆汤、龙须面、菜末、鸡蛋清和豆油(5～10 g/d)，每天 5 餐，每次约 400 mL，总热量约为 4.5 kJ。Ⅲ号饮食适用于急、慢性胰腺炎患者康复后期，一般在病后 15 天左右。

5.低脂饮食

低脂饮食内含有蛋白质和少量脂肪(约 30 g)，每天 4～5 餐，用于基本痊愈患者。

(四)营养

急性胰腺炎时，机体处于高分解代谢状态，代谢率可高于正常水平的 20%～25%，同时感染致大量血浆渗出。因此，如无合理的营养支持，必将使患者的营养状况进一步恶化，降低机体抵抗力，延缓康复。

1.全胃肠外营养(total parenteral nutrition，TPN)支持的护理

急性胰腺炎特别是急性出血坏死型胰腺炎患者的营养任务主要由 TPN 来承担。TPN 具有使消化道休息、减少胰腺分泌、减轻疼痛、补充体内营养不良、刺激免疫机制、促进胰外漏自发愈合等优点。近来更有代谢调理学说认为，通过营养支持供给机体所需的能源和氮源，同时使用药物或生物制剂调理体内代谢反应，可降低分解代谢，共同达到减少机体蛋白质的分解，保存器官结构和功能的目的。应用 TPN 时需严密监护，最初数日每 6 小时检查血糖、尿糖，每 1～2 天检测血钾、钠、氯、钙、磷；定期检测肝、肾功能；准确记录 24 小时出入量；经常巡视，保持输液速度恒定，不突然更换无糖溶液；每天或隔日检查导管，消毒插管处皮肤，更换无菌敷料，防止发生感染。一旦发生感染要立即拔管，尖端部分常规送细菌培养。TPN 支持一般经过两周左右的时间，逐渐过渡到肠道营养(enteral nutrition，EN)支持。

2.EN 支持的护理

EN 即从空肠造口管中滴入要素饮食，混合奶、鱼汤、菜汤、果汁等多种营养。EN 护理要求如下。

(1)应用不能过早，一定待胃肠功能恢复、肛门排气后使用。

(2)EN 开始前 3 天，每 6 小时监测尿糖 1 次，每天监测血糖、电解质、酸碱度、血红蛋白、肝功能，病情稳定后改为每周 2 次。

(3)营养液浓度从 5% 开始渐增加到 25%，多以 20% 以下的浓度为宜。现配现用，4 ℃下保存。

(4)营养液滴速由慢到快，从 40 mL/h(15～20 滴/min)逐渐增加到 100～120 mL/h。由于小肠有规律性蠕动，当蠕动波近造瘘管时可使局部压力增高，甚至发生滴入液体逆流，因此在滴入过程

中要随时调节滴速。

(5)滴入空肠的溶液温度要恒定在 40 ℃左右,因肠管对温度非常敏感,故需将滴入管用温水槽或热水袋加温,如果应用不当很容易发生腹胀、恶心、呕吐、腹痛、腹泻等症状。

(6)灌注时取半卧位,滴注时床头升高 45°,注意电解质补充,不足的部分可用温盐水代替。

3.口服饮食的护理

经过 3～4 周的 EN 支持,此时患者进入恢复阶段,食欲增加,护理上要指导患者制定好食谱,少食多餐,食物要多样化,告诫患者切不可暴饮暴食增加胰腺负担,防止再次诱发急性胰腺炎。

(五)胃肠减压

抽吸胃内容和胃内气体可减少胰腺分泌,防止呕吐。虽本疗法对轻、中度急性胰腺炎无明显疗效,但对并发麻痹性肠梗阻的严重病例,胃肠减压是不可缺少的治疗措施。减压同时可向胃管内间歇注入氢氧化铝凝胶等碱性药物中和胃酸,间接抑制胰腺分泌。腹痛基本缓解后即可停止胃肠减压。

(六)药物治疗的护理

1.镇痛解痉

给予阿托品、654-2、溴丙胺太林、可待因、水杨酸、异丙嗪、派替啶等及时对症处理以减轻患者痛苦。据报道,静脉滴注硫酸镁有一定镇痛效果。禁单用吗啡止痛,因其可引起奥狄括约肌痉挛加重疼痛。抗胆碱能药也不宜长期使用。

2.预防感染

轻症急性水肿型胰腺炎通常无须使用抗生素。出血坏死型易并发感染,应使用足量有效抗生素。处理时应按医嘱正确使用抗生素,合理安排输注顺序,保证体内有效浓度,保持患者体表清洁,尤其应注意口腔及会阴部清洁,出汗多时应尽快擦干并及时更换衣、裤等。

3.抑制胰腺分泌

抗胆碱能药物、制酸剂、H_2 受体拮抗剂、胰岛素与胰高糖素联合应用、生长抑素、降钙素、缩胆囊素受体拮抗剂(丙谷胺)等均有抑制胰腺分泌作用。使用时注意抗胆碱能药不能用于有肠麻痹者及老年人,H_2 受体拮抗剂可有皮肤过敏。

4.抗胰酶药物

早期应用抗胰酶药物可防止向重型转化和缩短病程。常用药有甲磺酸加贝酯、胞磷胆碱、6 氨基己酸等。使用前二者时应控制速度,药液不可溢出血管外,注意测血压,观察有无皮疹发生。对有精神障碍者慎用胞磷胆碱。

5.胰酶替代治疗

慢性胰功能不全者需长期用胰浸膏。餐前服用效佳。注意观察,少数患者可出现过敏和叶酸水平下降。

(七)心理护理

对急性发作患者应予以充分的安慰,帮助患者减轻或去除疼痛加重的因素。由于疼痛持续时间长,患者常有不安和郁闷而主诉增多,护理时应以耐心的态度对待患者的痛苦和不安情绪,耐心听取其诉说,尽量理解其心理状态。采用松弛疗法、皮肤刺激法等方法减轻疼痛。向患者充分解释禁食等各项治疗处理方法及重要意义,关心、支持和照顾患者,使其情绪稳定、配合治疗,以促进病情好转。

第八节　胰腺癌

一、概述

(一)病因

胰腺癌的病因至今尚不完全清楚。各方面流行病学调查显示,有些因素与胰腺癌的发病相关,有些因素存在分歧。

1.人口因素和地区分布

胰腺癌多见于西方工业化国家。

2.家族和遗传因素

患以下6种遗传性疾病者胰腺癌的发病机会增多:遗传性非息肉症型直肠癌、家族性乳腺癌、佩吉特病、共济失调-毛细血管扩张症、家族性非典型多发性痣-黑色素瘤综合征、遗传性胰腺炎。

3.与其他疾病的关系

慢性胰腺炎、糖尿病、甲状腺肿瘤、其他良性内分泌瘤、囊性纤维变形等可能与胰腺癌的发病相关。

4.生活与环境因素

无论男女,吸烟者胰腺癌发病率高于不吸烟者2~16倍。高能量、高蛋白、高脂肪摄入与胰腺癌相关。此外,高碳水化合物、肉类、高胆固醇、亚硝胺和高盐食品均属不利因素。饮食中的纤维素、维生素C、水果、蔬菜都是预防胰腺癌的有利因素;不进食或少进食保藏食品,进食生、鲜、压力锅或微波炉制备的食品起保护作用。

(二)病理分型

1.胰腺癌部位分布

(1)胰头癌:占胰腺癌2/3以上,常压迫和浸润导致胰管管腔狭窄或闭塞,远端易继发胰腺炎。

(2)胰体、胰尾部:约占胰腺癌1/4。胰体、胰尾部肿瘤体积较大,常由浸润生长而致胰体、尾部周围有严重的癌性腹膜炎。

(3)全胰癌:约占胰腺癌1/20。

2.组织学分类

(1)导管细胞癌:最常见,约占90%。

(2)胰腺腺泡细胞癌。

(3)少见类型胰腺癌:多形性癌、腺鳞癌、黏液癌、大嗜酸性细胞癌及胰腺囊-实性肿瘤等。

(三)临床表现

1.腹痛

腹痛是最常见的临床症状,近半数为首发症状。在胰腺癌的整个病程中,几乎所有病例都有不同性质和不同程度的疼痛出现。

2.黄疸

梗阻性黄疸是胰腺癌的另一重要症状,是胰头癌的主要症状和体征,由癌肿侵及胆总管所致。

3.消化道症状

由于胰液和胆汁排出受阻,患者常有食欲不振、上腹饱胀、消化不良、便秘或腹泻。上腹部不适多为上腹闷堵感觉,食后饱胀。10%～30%的患者以此为首发症状。

4.消瘦

体重减轻也是胰腺癌的常见症状。其特征是发展速度快,发病后短期内即出现明显消瘦,短期内体重减轻 10 kg 甚至更多。可能是胰腺癌及癌旁胰岛细胞因子干扰糖原代谢,引起胰岛素抵抗,使机体不能有效利用葡萄糖而致消瘦。

5.发热

至少有 10%的胰腺癌患者病程中有发热出现,表现为低热、高热、间歇热或不规则发热等,可伴有畏寒,黄疸也随之加深,易被误诊为胆石症。

6.血栓性静脉炎

中晚期胰体、胰尾部癌患者可并发下肢游走性或多发性血栓性静脉炎,表现为局部红、肿、热、痛等并可扪及条索状硬块;偶可发生门静脉血栓性静脉炎,出现门静脉高压。

7.症状性糖尿病

部分胰腺癌患者可在上述症状出现之前发生症状性糖尿病,也可能原已控制的糖尿病无特殊原因突然加重。

8.精神症状

部分患者可出现焦虑、抑郁、失眠、急躁及个性改变等精神症状。

(四)诊断

1.实验室检查

肿瘤标志物检测包括 CEA、CA19-9、CA724、CA50 等。CEA 胰腺癌阳性率为 83%～92%,术后CEA升高提示复发;CA19-9 对胰腺癌具有高度敏感性和特异性,应用免疫过氧化酶法检测 CA19-9,胰腺癌准确率高达 86%。大多数浸润型胰腺癌可检测到 K-ras 基因突变。Ras 基因的突变激活可引起血管内皮生长因子(vascular endothelial growth factor, VEGF)表达上调。约 73%的胰腺癌患者发现 P53 基因突变。

2.影像学检查

(1)内镜逆行胰胆管造影(endoscopic retrograde chclongio panctetography, ERCP):将内镜插至十二指肠降段,在乳头部经内镜活检孔道插入造影导管,并进入乳头开口部、胆管和胰管内,注入对比剂,使胰管、胆管同时或先后显影,称为 ERCP。胰头癌 ERCP 的诊断准确率可高达 95%。通过 ERCP 收集胰液做脱落细胞学检查,对胰腺癌的阳性诊断率可达 75%。

(2)血管造影检查:胰腺血管造影的适应证为确定胰腺内分泌肿瘤的位置,判断有无浸润、胰腺癌手术切除可能性等。

(3)胰腺 CT 检查:目前仍是检测胰腺癌及做肿瘤分期的最常用方法,其检出肿瘤的阳性预测值可超过 90%;在判定肿瘤不能切除时,阳性率为 100%。

（4）胰腺 MRI 检查：磁共振胰胆管成像（MRCP）是今年迅速发展起来的技术。

（5）超声成像：彩色超声血流成像具有无创、价廉、无须对比剂等优点，可单独判断和量化肿瘤的心血管化程度、肿瘤侵犯血管的情况及血管性疾病。

（五）治疗

胰腺癌恶性程度高，局部发展快，转移早，治疗效果不佳。

1.手术治疗

手术是胰腺癌获得根治的唯一机会，只有 10％的胰腺癌患者获得手术的机会。能被切除的胰腺癌为：肿瘤可被完全切除，而无癌组织残留；肿瘤未侵及重要邻近器官；无血源性或远处淋巴结转移。

2.放射治疗

对于手术不能切除病例，采用放疗和化学治疗（简称"化疗"）结合可以提高疗效，明显延长患者生存期。单纯放疗者中位生存期明显低于放化疗结合患者。

3.化学治疗

全身化疗可作为胰腺癌的辅助治疗，也可作为局部晚期不能切除或有转移病变胰腺癌的主要治疗。可作为胰腺癌的新辅助治疗，也可作为术后复发的姑息治疗。常见化疗药物有5-FU、吉西他滨、奥沙利铂、顺铂、伊立替康。

吉西他滨用量为 $1\,000\ mg/m^2$，静脉滴注超过 30 分钟，3 周内每周 1 次，连续 3 次，然后休息 1 周为一个周期。对于不能切除的转移性胰腺癌，单药吉西他滨是标准治疗。含吉西他滨的联合化、放疗可用于局部晚期不能切除的胰腺癌患者，也可作为辅助治疗。吉西他滨两药联合可选择 GP（吉西他滨＋顺铂）、GEME（吉西他滨＋厄洛替尼 3 周方案）、GC（吉西他滨＋卡培他滨）等。奥沙利铂联合 5-FU 可作为二线治疗。

4.靶向治疗

胰腺癌的生物靶向治疗逐渐引起重视。有研究显示，特罗凯联合吉西他滨治疗使胰腺癌患者中位生存期延长。

5.晚期胰腺癌的解救治疗

有梗阻及黄疸者可采用放置支架、激光手术、光动力治疗、放射治疗等迅速退黄；严重疼痛可联合放疗与吗啡类药物止痛，必要时给予神经毁损性治疗；肿瘤活动性出血可考虑姑息性手术或放疗；对于营养不良者及时给予肠道或肠道外营养。

胰腺癌由于诊断困难、病变进展迅速，以及缺乏有效的根治手段，诊断后仅 1％～4％的患者能够活到 5 年（2005 年，国际抗癌联盟）。临床特点为病程短、进展快、死亡率高，中位生存期为 6 个月左右，被称为"癌中之王"。

二、护理

（一）术前护理

1.心理护理

评估患者焦虑程度及造成其焦虑、恐惧的原因；鼓励患者说出不安的想法和感受；及时向患者列举同类手术后康复的病例，鼓励同类手术患者间互相访视；同时加强与家属及其社会支持系统的沟通和联系，使患者获得情感上的支持。

2.饮食护理

了解患者喜欢的饮食和饮食习惯,与营养师制定患者食谱。指导患者进食高蛋白、高糖、低脂、富含维生素、易消化的食物,如瘦肉、鸡蛋、鱼、豆类等,对于有摄入障碍的患者,按医嘱合理安排补液,补充营养物质,纠正水、电解质及酸碱失衡等。

3.按医嘱用药

输注清蛋白、氨基酸、新鲜血、血小板等,纠正低蛋白血症、贫血、凝血机制障碍等。

4.疼痛护理

70%～90%的胰腺癌患者具有疼痛症状,应为患者创造安静的环境,协助取舒适的卧位,减少压迫引起的疼痛,还可以运用音乐转移注意力,用按摩、热敷等疗法减少患者的痛苦,对仍不能缓减的患者可以按三级药物疗法方案,对患者使用镇痛药进行止痛。对于由压迫胰管及胆总管引起的疼痛可通过介入放置支架解除梗阻达到镇痛的目的。

5.皮肤护理

保持床单的整洁和舒适。对于黄疸的患者每天用温水擦浴1～2次,擦浴后涂止痒剂(炉甘石洗剂),并静脉补充维生素 K。出现瘙痒时,嘱患者可用手拍打,切忌用手抓;嘱患者瘙痒部位尽量不用肥皂等清洁剂清洁;对瘙痒难忍影响睡眠者,按医嘱予以镇静催眠药物。

6.肠道准备

术前三天进食半流质食物,术前两天进食流质食物,手术前一天禁食,并行肠道准备,如灌肠、口服肠道抗菌药物(甲硝唑、新霉素)。

7.术前宣教

介绍术前检查的必要性和重要性,指导患者正确地配合。向患者和家属讲解手术方式、过程及效果。教会患者正确咳嗽和床上排便的方法,为术后做准备。

(二)术后护理

1.密切监测生命体征

观察患者的神志,每30～60分钟测量生命体征1次,平稳后改为每2～4小时监测1次,并做好记录。

2.保暖

因术中暴露时间长、大量输液,以及麻醉药物的使用,患者往往体温过低,可在患者回病房之前准备好电热毯帮助患者保暖,尽量少用热水袋,防止烫伤。

3.观察腹部伤口

观察腹部伤口有无渗血,如有渗血应及时通知医师更换敷料,并准确做好记录。

4.保持各种管道的通畅

妥善固定各种管道,防止扭曲、折叠、滑脱,每1～2小时挤捏1次。观察引流物的颜色、量和性状。如为大量血性的液体,考虑为出血,应通知医师;如引流物中含有胃肠液、胆汁或胰液,考虑瘘的可能;如引流的液体混浊或有脓性液体,则可能继发感染。

5.疼痛护理

评估患者疼痛的程度,向患者解释术后疼痛的原因,协助患者取舒适体位,必要时使用镇痛药,并记录用药后的效果。

6.纠正水、电解质失衡,监测血糖

对于不能进食的患者应使用 TPN,当患者情况好转后可从 TPN 过渡到 EN。对全胰切除的患者,由于胰腺外分泌功能受到影响,应根据胰腺功能每天给予消化酶。

7.并发症的观察和护理

(1)出血:术后 24~48 小时的出血常由术中止血不彻底,或者是凝血功能异常引起。腹腔的严重感染、胰液腐蚀血管引起的出血发生在手术后 1~2 周,甚至更晚;手术创伤、胃潴留、胃黏膜屏障受损可导致胃黏膜糜烂引起上消化道大出血一般在术后 3~7 天。如患者出现神志改变、面色苍白、四肢湿冷、脉数及血压下降、呕血、黑便、腹痛等,胃管或腹腔引流管内出现大量的血性液体,应马上通知医师查明原因,按大出血患者进行处理;如是严重感染引起的应积极控制感染,应补充凝血因子,必要时行介入治疗。

(2)胰漏:可致腹腔感染和腹内腐蚀性出血,危害大,是术后死亡的主要原因之一。表现为腹痛、发热、胰肠吻合口附近的引流液增多,液体无黏性,色浅淡,引流液淀粉酶水平增高。胰漏一经证实要积极进行治疗。关键是采取有效的引流措施,在营养支持和抗感染措施下,大多数的胰漏在 2~4 周可自行愈合。对于胰漏对皮肤的腐蚀,可以使用氧化锌软膏对皮肤进行保护。对于迁延不愈的患者应做好心理护理,鼓励患者树立战胜疾病的信心。做窦道加压造影,了解窦道的深浅及走向,探用是否还有残腔存在,是否与其他的脏器相通。使用生长抑制剂减少胰液量,必要时使用手术治疗。

(3)胆瘘:多发生于术后 5~7 天,表现为腹痛、发热、T 管引流液突然减少,沿腹腔引流管或伤口溢出大量胆汁样的液体,每天数百毫升至 1000 mL。术后应保持 T 管的引流通畅,每天观察并记录引流量。

(4)腹腔脓肿:术后发生率为 4%~10%,引流不畅导致积液、继发感染,形成脓肿。表现为畏寒、高热、腹胀、胃肠蠕动障碍、白细胞计数增高等。术后应保持引流管引流通畅,每1~2小时挤捏引流管 1 次。病情稳定后,指导患者取半卧位以利引流。出现上述所描述的症状行 B 超或 CT 检查诊断定位。可在 B 超引导下行脓腔的穿刺置管引流术,并留取引流液做细菌培养,指导使用抗生素。

(5)胃排空延迟:多见于保留幽门胰十二指肠切除术(pylorus-preserving pancreatico duo-denectomy, PPPD),该手术术后发生胃排空障碍的约占 50%。主要表现为上腹饱胀、钝痛、呕吐等,应给予禁食、持续胃肠减压、高渗盐水洗胃、肠外营养支持,可用小剂量红霉素静脉缓慢滴注,有利于促进胃肠功能恢复。对于长时间留置胃管的患者应严格记录出入量,定时检查血电解质水平,并做好口腔护理。

(三)健康指导

(1)患者年龄在 40 岁以上,短期内出现持续性上腹部疼痛、腹胀、食欲减退、消瘦等症状时,应注意对其胰腺做进一步检查。

(2)饮食宜少量多餐。

(3)告知患者出现进行性消瘦、贫血、乏力、发热等症状时,及时就诊。

第九节 糖尿病

糖尿病是一种常见的代谢内分泌疾病,可分为原发性和继发性两类。原发性糖 BIO 病简称"糖尿病",其基本病理生理改变为胰岛素分泌绝对或相对不足,从而引起糖、脂肪和蛋白质代谢紊乱。临床以血糖升高、糖耐量降低和尿糖,以及多尿、多饮、多食和消瘦为特点。长期血糖控制不良可并发血管、神经、眼和肾脏等慢性并发症,急性并发症中以酮症酸中毒和高渗非酮性昏迷最多见和最严重。糖尿病的患病率在国内为 2%～3.6%。继发性糖尿病又称"症状性糖尿病",大多是继发于拮抗胰岛素的内分泌疾病。

一、病因

本病病因至今未明,目前认为与下列因素有关。

(一)遗传因素

遗传因素在糖尿病发病中的重要作用较为肯定,但遗传方式不清。糖尿病患者,尤其成年发病的糖尿病患者有明显的遗传因素已在家系调查中得到证实。同卵孪生子,一个人发现糖尿病,另一个人发病的机会就很大。

(二)病毒感染

尤以柯萨奇病毒 B、巨细胞病毒、心肌炎、脑膜炎病毒感染后,导致胰岛 β 细胞破坏致糖尿病。幼年型发病的糖尿病患者与病毒感染致胰岛功能减退关系更为密切。

(三)自身免疫紊乱

糖尿病患者常发现同时并发其他自身免疫性疾病,如甲状腺功能亢进症、慢性淋巴细胞性甲状腺炎等。此外,在部分糖尿病患者血清中可发现抗胰岛细胞的抗体。

(四)胰高糖素过多

胰岛细胞分泌胰高糖素,其分泌受胰岛素和生长激素抑制因子的抑制。糖尿病患者常发现胰高糖素水平增高,故认为糖尿病除有胰岛素相对或绝对不足外,还有胰高糖素的分泌增多。

(五)其他因素

现公认的现代生活方式,摄入的热卡过高而体力活动减少导致肥胖,紧张的生活工作节奏,社会、精神等应激增加等都与糖尿病的发病有密切的关系。

二、糖尿病的分类

(一)1 型糖尿病

1 型糖尿病的特征为起病较急,三多一少症状典型,有酮症倾向,体内胰岛素绝对缺乏,故必须用胰岛素治疗,多为幼年发病。多伴特异性免疫或自身免疫反应,血中抗胰岛细胞抗体阳性。

(二)2 型糖尿病

2 型糖尿病多为成年起病,症状不典型,病情进展缓慢。对口服降糖药反应好,但后期可因胰岛 β 细胞功能衰竭而需胰岛素治疗。本型中有部分糖尿病患者幼年起病、肥胖,有明显遗传倾向,无须胰岛素治疗,称为幼年起病的成年型糖尿病。2型糖尿病中体重超过理想体重的20%为肥胖型,其余为非肥胖型。

(三)与营养失调有关的糖尿病(3型)

近年来,在热带、亚热带地区发现一些糖尿病患者表现为营养不良、消瘦;需要但不完全依赖胰岛素,对胰岛素的需要量大,且不敏感,但不易发生酮症。发病年龄在10~35岁,有些病例常伴有胰腺炎,提示糖尿病为胰源性,已发现长期食用一种高碳水化合物、低蛋白的木薯与3型糖尿病有关。该型中至少存在以下2种典型情况。

1.纤维结石性胰性糖尿病(fibrocal culous pancreatic diabetes, FCPD)

小儿期有反复腹痛发作史,病理可见胰腺弥漫性纤维化及胰管的钙化。我国已有该型病例报道。

2.蛋白缺乏性胰性糖尿病(protein-deficient pancreatic diabetes, PDPD)

PDPD无反复腹痛既往史,有胰岛素抵抗性但无胰管内钙化或胰管扩张。

(四)其他类型(继发性糖尿病)

(1)因胰腺损伤、胰腺炎、肿瘤、外伤、手术等损伤了胰岛,引起糖尿病。

(2)内分泌疾病引起的糖尿病:继发于库欣综合征、肢端肥大症、嗜铬细胞瘤、甲状腺功能亢进症等,升糖激素分泌过多。

(3)药物或化学物质损伤了胰岛 β 细胞引起糖尿病。

(4)胰岛素受体异常。

(5)某些遗传性综合征伴发的糖尿病。

(6)葡萄糖耐量异常:一般无自觉症状,多见于肥胖者。葡萄糖耐量显示血糖水平高于健康人,但低于糖尿病的诊断标准。有报道显示,对这部分人进行跟踪观察,其中50%的最终转化为糖尿病。部分患者经控制饮食、减轻体重,可使糖耐量恢复正常。

(7)妊娠期糖尿病(gestational diabetes mellitus, GDM):妊娠期发生的糖尿病或糖耐量异常。多数患者分娩后,糖耐量可恢复正常,约1/3的患者以后可转化为真性糖尿病。

三、临床表现

(一)代谢紊乱综合征

1.1型糖尿病

1型糖尿病以青少年多见,起病急,症状有口渴、多饮、多尿、多食、善饥、乏力、组织修复力和抵抗力降低、生长发育障碍等,易发生酮症酸中毒。

2.2型糖尿病

40岁以上、体型肥胖的患者多发。症状较轻,有些患者空腹血糖正常,仅进食后出现高血糖,尿糖阳性。部分患者饭后胰岛素分泌持续增加,3小时后甚至引起低血糖。在急性应激情况下,患者也可能发生酮症酸中毒。

(二)糖尿病慢性病变

1.心血管病变

大、中动脉硬化主要侵犯主动脉、冠状动脉、大脑动脉、肾动脉和肢体外周动脉,引起冠心病(心肌梗死)、脑血栓形成、肾动脉硬化、肢体动脉硬化等。患病年龄较轻,病情进展也较快。

冠心病和脑血管意外的患病率较非糖尿病者高 2～3 倍,是近代糖尿病患者的主要死因。肢体外周动脉硬化常以下肢动脉病变为主,表现为下肢疼痛、感觉异常和间歇性跛行等症状,严重者可导致肢端坏疽,糖尿病者肢端坏疽的发生率约为健康人的 70 倍,我国少见。心脏微血管病变及心肌代谢紊乱,可导致心肌广泛损害,称为糖尿病性心肌病。其主要表现为心律失常、心力衰竭、猝死。

2.糖尿病性肾病变

糖尿病史超过 10 年者合并肾脏病变较常见,主要表现在糖尿病性微血管病变、毛细血管间肾小球硬化症、肾动脉硬化和慢性肾盂肾炎。毛细血管间肾小球硬化症表现为蛋白尿、水肿、高血压,1 型糖尿病患者约 40%死于肾衰竭。

3.眼部病变

糖尿病患者眼部表现较多,血糖增高可使晶体和眼液(房水和玻璃体)中葡萄糖浓度也相应增高,临床表现为视觉模糊、调节功能减低、近视、玻璃体混浊和白内障。最常见的是糖尿病性视网膜病变。糖尿病病史超过 10～15 年,半数以上患者出现这些并发症,并可有小静脉扩张、水肿、渗出、微血管病变,严重者可导致失明。

4.神经病变

神经病变最常见的是周围神经病变,病程在 10 年以上者 90%以上的均出现。临床表现为对称性长袜形感觉异常,轻者为对称性麻木、触觉过敏、蚁行感。典型症状是针刺样或烧灼样疼痛,卧床休息时明显,活动时可稍减轻,以致患者不能安宁,触觉和痛觉在晚期减退是患者肢端易受创伤的原因。也可有运动神经受累、肌张力低下、肌力减弱、肌萎缩等晚期运动神经损害的表现。自主神经损害表现为直立性低血压、瞳孔小而不规则、光反射消失、泌汗异常、心动过速、胃肠功能失调、胃张力降低、胃内容物滞留、便秘与腹泻交替、排尿异常、尿潴留、尿失禁、性功能减退、阳痿等。

5.皮肤及其他病变

皮肤感染极为常见,如疖、痈、毛囊炎。真菌感染多见于足部感染、阴道炎、肛门周围脓肿。

四、实验室检查

(1)空腹尿糖、餐后 2 小时尿糖阳性。

(2)空腹血糖大于 7 mmol/L,餐后 2 小时血糖大于 11.1 mmol/L。

(3)血糖、尿糖检查不能确定糖尿病诊断时,可做口服葡萄糖耐量试验(OGTT),如糖耐量减低,又能排除非糖尿病所致的糖耐量降低的因素,则有助于糖尿病的诊断。

(4)血浆胰岛素水平:胰岛素依赖型者,空腹胰岛素水平低于正常值。

五、护理观察要点

(一)病情判断

糖尿病患者入院后首先要明确患者是属于哪一型的,是 1 型还是 2 型。病情的轻重、有无并发症,包括急性和慢性并发症。对于合并急性并发症如糖尿病酮症酸中毒、高渗非酮性昏迷等应迅速抢救,做好给氧、输液、定时检测血糖、血气分析、血电解质,以及尿糖、尿酮体等检查准备。

(二)胰岛素相对或绝对不足所致代谢紊乱症群观察

(1)葡萄糖利用障碍:由于肝糖原合成降低,分解加速,糖异生增加,临床出现明显高血糖和尿糖,口渴、多饮、多尿,善饥多食症状加剧。

(2)蛋白质分解代谢加速,导致负氮平衡,患者表现为体重下降、乏力,组织修复和抵抗力降低,儿童则出现发育障碍、延迟。

(3)脂肪动用增加,血游离脂肪酸浓度增高,酮体的生成超过组织排泄速度,可发展为酮症及酮症酸中毒。脂肪代谢紊乱可导致动脉粥样硬化,影响眼底动脉、脑动脉、冠状动脉、肾动脉及下肢动脉,发生相应的病变如心肌梗死、脑血栓形成、肾动脉硬化、肢端坏死等。

(三)其他糖尿病慢性病变观察

神经系统症状、视力障碍、皮肤变化,以及有无创伤、感染等。

(四)生化检验

尿糖、血糖、糖化血红蛋白、血脂、肝功能、肾功能、血电解质、血气分析等。

(五)糖尿病酮症酸中毒观察

1.诱因

常见的诱因是感染、胰岛素中断或减量过多、饮食不当、外伤、手术、分娩、情绪压力、过度疲劳等,对胰岛素的需要量增加。

2.症状

症状有烦渴、多尿、消瘦、软弱加重,逐渐出现恶心、呕吐、脱水,甚至少尿、肌肉疼痛、痉挛。也可有不明原因的腹部疼痛,中枢神经系统有头痛、嗜睡,甚至昏迷。

3.体征

(1)有脱水征:皮肤干燥,缺乏弹性、眼球下陷。

(2)库斯莫尔呼吸:呼吸深快和节律不整,呼气有酮味(烂苹果味)。

(3)循环衰竭表现:脉细速、四肢厥冷、血压下降甚至休克。

(4)各种反射迟钝、消失,嗜睡,甚至昏迷。

4.实验室改变

血糖显著升高,大于 16.7 mmol/L,血酮增高,二氧化碳结合力降低、尿糖及尿酮体呈强阳性反应,血白细胞增高。酸中毒失代偿期血 pH 小于 7.35,动脉 HCO_3^- 低于 15 mmol/L,剩余碱负值增大,血 K^+、Na^+、Cl^- 降低。

(六)低血糖观察

1.常见原因

糖尿病患者过多使用胰岛素、口服降糖药物,进食减少,或活动量增加而未增加食物的摄入。

2.症状

头晕、眼花、饥饿感、软弱无力、颤抖、出冷汗、心悸、脉快,严重者出现精神、神经症状甚至昏迷。

3.体征

面色苍白、四肢湿冷、心率加快、初期血压上升后期下降,共济失调,定向障碍,甚至昏迷。

4.实验室改变

血糖小于 2.78 mmol/L。

(七)高渗非酮性糖尿病昏迷的观察

1.诱因

最常见于老年糖尿病患者,常突然发作。感染、急性胃肠炎、胰腺炎、脑血管意外、严重肾脏疾患、血液透析治疗、手术及服用加重糖尿病的某些药物,如可的松、免疫抑制剂、噻嗪类利尿剂,在病程早期因误诊而输入葡萄糖液,口服大量糖水、牛奶,诱发或促使病情发展恶化,出现高渗非酮性糖尿病昏迷。

2.症状

多尿、多饮、发热、食欲减退、恶心、失水、嗜睡、幻觉、上肢震颤,最后陷入昏迷。

3.体征

失水及休克体征。

4.实验室改变

高血糖(>33.0 mmol/L)、高血浆渗透压(>330 mmol/L),高钠血症(>155 mmol/L)和氮质血症,血酮、尿酮阴性或轻度增高。

六、检查护理

(一)血糖

关于血糖的监测,目前国内大多地区一直用静脉抽取血浆(或离心取血清)测血糖,这对于病情轻、血糖控制满意者,以及只需数周观察一次血糖者仍是常用方法,但这种方法不可能自我监测。近年来,袖珍式快速毛细血管血糖计的应用日渐趋普遍,这种方法可由患者自己操作,进行监测。这种测定仪器体积较小,可随身携带,取手指血或耳垂血,只需一滴血,滴在血糖试纸条的有试剂部分。袖珍血糖计的种类很多,从操作来说大致可分为两类:一类是要抹去血液的,另一类则不必抹去血液。1分钟左右即可得到血糖结果。血糖监测的频度应该根据病情而定。袖珍血糖计只要操作正确,即可反映血糖水平,但操作不符合要求,如对于要抹去血液的血糖计,血液抹得不干净、血量不足、计时不准确等可造成误差。国外医院内设有专门的 DM 教员,由高级护师担任,指导患者正确的使用方法、如何校正血糖计、更换电池等。

1.空腹血糖

空腹血糖一般指过夜空腹 8 小时以上,于晨 6—8 时采血测得的血糖。反映了无糖负荷时体内的基础血糖水平。测定结果可受到前 1 天晚餐进食量及成分、夜间睡眠情况、情绪变化等因素的影响。故于测试前晚应避免进食过量或含油脂过高的食物,在保证睡眠及情绪稳定时检测。一般从肘静脉取血,止血带压迫时间不宜过长,应在几秒内抽出血液,以免血糖数值不准确,采血后立即送检。正常人空腹血糖为 3.8~6.1 mmol/L,如空腹血糖大于 7 mmol/L,提示胰岛分泌能力减少 3/4。

2.餐后 2 小时血糖

餐后 2 小时血糖指进餐后 2 小时所采取的血糖。有标准餐或随意餐两种进餐方式。标准餐是指按统一规定的碳水化合物含量所进的饮食,如 100 g 或 75 g 葡萄糖或 100 g 馒头等;随意餐多指患者平时常规早餐,包括早餐前、后常规服用的药物,为平常治疗效果的一个观察指标。两种方式均反映了定量糖负荷后机体的耐受情况。正常人餐后 2 小时血糖应小于 7 mmol/L。

3.即刻血糖

根据病情观察需要所选择的时间采血测定血糖,反映所要观察时的血糖水平。

4.口服葡萄糖耐量试验

观察空腹及葡萄糖负荷后各时点血糖的动态变化,了解机体对葡萄糖的利用和耐受情况,OGTT是诊断糖尿病和糖耐量低减(IGT)的重要检查。①方法:空腹过夜 8 小时以上,于晨6～8时抽血测定空腹血糖,抽血后即饮用含 75 g 葡萄糖的溶液(75 g 葡萄糖溶于 250～300 mL、20～30 ℃的温开水中,3～5 分钟饮完),于饮葡萄糖水后 1 小时、2 小时分别采血测定血糖。②判断标准:成人服 75 g 葡萄糖后 2 小时血糖大于等于11.1 mmol/L可诊断为糖尿病。血糖为7～11.1 mmol/L为葡萄糖耐量低减。

要熟知本试验方法,并注意以下影响因素。①饮食因素:试验前 3 天要求饮食中含糖量每天不少于150 g。②剧烈体力活动:在服糖前剧烈体力活动可使血糖升高,服糖后剧烈活动可致低血糖反应。③精神因素:情绪剧烈变化可使血糖升高。④药物因素影响:避孕药、心得安等应在试验前 3 天停药。此外,采血时间要准确,要及时观察患者的反应。

5.馒头餐试验

原理同 OGTT。本试验主要是对已明确诊断的糖尿病患者,需了解其对定量糖负荷后的耐受程度时选用,也可适用于不适应口服葡萄糖液的患者。准备 100 g 的馒头一个,其中含碳化合物的量约等于75 g 葡萄糖;抽取空腹血后食用,10 分钟内吃完,从吃第 1 口开始计算时间,分别于食后 1 小时、2 小时采血测定血糖。结果判断同 OGTT。

(二)尿糖

检查尿糖是诊断糖尿病最简单的方法,正常人每天仅有极少量葡萄糖从尿中排出(小于100 mg/d),一般检测方法不能测出。如果每天尿中排糖量大于 150 mg,则可测出。但除葡萄糖外,果糖、乳糖或尿中一些还原性物质(如吗啡、水杨酸类、水合氯醛、氨基比林、尿酸等)都可发生尿糖阳性。尿糖含量的多少除反映血糖水平外,还受到肾糖阈的影响,故对尿糖结果的判定要综合分析。下面是临床常用的尿糖测定的方法。

1.定性测定

定性测定为较粗糙的尿糖测定方法,依尿糖含量的高低,分为 5 个等级(表 2-3)。因检测方便,易于为患者接受。常用班氏试剂检测法:试管内滴班氏试剂 20 滴加尿液 2 滴煮沸冷却,观察尿液的颜色以判断结果。近年来尿糖试纸也广泛应用,为患者提供了方便。

表 2-3　尿糖定性结果

颜色	定性	定量/(g/dL)
蓝色	0	0
绿色	+	<0.5
黄色	++	0.5～1
橘红	+++	1～2
砖红	++++	>2

注:＋表示阳性。

2.随机尿糖测定

随机尿糖测定常作为粗筛检查。随机留取尿液测定尿糖,其结果反映测定前末次排尿后至测定时这一段时间所排尿中的含糖量。

3.次尿糖测定

次尿糖测定也称即刻尿糖测定。其方法是准备测定前先将膀胱内原有尿液排尽,适量(200 mL)饮水,30分钟后再留尿测定尿糖,此结果反映了测定当时尿中含糖量,常作为了解餐前血糖水平的间接指标。常用于新入院或首次使用胰岛素的患者、糖尿病酮症酸中毒患者抢救时,可根据三餐前及睡前4次尿糖定性结果,推测患者即时血糖水平,以利随时调整胰岛素的用量。

4.分段尿糖测定

将1天(24小时)按三餐进食、睡眠分为4个阶段,测定每个阶段尿中的排糖情况及尿量,间接了解机体在三餐进餐后及夜间空腹状态下的血糖变化情况,作为调整饮食及治疗药物用量的观察指标。其方法为按四段时间分别收集各阶段时间内的全部尿液,测量各段尿量并记录,分别留取四段尿标本10 mL测定尿糖。第一段为早餐后至午餐前(上午7—11时);第二段为午餐后至晚餐前(上午11时—下午5时);第三段为晚餐后至睡前(下午5时—晚上10时);第四段为入睡后至次日早餐前(晚上10时—次日上午7时)。

5.尿糖定量测定

尿糖定量测定指单位时间内排出尿糖的定量测定,通常计算24小时尿的排糖量。此项检查是对糖尿病患者病情及治疗效果观察的一个重要指标。方法如下:留取24小时全部尿液收集于一个储尿器内,测量总量并记录,留取10 mL送检,余尿弃之。或从已留取的四段尿标本中用滴管依各段尿量按比例(50 mL取1滴)吸取尿液,混匀送检即可。经葡萄糖氧化酶法测定每100 mL尿液中含糖量,结果乘以全天尿量(mL),再除以100,即为检查日24小时排糖总量。

七、饮食治疗护理

饮食治疗是糖尿病治疗中最基本的措施。通过饮食控制,减轻胰岛β细胞负担,以求恢复或部分恢复胰岛的分泌功能,对于年老肥胖者饮食治疗常常是主要或单一的治疗方法。

(一)饮食细算法

1.计算出患者的理想体重

身高(cm)－105＝体重(kg)。

2.饮食总热卡的估计

根据理想体重和工作性质,估计每天所需总热量。

儿童、孕妇、乳母、营养不良及消瘦者、伴有消耗性疾病者应酌情增加;肥胖者酌减,使患者体重逐渐下降到正常体重±5%。

3.食物中糖、蛋白质、脂肪的分配比例

蛋白质按成人每天每千克体重$(1\sim1.5)\times10^{-3}$ kg 计算,脂肪约为每天每千克体重$(0.6\sim1)\times10^{-3}$ kg,从总热量中减去蛋白质和脂肪所供热量,余则为糖所提供的热量。总括来说,糖类占饮食总热量的50%～60%,蛋白质占12%～15%,脂肪约占30%。但近来有实验证明,在总热卡不变的情况下,增加糖供热卡的比例,即糖类占热卡的60%～65%,对糖尿病的控制有利。此外,在糖类食物中,以高纤维碳水化合物更为有利。

4.热卡分布

三餐热量分布为 1/5、2/5、2/5 或 1/3、1/3、1/3,也可按饮食习惯和病情予以调整,如可以分为四餐等。

(二)饮食粗算法

(1)肥胖患者:每天主食 200～300 g,副食中蛋白质 30～60 g,脂肪 25 g。

(2)体重在正常范围者:轻体力劳动者,每天主食 250～400 g;重体力劳动者,每天主食 400～500 g。

(三)注意事项

(1)首先向患者阐明饮食治疗的目的和要求,使患者自觉遵守医嘱按规定进食。

(2)应严格定时进食,对于使用胰岛素治疗的患者,尤应注意。如因故不能进食,餐前应暂停注射胰岛素,注射胰岛素后,要定时进食。

(3)除三餐主食外,糖尿病患者不宜食用糖和糕点等甜食。水果含糖量多,病情控制不好时应禁止食用;病情控制较好,可少量食用。医护人员应劝说患者亲友不送其他食物,并要检查每次进餐情况,核对数量是否符合要求,患者是否按量进食。

(4)患者需进食甜食时,一般食用糖精或木糖醇或其他代糖品。

(5)控制饮食的关键在于控制总热量。在治疗开始,患者会因饮食控制而出现易饥饿的感觉,此时可增加蔬菜、豆制品等副食。在蔬菜中,碳水化合物含量少于 5% 的有南瓜、青蒜、小白菜、油菜、菠菜、西红柿、冬瓜、黄瓜、芹菜、大白菜、茄子、卷心菜、茭白、韭菜、丝瓜、倭瓜等。豆制品中,含碳水化合物为 1%～3% 的有豆浆、豆腐,含 4%～6% 的有豆腐干等,均可食用。

(6)在总热量不变的原则下,凡增加一种食物应同时相应减去其他食物,以保证平衡。指导患者熟悉并灵活掌握食品热量交换表。

(7)定期测量体重,一般每周 1 次。定期监测血糖、尿糖变化,观察饮食控制效果。

(8)当患者腹泻或饮食锐减时,要警惕腹泻诱发的糖尿病急性并发症,同时应注意有无电解质失衡,必要时给予输液以免过度脱水。

八、运动疗法护理

(一)运动的目的

运动能促进血液循环中的葡萄糖与游离脂肪酸的利用,降低血糖、甘油三酯,增加人体对胰岛素的敏感性,使胰岛素与受体的结合率增加。尤其对肥胖的糖尿病患者,运动既可减轻体重,降低血压,又能改善机体的异常代谢状况,改善血液循环与肌肉张力,增强体力,还能减轻患者的压力和紧张性。

(二)运动方式

最好做有氧运动,如散步、跑步、骑自行车、做广播操、游泳、爬山、打太极拳、打羽毛球、滑冰、划船等。其中步行安全简便,容易坚持,可作为首选的锻炼方式。步行 30 分钟约消耗能量 0.4 J,如每天坚持步行 30 分钟,1 年内可减轻体重 4 kg。骑自行车每小时消耗 1.2 J,游泳每小时消耗 1.2 J,跳舞每小时消耗 1.21 J,球类活动每小时消耗 1.6～2.0 J。

(三)运动时间的选择

2 型糖尿病患者运动时肌肉利用葡萄糖增多、血糖明显下降,但不易出现低血糖。因此,2 型糖尿病患者什么时候进行运动无严格限制。1 型糖尿病患者在餐后 0.5～1.5 小时运动较为合适,可使血糖下降。

(四)注意事项

(1)在运动前,首先请医师评估糖尿病的控制情况,有无增殖性视网膜病变、肾病和心血管病变。有微血管病变的糖尿病患者,在运动时最大心率应限制在同年龄正常人最大心率的 80%～85%,血压升高不要超过 26.6/13.8 kPa,晚期病变者,应限于快步走路或轻体力活动。

(2)采用适中的运动量,逐渐增加,循序渐进。

(3)不在胰岛素作用高峰时间运动,以免发生低血糖。

(4)运动肢体注射胰岛素,可使胰岛素吸收加快,应予注意。

(5)注意运动诱发的迟发性低血糖,可在运动停止后数小时发生。

(6)制订运动计划,持之以恒,不要随便中断,但要避免过度运动,反而使病情加重。

九、口服降糖药物治疗护理

口服降糖药主要有磺脲类和双胍类,是治疗大多数 2 型糖尿病的有效药物。

(一)磺脲类

磺脲类包括 D860、优降糖、达美康、美吡哒、格列波脲、糖适平等。

1.作用机制

作用机制主要是刺激胰岛 β 细胞释放胰岛素,还可以减少肝糖原输出,增加周围组织对糖的利用。

2.适应证与禁忌证

只适用于胰岛 β 细胞有分泌胰岛素功能者。①2 型糖尿病的轻、中度患者。②单纯饮食治疗无效的 2 型糖尿病。③1 型糖尿病和重度糖尿病、有酮症史或出现严重的并发症,以及肝、肾疾患和对磺脲类药物过敏者均不宜使用。

3.服药观察事项

(1)磺脲类药物,尤其是优降糖,用药剂量过大时,可发生低血糖反应,甚至低血糖昏迷,如果患者伴有肝、肾功能不全或同时服用一些可以延长磺脲类药物作用时间的药物,如心得安、苯妥英钠、水杨酸制剂等都可能促进低血糖反应出现。

(2)胃肠道反应,如恶心、厌食、腹泻等。出现这些不良反应时,服用制酸剂可以使症状减轻。

(3)出现较少的不良反应如变态反应,表现为皮肤红斑、荨麻疹。

(4)发生粒细胞减少、血小板减少、全血细胞减少和溶血性贫血。这些症状常出现在用药 6～8 周后,出现这些症状或不良反应时,应及时停药和予以相应处理。

(二)双胍类

常用药物有降糖片(二甲双胍)。苯乙双胍现已少用。

1.作用机制

双胍类降糖药可增加外周组织对葡萄糖的利用,减少糖原异生,使肝糖原输出下降,也可通过抑制肠道吸收葡萄糖、氨基酸、脂肪、胆固醇来发挥作用。

2.适应证

(1)主要用于治疗 2 型糖尿病中经饮食控制失败者。

(2)肥胖需减重但又难控制饮食者。

(3)1 型糖尿病用胰岛素后血糖不稳定者可加服降糖片。

(4)已试用磺脲类药物或已加用运动治疗失效时。

3.禁忌证

(1)凡肝肾功能不好、低血容量等患者用此药物易引发乳酸性酸中毒。

(2)1 型糖尿病患者不能单用此药。

(3)有严重糖尿病并发症。

4.服药观察事项

服用本药易发生胃肠道反应,因有效剂量与发生不良反应剂量很接近,常见胃肠症状有厌食、恶心、呕吐、腹胀、腹泻等;多发生在用药 1～2 天时,易致体重下降,故消瘦者慎用。双胍类药物可抑制维生素 B_{12} 吸收,导致维生素 B_{12} 缺乏;可引起乳酸性酸中毒;长期服用可致嗜睡、头昏、倦怠、乏力。

十、胰岛素治疗护理

胰岛素能加速糖利用,抑制糖原异生以降低血糖,并改善脂肪和蛋白质代谢,目前使用的胰岛素制剂是从家畜(牛、猪)或鱼的胰腺制取的,现已有人工基因重组合成的人胰岛素也常用,如诺和灵、优泌林等。因胰岛素是一种蛋白质,口服后易被消化酶破坏而失效,故需用注射法给药。

(一)适应证

1 型糖尿病患者,重型消瘦型,糖尿病急性并发症或有严重心、肾、眼并发症的糖尿病,饮食控制或口服降糖药不能控制病情时,外科大手术前后,妊娠期、分娩期。

(二)制剂类型

制剂类型可分为速(短)效、中效和长效三种。这三种均可经皮下或肌内注射,而仅短效胰岛素可做静脉注射用。

(三)注意事项

(1)胰岛素的保存:长效及中效胰岛素在 5 ℃可放置 3 年效价不变,而普通胰岛素(RI)在 5 ℃放置3 个月后效价稍减。一般而言,中效及长效胰岛素比 RI 稳定。胰岛素在使用时放在室温中 1 个月效价不会改变。胰岛素不能冰冻,温度太低可使胰岛素变性。在使用前应注意观察,如发现有异样或结成小粒的情况应弃之不用。

(2)注射胰岛素剂量需准确,用 1 mL 注射器抽吸。要注意剂量换算,有的胰岛素 1 mL 内含 40 U,也有含 80 U、100 U 的,必须分清,注意不要把 U 误认为毫升。

(3)使用时注意胰岛素的有效期,一般各种胰岛素出厂后有效期多为 1～2 年,过期胰岛素影响效价。

(4)用具和消毒:1 mL 玻璃注射器及针头用高压蒸气消毒最理想,在家庭中可采用 75% 乙醇浸泡法,每周用水煮沸 15 分钟。现多采用一次性注射器、笔式胰岛素注射器等。

(5)混合胰岛素的抽吸:普通胰岛素和鱼精蛋白锌胰岛素(protamine zinc insulin, PZI)同时注射时要先抽 RI 后抽 PZI 并充分混匀,因为 RI 是酸性,其溶液不含酸碱缓冲液,而 PZI 则含缓冲液,若先抽 PZI 则可能使 RI 因 pH 改变而变性,反之,如果把小量 RI 混至 PZI 中,因 PZI 有缓冲液,对 pH 的影响不大。另外 RI 与 PZI 混合后,在混合液中 RI 的含量减少,而 PZI 含量增加,这是因为 PZI 里面所含鱼精蛋白锌只有一部分和胰岛素结合,一部分没有结合,当 RI 与其混合后,没有结合的一部分能和加入的 RI 结合,使其变成 PZI。大约 1 U 可结合 0.5 U,也有人认为可以结合 1 U。

(6)注射部位的选择与轮替:胰岛素采用皮下注射法,宜选择皮肤疏松部位,如上臂三角肌、臀大肌、股部、腹部等,若患者自己注射以股部和腹部最方便。注射部位要有计划地轮替进行(左肩—右肩—左股—右股—左臀—右臀—腹部—左肩),针眼之间应间隔 1.5~2 cm,1 周内不要在同一部位注射两次,以免形成局部硬结,影响药物的吸收及疗效。

(7)经常运动的部位会造成胰岛素吸收太快,应避免注射。吸收速度依注射部位而定,如普通胰岛素注射于三角肌后吸收速度快于大腿前侧,大腿、腹部注射又快于臀部。

(8)餐前 15~30 分钟注射胰岛素,严格要求患者按时就餐,注射时间与进餐时间要密切配合好,防止低血糖反应的发生。

(9)各种原因引起的食欲减退、进食量少或因胃肠道疾病呕吐、腹泻而未及时减少胰岛素用量,都可引起低血糖。因此,注射前要注意患者的病情变化,询问进食情况,如有异常,及时报告医师做相应处理。

(10)如从动物胰岛素改换成人胰岛素,则应减少剂量,大约减少 1/4 剂量。

(四)不良反应观察

1.低血糖反应

低血糖反应是最常见不良反应,其反应有饥饿、头晕、软弱、心悸、出汗、脉速等,重者晕厥、昏迷、癫痫等,轻者进食饼干、糖水,重者静脉注射 50% 葡萄糖溶液 20~40 mL。

2.变态反应

极少数人有变态反应,如荨麻疹、血管神经性水肿、紫癜等。可用抗组织胺类药物,重者需调换胰岛素剂型,或采用脱敏疗法。

3.胰岛素性水肿

胰岛素性水肿多在糖尿病控制不良、糖代谢显著失调经胰岛素治疗迅速得到控制时出现。表现为下肢轻度水肿直至全身性水肿,可自然消退。处理方法主要是给患者低盐饮食、限制水的摄入,必要时给予利尿剂。

4.局部反应

注射部位红肿、发痒、硬结、皮下脂肪萎缩等,多见于小儿与青年。预防可采用高纯度胰岛素制剂,注射部位轮替、胰岛素深部注射法。

十一、慢性并发症的护理

(一)感染的预防护理

糖尿病患者因三大代谢紊乱,机体抵抗力下降,易发生各种感染,因此需采取以下护理措施。

(1)加强皮肤护理:因高血糖及维生素 B 代谢紊乱,可致皮肤干燥、发痒;在酮症酸中毒时酮体自汗腺排出可刺激皮肤而致瘙痒。故需勤沐浴,以减轻刺痒,避免因皮肤抓伤而引起感染,皮肤干燥者可涂擦羊毛脂保护。

(2)女患者因尿糖刺激,外阴常瘙痒,必须每晚用温水清洗,尿后可用 4% 硼酸液冲洗。

(3)对皮肤感觉障碍者,应避免任何刺激。避免用热水袋保暖,防止烫伤。

(4)每晚用温水泡脚,水温不宜过热,防止烫伤。穿宽松柔软鞋袜,修剪趾甲勿损伤皮肤,以免发生感染,形成糖尿病足。

(5)保持口腔卫生,坚持早晚刷牙,饭后漱口,酮症酸中毒患者口腔有烂苹果味,必须加强口腔护理。

(6)嘱患者预防呼吸系统感染,及时增减衣服,注意保暖。已有感染时,应及时治疗,预防并发肺炎。

(7)根据细菌感染的病变部位,进行针对性观察护理。如泌尿道感染时,要注意有无排尿困难、尿少、尿频、尿痛等症状,注意尿标本的收集,保持外阴部清洁;皮肤化脓感染时进行清洁换药。

(二)糖尿病肾脏病变护理

除积极控制高血糖外,主要是限制患者活动,给予低盐高蛋白饮食,对应用激素的患者,注意观察用药效果和不良反应。一旦出现肾衰竭,则需限制蛋白。由于肾衰竭,胰岛素灭活减弱,一些应用胰岛素治疗的患者,常因胰岛素未能及时调整而产生低血糖反应,甚至低血糖昏迷。

(三)神经病变的护理

(1)密切观察病情,及早控制高血糖,以减轻或预防神经病变。

(2)对于因周围神经损害而剧烈疼痛者除用止痛剂及大量维生素 B_1 外,要进行局部按摩和理疗,以改善血液循环。对于那些痛觉异常过敏,不能接触皮肤,甚至接触被服亦难忍受者,要注意室内保暖,用支撑架支撑被褥,以避免接触引起的剧痛,并注意安慰患者,解除其烦恼。教会患者每天检查足部,预防糖尿病足的发生。

(3)如出现五更泻或膀胱收缩无力等自主神经症状,要注意勤换内裤、被褥,做好肛周清洁护理,防止损伤肛周皮肤。

(4)对膀胱收缩无力者,鼓励患者定时自行解小便和按压下腹部尽量排出残余尿,并要训练患者白天每 2~3 小时排尿 1 次,以弥补排尿感缺乏造成的不足。尿潴留明显需导尿时应严格无菌技术操作,采用闭式引流,每天用 1:5000 呋喃西林溶液冲洗膀胱,病情允许时尽早拔尿管。

(5)颅神经损害者,依不同病变部位采取不同的措施,如面神经损害影响眼睛不能闭合时,应注意保护眼睛,定期涂眼膏、戴眼罩。第Ⅸ、Ⅹ对颅神经损害进食困难者,应鼻饲流质饮食、维持营养,并防止吸入性肺炎、口腔炎及化脓性腮腺炎的发生。

(四)糖尿病足的护理

1.原因

糖尿病引起神经功能缺损及循环障碍,进而引起下肢及足部缺血、疼痛、麻木、感觉异常。40 岁以上糖尿病患者或糖尿病病史 10 年以上者,糖尿病足的发病率明显增高。

2.糖尿病足的危险信号

(1)吸烟者,因为吸烟可使循环障碍加重。

(2)末梢神经感觉丧失及末梢动脉搏动减弱或消失者。

(3)足的畸形,如高足弓爪形趾者。

(4)有足部溃疡或截肢史者。

3.护理措施

(1)每天查足部是否有水泡、裂口、擦伤,以及其他异常改变。如发现有皮肤发红、肿胀或脓肿等感染征象时,应立即到医院治疗。

(2)每天晚上用温水(低于 40 ℃)及软皂洗足,用柔软而吸水性强的毛巾,轻柔地将脚擦干。然后用羊毛脂或植物油涂抹并按摩足部皮肤,以保护皮肤的柔软性,防止干燥。

(3)如为汗脚者,可放少许滑石粉于趾间、鞋里及袜中。

(4)勿赤足行走,以免足部受伤。

(5)严禁用强烈的消毒药物如碘酒等,避免使用侵蚀性药物抹擦鸡眼和胼胝。

(6)为防止烫伤足部,禁用热水袋、电热毯及其他热源温暖足部。可通过多穿袜子、穿护脚套等保暖。但不要有松紧带,以免妨碍血液循环。

(7)足部变形者应选择质地柔软、透气性好,鞋头宽大的运动鞋或软底布鞋。

(8)每天做小腿和足部运动,以改善血液循环。

(9)若趾甲干脆,可用 1‰的硼砂温水浸泡半小时,以软化趾甲。

(10)指导患者每天检查并按摩双脚,注意足部皮肤颜色、完整性、表面温度及感染征象等。

十二、急性并发症抢救护理

(一)酮症酸中毒的护理

(1)按糖尿病及昏迷护理常规。

(2)密切观察体温(T)、脉搏(P)、呼吸(R)、血压(BP)、神志及全身症状,尤其要注意呼吸的气味,深度和频度的改变。

(3)留好标本提供诊治依据:尽快留取好血糖、钾、钠、氯、CO_2 结合力,肾功能、动脉血气分析、尿酮体等标本,及时送检。切勿在输液肢体抽取血标本,以免影响化验结果。

(4)患者入院后立即建立 2 条静脉通道,一条通道用以输入胰岛素,另一条通道主要用于大量补液及输入抗生素和碱性液体、电解质,以维持水电解质及酸碱平衡。

(5)采用小剂量胰岛素疗法,按胰岛素 4～10 U/h,如 24 U 胰岛素加入 1000 mL 生理盐水中静脉滴注,调整好输液速度(250 mL/h,70 滴/min 左右),最好使用输液泵调节。

(6)禁食,待神志清醒后改为糖尿病半流或普食。

(7)做好基础护理,预防皮肤、口腔、肺部及泌尿系感染等并发症。

(二)低血糖的护理

(1)首先了解胰岛素治疗情况,根据低血糖临床表现做出正确判断(与低血糖昏迷鉴别)。

(2)立即测定血糖浓度。

(3)休息与补糖:低血糖发作时卧床休息,轻者食用少量馒头、饼干等食物,重者(血糖低于 2.7 mmol/L)立即口服或静脉注射 50%葡萄糖 40～60 mL。

(4)心理护理:对神志清楚者,给予精神安慰,嘱其勿紧张,主动配合治疗。

(三)高渗非酮性昏迷的护理

(1)按糖尿病及昏迷护理常规。

（2）严密观察患者神志、精神、体温、脉搏、呼吸、血压、瞳孔等变化。

（3）入院后立即采集血糖、乳酸、二氧化碳结合力、血 pH、K^+、Na^+、Cl^- 及血、尿渗透压标本送检，并注意观察其结果，及时提供诊断治疗依据。

（4）立即建立静脉通道，做好补液护理，补液内容应依据所测得的血生化指标参数，正确选择输液种类。无血压下降者遵医嘱静脉滴注低渗盐水（0.45％～0.6％），输入时速度宜慢，慎防发生静脉内溶血及血压下降，注意观察血压、血钠、血糖情况。小剂量应用胰岛素，在血糖稳步下降的同时，严密观察患者有无低血糖的症状，一旦发现及时与医师联系进行处理。补钾时，注意液体勿渗出血管外，以免血管周围组织坏死。

（5）按昏迷护理常规，做好基础护理。

第三章 外科常见疾病的护理

第一节 脑卒中

脑血管病(CVD)是一组脑血管发生血液循环障碍而引起的脑功能障碍的疾病。脑卒中又称中风或脑血管意外,是一组以急性起病、局灶性或弥漫性脑功能缺失为共同特征的脑血管病,通常包括脑出血、脑梗死、蛛网膜下腔出血。脑卒中主要是血管壁异常、血栓、栓塞及血管破裂等所造成的神经功能障碍性疾病。我国脑卒中呈现高发病率、高复发率、高致残率、高死亡率的特点。据世界卫生组织调查结果显示,我国脑卒中发病率高于世界平均水平。世界卫生组织的心血管病人群监测(MONICA)研究表明,我国的脑卒中发生率正以每年8.7%的速率上升。我国第三次居民死因调查报告显示,脑血管病已成为国民第一位的死因。我国脑卒中的死亡率是欧美国家4~5倍,是日本的3.5倍,甚至高于泰国、印度等发展中国家。MONICA研究也表明,脑卒中病死亡率为20%~30%。世界卫生组织对中国脑卒中死亡的人数进行了预测,如果死亡率维持不变,到2030年,我国每年将有近400万人口死于脑卒中;如果死亡率增长1%,到2030年,我国每年将有近600万人口死于脑卒中。我国现幸存脑卒中患者近700万人,其中致残率高达75%,约有450万名患者不同程度地丧失劳动能力或生活不能自理。脑卒中复发率超过30%,5年内再次发生率达54%。

一、脑出血的护理评估

脑出血(ICH)是指原发于脑内动脉、静脉和毛细血管的病变出血,以动脉出血为多见,血液在脑实质内积聚,形成脑内血肿。脑内出血的临床病理过程与出血量和部位有关。小量出血时,血液仅渗透在神经纤维之间,对脑组织破坏较少;出血量较大时,血液在脑组织内积聚,形成血肿,血肿的占位效应压迫周围脑组织,撕裂神经纤维间的横静脉,使血肿进一步增大,血液成分特别是凝血酶、细胞因子 IL-1、TNF-α、血红蛋白的溶出等致使血肿周围的脑组织可在数小时内形成明显脑水肿、缺血和点状的微出血,血肿进一步扩大,导致邻近组织受压移位以致形成脑疝。脑内血肿和脑水肿可向内压迫脑室使之移位,向下压迫丘脑、下丘脑,引起严重的自主神经功能失调症状。幕上血肿时,中脑受压的危险性很大;小脑血肿时,延髓易于受下疝的小脑扁桃体压迫。脑内血肿可破入脑室或蛛网膜下腔,形成继发性脑室出血和继发性蛛网膜下腔出血。

(一) 病因分析

高血压、动脉硬化是自发性脑出血的主要病因,高血压患者约有1/3的概率发生脑出血,而93.91%的脑出血患者有高血压病史。其他还包括脑淀粉样血管病、动脉瘤、动-静脉畸形、动脉炎、血液病等。

(二) 临床观察

高血压性脑出血以50岁左右的高血压患者发病最多。与高血压的密切关系使年轻高血压患者甚至 30 余岁的患者也可发生脑出血。脑出血虽然在患者休息或睡眠时也会发生，但通常是在其白天情绪激动、过度用力，以及体力或脑力活动紧张时即刻发病。除有头昏、头痛、工作效率差、鼻出血等高血压症状外，平时患者身体一般无特殊情况。脑出血发生前常无预感，极个别患者在出血前数小时或数天诉有瞬时或短暂意识模糊、手脚动作不便或说话含混不清等脑部症状。高血压性脑出血常突然发生，起病急骤，往往在数分钟到数小时病情发展到高峰。

1. 壳核出血

大脑基底节为脑出血最常见的出血部位，约占脑出血的 60％。因其损伤到内囊故称为内囊出血。除具有脑出血的一般症状外，内囊出血的患者常有头和眼转向出血病灶侧，呈"凝视病灶"状和"三偏"症状，即偏瘫、偏身感觉障碍和偏盲。

（1）偏瘫：出血病灶对侧的肢体偏瘫，瘫痪侧鼻唇沟较浅，呼气时瘫侧面颊鼓起较高。瘫痪肢体由弛缓性瘫痪逐渐转为痉挛性瘫痪，上肢呈屈曲内收，下肢强直，腱反射转为亢进，可出现踝阵挛，病理反射阳性，呈典型上运动神经元性偏瘫。

（2）偏身感觉障碍：出血灶对侧偏身感觉减退，用针刺激患者肢体、面部时无反应或反应较另一侧迟钝。

（3）偏盲：在患者意识状态能配合检查时还可发现病灶对侧同向偏盲，主要是经过内囊的视辐射受累所致。

另外，主侧大脑半球出血可伴有失语症，脑出血患者亦可发生顶叶综合征，如体象障碍（偏瘫无知症、幻多肢症、错觉性肢体移位等）、结构性失用症、空间定向障碍等。记忆力、分析理解、计算等智能活动往往在脑出血后明显减退。

2. 脑桥出血

脑桥出血常突然起病，患者出现剧烈头痛、头晕、眼花、坠地、呕吐、复视、讷吃、吞咽困难、一侧面部发麻等症状。起病初意识可部分保留，但常在数分钟内进入深度昏迷。出血往往先自一侧脑桥开始，表现为交叉性瘫痪，即出血侧面部瘫痪和对侧上下肢弛缓性瘫痪。头和两眼转向非出血侧，呈"凝视瘫肢"状。脑桥出血常迅速波及躯体两侧，导致两侧面部和肢体均瘫痪，肢瘫大多呈弛缓性，少数呈痉挛性或呈去大脑强直症状。双侧病理反射呈阳性。患者头和两眼位置回到正中，两侧瞳孔极度缩小。这种"针尖样"瞳孔见于 1/3 的脑桥出血患者，为特征性症状，系脑桥内交感神经纤维受损所致。脑桥出血常阻断下丘脑对体温的正常调节而使患者体温急剧上升，呈持续高热状态。脑干呼吸中枢的影响，患者常出现不规则呼吸，可于早期就出现呼吸困难。脑桥出血后，如患者两侧瞳孔散大、对光反射消失、呼吸不规则、脉搏和血压失调、体温不断上升或突然下降，则提示病情危重。

3. 小脑出血

小脑出血多发生在一侧小脑半球，可导致急性颅内压增高，脑干受压，甚至发生枕骨大孔疝。此病起病急骤，少数患者病情凶险异常，可即刻导致神志深度昏迷，短时间内呼吸停止；多数患者起病时神志清楚，常诉一侧后枕部剧烈头痛和眩晕，呕吐频繁，发音含混；瞳孔往往缩小，两眼球向病变对侧同向凝视，病变侧肢体动作共济失调，但瘫痪可不明显，可有脑神经麻痹症状、颈项强直等。患者病情逐渐加重，意识渐趋模糊或昏迷，呼吸不规则。

4. 脑室出血

脑室出血（IVH）多因大脑基底节处出血后破入侧脑室，导致血液充满整个脑室和蛛网膜下隙系统。小脑出血和脑桥出血也可破入第四脑室，这种情况极其严重。患者往往在1~2小时陷入深度昏迷，出现四肢抽搐发作或四肢瘫痪。双侧病理反射呈阳性。四肢常呈弛缓性瘫痪，所有腱反射均引不出，可阵发出现强直性痉挛或去大脑强直状态。呕吐咖啡色残渣样液体，高热、多汗和瞳孔极度缩小，呼吸深沉，带有鼾声，后转为浅速和不规则。

（三）辅助检查

1. CT检查

CT检查可显示血肿部位、大小、形态，是否破入脑室，血肿周围有无低密度水肿带及占位效应、脑组织移位等。24小时内出血灶表现为高密度，边界清楚。48小时以后，出血灶高密度影周围出现低密度水肿带。

2. 数字减影血管造影（DSA）

脑血管DSA对颅内动脉瘤、脑血管畸形等的诊断均有重要价值。颈内动脉造影正位像可见大脑前、中动脉间距在正常范围，豆纹动脉外移（黑箭头）。

3. 磁共振成像（MRI）

MRI具有比CT更高的组织分辨率，且可直接多方位成像，无颅骨伪影干扰，又具有血管流空效应等特点，使其对脑血管疾病的显示率及诊断准确性比CT更胜一筹。CT能诊断的脑血管疾病，MRI均能做到；而对发生于脑干、颞叶和小脑等的血管性疾病，MRI比CT更佳；对脑出血、脑梗死的演变过程，MRI比CT显示更完整；对CT较难判断的脑血管畸形、烟雾病等，MRI比CT更敏感。

4. 经颅多普勒超声（TCD）

多普勒超声检查基本的参数为血流速度与频谱形态。血流速度增加可表示高血流量、动脉痉挛或动脉狭窄；血流速度减慢则可能是动脉近端狭窄或循环远端阻力增高的结果。

（四）内科治疗

（1）静脉补液：静脉给予患者生理盐水或乳酸林格氏液静点，维持正常的血容量。

（2）控制血糖：既往有糖尿病病史和血糖＞200 mg/L者应给予胰岛素。低血糖者最好给予10%~20%葡萄糖静脉输液，或静推50%葡萄糖溶液纠正。

（3）血压的管理：有高血压病史的患者，血压水平应控制在平均动脉压（MAP）130 mmHg以下。颅内压（ICP）监测增高的患者，脑灌注压（CPP）［CPP＝（MAP－ICP）］应保持大于70 mmHg。刚手术后的患者应避免平均动脉压大于110 mmHg。心力衰竭、心肌缺血或动脉内膜剥脱患者，血压＞200/110 mmHg时，应控制平均动脉压在130 mmHg以下。

（4）控制体温：体温大于38.5℃的患者及细菌感染者，给予退烧药及早期使用抗生素。

（5）维持体液平衡。

（6）禁用抗血小板和抗凝治疗。

（7）降颅压治疗：甘露醇（0.25~0.5 g/kg静脉滴注），每隔6小时给1次。通常每天的最大量是2 g/kg。

（8）纠正凝血异常：常用药物如华法林、鱼精蛋白、6-氨基己酸、凝血因子Ⅷ和新鲜血小板。

（五）手术治疗

1. 开颅血肿清除术

对基底节区出血和皮层下出血，传统手术为开颅血肿清除术。壳核出血一般经颞叶中回切开入路。1972 年，铃木（Suzuki）提倡经侧裂入路，以减少颞叶损害。脑室积血较多时可经额叶前角或经侧脑室三角区入路清除血肿，并行脑室外引流术。传统开颅术因时间较长、出血较多，手术常需全麻，术后并发症较多，易发生肺部感染及上消化道出血，使年龄较大、心肺功能较差的患者失去手术治疗的机会。其优点在于颅压高、有脑疝的患者可同时行去骨片减压术。

2. 颅骨开窗血肿清除术

这种手术用于壳核出血、皮层下出血及小脑出血。壳核出血在患侧颞部做一向前的弧形皮肤切口，分开颞肌，颅骨钻孔后扩大骨窗至 3cm×3cm 大小，星形剪开脑膜，手术宜在显微镜下进行，既可减小皮层切开及脑组织切除的范围，还能窥清出血点。在颞中回作 1.5cm 皮层切开，用窄脑压板轻轻牵开脑组织，见血肿后用吸引器小心吸除血块，其内侧壁为内囊方向不易出血，应避免压迫或电灼，而血肿底部外侧常见豆纹动脉出血点，用银夹夹闭或用双极电凝止血，其余地方出血常为静脉渗血，用吸收性明胶海绵片压迫即可止血。小脑出血如血肿不大、无扁桃体疝，也可在患侧枕外隆凸水平下 2cm，正中旁开 3cm 为中心做皮肤切口，钻颅后咬除枕鳞部成 3cm 直径骨窗即可清除小脑出血。该手术方法简单、快捷、失血较少，在局麻下也可完成，所以术后患者意识恢复较快，并发症特别是肺部感染相对减少，即使高龄、一般情况差的患者也可承受该手术。

3. 钻颅血肿穿刺引流术

这种手术多采用 CT 引导下立体定向穿刺加引流术。现主要有三种方法：以 CT 示血肿中心为靶点，局麻下颅骨钻孔行血肿穿刺，首次抽吸量一般达血肿量的 $1/3 \sim 1/2$，然后注入尿激酶 6000 U，$6 \sim 12$ 小时后再次穿刺及注药，或同时植入硅胶引流管作引流，以避免反复穿刺而损伤脑组织。用此方法治疗除脑干外的其他各部位出血 175 例，半年后随访优良率达 86%，死亡率达 11%。优点在于操作简单、安全，局麻下能完成，同时应用尿激酶可较全面地清除血肿，高龄或危重患者均可采用，但在出血早期，因血肿无液化，效果不好。

4. 椎颅血肿碎吸引流术

以 CT 示血肿中心为靶点，局麻下行椎颅血肿穿刺，植入带螺旋绞丝的穿刺针于血肿中心，在负压吸引下将血块粉碎吸出，根据吸除量及 CT 复查结果，血肿清除量平均可达 70%。此法简单易行，在急诊室和病床旁均可施行，高龄及危重患者也可应用。但有碎吸过度损伤脑组织及再出血危险，一般吸出量在血肿量 50%～70% 时即应终止手术。

5. 微创穿刺冲洗尿激酶引流术

这种手术是将锥颅、穿刺、冲洗引流功能融为一体的穿刺管，植入血肿中心后用含尿激酶、肝素的生理盐水每天冲洗 1 次，现已被许多医院应用。

6. 脑室外引流术

单纯脑室出血和脑内出血破入脑室无开颅指征者，可行脑室外引流术。一般行双额部钻孔引流，1980 年铃木提出在双侧眶上缘、中线旁开 3cm 处分别钻孔，置管行外引流，因放入的引流管与侧脑室体部大致平行，可引流出后角积血。也有人主张双侧置管，一管作冲洗、另一管用于引流，或注入尿激酶加速血块的溶解。

7. 脑内镜辅助血肿清除术

颅骨钻孔或小骨窗借助脑镜在直视下清除血肿，其对脑组织的创伤小，清除血肿后可以从不同角度窥清血肿壁。

二、蛛网膜下隙出血的护理评估

颅内血管破裂后血液流入蛛网膜下隙时，称为蛛网膜下腔出血（SAH）。自发性蛛网膜下腔出血可由多种病因所致，临床表现为急骤起病的剧烈头痛、呕吐、意识障碍、脑膜刺激征和血性脑脊液，占脑卒中的 10%～15%。其中半数以上是先天性颅内动脉瘤破裂所致，其余是各种其他的病因造成的。

（一）病因分析

引起蛛网膜下腔出血的病因很多，以动脉瘤破裂占多数，达 76%，动静脉畸形占 6%～9%，动静脉畸形合并动脉瘤占 2.7%～22.8%。较常见的为：①颅内动脉瘤及动静脉畸形的破裂；②高血压、动脉硬化引起的动脉破裂；③血液病，如白血病、血友病、恶性贫血等；④颅内肿瘤，原发者有胶质瘤、脑膜瘤等，转移者有支气管性肺癌等；⑤血管性变态反应，如多发性、结节性动脉炎，系统性红斑狼疮等；⑥脑与脑膜炎症，包括化脓性、细菌性、病毒性、结核性等；⑦抗凝治疗的并发症；⑧脑血管闭塞性疾病引起出血性脑梗死，脑底异常血管网病常以蛛网膜下腔出血为主要表现；⑨颅内静脉的血栓形成；⑩妊娠并发症。

（二）临床观察

蛛网膜下腔出血任何年龄均可发病，多见于青壮年，常见的表现为颅内压增高症状、意识障碍、脑膜刺激征、脑神经损伤症状、肢体活动障碍或癫痫等。

1．出血前症状及诱因

部分患者于数日或数周前出现头痛、头昏、动眼神经麻痹或颈强直等先驱症状，又称前兆渗漏。其产生与动脉瘤扩大压迫邻近结构有关。只有 1/3 患者在活动状态下发病，如解大小便、弯腰、举重、咳嗽、生气等。

2．出血后观察

脑血管突然破裂，本病起病多很急骤。患者突感头部劈裂样剧痛，分布于前额、后枕或整个头部，并可延及颈、肩、背、腰及两腿部，伴有面色苍白、全身出冷汗、恶心呕吐症状。半数以上的患者出现不同程度的意识障碍。轻者有短暂的神志模糊，重者则昏迷逐渐加深。有的患者意识始终清醒，但表现出淡漠、嗜睡，并有畏光、胆小、怕响、拒动；有的患者出现谵妄、木僵、定向及记忆障碍、幻觉及其他精神症状；有的患者伴有部分性或全身性癫痫发作。起病初期，患者血压上升，1～2 天逐渐恢复至原有水平，脉搏明显加快，有时节律不齐，呼吸无显著改变。起病 24 小时后可逐渐出现发热、脉搏不稳、血压波动、多汗、皮肤黏膜充血、腹胀等症状。重症患者立即陷入深昏迷，伴有去大脑强直发作及脑疝形成，可很快导致死亡。老年患者临床表现常不典型，头痛多不明显，而精神症状和意识障碍则较多见。

3．护理查体

颈项强直明显，克尼格（Kernig）征及布鲁辛斯基征阳性，往往发病 1～2 天出现，是蛛网膜下腔出血常见的体征。眼底检查可见视盘周围、视网膜前的玻璃体下出血。

（三）辅助检查

1．CT 检查

利用血液浓缩区判定动脉瘤的部位。急性期（1 周内）多数可见脑沟、脑池或外侧裂中有高密度影。在蛛网膜下腔高密度区中出现局部特高密度影者，可能为破裂的动脉瘤。脑表面出现局部团块影像者，可能为脑血管畸形。

2. DSA 检查

脑血管 DSA 是确定颅内动脉瘤、脑血管畸形等的"金标准"。一般选在发病后 3 天内或 3 周后进行检查。

3. 脑脊液检查

脑脊液压力一般均增高，多为均匀一致血性。

4. 血液检查

监测血糖、血脂等化验检查。

5. MRI 检查

急性期不宜显示病变，亚急性期 T_1 加权像上蛛网膜下腔呈高信号，MRI 对超过 1 周的蛛网膜下腔出血有重要价值。

三、脑梗死的护理评估

(一) 疾病概述

脑梗死是指局部脑组织（包括神经细胞、胶质细胞和血管）血液供应缺乏而发生的坏死。引起脑梗死的根本原因是：供应脑部血液的颅外或颅内动脉中发生闭塞性病变而未能获得及时、充分的侧支循环，使局部脑组织的代谢需要与可能得到的血液供应之间发生超过一定限度的供不应求现象。

血液供应障碍的原因，有以下 3 个方面。

1. 血管病变

重要而常见的血管病变是动脉粥样硬化和在此基础上发生的血栓。其次是高血压病伴发的脑小动脉硬化。其他还有血管发育异常，如先天性动脉瘤和脑血管畸形可发生血栓，或出血后导致邻近区域的血供障碍、脉管炎，如感染性的风湿热、结核病和国内已极罕见的梅毒等所致的动脉内膜炎等。

2. 血液成分改变

血管病变处内膜粗糙，使血液中的血小板易于附着、积聚，释放更多的五羟色胺等化学物质；血液成分中脂蛋白、胆固醇、纤维蛋白原等含量的增高，可使血液黏度增高和红细胞表面负电荷降低，致血流速度减慢；血液病如白血病、红细胞增多症、严重贫血等和各种影响血液凝固性增高的因素均易于使血栓形成。

3. 血流速度改变

脑血流量的调节受到多种因素的影响。血压的改变是影响局部血流量的重要因素。当平均动脉压低于 9.3 kPa（70 mmHg）和高于 24 kPa（180 mmHg）时，血管本身存在的病变，血管狭窄，自动调节功能失调，局部脑组织的血供即将发生障碍。

一些全身性疾病如高血压、糖尿病等可加速或加重脑动脉粥样硬化，亦与脑梗死的发生密切相关。通常临床上诊断为脑梗死或脑血栓的患者中，大多数是动脉粥样硬化血栓形成性脑梗死，简称为"动脉硬化性脑梗死"。

此外，导致脑梗死的另一类重要病因是脑动脉的栓塞，即脑动脉栓塞性脑梗死，简称为"脑栓塞"。脑栓塞患者供应脑部的血管本身多无病变，绝大多数的栓子来源于心脏。

（二）动脉硬化性脑梗死的护理评估

动脉粥样硬化血栓形成性脑梗死，简称"动脉硬化性脑梗死"，是供应脑部的动脉系统中的粥样硬化和血栓使动脉管腔狭窄、闭塞，导致急性脑供血不足引起的局部脑组织坏死，临床上常表现为偏瘫、失语等突然发生的局灶性神经功能缺失。

1. 病因分析

动脉硬化性脑梗死的基本病因是动脉粥样硬化，最常见的伴发病是高血压，两者之间虽无直接的病因联系，但高血压常使动脉粥样硬化的发展加速、加重。动脉粥样硬化是可以发生在全身各处动脉管壁的非炎症性病变，其发病原因与脂质代谢障碍和内分泌改变有关，确切原因尚未阐明。

脑动脉的粥样硬化和全身各处的动脉粥样硬化相同，主要改变是动脉内膜深层的脂肪变性和胆固醇沉积，形成粥样硬化斑块及各种继发病变，使管腔狭窄甚至闭塞。管腔狭窄需达80%～90%时才影响脑血流量，硬化斑块本身并不引起症状。如病变逐渐发展，则内膜分裂、内膜下出血（动脉本身的营养血管破裂所致）并形成内膜溃疡。内膜溃疡处易发生血栓形成，使管腔进一步狭窄或闭塞；硬化斑块内容物或血栓的碎屑可脱入血流形成栓子。

2. 临床观察

在年龄方面，脑动脉粥样硬化性发展年龄一般较同样程度的冠状动脉粥样硬化晚 10 年。60 岁以后动脉硬化性脑梗死发病率增高，男性较女性稍多。高脂肪饮食者血胆固醇高而高密度脂蛋白胆固醇偏低时，易有动脉粥样硬化形成。在高血压、糖尿病、吸烟、红细胞增多症患者中，均有较高发病率。

动脉硬化性脑梗死占脑卒中的 60%～80%。本病起病较其他脑卒中稍慢些，常在数分钟到数小时、半天，甚至一两天达到高峰。数天到 1 周内逐渐加重到高峰者为少见。不少患者在睡眠中发生，占小半数的患者以往经历过短暂脑缺血发作。

本病起病时患者可有轻度头痛，可能由侧支循环血管代偿性扩张所致。头痛常以缺血侧头部为主，有时可伴眼球后部疼痛。动脉硬化性脑梗死患者发生偏瘫时意识常很清楚，如果起病时即有意识不清症状，要考虑椎基底动脉系统脑梗死。大脑半球较大区域梗死、缺血、水肿可影响间脑和脑干的功能，使患者在起病后不久出现意识障碍。

脑的局灶损害症状主要根据受累血管的分布而定。如颈动脉系统动脉硬化性脑梗死的临床表现主要为病变对侧肢体瘫痪或感觉障碍；主侧半球病变常伴不同程度的失语，非主侧半球病变伴偏瘫无知症，患者的两眼向病灶侧凝视。如病灶侧单眼失明伴对侧肢体运动或感觉障碍，为颈内动脉病变无疑。颈内动脉狭窄或闭塞可使整个大脑半球缺血，造成严重症状，也可仅表现轻微症状。这种变异极大的病情取决于前、后交通动脉，眼动脉，脑浅表动脉等侧支循环的代偿功能状况。如瘫痪和感觉障碍限于面部和上肢，以大脑中动脉供应区缺血的可能性为大。大脑前动脉的脑梗死可引起对侧的下肢瘫痪，但大脑前交通动脉的侧支循环供应，这种瘫痪亦可不发生。大脑后动脉供应大脑半球后部、丘脑及上脑干，脑梗死可出现对侧同向偏盲，如病变在主侧半球时，除皮质感觉障碍外还可出现失语、失读、失写、失认和顶叶综合征。椎基底动脉系统动脉硬化性脑梗死主要表现为眩晕、眼球震颤、复视、同向偏盲、皮质性失明、眼肌麻痹、发音不清、吞咽困难、肢体共济失调、交叉性瘫痪或感觉障碍、四肢瘫痪，可有后枕部头痛和程度不等的意识障碍。

3. 辅助检查

（1）血生化、血流变学检查、心电图等。

（2）CT 检查：早期多正常，24～48 小时后出现低密度灶。

（3）MRI：急性脑梗死及伴发的脑水肿，在 T_1 加权像上均为低信号，T_2 加权像上均为高信号，如伴出血，T_1 加权像上可见高信号区。

（4）TCD 和颈动脉超声检查：发现有血管高度狭窄或局部血流异常。

（5）脑脊液检查显示脑脊液正常。

4. 防治

患动脉粥样硬化者应摄取低脂饮食，多吃蔬菜和植物油，少吃胆固醇含量丰富的食物和动物内脏、蛋黄和动物油等。伴有高血压、糖尿病者，应重视对该病的治疗，注意防止可能引起血压骤降的情况，如降压药物服用过量、严重腹泻、大出血等。生活要有规律，注意劳逸结合、避免身心过度疲劳。经常进行适当的体育运动，如保健体操，加强心血管的应激能力。对已有短暂性脑缺血发作者，应积极治疗。这是防止发生动脉硬化性脑梗死的重要环节。

（三）脑栓塞的护理评估

异常的物体（固体、液体、气体）沿血液循环进入脑动脉或供应脑的颈部动脉，造成血流阻塞而产生脑梗死，称为脑栓塞，亦属于缺血性脑卒中。脑栓塞占脑卒中发病率的 10%～15%。2/3 的患者复发均发生在第一次发病后的 1 年内。

1. 病因分析

脑栓塞的栓子来源可分为心源性、非心源性、来源不明性三大类。

2. 临床观察

脑栓塞的起病年龄不一，因其多数与心脏病尤其是风湿性心脏病有关，所以发病年龄以中青年居多。本病起病急骤，大多数并无任何前驱症状，起病后常于数秒钟或很短时间内症状发展到高峰。个别患者的症状可在数天内呈阶梯式、进行性恶化，系反复栓塞所致。脑栓塞可仅发生在单一动脉，也可广泛多发，因而临床表现不一。除颈内动脉栓塞外，患者一般并不昏迷。一部分患者可在起病时有短暂的意识模糊、头痛或抽搐。神经系统局灶症状突然发生，并限于一个动脉支的分布区。约 4/5 的栓塞发生在脑底动脉环前半部的分布区，因而患者临床表现为面瘫、上肢单瘫、偏瘫、失语、局灶性抽搐等颈内动脉和大脑中动脉系统病变。偏瘫也以面部和上肢为重，下肢较轻。患者感觉和视觉可能有轻度影响，但一般不明显。抽搐大多数为局限性，如为全身性大发作，则提示梗死范围广泛，病情较重。1/5 的脑栓塞发生在脑底部动脉环的后半部的分布区，患者可出现眩晕、复视、共济失调、交叉性瘫痪等椎基底动脉系统病变的表现。

3. 辅助检查

（1）血生化、血流变学检查等。

（2）CT 检查：一般于 24～48 小时出现低密度灶。病程中如低密度区中有高密度影，则提示为出血性梗死。

（3）颈动脉和主动脉超声检查可发现有不稳定斑块。

（4）TCD 栓子检测可发现脑血流中有过量的栓子存在。

（5）脑脊液检查：感染性梗死者脑脊液中的白细胞增加；出血性梗死者可见红细胞；脂肪栓塞时，可见脂肪球。

（6）心电图：有心房颤动。必要时做超声心动。

4. 治疗

防治心脏病是防治脑栓塞的一个重要环节。一旦发生脑栓塞，其治疗原则上与动脉硬化性脑梗死相同。患者应取左侧卧位，右旋糖酐、扩血管药物、激素均有一定作用。风湿性二尖瓣病变等心源性脑栓塞的充血性梗死区极易出血，故抗凝治疗必须慎用。

四、短暂性脑缺血发作的护理评估

短暂性脑缺血发作（TIA）是颈内动脉系统或椎基底动脉系统的短暂性血液供应不足，表现为突然发作的局限性神经功能缺失，在数秒钟、数分钟及数小时，最长不超过 24 小时完全恢复，而不留任何症状和体征，常反复发作。该定义是在 20 世纪 50 年代提出来的。随着临床脑卒中的研究，尤其是缺血性卒中起病早期溶栓治疗的应用，国内外有关 TIA 的时限产生了争议。最近美国 TIA 工作组推荐的定义为，TIA 是局部脑组织或者视网膜缺血，引起短暂的神经功能异常发作，典型的临床症状持续不超过 1 小时，没有临床急性梗死的证据。一旦出现持续的临床症状或者临床症状虽很短，但是已经出现典型的影像学异常就应该诊断为脑梗死而不是 TIA。

（一）病因分析

动脉粥样硬化是引起 TIA 最主要的原因。主动脉弓、颈总动脉和颅内大血管动脉粥样斑块脱落，是引起动脉至动脉微栓塞常见的原因。

（二）临床观察

TIA 好发于中年以后，50～70 岁多见，男性多于女性。本病起病突然，历时短暂，症状和体征出现后迅速达高峰，持续时间为数秒至数分钟、数小时，24 小时内完全恢复正常而无后遗症。各个患者的局灶性神经功能缺失症状常按一定的血管支配区而反复、刻板地出现，多则每天数次，少则数周、数月甚至数年才发作 1 次，椎基底动脉系统 TIA 发作较频繁。根据受累的血管不同，临床上将 TIA 分为两大类：颈内动脉系统 TIA 和椎基底动脉系统 TIA。

1. 颈内动脉系统 TIA

颈内动脉系统 TIA 症状多样，以大脑中动脉支配区 TIA 最常见。常见的症状可有患侧上肢和（或）下肢无力、麻木、感觉减退或消失，亦可有失语、失读、失算、书写障碍症状，偏盲较少见，瘫痪通常以上肢和面部较重。短暂的单眼失明是颈内动脉分支眼动脉缺血的特征性症状，为颈内动脉系统 TIA 所特有。如果发作性偏瘫伴有瘫痪对侧的短暂单眼失明或视觉障碍，则临床上可诊断为失明侧颈内动脉短暂性脑缺血发作。上述症状可单独或合并出现。

2. 椎基底动脉系统 TIA

椎基底动脉系统 TIA 有时仅表现为头昏、眼花、走路不稳等含糊症状，从而难以诊断，局灶性症状以眩晕为最常见，一般不伴有明显的耳鸣。若有脑干、小脑受累的症状，如复视、构音障碍、吞咽困难、交叉性或双侧肢体瘫痪等感觉障碍、共济失调，则诊断较为明确，大脑后动脉供血不足可表现为皮质性盲和视野缺损。倾倒发作为椎基底动脉系 TIA 所特有，患者突然双下肢失去张力而跌倒在地，而无可觉察的意识障碍，患者可即刻站起，此乃双侧脑干网状结构缺血所致。枕后部头痛、猝倒，特别是在急剧转动头部或上肢运动后发作，上述症状均提示椎基底动脉系供血不足并有颈椎病、锁骨下动脉盗血征等存在的可能。

3. 共同症状

有些症状既可见于颈内动脉系统 TIA，亦可见于椎基底动脉系统 TIA。这些症状包括构音困难、同向偏盲等。发作时单独表现为眩晕（伴或不伴恶心、呕吐）、构音困难、吞咽困难、复视者，最好不要轻易诊断为 TIA，应结合其他临床检查寻找确切的病因。上述两种以上症状合并出现，或交叉性麻痹伴运动、感觉、视觉障碍及共济失调，即可诊断为椎基底动脉系统 TIA 发作。

4. 发作时间

TIA 的时限短暂，持续 15 分钟以内，一般不超过 30 分钟，少数也可在 12～24 小时。

（三）辅助检查

1. CT 和 MRI 检查

CT 和 MRI 检查多数无阳性发现。恢复几天后，MRI 可有缺血改变。

2. TCD 检查

TCD 检查可了解有无血管狭窄及动脉硬化程度。VBI 患者早期发现脑血流量异常。

3. 单光子发射计算机断层扫描

单光子发射计算机断层扫描（SPECT）脑血流灌注显像可显示血流灌注减低区。发作和缓解期均可发现异常。

4. 其他

其他辅助检查包括血生化检查血液成分或流变学检查等。

（四）临床治疗

1. 抗血小板聚集治疗

阿司匹林是治疗 TIA 首选的抗血小板药物。对服用阿司匹林后仍有 TIA 发作者，可改用噻氯匹定或氯吡格雷。

2. 抗凝治疗

抗凝治疗包括肝素或低分子肝素。

3. 危险因素的干预

干预危险因素包括：控制高血压、糖尿病；治疗冠状动脉性疾病和心律不齐、充血性心力衰竭、瓣膜性心脏病；控制高脂血症；停用口服避孕药；终止吸烟；减少饮酒；适量运动。

4. 外科治疗

对于颈动脉狭窄在 70％以上的患者可做颈动脉内膜剥脱术。颅内动脉狭窄的血管内支架治疗正受到重视，但对 TIA 的预防效果正在评估中。

五、脑卒中的常见护理问题

（一）意识障碍

患者出现昏迷，说明患者病情危重，而正确判断患者意识状态，给予适当的护理，则可以防止不可逆的脑损伤。

（二）气道阻塞

吸入分泌物及胃内容物造成气道阻塞或通气不足可引起低氧血症及高碳酸血症，导致心肺功能的不稳定，缺氧加重脑组织损伤。

（三）肢体麻痹或畸形

大脑半球受损时，对侧肢体的运动与感觉功能便发生了障碍，再加上脑血管疾病初期，肌肉呈现张力迟缓的现象，紧接着会发生肌肉张力痉挛，若发病初期未给予适当的良肢位摆放，则肢体关节会有僵硬、挛缩的现象，导致肢体麻痹或畸形。

（四）语言沟通障碍

患者左侧大脑半球受损时，因语言中枢的受损部位不同而产生感觉性失语、表达性失语，或两者兼有，因而会产生语言沟通障碍问题。

（五）吞咽障碍

因口唇、颊肌、舌及软腭等肌肉的瘫痪，食物团块经口腔向咽部及食管入口部移动困难，食管入口部收缩肌不能松弛，食管入口处开大不全等阻碍食物团块进入食管，导致食物易逆流入鼻腔及误入气管。吞咽障碍可致患者营养摄入不足。

（六）恐惧、绝望、焦虑

脑卒中患者在卒中突然发生后处于急性心理应激状态：生理的、社会的、经济的多种因素，可引起患者一系列心理变化，害怕病治不好；对疾病的治疗无信心，因担心自己会成为一个残疾的人而绝望；来自对工作、家庭等的忧虑，担心自己病不会好，成为家庭和社会的负担。

（七）知觉刺激不足

中枢神经的受损，在神经传导上，可能在感觉刺激传入时会发生障碍，知觉刺激无法传达感受，尤其是感觉性失语症的患者，会失去语言信息的刺激感受。此外，患者一侧肢体麻痹，因此感受的触觉刺激也会减少，常造成知觉刺激不足。

（八）并发症

1. 神经源性肺水肿

脑卒中引起下丘脑功能紊乱，中枢交感神经兴奋，释放大量儿茶酚胺，使周围血管收缩，血液从高阻的体循环向低阻的肺循环转移，肺血容量增加，肺毛细血管压力升高而诱发肺水肿；中枢神经系统的损伤导致体内血管活性物质大量释放，使肺毛细血管内皮和肺泡上皮通透性增高，肺毛细血管流体静压增高，致使动静脉分流，加重左心负担，出现左心功能衰竭而加重肺部淤血；颅内高压引起的频繁呕吐，患者昏迷状态下误吸入酸性胃液，可使肺组织发生急性损伤，引起急性肺水肿。脑卒中，呼吸中枢处于抑制状态，支气管敏感部位的神经反应性及敏感性降低，咳嗽能力下降，不能有效排出过多的分泌物，使其流入肺内造成肺部感染。平卧、床头角度过低增加向食管反流及分泌物逆流入呼吸道的机会。

2. 发热

体温升高的原因包括体内产热增加、散热减少和下丘脑体温调节中枢功能异常。脑卒中患者发热的原因可分为感染性和非感染性。

3. 压疮

脑卒中患者发生肢体瘫痪或长期卧床，容易发生压疮，临床又叫压迫性溃疡，是脑卒中患者的严重并发症之一。

4．应激性溃疡

脑卒中患者常因颅内压增高，下丘脑及脑干受损而引起上消化道应激性溃疡出血，多发生于发病后 7～15 天，也有发病后数小时就大量呕血而死亡者。

5．肾功能损害

脑损伤使肾血管收缩，肾血流减少，造成肾皮质损伤，肾小管坏死；另外脑损伤神经体液调节紊乱直接影响肾功能；脑损伤神经体液调节紊乱，心肺功能障碍，造成肾缺血、缺氧；脑损伤神经内分泌调节功能紊乱，肾素—血管紧张素分泌增加，肾缺血加重。加之使用脱水药，肾血管和肾小管的细胞膜通透性改变，易出现肾缺血、坏死。

6．便失禁

脑卒中引起上运动神经元或皮质损害，可出现粪嵌塞伴溢出性便失禁。长期粪嵌塞，直肠膨胀感消失和外括约肌收缩无力导致粪块外溢；昏迷、吞咽困难等原因导致营养不良及低蛋白血症，肠道黏膜水肿，容易发生腹泻。

7．便秘

便秘是排便反射被破坏、长期卧床、脱水治疗、摄食减少、排便动力不足、焦虑及抑郁所致。

8．尿失禁

脑卒中可直接导致高反射性膀胱或 48 小时内低张力性膀胱；当皮质排尿中枢损伤，不能接收和发出排尿信息，出现不择时间和地点的排尿，表现为尿失禁。脑桥水平以上的中枢抑制解除，膀胱表现为高反射性，或者脑休克导致膀胱表现为低反射性，引起膀胱—骶髓反射弧的自主控制功能丧失，导致尿失禁；长期卧床导致耻骨尾骨肌和尿道括约肌松弛，使患者在没有尿意的情况下流出尿液。

9．下肢深静脉血栓

下肢深静脉血栓（DVT）是指血液在下肢深静脉系统的不正常凝结若未得到及时诊治，可导致下肢深静脉致残性功能障碍。有资料显示，卧床 2 周患者的发病率明显高于卧床 3 天的患者。严重者血栓脱落可继发致命性肺栓塞（PE）。

六、脑卒中的护理目标

（1）抢救患者生命，保证其气道通畅。

（2）使患者摄取足够营养。

（3）预防并发症。

（4）帮助患者实现自我照顾。

（5）指导患者及家属共同参与。

（6）稳定患者的健康和保健。

（7）帮助患者达到期望。

七、脑卒中的护理措施

（一）脑卒中的院前救护

发生脑卒中要启动急救医疗服务体系，使患者得到快速救治，并能在关键的时间窗内获得有益的治疗。脑卒中处理的要点可记忆为"7D"：检诊（detection）、派送（dispatch）、转运（delivery）、收入急诊（door）、资料（data）、决策（decision）、药物（drug）。前三个"D"是基本生命支持阶段，后四个"D"是进入医院脑卒中救护急诊绿色通道流程。在脑卒中紧急救护中护理人员起着重要的作用。

1. 分诊护士职责

（1）鉴别下列症状、体征为脑血管常见症状，需分诊至神经内科：①身体一侧或双侧，上肢、下肢或面部出现无力、麻木或瘫痪；②单眼或双眼突发视物模糊，或视力下降，或视物成双；③言语表达困难或理解困难；④头晕目眩、失去平衡，或任何意外摔倒，或步态不稳；⑤头痛（通常是严重且突然发作）或头痛的方式意外改变。

（2）出现下列危及生命的情况时，迅速通知神经内科医师，并将患者护送至抢救室：①意识障碍；②呼吸、循环障碍；③脑疝。

（3）对极危重患者监测生命体征：意识、瞳孔、血压、呼吸、脉搏。

2. 责任护士职责

（1）生命体征监测。

（2）开辟静脉通道，留置套管针。

（3）采集血标本：血常规、血生化（血糖、电解质、肝肾功能）、凝血四项。

（4）行心电图（ECG）检查。

（5）静脉输注第一瓶液体：生理盐水或林格液。

3. 护理员职责

（1）对佩戴绿色通道卡片者，一对一地负责患者。

（2）运送患者行头颅 CT 检查。

（3）对无家属陪同者，必要时送血、尿标本。

（二）院中护理

1. 观察患者病情变化，防止颅内压增高

（1）急性期患者要绝对卧床休息，避免不必要的搬动，保持环境安静。出血性脑卒中患者应将床头抬高30°，缺血性脑卒中患者可平卧。意识障碍者头偏向一侧，如呼吸道有分泌物应立即协助其吸出。

（2）评估患者颅内压变化，密切观察患者生命体征、意识和瞳孔等变化，评估患者吞咽、感觉、语言和运动等情况。

（3）了解患者思想情况，防止其过度兴奋、情绪激动。对癫痫、偏瘫和有精神症状的患者，应加用床档或适当约束，防止其坠床发生意外。感觉障碍者，保暖时注意防止烫伤。患者应避免用力咳嗽、用力排便等，保持大便通畅。

（4）若有发热，应设法控制患者的体温。

2. 评估吞咽情况，给予营养支持

（1）暂禁食：首先评估患者吞咽和胃肠功能情况，如是否有呕吐、腹胀、排便异常、未排气及肠鸣音异常，应激性溃疡出血量在 100 mL 以上者，必要时应暂禁食。

（2）观察脱水状态：很多患者往往会出现相对脱水状态，脱水所致血细胞比容和血液黏稠度增加，血液明显减少，使动脉血压降低。护理者可通过观察颈静脉搏动的强或弱、周围静脉的充盈度和末梢体温来判断患者是否出现脱水状态。

（3）营养支持：在为患者补充营养时，应尽量避免静脉内输液，以免增加缺血性脑水肿的蓄积作用，最好的方法是鼻饲法。多数吞咽困难患者需要 2 周左右的营养支持。有误吸危险的患者，则需将管道末端置于十二指肠；有消化道出血的患者应暂停鼻饲，可改用胃肠外营养；经口腔进食的患者，要给予高蛋白、高维生素、低盐、低脂、富有纤维素的饮食，还可多吃含碘的食物。

（4）给予鼻饲喂养，预防误吸护理：评估胃管的深度和胃潴留量。鼻饲前查看管道在鼻腔外端的长度，嘱患者张口查看鼻饲管是否盘卷在口中。用注射器注入 10 mL 空气，同时在患者腹部听诊，可听到气过水声；或鼻饲管中抽吸胃内容物，表明鼻饲管在胃内。无肠鸣音或胃潴留量超过 100～150 mL 应停止鼻饲。抬高床头 30°，使患者呈半卧位减少反流，通常每天喂入总量以 2 000～2 500 mL 为宜，天气炎热或患者发热和出汗多时可适当增加。可喂入流质饮食，如牛奶、米汤、菜汁、西瓜水、橘子水等，药品要研成粉末。在鼻饲前后和注药前后，应冲洗管道，以预防管道堵塞。对于鼻饲患者，要注意固定好鼻饲管，躁动患者的手要适当地加以约束。

（5）喂食注意：对面肌麻痹的患者，喂食时应将食物送至其口腔健侧近舌根处。进食时宜采用半卧位、颈部向前屈的姿势，这样既可以利用重力使食物容易吞咽，又可减少误吸。每口食物量要从少量开始，逐步增加，寻找合适的"一口量"。进食速度应适当放慢，出现食物残留口腔、咽部而不能完全吞咽情况时，应停止喂食并让患者重复多次吞咽动作或配合给予一些流质来促进残留食物吞入。

3．心脏损害的护理

心脏损害是脑卒中引起的循环系统并发症之一，大都在发病 1 周左右发生，如心电图显示心肌缺血、心律不齐和心力衰竭等，故护理者应经常观察心电图变化。在患者应用脱水剂时，应注意其尿量和血容量，避免脱水造成血液浓缩或入量太多加重心脏负担。

4．应激性溃疡的护理

应注意患者的呕吐物和大便的性状，鼻饲患者于每天喂食前应先抽取胃液观察，同时定期检查胃中潜血及酸碱度。腹胀者应注意其肠鸣音是否正常。

5．泌尿系统并发症的护理

对排尿困难的患者，尽可能避免导尿，可用诱导或按摩膀胱区的方法以助患者排尿。患者活动受限，处于某些妨碍排尿的位置；也可能是失语不能表达所致。护理者应细心观察，主动询问，定时给患者便器，在可能情况下尽量取直立姿势解除排尿困难。

（1）尿失禁的男患者可用阴茎套连接引流尿袋，每天清洁会阴部，以保持会阴部清洁舒适。

（2）女性尿失禁患者，留置导尿管虽然影响患者情绪，但在急性期内短期的应用是必要的，因为它明显增加了患者的舒适感并减少了压疮发生的机会。

（3）留置导尿管期间要每天进行会阴部护理。密闭式集尿系统除因阻塞需要冲洗外，集合系统的接头不可轻易打开。应定时查患者尿常规，必要时做尿培养。

6．压疮的护理

压疮可由感染引起骨髓炎、化脓性关节炎、蜂窝织炎，甚至迅速通过表浅组织引起败血症等，这些并发症往往严重威胁患者的生命。

（1）压疮好发部位：多在受压和缺乏脂肪组织保护、无肌肉包裹或肌层较薄的骨骼隆凸处，如枕骨粗隆、耳郭、肩胛部、肘部、脊椎体隆凸处、髋部、骶尾部、膝关节的内外侧、内外踝、足跟部等处。

（2）压疮的预防措施。①对压疮的预防要做到"七勤"：勤翻身、勤擦洗、勤按摩、勤换洗、勤整理、勤检查、勤交代。定时变换患者体位，1～2小时翻身1次。如皮肤干燥且有脱屑者，可涂少量润滑剂，以免其皮肤干裂出血。另外还应监测患者的清蛋白指标。②患者如有大、小便失禁，呕吐及出汗等情况，应及时擦洗干净，保持干燥，及时更换衣服、床单，褥子应柔软、干燥、平整。③对肢体瘫痪的卧床患者，配备气垫床以达到对患者整体减压的目的，气垫床使用时注意根据患者的体重调节气垫床充气量。骨骼隆凸易受压处，放置海绵垫或棉圈、软枕、气圈等，以防受压水肿。肥胖者不宜用气圈，以软垫更好，或软枕置于腿下，并抬高肢体，变换体位。可疑压疮部位使用减压贴保护。④护理患者时动作要轻柔，不可拖曳患者，以防止关节牵拉、脱位或周围组织损伤。患者翻身后要仔细观察其受压部位的皮肤情况，观察有无将要发生压疮的迹象，如皮肤是否呈暗红色。检查鼻管、尿管、输液管等是否脱出、折曲或压在身下。取放便盆时，动作要轻巧，防止损伤患者皮肤。

7. 下肢深静脉血栓的护理

长期卧床者，首先在护理中应帮助他们避免形成静脉血栓的因素，如抬高下肢 $20°\sim30°$，下肢远端高于近端，尽量避免膝下垫枕、过度屈髋，影响静脉回流。另外，肢体瘫痪者应增加其患肢活动量，并督促患者在床上主动屈伸下肢，做跖屈和背屈运动，内、外翻运动，足踝的"环转"运动；被动按摩下肢腿部比目鱼肌和腓肠肌，下肢应用弹力长袜，以防止血液滞留在下肢。还应减少在下肢输血、输液，并注意观察患肢皮温、皮色，倾听患者疼痛主诉，因为下肢深静脉是静脉血栓的好发部位。鼓励患者深呼吸及咳嗽并进行早期下床活动。

8. 发热的护理

急性脑卒中患者常伴有发热，主要类型包括感染性发热、中枢性发热、吸收热和脱水热。

（1）感染性发热：多在急性脑卒中后数天开始，体温逐渐升高，常不规则，伴有呼吸、心率增快，白细胞总数升高。对于这种患者，应做细菌培养，应用有效抗生素治疗。

（2）中枢性发热：病变侵犯了下丘脑，患者的体温调节中枢失去调节功能而导致发热。主要表现出2种情况：一是持续性高热，发病数小时后患者体温升高在 $39\sim40$ ℃，持续不退，躯干和肢体近端大血管处皮肤灼热，四肢远端厥冷，肤色灰暗，静脉塌陷等，患者表现为深昏迷、去大脑强直（一种病理性体征）、阵挛性或强直性抽搐、无汗、肢体发凉，患者常在1～2天死亡；二是持续性低热，患者表现为昏迷、阵发性大汗、血压不稳定、呼吸不规则、血糖升高、瞳孔大小多变，体温多在 $37\sim38$ ℃。对中枢性发热的治疗主要是对病因进行治疗，同时给予物理降温，如乙醇擦浴、头置冰袋或冰帽等。但应注意缺血性脑卒中患者禁用物理降温法，可行人工冬眠。

物理降温。①乙醇、温水擦浴：可通过乙醇、温水在皮肤上的蒸发，吸收走机体大量的热；②冰袋降温：冰袋可放置在前额或体表大血管处（如颈部、腋下、腹股沟等处）；③冰水灌肠：冰水要保留30分钟后再排出，便后30分钟测量体温。

人工冬眠疗法：冬眠法分冬眠Ⅰ号和冬眠Ⅱ号，应用人工冬眠疗法可降低组织代谢，减少氧的消耗，并增强脑组织对创伤和缺氧的耐受力，减轻脑水肿、降低颅内压，改善脑缺氧，有利于损伤后的脑细胞功能恢复。

人工冬眠注意事项：①用药前应测量患者体温、脉搏、呼吸和血压；②注入冬眠药半小时内不宜搬动患者，防止直立性低血压；③用药半小时后，患者进入冬眠状态，方可行物理降温，因为此时镇静降温作用较强；④冬眠期间，应严密观察患者生命体征变化及神经系统的变化，如有异常及时报告医师处理，冬眠期间每 2 小时测量生命体征 1 次，并详细记录，警惕颅内血肿引起脑疝，结束冬眠仍应每 4 小时测体温 1 次，保持观察体温的连贯性；⑤冬眠期间应加强基础护理，防止并发症发生；⑥减少输液量，并注意水、电解质和酸碱平衡；⑦停止冬眠药物和物理降温时，首先停止物理降温，然后逐渐停用冬眠药，以免引起寒战或体温升高，如有体温不升者要适当保暖，增加盖被和热水袋保温。

（3）吸收热：脑出血或蛛网膜下腔出血时，红细胞分解后吸收而引起反应热，常在患者发病后 3～10 天发生，患者体温多在 37.5 ℃左右。吸收热一般无须特殊处理，但要观察记录出入量并加强生活护理。

（4）脱水热：应用脱水剂或补水不足，使血浆渗透压明显升高，脑组织严重脱水，脑细胞和体温调节中枢受损导致发热。患者表现为体温升高，意识模糊，皮肤黏膜干燥，尿少或尿比重高，血清钠升高，血细胞比容增高。治疗给予补水或静脉输入 5％葡萄糖，待缺水症状消失后，根据情况补充电解质。

9. 介入治疗的护理

神经介入治疗是指在 X 线下，经血管途径借助导引器械（针、导管、导丝）递送特殊材料进入中枢神经系统的血管病变部位，如各种颅内动脉瘤、颅内动静脉畸形、颈动脉狭窄、颈动脉海绵窦瘘、颅内血管狭窄及其他脑血管病。治疗技术分为血管成形术（血管狭窄的球囊扩张、支架植入）、血管栓塞术（固体材料栓塞术、液体材料栓塞术、可脱球囊栓塞术、弹簧圈栓塞术等）、血管内药物灌注（超选择性溶栓、超选择性化疗、局部止血）。广义的神经介入治疗还包括经皮椎间盘穿刺髓核抽吸术、经皮穿刺椎体成形术、微创穿刺电刺激等，以及在影像仪器定位下进行和神经功能治疗有关的各种穿刺、活检技术等。相比常规开颅手术，血管内治疗技术具有创伤小、恢复快、疗效好的特点。

在护理上应做到以下几个方面。

（1）治疗前护理。①遵医嘱查血、尿、便常规，血型及生化，凝血四项和出凝血时间等。②准备好物品：注射泵，监护仪器，药品如甘露醇、天普乐新等。③建立可靠的静脉通路（套管针），尽量减少患者的穿刺，防止出血及瘀斑。④须手术者术前手术区域备皮，沐浴，更衣。遵医嘱局麻 4～6 小时前、全麻 9～12 小时前，须禁食、水、药。遵医嘱给予留置导尿。监测患者生命体征，遵医嘱给术前药。⑤心理护理：术前了解患者思想动态，减轻其心理负担，创造安静的休养环境，使患者得到充分休息。

（2）治疗中护理：①密切观察给药时间及患者的病情变化，调节好给药的速度及浓度，并做好详细记录，以利于了解病情；②注意患者血压的变化，溶栓过程中每 15 分钟测量 1 次，如出现异常应及时处理；③患者如在溶栓过程中出现烦躁、意识障碍加重、瞳孔异常等生命体征的改变，并伴有鼻出血和四肢肌力瘫痪加重等各种异常反应，应及时通知医师停止溶栓；④患者如在用药过程中出现寒战、高热等不良反应，应停止溶栓；⑤护理者应准确、熟练地遵医嘱为患者给药。

（3）治疗后护理。①神经系统监测：严密观察患者病情变化，如意识、瞳孔、生命体征、感觉、运动、语言等。特别是血压、心率的异常变化。②行腹股沟穿刺者穿刺区加压包扎制动 24 小时，观察有无出血及血肿。避免增加腹压动作，咳嗽时用手压迫穿刺部位，防止出血。观察穿刺肢体皮肤的色泽、温度，15 分钟测量 1 次足背动脉搏动，共测量 2 小时。保持动脉鞘通畅，防止脱落。鼓励患者多饮水，增加血容量，促进造影剂的排泄。③注意观察患者四肢的肌力，防止血栓再形成而引起的偏瘫、偏身感觉障碍。④24 小时监测出凝血时间、凝血酶原时间、纤维蛋白原，防止血栓再形成。⑤应用抗凝药前做出、凝血功能及肝、肾功能测定。用肝素初期应每小时测定出、凝血时间，稳定后可适当延长。注意观察穿刺处、切口是否渗血过多或有无新的渗血，有无皮肤、黏膜、消化道、尿道出血，反复检查大便潜血及尿中有无红细胞。⑥用肝素时主要观察活化部分凝血活酶时间（APTT），应为正常的 1.5～2.5 倍；用华法林时主要监测抗凝血酶（AT），应降至正常的 20%～50%。注意观察药物的其他不良反应，肝素注意有无过敏如荨麻疹、哮喘、发热、鼻炎等；注意华法林有无皮肤坏死，有无脱发、皮疹、恶心、腹泻等不良反应。⑦使用速避凝皮下注射时应选择距肚脐 4.5～5cm 处的皮下脂肪环行注射，并捏起局部垂直刺入，拔出后应按压片刻。注射前针头排气时要避免肝素挂在针头外面，造成皮下组织微小血管出血。⑧术后遵医嘱行颈动脉超声，观察支架的位置及血流情况。

10. 患者早期康复训练，提高患者的生活质量

（1）早期康复的内容有：①保持良好的肢体位置；②体位变换；③关节的被动活动；④预防吸入性肺炎；⑤床上移动训练；⑥床上动作训练；⑦起坐训练；⑧坐位平衡训练；⑨日常生活活动能力训练；⑩移动训练等。

（2）早期康复的时间：康复治疗开始的时间应为患者生命体征稳定、神经病学症状不再发展后 48 小时。有人认为，康复应从急性期开始，只要不妨碍治疗，康复训练越早，功能恢复的可能性越大，预后就越好。脑卒中后，只要不影响抢救，马上就可以进行康复治疗、保持良肢位、体位变换和适宜的肢体被动活动等，而主动训练则应在患者神志清醒、生命体征平稳且精神症状不再进展后 48 小时开始。SAH 近期再发的可能性很大，故对未手术的患者，应观察 1 个月左右再谨慎地开始康复训练。

（3）影响脑卒中预后和康复的主要因素。①影响脑卒中预后和康复的不利因素有：发病至开始训练的时间较长；病灶较大；以前发生过脑血管意外；年龄较大；严重的持续性、弛缓性瘫痪；严重的感觉障碍或失认症；二便障碍；完全失语；严重认知障碍或痴呆；抑郁症状明显；以往有全身性疾病，尤其是心脏病；缺乏家庭支持。②对脑卒中患者预后和康复的有利因素有：发病至开始训练的时间较短；病灶较小；年轻；轻偏瘫或纯运动性偏瘫；无感觉障碍或失认症；反射迅速恢复；随意运动有所恢复；能控制小便；无言语困难；认知功能完好或损害甚少；无抑郁症状；无明显复发性疾病；家庭支持。

（4）早期的康复治疗和训练：床上卧位正确与否关系到康复预后的好坏。为预防并发症，应使患者肢体置于良好体位，即良肢位。这样既可使患者感觉舒适，又可使肢体处于功能位置，预防压疮和肢体挛缩，为进一步康复训练创造条件。

保持抗痉挛体位：目的是预防或减轻患者以后易出现的痉挛模式。患者取仰卧位时，头枕枕头，不要有过伸、过屈和侧屈。患肩垫起防止肩后缩，患侧上肢伸展、稍外展、前臂旋后，拇指指向外方。患髋垫起以防止后缩，患腿股外侧垫枕头以防止大腿外旋。本体位是护理上最容易采取的体位，但容易引起紧张性迷路反射及紧张性颈反射所致的异常反射活动，被称为"应避免的体位"。"推荐体位"是侧卧位：取健侧侧卧位时，头用枕头支撑，避免向后扭转；躯干大致垂直，患侧肩胛带充分前伸，肩屈曲 90°～130°，肘和腕伸展，上肢置于前面的枕头上；患侧髋、膝屈曲似踏出一步置于身体前面的枕头上，足不要悬空。取患侧侧卧位时，头部用枕头舒适地支撑，躯干稍后仰，后方垫枕头，避免患肩被直接压于身体下，患侧肩胛带充分前伸，肩屈曲90°～130°，患肘伸展，前臂旋后，手自然地呈背屈位；患髋伸展，膝轻度屈曲；健肢上肢置于体上或稍后方，健腿屈曲置于前面的枕头上，注意足底不放任何支撑物，手不握任何物品。

体位变换：主要目的是预防压疮和肺感染，另外仰卧位强化伸肌优势，健侧侧卧位强化患侧屈肌优势，患侧侧卧位强化患侧伸肌优势，不断变换体位可使肢体的伸屈肌张力达到平衡，预防痉挛模式出现。一般每60～120分钟变换体位1次。

关节被动运动：主要是为了预防关节活动受限（挛缩），另外可能有促进肢体血液循环和增加感觉输入的作用。先从健侧开始，然后参照健侧关节活动范围进行患侧运动。一般按从肢体近端到肢体远端的顺序进行，动作要轻柔缓慢。重点进行肩关节外旋、外展和屈曲，肘关节伸展，腕和手指伸展，髋关节外展和伸展，膝关节伸展，足背屈和外翻。在急性期每天做2次，每次每个关节做3～5遍，以后视肌张力情况确定被动运动次数，肌张力越高关节被动运动次数应越多。较长时间卧床者尤其要注意做此项活动。

11. 心理护理措施

（1）护理者对患者要热情关心，多与患者交流，在患者病情允许的情况下，鼓励其做自己力所能及的事情，减少对其过多、过细的照顾，给予患者心理上战胜疾病的信念。

（2）注意发挥药物的生理效应，在患病急性期要及时向患者通报疾病好转的消息，减少患者过分的担心和对自身疾病的不必要、不准确的猜疑等。

（3）鼓励患者参与治疗护理计划，教育患者重建生活、学习和工作内容，开始新的生活，使患者能早日回归家庭、回归社会。

12. 语言沟通障碍的护理

（1）评估：失语的性质、理解能力，记录患者能表达的基本语言。观察患者手势、表情等，及时满足患者需要。向患者解释语言锻炼的目的、方法，促进其语言功能恢复，如鼓励讲话、不耻笑患者，消除其羞怯心理，为患者提供练习机会。

（2）训练。

肌群运动：指进行唇、舌、齿、软腭、咽、喉与颌部肌群运动，包括缩唇，叩齿，卷舌，上下跳举舌，弹舌，鼓腮，吹气、叹气，咳嗽、清嗓子等活动。

发音训练：先练习易发或能够发的音，按无意义的词—有意义的词—短语—句子的顺序。例如，你—你好—你住院—你配合医师治疗。发单音后训练发复音，如教患者先做吹的动作然后发 p 音。

复述训练：复述单字和词汇。命名训练：让患者说出常用物品的名称。①词句训练与会话训练：给患者一个字音，让其组成各种词汇造句并与其会话交流。②听觉言语刺激训练：听语指图、指物、指字，并接触实物叫出物名。

（3）方法。①手势法：与患者共同约定手势意图，如上竖拇指表示大便，下竖拇指表示小便；张口是吃饭，手掌上、下翻动是翻身；手捂前额表示头痛，手在腹部移动表示腹部不适。除偏瘫或双侧肢体瘫痪者和听力或听力理解障碍患者不能应用外，其他失语均可应用。②实物图片法：利用一些实物图片，进行简单的思想交流以满足生理需要，解决实际困难。利用常用物品如茶杯、便器、碗、人头像、病床等，反复教患者使用。如茶杯表示要喝水，人头像表示头痛，病床表示翻身。此种方法最适合于与听力障碍患者的交流。③文字书写法：适用于文化素质高，无机械书写障碍和视空间书写障碍的患者，在认识疾病的特点后，医护人员、护理者有什么要求，可用文字表达，并根据病情和需要进行卫生知识宣教。

（4）沟通。对理解能力有缺陷的患者（感觉性失语）的沟通：①交谈时减少外来的干扰；②若患者不注意，他将难以了解对方说了些什么，所以需将患者精神分散的情形降至最低；③从患者视野中除去不必要的东西，关掉收音机或电视；④一次只有一人对患者说话；⑤若患者精神分散，则重复叫患者的名字或拍其肩膀，走进其视野，使其注意。

对表达能力有缺陷的患者（运动性失语）的沟通：①用简短的"是""不是"的问题让患者回答；②说话的时候语速缓慢，并给予患者充分的时间以回答问题；③设法了解患者的某些需要，主动询问他们是否需要哪一件东西；④若患者所说的话我们听不懂，则应加以猜测并予以澄清；⑤让患者说熟悉的有关事物，如家人的名字、工作的性质，患者较易表达；⑥可教导患者用手势表达或用手指出其需要的东西或身体的不适；⑦利用所有的互动方式刺激患者说话；⑧患者若难以说出物体的名称，则先对患者说一遍，如先对患者说出"水"这个字，然后写下"水"，给患者看，让患者跟着念或拿实物给患者看。

13. 控制危险因素，建立良好生活方式

（1）了解脑卒中的危险因素。

不可改变的危险因素。①年龄：主要的危险因素，脑卒中发病率随年龄的升高而增高，55 岁以上患者年龄每增加 10 年，脑卒中危险增加一倍，60～65 岁后急剧增加，发病率和死亡率分别是 60 岁以前的 2～5 倍。②性别：一般男性高于女性。③家族史：脑卒中家族史是易发生脑卒中的一个因素。父母双方直系亲属发生脑卒中或心脏病时年龄小于 60 岁即为有家族史。④种族：不同种族的脑卒中发病率不同，可能与遗传因素有关。社会因素如生活方式和环境，也可能起一部分作用。非洲裔的发病率大于亚洲裔。我国北方各少数民族脑卒中发病率高于南方。⑤出生低体重，即出生体重＜2500 g 者发生脑卒中的概率高于出生体重≥4000 g 者 2 倍以上（中间出生体重者有显著的线性趋势）。

明确且可以改变的危险因素。①高血压：脑卒中的主要危险因素，大量研究资料表明，90％脑卒中归因于高血压，70％～80％的脑卒中患者都患有高血压，无论是缺血还是出血性脑卒中都与高血压密切相关。在有效控制高血压后，脑卒中的发病率和死亡率随之下降。②吸烟：缺血性脑卒中独立的危险因素，长期吸烟者发生脑卒中的危险性是不吸烟者的 6 倍。戒烟者发生脑卒中的危险性可减少 50％。吸烟会促进狭窄动脉的血栓形成，加重动脉粥样硬化，可使不明原因脑卒中的发生风险提高将近 3 倍。③心房颤动：发生缺血性脑卒中重要的危险因素。随年龄的增长，心房颤动患者血栓栓塞性脑卒中的发生率迅速增长。心房颤动可使缺血性脑卒中的年发病率增加 0.5%～12%。其他血管危险因素调整后单独心房颤动可以增加脑卒中的风险 3～4 倍。④冠心病：心肌梗死后脑卒中危险率为每年 1%～2%。心肌梗死后 1 个月内脑卒中危险性最高可达 31%。有冠心病史患者的脑卒中危险性增加2～2.2 倍。⑤高脂血症：总胆固醇每升高 1 mmol/L，脑卒中发生率就会增加25%。⑥无症状颈动脉狭窄：50%～99%的无症状性颈动脉狭窄者脑卒中的年发病率在 1%～3.4%。⑦TIA/脑卒中史：TIA 是早期脑卒中的危险因素，高达 10%的未经治疗的缺血性脑卒中患者将在 1个月内再次发生脑卒中。高达 15%的未经治疗的缺血性脑卒中患者将在 1 年内再次发生脑卒中。高达 40%的未经治疗的缺血性脑卒中患者将在 5 年内再次发生脑卒中。⑧镰状细胞病：5%～25%的镰状细胞性贫血患者有发生 TIA/脑卒中的风险。

明确且潜在可改变的危险因素。①糖尿病：缺血性脑卒中独立的危险因素，2 型糖尿病患者发生脑卒中的危险性增加 2 倍。②高同型半胱氨酸血症：血浆同型半胱氨酸每升高 5 μmol/L，脑卒中风险增高1.5 倍。

较少证据的危险因素：肥胖、过度饮酒、凝血异常、缺乏体育锻炼、口服避孕药、激素替代治疗和口服替代治疗、呼吸暂停综合征。

(2) 脑卒中危险因素干预建议。①控制高血压：定时测量血压，合理服用降压药。全面评估缺血性事件的病因后，高血压的治疗应以收缩压低于 140 mmHg，舒张压低于 90 mmHg为目标。对于患有糖尿病者，建议血压低于 130/85 mmHg。降压不能过快，选用平稳降压的降压药，降压药要长期、规律服用；降压药最好在早晨起床后立即服用，不要在睡前服用。②冠状动脉疾病、心律失常、充血性心衰及心脏瓣膜病应给予治疗。③严格戒烟：采取咨询专家、烟碱替代治疗及正规的戒烟计划等戒烟措施。④禁止酗酒，建议制订正规的戒酒计划。轻度到中度的乙醇摄入（1～2 杯）可减少脑卒中的发生率。饮酒者男性每天饮酒的乙醇含量不应超过 30 g（相当于葡萄酒 100～150 mL；啤酒 250～500 mL；白酒 25～50 mL；果酒 200 mL），女性不应超过 20 g。⑤治疗高脂血症：限制食物中的胆固醇量；减少饱和脂肪酸，增加多烯脂肪酸；适当增加食物中的混合碳水化合物、降低总热量，假如血脂维持较高水平（LDL＞130 mg/dL），建议应用降脂药物。治疗的目标应使 LDL＜100 mg/dL。⑥控制糖尿病：监测血糖，空腹血糖应＜7 mmol/L，可通过控制饮食、口服降糖药物或使用胰岛素控制高血糖。⑦控制体重：适度锻炼，维持理想体重，成年人每周至少进行 3 次适度的体育锻炼活动，每次活动的时间不少于 30 分钟。运动后感觉自我良好，且保持理想体重，则表明运动量和运动方式合适。⑧合理膳食：根据中国居民膳食指南及平衡膳食宝塔，建议每天食物以谷薯类及豆类为主，辅以蔬菜和水果，适当进食蛋类、鱼虾类、畜禽肉类及奶类，少食菜用油和盐。

(3) 注意脑卒中先兆，及时就诊：脑卒中虽然多为突然发病，但有些脑卒中在发病前有先兆，生活中要多加注意，如发现一侧手脚麻木、无力、全身疲倦；头痛、头昏、颈部不适；恶心、剧烈呕吐；视力模糊；口眼歪斜要立即到医院就诊。

第二节　偏头痛

偏头痛是一类发作性且常为单侧的搏动性头痛。发病率各家报告不一，所罗门（Solomon）描述约6%的男性，18%的女性患有偏头痛，男女之比为1：3；威尔金森（Wilkinson）的报告显示约10%的英国人口患有偏头痛；萨伯尔（Saper）报告在美国约有2 300万人患有偏头痛，其中男性占6%，女性占17%。偏头痛多开始于青春期或成年早期，约25%的患者于10岁以前发病，55%的患者发生在20岁以前，90%以上的患者发生于40岁以前。在美国，偏头痛造成的社会经济负担为10亿～17亿美元。在我国也有大量患者因偏头痛而影响工作、学习和生活。多数患者有家族史。

一、病因与发病机制

偏头痛的确切病因及发病机制仍处于讨论之中。很多因素可诱发、加重或缓解偏头痛的发作。

（一）激发或加重因素

对于某些个体而言，很多外部或内部环境的变化都可激发或加重偏头痛发作。

（1）激素变化：口服避孕药可增加偏头痛发作的频度；月经是偏头痛常见的触发或加重因素（周期性头痛）；妊娠、性交可触发偏头痛发作（性交性头痛）。

（2）某些药物：某些易感个体服用硝苯地平、硝酸异山梨酯或硝酸甘油后可出现典型的偏头痛发作。

（3）天气变化：特别是天气转热、多云或天气潮湿。

（4）某些食物添加剂和饮料：最常见的是酒精性饮料，如某些红葡萄酒；奶制品，奶酪，特别是硬奶酪；咖啡；含亚硝酸盐的食物，如汤、热狗；某些水果，如柑橘类水果；巧克力（巧克力性头痛）；某些蔬菜；酵母；人工甜食；发酵的腌制品如泡菜；味精。

（5）运动：头部的微小运动可诱发偏头痛或使之加重，有些患者因惧怕乘车会引起偏头痛发作而不敢乘车；踢足球的人以头顶球可诱发头痛（足球运动员偏头痛）；爬楼梯上楼可出现偏头痛。

（6）睡眠过多或过少。

（7）一顿饭漏吃或延后。

（8）吸烟或置身于吸烟环境中。

（9）闪光、灯光过强。

（10）紧张、生气、情绪低落、哭泣（哭泣性头痛）；很多女性逛商场或到人多的场合可致偏头痛发作。

在激发因素中，剂量、联合作用及个体差异也应考虑。如对于敏感个体，吃一片橘子可能不致引起头痛，而吃数枚橘子则可引起头痛；有些情况下，吃数枚橘子也不引起头痛发作，但如同时有月经的影响，这种联合作用就可引起偏头痛发作；有的个体在商场中待一会儿即发作；而有的个体于商场中久待才出现偏头痛发作。

偏头痛尚有很多改善因素。有人于偏头痛发作时静躺片刻，即可使头痛缓解；有人于光线较暗淡的房间闭目而使头痛缓解；有人于头痛发作时喜以双手压迫双颞侧，以期使头痛缓解；有人通过冷水洗头使头痛得以缓解。妇女绝经后及妊娠 3 个月后偏头痛也可趋于缓解。

（二）有关发病机制的几个学说

1. 血管活性物质

在所有血管活性物质中，5-羟色胺（5-HT）是学者提及最多的一个。人们发现偏头痛发作期血小板中5-HT浓度下降，而尿液中 5-HT 代谢物 5-羟吲哚乙酸增加。脑干中 5-HT 能神经元及去甲肾上腺素能神经元可调节颅内血管舒缩。很多 5-HT 受体拮抗剂治疗偏头痛有效。以利血压耗竭 5-HT 可加速偏头痛发生。

2. 三叉神经血管脑膜反应

刺激啮齿动物的三叉神经，可使其脑膜产生炎性反应，而治疗偏头痛药物麦角胺、双氢麦角胺、舒马普坦（sumatriptan）等可阻止这种神经源性炎症。在偏头痛患者体内可检测到由三叉神经所释放的降钙素基因相关肽（CGRP），而降钙素基因相关肽为强烈的血管扩张剂。双氢麦角胺、sumatriptan 既能缓解头痛，又能降低降钙素基因相关肽含量。因此，偏头痛的疼痛是由神经血管性炎症产生的无菌性脑膜炎引起的。威尔金森认为三叉神经分布于涉痛区域，偏头痛可能就是一种神经源性炎症。所罗门在复习儿童偏头痛的研究文献后指出，儿童眼肌瘫痪型偏头痛的复视源于海绵窦内颈内动脉的肿胀伴第Ⅲ对脑神经的损害。另一种解释是小脑上动脉和大脑后动脉肿胀造成的第Ⅲ对脑神经的损害，也可能为神经的炎症。

3. 内源性疼痛控制系统障碍

中脑水管周围及第四脑室室底灰质含有大量与镇痛有关的内源性阿片肽类物质，如脑啡肽、β-内啡肽等。正常情况下，这些物质通过对疼痛传入的调节而起镇痛作用。虽然报告的结果不一，但多数报告显示偏头痛患者脑脊液或血浆中 β-内啡肽或其类似物降低，提示偏头痛患者存在内源性疼痛控制系统障碍。这种障碍导致患者疼痛阈值降低，对疼痛感受性增强，易于发生疼痛。鲑钙紧张素治疗偏头痛的同时可引起患者血浆 β-内啡肽水平升高。

4. 自主功能障碍

自主功能障碍很早即引起了学者的重视。瞬时心率变异及心血管反射研究显示，偏头痛患者存在交感功能低下症状。24 小时动态心率变异研究提示，偏头痛患者存在交感、副交感功能平衡障碍症状。也有学者指出，偏头痛患者存在瞳孔直径不均症状，提示这部分患者自主功能异常。有人认为在偏头痛患者中的猝死现象可能与自主功能障碍有关。

5. 偏头痛的家族聚集性及基因研究

偏头痛患者具有肯定的家族聚集性倾向。遗传因素最明显，研究较多的是家族性偏瘫型偏头痛及基底型偏头痛。有先兆偏头痛比无先兆偏头痛具有更高的家族聚集性。有先兆偏头痛和偏瘫发作可在同一个体中交替出现，并可同时出现于家族中，基于此，学者认为家族性偏瘫型偏头痛和非复杂性偏头痛可能具有相同的病理生理和病因。巴洛赫（Baloh）等针对数个家族开展了研究，研究报告显示，其家族中多个成员出现偏头痛性质的头痛，并有眩晕发作或原发性眼震，有的晚年继发进行性周围性前庭功能丧失，有的家族成员发病年龄趋于一致，如均于 25 岁前出现症状。

有数据显示，偏瘫型偏头痛家族基因缺陷与 19 号染色体标志点有关，但也有发现提示有的偏瘫型偏头痛家族与 19 号染色体无关，提示家族性偏瘫型偏头痛存在基因的变异。与 19 号染色体有关的家族性偏瘫型偏头痛患者出现发作性意识障碍的频度较高，这提示各种与 19 号染色体有关的偏头痛发作的外部诱发阈值较低是由遗传决定的。奥费夫（Ophoff）报告 34 例与 19 号染色体有关的家族性偏瘫型偏头痛家族，在电压闸门控钙通道 α_1 亚单位基因代码功能区域存在 4 种不同的错义突变。

有一种伴有发作间期眼震的家族性发作性共济失调，其特征是共济失调。眩晕伴以发作间期眼震，为显性遗传性神经功能障碍，这类患者约有 50% 出现无先兆偏头痛，临床症状与家族性偏瘫型偏头痛有重叠，二者亦均与基底型偏头痛的典型状态有关，且均可有原发性眼震及进行性共济失调。奥费夫报告了 2 例伴有发作间期眼震的家族性共济失调家族，存在 19 号染色体电压依赖性钙通道基因的突变，这与在家族性偏瘫型偏头痛中探测到的一样。所不同的是其阅读框架被打断，并产生一种截断的 α_1 亚单位，这导致正常情况下可在小脑内大量表达的钙通道密度的减少，由此可能解释其发作性及进行性加重的共济失调。同样的错义突变如何导致家族性偏瘫型偏头痛中的偏瘫发作尚不明。

巴洛赫报告了 3 个伴有双侧前庭病变的家族性偏头痛家族。家族中多个成员经历偏头痛性头痛、眩晕发作（数分钟），晚年继发前庭功能丧失，当眩晕发作停止，双侧前庭功能丧失导致平衡障碍及走路摆动。

6. 血管痉挛学说

颅外血管扩张可伴有典型的偏头痛性头痛发作。偏头痛患者是否存在颅内血管的痉挛尚有争议。以往认为偏头痛的视觉先兆是由血管痉挛引起的，现在有确切的证据表明，这种先兆是皮层神经元活动由枕叶向额叶的扩布抑制（3 mm/min）造成的。血管痉挛更像是视网膜性偏头痛的始动原因，一些患者经历短暂的单眼失明，于发作期检查，可发现视网膜动脉的痉挛。另外，这些患者对抗血管痉挛剂有反应。与偏头痛相关的听力丧失和（或）眩晕可基于内听动脉耳蜗和（或）前庭分支的血管痉挛来解释。血管痉挛可导致内淋巴管或囊的缺血性损害，引起淋巴液循环损害，并最终发展成为水肿。经颅多普勒（TCD）脑血流速度测定发现，无论是在偏头痛发作期还是发作间期，均存在血流速度的加快，提示这部分患者颅内血管紧张度升高。

7. 离子通道障碍

很多偏头痛综合征所共有的临床特征与遗传性离子通道障碍有关。偏头痛患者内耳存在局部细胞外钾的积聚，当钙进入神经元时钾退出。因为内耳的离子通道在维持富含钾的内淋巴和神经元兴奋功能方面是至关重要的，脑和内耳离子通道的缺陷可导致可逆性毛细胞除极及听觉和前庭症状。偏头痛中的头痛则是继发现象，这是细胞外钾浓度增加的结果。偏头痛综合征的很多诱发因素，包括紧张、月经，可能是激素对有缺陷的钙通道影响的结果。

8. 其他学说

有人发现偏头痛于发作期存在血小板自发聚集和黏度增加现象。另有人发现偏头痛患者存在 TXA_2、PGI_2 平衡障碍、P 物质及神经激肽的改变。

二、临床表现

（一）偏头痛发作

萨伯尔在描述偏头痛发作时将其分为五期来叙述。需要指出的是，这五期并非每次发作所必备的，一方面有的患者可能只表现其中的数期，大多数患者的发作表现为两期或两期以上，有的仅表现其中的一期。另外，每期特征可以存在很大不同，同一个体的发作也可不同。

1. 前驱期

60％的偏头痛患者在头痛开始前数小时至数天出现前驱症状。前驱症状并非先兆，不论是有先兆偏头痛，还是无先兆偏头痛均可出现前驱症状，可表现为精神、心理改变，如精神抑郁、疲乏无力、懒散、昏昏欲睡；也可情绪激动，如易激惹、焦虑、心烦或欣快感等；尚可表现为自主神经症状，如面色苍白、发冷、厌食或明显的饥饿感、口渴、尿少、尿频、排尿费力、打哈欠、颈项发硬、恶心、肠蠕动增加、腹痛、腹泻、心慌、气短、心率加快，对气味过度敏感等。不同患者前驱症状具有很大的差异，但每例患者每次发作的前驱症状具有相对稳定性。这些前驱症状可在前驱期出现，也可于头痛发作中，甚至持续到头痛发作后成为后续症状。

2. 先兆

约有20％的偏头痛患者出现先兆症状。先兆多为局灶性神经症状，偶为全面性神经功能障碍。典型的先兆应符合下列4条特征中的3条，即重复出现，逐渐发展，持续时间不多于1小时，并跟随出现头痛。大多数病例先兆持续5～20分钟，极少数情况下先兆可突然发作，也有的患者于头痛期间出现先兆性症状，尚有伴迁延性先兆的偏头痛，其先兆不仅始于头痛之前，尚可持续到头痛后数小时至7天。

先兆可为视觉性的、运动性的、感觉性的，也可表现为脑干或小脑功能障碍。最常见的先兆为视觉性先兆，约占先兆的90％。如闪电、暗点、单眼黑矇、双眼黑矇、视物变形、视野外空白等。闪光可为锯齿样或闪电样闪光、城垛样闪光。视网膜动脉型偏头痛患者眼底可见视网膜水肿，偶可见樱红色黄斑。仅次于视觉现象的常见先兆为麻痹。典型的是影响一侧手和面部的麻痹，也可出现偏瘫。如果优势半球受累，可出现失语。数十分钟后出现对侧或同侧头痛，多在儿童期发病。这称为偏瘫型偏头痛。偏瘫型偏头痛患者的局灶性体征可持续7天以上，甚至在影像学上发现脑梗死。偏头痛伴迁延性先兆和偏头痛性偏瘫以前曾被划入"复杂性偏头痛"。偏头痛反复发作后出现眼球运动障碍称为眼肌瘫痪型偏头痛。多为动眼神经麻痹所致，其次为滑车神经和展神经麻痹。多有无先兆偏头痛病史，反复发作者麻痹可经久不愈。如果先兆涉及脑干或小脑，则这种状况被称为基底型偏头痛，又称基底动脉型偏头痛。可出现头昏、眩晕、耳鸣、听力障碍、共济失调、复视，视觉症状包括闪光、暗点、黑矇、视野缺损、视物变形。双侧损害可出现意识抑制，后者尤见于儿童，尚可出现感觉迟钝，偏侧感觉障碍等。

偏头痛先兆可不伴头痛出现，称为偏头痛等位症，多见于儿童偏头痛，有时见于中年以后。先兆可为偏头痛发作的主要临床表现而头痛很轻或无头痛，也可与头痛发作交替出现，可表现为闪光、暗点、腹痛、腹泻、恶心、呕吐、复发性眩晕、偏瘫、偏身麻木及精神心理改变。如儿童良性发作性眩晕、前庭性梅尼埃病、成人良性复发性眩晕。有跟踪研究显示，为数不少的以往诊断为梅尼埃病的患者，其症状大多数与偏头痛有关。有报告描述了一组成人良性复发性眩晕患者，年龄在 7～55 岁，晨起发病症状表现为反复发作的头晕、恶心、呕吐及大汗，持续数分钟至 4 天。发作开始及末期表现为位置性眩晕，发作期间无听觉症状。发作间期几乎所有患者均无症状，这些患者眩晕发作与偏头痛有着几个共同的特征，包括可因酒精、睡眠不足、情绪紧张造成及加重，女性多发，常见于经期。

3. 头痛

头痛可出现于围绕头或颈部的任何部位，可位于颞侧、额部、眶部。多为单侧痛，也可为双侧痛，甚至发展为全头痛，其中单侧痛者约占 2/3。头痛性质往往为搏动性痛，但也有的患者描述为钻痛；疼痛程度往往为中、重度痛，甚至难以忍受；往往是晨起后发病，逐渐发展，达高峰后逐渐缓解；也有的患者于下午或晚上起病，成人头痛大多历时 4 小时至 3 天，而儿童头痛多历时 2 小时至 2 天，尚有持续时间更长者，可持续数周。有人将发作持续 3 天以上的偏头痛称为偏头痛持续状态。

头痛期间不少患者伴随恶心、呕吐、视物不清、畏光、畏声等，喜独居。恶心为最常见伴随症状，达一半以上，且常为中、重度恶心。恶心可先于头痛发作，也可于头痛发作中或发作后出现。近一半的患者出现呕吐，有些患者的经验是呕吐后发作即明显缓解。其他自主功能障碍也可出现，如尿频、排尿障碍、鼻塞、心慌、高血压、低血压、甚至可出现心律失常。发作累及脑干或小脑者可出现眩晕、共济失调、复视、听力下降、耳鸣、意识障碍症状。

4. 头痛终末期

此期为头痛开始减轻至最终停止这一阶段。

5. 后续症状期

为数不少的患者于头痛缓解后出现一系列后续症状，表现为怠倦、困顿、昏昏欲睡。有的感到精疲力竭、饥饿或厌食、多尿、头皮压痛、肌肉酸痛，也可出现精神心理改变，如烦躁、易怒、心境高涨或情绪低落、少语、少动等。

（二）儿童偏头痛

儿童偏头痛是儿童期头痛的常见类型。儿童偏头痛与成人偏头痛在一些方面有所不同。性别方面，发生于青春期以前的偏头痛，男女患者比例大致相等，而成人期偏头痛，女性比例大大增加，约为男性的 3 倍。

儿童偏头痛的诱发及加重因素有很多与成人偏头痛一致，如劳累和情绪紧张可诱发或加重头痛；为数不少的儿童可因运动而诱发头痛，儿童偏头痛患者可有睡眠障碍；而相对于成人来说，儿童患上呼吸道感染及其他发热性疾病时更易使头痛加重。

在症状方面，儿童偏头痛与成人偏头痛亦有区别。儿童偏头痛持续时间常较成人短。偏瘫型偏头痛多在儿童期发病，成年期停止，偏瘫发作可从一侧到另一侧，这种类型的偏头痛常较难控制。反复的偏瘫发作可造成永久性神经功能缺损，并可出现病理征，也可造成认知障碍。基底动脉型偏头痛，儿童也比成人常见，表现为闪光、暗点、视物模糊、视野缺损，也可出现脑干、小脑及耳症状，如眩晕、耳鸣、耳聋、眼球震颤。儿童出现意识恍惚症状者比成人多，尚可出现跌倒发作。有些偏头痛儿童尚可仅出现反复发作性眩晕，而无头痛发作。一个平时表现完全正常的儿童可突然恐惧、大叫、面色苍白、大汗、步态不稳、眩晕、有旋转感，并出现眼球震颤，数分钟后可完全缓解，恢复如常，称为儿童良性发作性眩晕，属于一种偏头痛等位症。这种眩晕发作始于4岁以前，可每天数次发作，其后发作次数逐渐减少，多数于七八岁以后不再发作。与成人不同，儿童偏头痛的前驱症状常为腹痛，有时可无偏头痛发作而代之以腹痛、恶心、呕吐、腹泻，称为腹型偏头痛等位症。在偏头痛的伴随症状中，儿童偏头痛出现呕吐较成人更加常见。

儿童偏头痛的预后较成人偏头痛好，6年后约有一半儿童不再经历偏头痛，约1/3的偏头痛得到改善，而始于青春期以后的成人偏头痛常持续几十年。

三、诊断与鉴别诊断

（一）诊断

应根据详细的病史做出偏头痛的诊断，特别是头痛的性质及相关的症状，如头痛的部位、性质、持续时间、疼痛严重程度、伴随症状及体征、既往发作的病史、诱发或加重因素等。

对于偏头痛患者应进行细致的一般内科检查及神经科检查，以避免某些症状与偏头痛有重叠、类似或同时存在的情况。诊断偏头痛虽然没有特异性的实验室指标，但有时给予患者必要的实验室检查非常重要，如血、尿、脑脊液及影像学检查，以排除器质性病变。特别是中年或老年期出现的头痛，更应排除器质性病变。当出现严重的先兆或先兆时间延长时，有学者建议行颅脑CT或MRI检查；也有学者提议当偏头痛发作每月超过2次时，应警惕偏头痛的原因。

1988年，国际头痛协会头痛分类委员会制定了新的关于头痛、脑神经痛及面部痛的分类和诊断标准。目前临床及科研多采用这个标准。本标准将头痛分为13个主要类型，包括了129个头痛亚型。其中常见的头痛类型为偏头痛、紧张型头痛、丛集性头痛和慢性发作性偏头痛，而偏头痛又被分为7个亚型，主要的2个亚型是无先兆偏头痛和有先兆偏头痛，其中最常见的是无先兆偏头痛。

国际头痛协会的诊断标准为偏头痛的诊断提供了一个可靠的、可量化的诊断标准，对于临床和科研的意义是显而易见的，有学者特别提到其对于临床试验及流行病学调查有重要意义。但临床上，有些患者并不能完全符合这个标准，对这种情况学者建议随访及复查，以确定诊断。

国际头痛协会的诊断标准掌握起来比较复杂，为了便于临床应用，国际上一些知名的学者一直在探讨一种简单化的诊断标准。其中所罗门介绍了一套简单标准，符合这个标准的患者99％的符合国际头痛协会关于无先兆偏头痛的诊断标准。

在临床工作中尚能遇到患者有时表现为紧张型头痛，有时表现为偏头痛性质的头痛，为此，有学者查阅了国际上一些临床研究文献后得到了答案：紧张型头痛和偏头痛并非截然分开的，其临床上确实存在着重叠，故有学者提出二者可能是一个连续的统一体。有时遇到有先兆偏头痛患者可表现为无先兆偏头痛，同样，学者认为二型之间既可能有不同的病理生理，又可能是一个连续的统一体。

（二）鉴别诊断

偏头痛应与下列疼痛相鉴别。

1. 紧张型头痛

紧张型头痛又称肌收缩型头痛。其临床特点是头痛部位较分散，可位于前额、双颞、顶、枕及颈部。头痛性质常呈钝痛，头部有压迫感、紧箍感，患者常述犹如戴着一个帽子。头痛常呈持续性，可时轻时重。多有头皮、颈部压痛点，按摩头颈部可使头痛缓解，多有额、颈部肌肉紧张。多伴有恶心、呕吐。

2. 丛集性头痛

丛集性头痛又称组胺性头痛，表现为一系列密集的、短暂的、严重的单侧钻痛。与偏头痛不同，头痛部位多局限并固定于一侧眶部、球后和额颞部。发病时间常在夜间，并使患者痛醒。发病时间固定，起病突然而无先兆，开始可为一侧鼻部烧灼感或球后压迫感，继之出现特定部位的疼痛，常疼痛难忍，并出现面部潮红，结膜充血、流泪、流涕、鼻塞。为数不少的患者出现霍纳综合征，可出现畏光，不伴恶心、呕吐。诱因可为发作群集期饮酒、兴奋或服用扩血管药。发病年龄常较偏头痛晚，平均 25 岁，男女之比约 4：1。罕见家族史。治疗包括：非甾体类消炎止痛剂；激素治疗；睾酮治疗；吸氧疗法（国外介绍为 100% 氧，8～10 L/min，共 10～15 分钟，仅供参考）；麦角胺咖啡因或双氢麦角碱睡前应用，对夜间头痛特别有效；碳酸锂疗效尚有争议，但多数介绍其有效，但中毒剂量有时与治疗剂量很接近，曾有老年患者（精神疾病患者）服一片致昏迷，建议有条件者监测血锂水平，不良反应有胃肠道症状、肾功能改变、内分泌改变、震颤、眼球震颤、抽搐等；其他药物尚有钙通道阻滞剂等。

3. 痛性眼肌麻痹

痛性眼肌麻痹又称 Tolosa-Hunt 综合征，是一种以头痛和眼肌麻痹为特征，涉及特发性眼眶和海绵窦的炎性疾病。病因可为颅内颈内动脉的非特异性炎症，也可能涉及海绵窦。它常表现为球后及眶周的顽固性胀痛、刺痛，数天或数周后出现复视，并可有第Ⅲ、Ⅳ、Ⅵ脑神经受累表现，间隔数月或数年后复发，需行血管造影以排除颈内动脉瘤。皮质类固醇治疗有效。

4. 颅内占位所致头痛

颅内占位早期，头痛可为间断性或晨起为重，但随着病情的发展，多成为持续性头痛，进行性加重，可出现颅内高压的症状与体征，如头痛、恶心、呕吐、视盘水肿，并可出现局灶症状与体征，如精神改变，偏瘫、失语、偏身感觉障碍、抽搐、偏盲、共济失调、眼球震颤等，典型者鉴别不难。但需注意，也有表现为十几年的偏头痛，最后被确诊为巨大血管瘤者。

四、防治

（一）一般原则

偏头痛的治疗策略包括两个方面：对症治疗及预防性治疗。对症治疗的目的在于消除、抑制或减轻疼痛及伴随症状，预防性治疗用来减少头痛发作的频度及减轻头痛严重性。对偏头痛患者是单用对症治疗还是同时采取对症治疗及预防性治疗，要具体分析。一般说来，如果头痛发作频度较小，疼痛程度较轻，持续时间较短，可考虑单纯选用对症治疗；如果头痛发作频度较大，疼痛程度较重，持续时间较长，对工作、学习、生活影响较明显，则在给予对症治疗的同时，给予适当的预防性治疗。总之，既要考虑到疼痛对患者的影响，又要考虑到药物不良反应对患者的影响，有时还要参考患者个人的意见。萨伯尔的建议是每周发作两次以下者单独给予药物性对症治疗，而发作频繁者应给予预防性治疗。

无论是对症治疗还是预防性治疗均包括两个方面，即药物干预及非药物干预。

非药物干预方面，强调患者自助。嘱患者详细记录前驱症状、头痛发作与持续时间及伴随症状，找出头痛诱发及缓解的因素，并尽可能避免。如避免某些食物，保持规律的作息时间、规律饮食。不论是在工作日，还是周末抑或假期，坚持这些方案对于减轻头痛发作非常重要，接受这些建议对30%的患者有帮助。另有人倡导有规律的锻炼，如长跑等，可能有效地减少头痛发作。认知和行为治疗，如生物反馈治疗等，已被证明有效，另有患者于头痛时进行痛点压迫，于凉爽、安静、暗淡的环境中独处，或以冰块冷敷均有一定效果。

（二）药物对症治疗

偏头痛对症治疗可选用非特异性药物治疗，包括简单的止痛药、非甾体消炎药及麻醉剂。对于轻、中度头痛，简单的镇痛药及非甾体消炎药常可缓解头痛的发作。常用的药物有脑清片、对乙酰氨基酚、阿司匹林、萘普生、吲哚美辛、布洛芬、罗通定等。麻醉药的应用是严格限制的，萨伯尔提议主要用于严重发作，其他治疗不能缓解，或对偏头痛特异性治疗有禁忌或不能忍受的情况下应用。偏头痛特异性5-HT受体拮抗剂主要用于中、重度偏头痛。偏头痛特异性5-HT受体拮抗剂结合简单的止痛剂，大多数头痛可得到有效的治疗。

5-HT受体拮抗剂治疗偏头痛的疗效是肯定的。麦角胺咖啡因既能抑制去甲肾上腺素的再摄取，又能拮抗其与β-肾上腺素受体的结合，于先兆期或头痛开始后服用1片，常可使头痛发作终止或减轻。如效不显，于数小时后加服1片，每天不超过4片，每周用量不超过10片。该药缺点是不良反应较多，并且有成瘾性，有时剂量会越来越大。常见不良反应为消化道症状、心血管症状，如恶心、呕吐、胸闷、气短等。孕妇，心肌缺血、高血压、肝肾疾病等患者禁用。

麦角碱衍生物酒石酸麦角胺，sumatriptan和二氢麦角胺为偏头痛特异性药物，均为5-HT受体拮抗剂。这些药物作用于中枢神经系统和三叉神经中受体介导的神经通路，通过阻断神经源性炎症而起到抗偏头痛作用。

酒石酸麦角胺主要用于中、重度偏头痛，特别是当简单的镇痛治疗效果不足或不能耐受时。其有多项作用：既是$5-HT_{1A}$、$5-HT_{1B}$、$5-HT_{1D}$和$5-HT_{1F}$受体拮抗剂，又是α肾上腺素受体拮抗剂，通过刺激动脉平滑肌细胞5-HT受体而产生血管收缩作用；它可收缩静脉容量性血管、抑制交感神经末端去甲肾上腺素再摄取。作为$5-HT_1$受体拮抗剂，它可抑制三叉神经血管系统神经源性炎症，其抗偏头痛活性中最基础的机制可能在此，而非其血管收缩作用。其对中枢神经递质的作用对缓解偏头痛发作亦是重要的。给药途径有口服、舌下及直肠给药，生物利用度与给药途径关系密切。口服及舌下含化吸收不稳定，直肠给药起效快，吸收可靠。为了减少过多应用导致麦角胺依赖性或反跳性头痛，一般每周应用不超过2次，应避免大剂量连续用药。

萨伯尔总结，酒石酸麦角胺在下列情况下慎用或禁用：年龄 55～60 岁（相对禁忌）；妊娠或哺乳；心动过缓（中度至重度）；心室疾病（中度至重度）；胶原—肌肉病；心肌炎；冠心病，包括血管痉挛性心绞痛；高血压（中度至重度）；肝、肾损害（中度至重度）；感染或高热/败血症；消化性溃疡性疾病；周围血管病；严重瘙痒。另外，该药可加重偏头痛造成的恶心、呕吐。

sumatriptan 亦适用于中、重度偏头痛发作，该药作用于神经血管系统和中枢神经系统，通过抑制或减轻神经源性炎症而发挥作用。曾有人称 sumatriptan 为偏头痛治疗的里程碑，该药皮下用药 2 小时，对约 80% 的急性偏头痛有效。尽管 24～48 小时内 40% 的患者重新出现头痛，这时给予第二剂仍可达到同样的有效率。口服制剂的疗效稍低于皮下给药，起效亦稍慢，通常在 4 小时内起效。皮下用药后 4 小时给予口吸制剂不能预防再出现头痛，但对皮下用药后 24 小时内出现的头痛有效。

sumatriptan 具有良好的耐受性，其不良反应通常较轻和短暂，持续时间常在 45 分钟内。包括注射部位的疼痛，耳鸣、面红、烧灼感、热感、头昏、体重增加、颈痛及发音困难。少数患者于首剂时出现非心源性胸部压迫感，仅有很少患者于后续用药时再出现这些症状。引起与其相关的心肌缺血情况较为罕见。

萨伯尔总结应用 sumatriptan 注意事项及禁忌证为：年龄超过 60 岁（相对禁忌证）；妊娠或哺乳；缺血性心肌病（心绞痛、心肌梗死病史、记录到的无症状性缺血）；不稳定型心绞痛；高血压（未控制）；基底型或偏瘫型偏头痛；未识别的冠心病（绝经期妇女，男性＞40 岁，心脏病危险因素如高血压、高脂血症、肥胖、糖尿病、严重吸烟及强阳性家族史）；肝肾功能损害（重度）；同时应用单胺氧化酶抑制剂或单胺氧化酶抑制剂治疗终止后 2 周内；同时应用含麦角胺或麦角类制剂（24 小时内），首次剂量可能需要在医师监护下应用。

酒石酸二氢麦角胺的效果超过酒石酸麦角胺。该药对大多数患者起效迅速，在偏头痛中、重度发作时特别有用，也可用于难治性偏头痛。酒石酸二氢麦角胺与酒石酸麦角胺有共同的机制，但其动脉血管收缩作用较弱，有选择性收缩静脉血管的特性，可静脉注射、肌内注射及鼻腔吸入。静脉注射途径给药起效迅速，肌内注射生物利用度达 100%，鼻腔吸入的绝对生物利用度 40%。应用酒石酸二氢麦角胺后再出现头痛的频率较其他现有的抗偏头痛剂小，这可能与其半衰期长有关。

酒石酸二氢麦角胺较酒石酸麦角胺具有较好的耐受性，恶心和呕吐的发生率及程度非常低，静脉注射最高，肌内注射及鼻吸入给药低，极少成瘾和引起反跳性头痛。通常的不良反应包括胸痛、轻度肌痛、短暂的血压上升。不应给予有血管痉挛反应倾向的患者，包括已知的周围性动脉疾病，冠状动脉疾病（特别是不稳定性心绞痛或血管痉挛性心绞痛）或未控制的高血压患者。其注意事项和禁忌证同酒石酸麦角胺。

（三）药物预防性治疗

偏头痛的预防性治疗应个体化，特别是剂量的个体化。可根据患者体重，一般身体情况、既往用药体验等选择初始剂量，逐渐加量，如无明显不良反应，可连续用药 2～3 天，无效时再接用其他药物。

1. 抗组织胺药物

苯噻啶为有效的偏头痛预防性药物。可每天 2 次，每次 0.5 mg 起，逐渐加量，一般可增加至每天 3 次，每次 1.0 mg，最大量不超过 6.0 mg/d。不良反应为嗜睡、头昏、体重增加等。

2. 钙通道拮抗剂

氟桂利嗪每晚 1 次，每次 5～10 mg，不良反应有嗜睡、锥体外系反应、体重增加、抑郁等。

3. β 受体阻滞剂

普萘洛尔开始剂量 3 次/d，每次 10 mg，逐渐增加至 60 mg/d，也有介绍称 120 mg/d，心率＜60 次/min 者停用。哮喘、严重房室传导阻滞者禁用。

4. 抗抑郁剂

阿米替林每天 3 次，每次 25 mg，逐渐加量。可有嗜睡等不良反应，加量后不良反应明显。氟西汀（我国商品名百优解）20 mg/片，每晨 1 片，饭后服，该药初始剂量及有效剂量相同，服用方便，不良反应有睡眠障碍、胃肠道症状等，常较轻。

5. 其他

非甾体消炎药，如萘普生；抗惊厥药，如卡马西平、丙戊酸钠等；舒必剂、硫必利；中医中药（辨证施治、辨经施治、成方加减、中成药）等皆可试用。

（四）关于特殊类型偏头痛

与偏头痛相关的先兆是否需要治疗及如何治疗，目前尚无定论。通常先兆为自限性的、短暂的，大多数患者于治疗尚未发挥作用时可自行缓解。如果患者经历复发性、严重的、明显的先兆，考虑舌下含服尼非地平，但头痛有可能加重，且疗效亦不肯定。给予 sumatriptan 及酒石酸麦角胺的疗效亦尚处观察之中。

（五）关于难治性、严重偏头痛性头痛

这类头痛主要涉及偏头痛持续状态，头痛常不能为一般的门诊治疗所缓解。患者除持续的进展性头痛外尚有一系列生理及情感症状，如恶心、呕吐、腹泻、脱水、抑郁、绝望，甚至自杀倾向。用药过度及反跳性依赖、戒断症状常促发这些障碍。这类患者常需收入急症室观察或住院，以纠正患者存在的生理障碍，如脱水等；排除伴随偏头痛出现的严重的神经内科或内科疾病；治疗纠正药物依赖；预防患者于家中自杀等。应注意患者的生命体征，可做心电图检查。药物可选用酒石酸二氢麦角胺、sumatriptan、阿片类及止吐药，必要时亦可谨慎给予氯丙嗪等。可选用非肠道途径给药，如静脉或肌内注射给药。一旦发作控制，可逐渐加入预防性药物治疗。

（六）关于妊娠妇女的治疗

舒尔曼（Schulman）建议给予地美罗注射剂或片剂，并应限制剂量，还可应用泼尼松，其不易穿过胎盘，在妊娠早期不损害胎儿，但不宜应用太频。如欲怀孕，最好尽最大可能不用预防性药物并避免应用麦角类制剂。

（七）关于儿童偏头痛

儿童偏头痛用药的选择与成人有很多重叠，如止痛药物、钙离子通道拮抗剂、抗组织胺药物等，但也有人质疑酒石酸麦角胺药物的疗效。如能确诊，首要的是对儿童及其家长进行安慰，使其对本病有一个全面的认识，以缓解由此带来的焦虑，有益于治疗。

五、护理

（一）护理评估

1. 健康史

（1）了解患者头痛的部位、性质和程度：询问是全头疼还是局部头疼，是搏动性头疼还是胀痛、钻痛，是轻微痛、剧烈痛还是无法忍受的疼痛。偏头疼常描述为双侧颞部的搏动性疼痛。

（2）头疼的规律：询问头疼发病的急缓，是持续性还是发作性，起始与持续时间，发作频率，激发或缓解的因素，与季节、气候、体位、饮食、情绪、睡眠、疲劳等的关系。

（3）有无先兆及伴发症状：如头晕、恶心、呕吐、面色苍白、潮红、视物不清、闪光、畏光、复视、耳鸣、失语、偏瘫、嗜睡、发热、晕厥等。典型偏头疼发作常有视觉先兆并伴有恶心、呕吐、畏光。

（4）既往史与心理社会状况：询问患者的情绪、睡眠、职业情况及服药史，了解头疼对其日常生活、工作和社交的影响，患者是否因长期反复头疼而出现恐惧、忧郁或焦虑心理。大部分偏头疼患者有家族史。

2. 身体状况

检查患者意识是否清楚，瞳孔是否等大等圆、对光反射是否灵敏；体温、脉搏、呼吸、血压是否正常；面部表情是否痛苦，精神状态怎样；眼睑是否下垂，有无脑膜刺激征。

3. 主要护理问题及相关因素

（1）偏头疼：与发作性神经血管功能障碍有关。

（2）焦虑：与偏头疼长期、反复发作有关。

（3）睡眠形态紊乱：与头疼长期、反复发作和（或）焦虑等情绪改变有关。

（二）护理措施

1. 避免诱因

告知患者可能诱发或加重头疼的因素，如情绪紧张、进食某些食物、饮酒、月经来潮、用力性动作等；保持环境安静、舒适、光线柔和。

2. 指导减轻头疼的方法

如指导患者缓慢深呼吸，听音乐，生物反馈治疗，引导式想象，冷、热敷及理疗、按摩、指压止痛法等。

3. 用药护理

告知患者止痛药物的作用与不良反应，让患者了解药物依赖性或成瘾性的特点，如大量使用止痛剂，滥用麦角胺咖啡因可致药物依赖。指导患者遵医嘱正确服药。

第三节　肾脏损伤

一、概述

肾脏隐藏于腹膜后，受损伤的机会很少，但肾脏为一实质性器官，结构比较脆弱，外力强度稍大即可造成肾脏的创伤。肾脏损伤大多为闭合性损伤，占 60%～70%，可由直接暴力。例如：腰、腹部受硬物撞击或车辆撞击，肾受到沉重打击或被推向肋缘而发生损伤；肋骨和腰椎骨折时，骨折片可刺伤肾；间接暴力，如从高处落下，足跟或臀部着地时发生对冲力，可引起肾或肾蒂伤。开放性损伤多见于战时和意外事故，常伴有胸腹部创伤，在临床上按其损伤的严重程度可分为肾挫伤、肾部分裂伤、肾全层裂伤、肾蒂损伤、病理性肾破裂等类型。

二、诊断

(一) 症状

1. 血尿

损伤后出现血尿是肾损伤的重要表现，多为肉眼血尿，血尿的轻重程度与肾脏损伤严重程度不一定一致。

2. 疼痛

疼痛局限于上腹部及腰部，若血块阻塞输尿管，则可引起绞痛。

3. 肿块

因出血和尿外渗导致腰部出现不规则的弥散性胀大的肿块，常伴肌强直。

4. 休克

面色苍白、心率加快、血压降低、烦躁不安等。

5. 高热

高热由血、尿外渗后引起肾周感染导致。

(二) 体征

1. 一般情况

患者可有腰痛或上腹部疼痛、发热。大出血时可有血流动力学不稳定的表现，如面色苍白、四肢发凉等。

2. 专科体检

上腹部及腰部压痛，腹部包块。刀伤或穿透伤累及肾脏时，伤口可流出大量鲜血。出血量与肾脏损伤程度及是否伴有其他脏器或血管损伤有关。

(三) 检查

1. 实验室检查

实验室检查显示尿中含多量红细胞。血红蛋白与血细胞比容持续降低提示有活动性出血。白细胞数增多应注意可能存在感染灶。

2. 特殊检查

早期积极的影像学检查可以发现肾损伤的部位、程度，有无尿外渗或肾血管损伤及对侧肾情况。根据病情轻重，除需紧急手术外，应有选择地应用以下检查。

（1）B超检查：能提示肾损害的程度，包膜下和肾周血肿及尿外渗情况。为无创检查，病情重时更有实用意义，并有助于了解对侧肾情况。

（2）CT扫描：可清晰显示肾皮质裂伤、尿外渗和血肿范围，显示无活力的肾组织，并可了解其与周围组织和腹腔内其他脏器的关系，为首选检查。

（3）排泄性尿路造影：使用大剂量造影剂行静脉推注造影，可发现造影剂排泄减少，肾、腰大肌影消失，脊柱侧突及造影剂外渗等。可评价肾损伤的范围和程度。

（4）动脉造影：适用于尿路造影未能提供肾损伤的部位和程度，尤其是伤侧肾未显影的情况。选择性肾动脉造影可显示肾动脉和肾实质损伤情况。若伤侧肾动脉完全梗阻，表示创伤性血栓形成，宜紧急施行手术。有持久性血尿者，动脉造影可以了解有无肾动静脉瘘或创伤性肾动脉瘤，但系有创检查，已少用。

（5）逆行肾盂造影：易招致感染，不宜应用。

（四）诊断要点

本病患者一般都有创伤史，可有腰痛、血尿、腰部肿块等症状体征，出血严重时出现休克。应定时查血、尿常规，根据血尿增减、血红蛋白变化评估伤情。检查首选：肾脏超声，快速并且无创伤，对于评价肾脏损伤程度有意义；CT 检查可以进一步显示肾实质损伤、肾脏出血及肾蒂损伤情况。条件允许时行静脉肾盂造影检查。

（五）鉴别诊断

1. 腹腔脏器损伤

腹腔脏器损伤主要为肝、脾损伤，有时可与肾损伤同时发生。表现为出血、休克等危急症状，有明显的腹膜刺激症状。腹腔穿刺可抽出血性液体。尿液检查无红细胞；超声检查肾脏无异常发现；静脉尿路造影（IVU）示肾盂、肾盏形态正常，无造影剂外溢情况。

2. 肾梗死

肾梗死表现为突发性腰痛、血尿、血压升高，IVU 示肾显影迟缓或不显影。逆行肾盂造影可发现肾被膜下血肿征象。肾梗死患者往往有心血管疾患或肾动脉硬化病史，血清乳酸脱氢酶及碱性磷酸酶升高。

3. 自发性肾破裂

自发性肾破裂会突然出现腰痛及血尿病状。体检示腰腹部有明显压痛及肌紧张，可触及边缘不清的囊性肿块；IVU 检查示肾盂、肾盏变形和造影剂外溢；B 超检查示肾集合系统紊乱，肾周围有液性暗区。一般无明显的创伤史，既往多有肾肿瘤、肾结核、肾积水等病史。

三、治疗

肾损伤的处理与损伤程度直接相关。轻微肾挫伤经短期休息可以康复，多数肾挫裂伤可用保守治疗，仅少数需手术治疗。

（一）紧急治疗

对有大出血、休克的患者需迅速给予抢救措施，观察生命体征，进行输血、复苏，同时明确有无并发其他器官损伤，做好手术探查的准备。

（二）保守治疗

（1）绝对卧床休息 2～4 周，病情稳定、血尿消失后才可以允许患者离床活动。通常损伤后 4～6 周肾挫裂伤才趋于愈合，过早、过多离床活动，有可能再度出血。恢复后 3 个月内不宜参加体力劳动或竞技运动。

（2）密切观察患者，定时测量血压、脉搏、呼吸、体温，注意腰、腹部肿块范围有无增大。观察每次排出的尿液颜色深浅的变化。定期检测血红蛋白和血细胞比容。

（3）及时补充血容量和热量，维持水、电解质平衡，保持足够尿量。必要时输血。

（4）应用广谱抗生素以预防感染。

（5）使用止痛药、镇静药和止血药物。

（三）手术治疗

1. 开放性肾损伤

几乎所有开放性肾损伤的患者都要施行手术探查，特别是枪伤或从前面腹壁进入的锐器伤，需经腹部切口进行手术，清创、缝合及引流并探查腹部脏器有无损伤。

2. 闭合性肾损伤

一旦确定为严重肾裂伤、肾碎裂及肾蒂损伤需尽早经腹入路施行手术。若肾损伤患者在保守治疗期间发生以下情况，需施行手术治疗：①经积极抗休克后生命体征仍未见改善，提示有内出血。②血尿逐渐加重，血红蛋白和血细胞比容持续降低。③腰、腹部肿块明显增大。④有腹腔脏器损伤可能。

手术方法：经腹部切口施行手术，先探查并处理腹腔损伤脏器，再切开后腹膜，显露肾静脉、肾动脉，并阻断之，而后切开肾周围筋膜和肾脂肪囊，探查患肾。先阻断肾蒂血管，并切开肾周围筋膜，快速清除血肿，依具体情况决定做肾修补、部分肾切除术或肾切除。必须注意，在未控制肾动脉之前切开肾周围筋膜往往难以控制出血，而被迫施行肾切除。只有在肾严重碎裂或肾血管撕裂，无法修复，而对侧肾良好时，才施行肾切除。肾实质破损不大时，可在清创与止血后，用脂肪或网膜组织填入肾包膜缝合处，完成一期缝合，既消除了无效腔，又减少了血肿引起继发性感染的机会。肾动脉损伤性血栓一旦被确诊即应手术取栓，并可行血管置换术，以挽救肾功能。

（四）并发症及其处理

本病的并发症常由血或尿外渗及继发性感染等引起。腹膜后囊肿或肾周脓肿可切开引流。输尿管狭窄、肾积水需施行成形术或肾切除术。恶性高血压要做血管修复或肾切除术。动静脉瘘和假性肾动脉瘤应予以修补，如在肾实质内则可行部分肾切除术。持久性血尿可施行选择性肾动脉造影及栓塞术。

四、病情观察

（1）观察生命体征，如体温、血压、脉搏、呼吸、神智反应。

（2）专科变化，腹部或腰腹部有无肿块及其大小变化，血尿程度。

（3）心、肺、肝、脾等重要生命脏器及骨骼系统有无合并伤。

五、注意事项

（一）医患沟通

（1）如拟保守治疗，应告知患者及家属仍有做手术的可能性及肾损伤后的远期并发症。

（2）做开放手术，应告知可能切肾的方案；如做保肾手术，则有继续出血、尿外渗的可能。

（3）手术探查决定做肾切除时，应再一次告知家属，并告知术后肾功能失代偿或需做肾代替治疗的可能。如合并腹腔或其他部位脏器损伤，手术时要一期处理，亦应告知家属并签字。

（4）交代病情时要立足于当前患者病情，对于病情变化不做肯定与否定的预测。

（二）经验指导

（1）对于肾损伤的患者应留院观察或住院 1 日，必须每 0.5～1 小时监测 1 次血压、心率、呼吸，记录每小时尿量，并做好血型分析及备血。

（2）对于肾损伤病情明确者，生命体征不稳时，可重复做腹腔穿刺及 CT、B 超影像学检查。

（3）手术后要观察腹部情况，伤口有无渗血，敷料有无潮湿，为防止切口裂开，可使用腹带保护。

（4）肾切除患者要计算每天出入量，了解肾功能变化。

（5）确保引流管无扭曲，密切观察引流量、颜色的变化。

（6）腹部创伤合并。肾损伤的比例不是很高，临床工作中易忽视。血尿是肾创伤的重要表现，但与病情严重程度不成比例；输尿管有血块堵塞、肾蒂损伤或低血压休克时可无血尿出现。

六、护理

（一）护理评估

1. 健康史

详细了解患者受伤的原因、部位、经过，以往的健康状况等。

2. 身体状况

（1）血尿：肾损伤的主要症状。肾挫伤时血尿轻微，肾部分裂伤或肾全层裂伤时，可出现大量肉眼血尿。当血块堵塞输尿管、肾盂或输尿管断裂、肾蒂血管断裂时，血尿可不明显，甚至无血尿。

（2）疼痛：肾包膜张力增加，肾周围软组织损伤，可引起患侧腰、腹部疼痛；血液、尿液渗入腹腔或伴有腹部器官损伤时，可出现全腹痛和腹膜刺激征；血块通过输尿管时，可发生肾绞痛。

（3）腰、腹部包块：血液、尿液渗入肾周围组织，可使局部肿胀形成包块，可有触痛。

（4）休克：严重的肾损伤，尤其是合并其他器官损伤时，易引起休克。

（5）发热：肾损伤后，由创伤性炎症反应，伤区血液、渗出液及其他组织的分解产物吸收引起的发热，多为低热；由血肿、尿外渗继发感染引起的发热，多为高热。

3. 心理状况

由突发的暴力致伤，或因损伤出现大量肉眼血尿、疼痛、腰腹部包块等表现时，患者常有恐惧、焦虑等心理状态的改变。

4. 辅助检查

（1）尿常规检查：了解尿中有无大量红细胞。

（2）B 超检查：能提示肾损害的程度，包膜下和肾周血肿及尿外渗情况。

（3）X 线平片检查：肾区阴影增大，提示有肾周围血肿的可能。

（4）CT 检查：可清晰显示肾皮质裂伤、尿外渗和血肿范围。

（5）排泄性尿路造影：可判断肾损伤的范围和程度。

（6）肾动脉造影：可显示肾动脉和肾实质损伤的情况。

（二）护理诊断及相关合作性问题

1. 不舒适

不舒适与疼痛等有关。

2. 恐惧、焦虑

恐惧、焦虑与损伤后出现血尿等有关。

3. 有感染的危险

感染风险与损伤后免疫力降低有关。

4. 体温过高

体温过高与损伤后的组织产物吸收和血肿、尿外渗继发感染等有关。

（三）护理目标

（1）疼痛不适感减轻或消失。

（2）情绪稳定，能安静休息。

（3）患者发生感染和休克的危险性降低，未发生感染和休克。

（4）体温正常。

（四）护理措施

1. 非手术治疗及手术前患者的护理

（1）嘱患者绝对卧床休息2～4周，待伤情稳定、血尿消失1周后方可离床活动，以防再出血。

（2）迅速建立静脉输液通路，及时输血、输液，维持水、电解质及酸碱平衡，防治休克。

（3）急救护理：有大出血、休克的患者需配合医师迅速进行抢救及护理。

（4）心理护理：对恐惧不安的患者，给予心理疏导、安慰、体贴和关怀。

（5）伤情观察：患者的生命体征；血尿的变化；腰、腹部包块大小的变化；腹膜刺激征的变化。

（6）配合医师做好影像学检查前的准备工作。

（7）做好必要的术前常规准备，以便随时中转手术。

2. 手术后患者的护理

（1）卧床休息：肾切除术后需卧床休息2～3天；肾修补术、肾部分切除术或肾周引流术后需卧床休息2～4周。

（2）饮食：禁食24小时，适当补液，肠功能恢复后进流质饮食，并逐渐过渡到普通饮食，但要注意少食易胀气的食物，以减轻腹胀。鼓励患者适当多饮水。

（3）伤口护理：保持伤口清洁干燥，注意无菌操作，注意观察有无渗血、渗尿，应用抗菌药物，预防感染。

3. 健康指导

（1）向患者介绍康复的基本知识、卧床的意义，以及观察血尿、腰腹部包块的意义。

（2）告诉患者恢复后3个月内不宜参加重体力劳动或竞技运动；肾切除术后，患者应注意保护对侧肾，尽量不要应用对肾有损害的药物。

（3）定期到医院复诊。

第四节　输尿管损伤

一、概述

输尿管位于腹膜后间隙，位置隐蔽，一般由外伤直接引起的输尿管损伤不常见，多见于医源性损伤，如手术损伤或器械损伤及放射性损伤。凡腹腔、盆腔手术后患者发生无尿、漏尿，腹腔或盆腔有刺激症状时均应想到输尿管损伤的可能。对怀疑输尿管损伤的患者，应进行系统的泌尿系统检查。妇科手术，特别是宫外孕破裂、剖宫产等急诊手术或妇科肿瘤根治术中，输尿管被钳夹或误扎等医源性损伤最为常见。

二、护理评估

采集患者外伤史，盆腔、腹腔、腹膜后手术史，妇科手术史及泌尿系统手术史，如出现相应的症状应警惕输尿管损伤的可能。

（一）临床表现

手术损伤输尿管引起的临床表现需根据输尿管损伤程度而定，术中发现输尿管损伤，立即处理可不留后遗症。倘未被发现，多在 3～5 天起病。尿液起初渗在组织间隙里，临床上表现为高热，寒战，恶心，呕吐，损伤侧腰痛、肾肿大，下腹或盆腔内肿物、压痛及肌紧张等。

1. 腹痛及感染症状

腹痛及感染症状表现为腰部胀痛、寒战，局部触痛、叩击痛。若输尿管被误扎，多数病例数天内患侧腰部出现胀痛，并可出现寒战、发热，局部触痛、叩击痛，可扪及肿大的肾脏。采用输尿管镜套石或碎石操作，不慎造成输尿管穿孔破损者，漏尿或尿液外渗可引起患侧腰痛及腹胀，继发感染后则出现寒战、发热，肾区压痛并可触及尿液积聚形成的肿块。

2. 尿瘘

尿瘘分急性尿瘘与慢性尿瘘两种。前者在输尿管损伤后当日或数天内出现伤口漏尿，腹腔积尿或阴道漏尿。后者以盆腔手术所致输尿管阴道瘘最常见。尿瘘形成前，多有尿外渗引起的感染症状，常见伤后3周内形成尿瘘。

3. 无尿

双侧输尿管发生断裂或误扎，伤后即可无尿，应注意与创伤性休克所致急性肾衰竭的无尿鉴别。

4. 血尿

输尿管损伤后可以出现肉眼或镜下血尿，但也可以尿液检查正常。一旦出现血尿，应高度怀疑有输尿管损伤。

（二）辅助检查

1. 静脉肾盂造影

静脉肾盂造影可显示患肾积水，损伤以上输尿管扩张、扭曲、成角、狭窄及对比剂外溢。

2. 膀胱镜及逆行造影

膀胱镜及逆行造影可观察瘘口部位并与膀胱损伤鉴别，逆行造影对明确损伤部位、损伤程度有价值。

3. B超

B超可显示患肾积水和输尿管扩张。

4. CT

CT对输尿管外伤性损伤部位、尿外渗及合并肾损伤或其他脏器损伤有一定的诊断意义。

5. 阴道检查

阴道检查有时可直接观察到瘘口的部位。

6. 体格检查

膀胱腹膜外破裂后尿外渗，下腹耻骨上区有明显触痛，有时可触及包块；膀胱腹膜内破裂后，若有大量尿液进入腹腔，检查有腹壁紧张、压痛、反跳痛及移动性浊音。

（三）护理问题

首先对患者进行心理评估，了解患者的身体和心理状态，患者主要存在以下护理问题。

1. 疼痛

疼痛与尿外渗及手术有关。

2. 舒适的改变

舒适的改变与术后放置支架管、造瘘管有关。

3. 恐惧、焦虑

恐惧、焦虑与尿瘘、担心预后不良有关。

4. 有感染的危险

感染危险与尿外渗及各种管路有关。

三、护理措施

（一）心理护理

输尿管手术损伤的发生率较高，因此心理护理尤为重要。要做到详细评估患者的心理状况及接受治疗的心理准备，与患者建立良好的护患关系，掌握患者的心理变化并给予相应的健康指导，减少医疗纠纷的发生。输尿管损伤后患者情绪紧张、恐惧，尤其是发生漏尿或无尿时，护士在密切观察病情的同时要向患者宣讲损伤后注意的问题，鼓励患者树立信心，保持平和的心态，积极配合治疗，减轻患者的焦虑。

（二）生活护理

（1）主动巡视患者，帮助患者完成生活护理，保持"七洁"，即皮肤、头发、指甲、会阴、口腔、手足、床单位的干净整洁，使患者感到舒适。

（2）观察并保持各种管路的清洁通畅，正确记录引流液的颜色及量，尿袋、引流袋定期更换。

（3）关心患者，讲解健康保健知识。

（4）观察尿外渗的腹部体征，腹痛的程度；观察体温的变化，每天测量体温4次，并记录在护理病例中，发热应及时通知医师。

（5）观察 24 小时尿量，注意血尿情况，少尿、无尿要立即通知医师处理。

（6）饮食要均衡，富于营养，易消化。不吃易引起腹胀的食物，如牛奶、大豆等。保持排便通畅，必要时服润肠药。

（三）治疗及护理配合

输尿管损伤后的治疗采取修复输尿管、保持通畅、保护肾功能的原则。及时采用双 J 管引流，有利于损伤的修复和狭窄的改善。

1. 治疗方法

（1）外伤所致输尿管损伤，应首先注意处理患者全身情况，并判断有无合并其他脏器的损伤，断裂的输尿管应根据具体情况给予修补或吻合。除不得已时，不宜摘除肾脏。

（2）器械所致的输尿管损伤往往为裂伤，保守治疗多可痊愈。如尿外渗症状不断加重，应及早施行引流术。

（3）手术时误伤输尿管应根据具体情况及时予以修补或吻合。如输尿管被结扎，应尽早松解结扎线，并在输尿管内安置导管保留数天。输尿管切开，可进行缝合修补，然后置管引流。输尿管被切断，则进行端端吻合，置管引流两周左右。输尿管在低位被切断，可行输尿管膀胱吻合术。输尿管被钳夹，损伤轻微时按结扎处理；较重时，为防止组织坏死形成尿瘘，可切除损伤部分，进行端端吻合。若输尿管缺损太多，根据具体情况可以选择输尿管外置造瘘、肾造瘘，利用膀胱组织或小肠做输尿管成形手术。

2. 保守治疗的护理配合

（1）密切监测生命体征的变化，记录及时、准确。

（2）观察腹痛情况，不能盲目给予止痛药。

（3）保持各种管路的清洁通畅，正确记录引流液的颜色及量，定期更换尿袋。

（4）备皮、备血、皮试，做好必要时手术探查的准备。

（5）正确记录 24 小时尿量，注意血尿情况，少尿、无尿要立即通知医师处理。

（6）嘱患者卧床休息，做好生活护理，保持排便通畅，必要时服润肠药。

3. 手术治疗的护理

（1）输尿管断端吻合术后留置双 J 管，在此期间嘱患者多饮水，保证引流尿液通畅，防止感染，促进输尿管损伤的愈合。

（2）预防感染，术后留置导尿管，注意各引流管的护理，定期更换引流袋。更换引流袋应无菌操作，防止感染，尿道口护理每天 1～2 次。女性患者每天冲洗会阴。

（3）严密观察尿量，间接了解有无肾衰竭的发生。

（4）对于高热的护理应给予物理降温，鼓励患者多饮水，及时更换衣服，必要时遵医嘱给予药物降温。

4. 留置双 J 管的护理

（1）留置双 J 管可引起患侧腰部不适，术后早期多有腰痛，主要与插管引起输尿管黏膜充血、水肿及放置双 J 管后输尿管反流有关。

（2）患者出现膀胱刺激症状，主要由双 J 管放置不当或双 J 管下移，刺激膀胱三角区和后尿道所致。

（3）术后输尿管内放置双J管作内支架以利内引流，勿打折，保持通畅，同时防止血块聚集造成输尿管阻塞。

（4）要调整体位保持导尿管通畅，防止膀胱内尿液反流。

（5）观察尿液及引流状况。双J管置管时间长，且上下端盘曲刺激肾盂、膀胱黏膜易引起血尿。因此，术后要注意尿液颜色及尿量的变化。观察血尿颜色的方法是每天清晨留取标本，用无色透明玻璃试管，观察、比较尿色。若患者突然出现鲜红尿液或肾区胀痛及腹部不适等症状，应及时报告医师。

（6）双J管于手术后1～3个月在膀胱镜下拔除。

四、健康教育

（1）输尿管损伤严重易引起输尿管狭窄，因此，应告知患者双J管需要定期更换直至狭窄改善为止。

（2）定期复查，了解损伤愈合的情况及双J管的位置。若出现尿路刺激征、发热、腹痛、无尿等症状，及时就诊。

（3）拔除留置导尿管后，指导患者增加饮水量，增加排尿次数，不宜憋尿。不宜做剧烈运动。对有膀胱刺激征患者应遵医嘱给予解痉药物治疗。

第五节　膀胱损伤

一、概述

膀胱深藏在骨盆内，排空后肌肉层厚，一般不易受伤。膀胱充盈时伸展至下腹部高出耻骨联合，若下腹部遭到暴力打击，易发生膀胱损伤；骨盆骨折的骨折断端可以刺破膀胱；难产时，胎头长时间压迫可造成膀胱壁缺血性坏死。膀胱损伤一般分为闭合性损伤、开放性损伤和医源性损伤。

二、病因及临床表现

（一）闭合性损伤

膀胱空虚时位于骨盆深处，受到周围组织保护，不易因外界暴力导致损伤。当膀胱膨胀时，因膀胱扩张且高出耻骨联合，下腹部受到暴力时，如踢打和跌倒等可造成膀胱损伤。

（二）开放性损伤

开放性损伤多见于火器伤，常合并骨盆内其他组织器官的损伤。

（三）手术损伤

膀胱镜检查、尿道扩张等器械检查可造成膀胱损伤。盆腔和下腹部手术，如疝修补、妇科恶性肿瘤切除等易致膀胱损伤。

（四）挫伤

挫伤是指膀胱壁保持完整，仅黏膜或部分肌层损伤，膀胱腔内有少量出血，无尿外渗，不引起严重后果。

（五）破裂

膀胱破裂可分 2 种类型。

1. 腹膜外破裂

腹膜外破裂多发生在膀胱前壁的下方，尿液渗至耻骨后间隙，沿筋膜浸润腹壁或蔓延到腹后壁，如不及时引流，可发生组织坏死、感染，引起严重的蜂窝组织炎。

2. 腹膜内破裂

腹膜内破裂多发生于膀胱顶部。大量尿液进入腹腔可引起尿性腹膜炎。大量尿液积存于腹腔有时要与腹腔积液鉴别。

（六）尿瘘

膀胱与附近脏器相通可形成膀胱阴道瘘或膀胱直肠瘘等。发生瘘后，泌尿系统容易继发感染。

（七）出血与休克

骨盆骨折合并大出血，膀胱破裂致尿外渗及腹膜炎，伤势严重，常有休克。

（八）排尿困难和血尿

膀胱破裂后，尿液流入腹腔或膀胱周围，患者有尿意，但不能排尿或仅排出少量血尿。

三、护理评估

评估患者受伤的时间、地点，暴力性质、部位，临床表现、合并伤、尿外渗、感染，特殊检查结果。

（一）临床表现

膀胱挫伤因范围仅限于黏膜或肌层，故患者仅有下腹不适、小量终末血尿等症状，一般在短期内症状可逐渐消失。膀胱破裂则有严重表现，临床症状依裂口大小、位置及其他器官有无损伤而不同。腹膜内破裂会引起弥漫性腹膜刺激症状，如腹部膨胀、压痛、肌紧张、肠蠕动音降低和移动性浊音等。膀胱与附近器官相通形成尿瘘时，尿液可从直肠、阴道或腹部伤口流出，往往同时合并泌尿系统感染。

1. 腹痛

尿外渗及血肿引起下腹部剧痛，尿液流入腹腔则引起急性腹膜炎症状。伴有骨盆骨折时，耻骨处有明显压痛。尿外渗和感染引起盆腔蜂窝组织炎时，患者可有全身中毒表现。

2. 尿瘘

贯穿性损伤可有体表伤口、直肠或阴道漏尿；闭合性损伤在尿外渗感染后破溃，也可形成尿瘘；膀胱与附近脏器相通可形成膀胱阴道瘘或膀胱直肠瘘；等等。发生瘘后，泌尿系统容易继发感染。

（二）辅助检查

根据外伤史及临床体征，诊断本病并不困难。凡是下腹部受伤或骨盆骨折后下腹出现疼痛、压痛、肌紧张等征象，除考虑腹腔内脏器损伤外，也要考虑到膀胱损伤的可能性。当出现尿外渗、尿性腹膜炎或尿瘘时，诊断更加明确。怀疑膀胱损伤时，应做进一步检查。

1. 导尿术

如无尿道损伤，导尿管可顺利放入膀胱，若患者不能排尿液，而导出尿液为血尿，应进一步了解是否有膀胱破裂。可保留导尿管进行注水试验，若抽出量比注入量明显减少，表示有膀胱破裂。

2. 膀胱造影

经导尿管注入碘化钠或空气，摄取前后位及斜位 X 线片，可以确定膀胱有无破裂、破裂部位及外渗情况。

3. 膀胱镜检查

膀胱镜检查对于膀胱瘘的诊断很有帮助，但当膀胱内有活跃出血或当膀胱不能容纳液体时，不能采用此项检查。

4. 排泄性尿路造影

如疑有上尿道损伤，可考虑采用排泄性尿路造影，以了解肾脏及输尿管情况。

（三）护理问题

1. 疼痛

疼痛与损伤后血肿和尿外渗及手术切口有关。

2. 潜在并发症

潜在并发症为出血，与损伤后出血有关。

3. 有感染的危险

感染危险与损伤后血肿、尿外渗及免疫力低有关。

4. 恐惧、焦虑

恐惧、焦虑与外伤打击、担心预后不良有关。

（四）护理目标

（1）患者主诉疼痛减轻或能耐受。

（2）严密观察患者出血情况，如有异常出血及时通知医师。

（3）在患者住院期间不发生因护理不当造成的感染。

（4）患者主诉恐惧、焦虑心理减轻。

四、护理措施

（一）生活护理

（1）满足患者的基本生活需要，做到"七洁"。

（2）做好引流管护理：①妥善固定、保持通畅。②准确记录引流液的量、性质。③保持尿道口清洁，定期更换尿袋。

（3）嘱患者多饮水，多食易消化食物，保持排便通畅。

（二）心理护理

（1）损伤后患者恐惧、焦虑，担心预后情况。护士主动向患者介绍康复知识、相似病例，鼓励患者树立信心，配合治疗，减少焦虑。

（2）从生活上关心、照顾患者，满足其基本生活护理需求，使其感到舒适。

（3）加强病房管理，创造整洁、安静的休养环境。

（三）治疗及护理配合

膀胱挫伤无须手术，通过支持疗法、适当休息、充分饮水、给予抗菌药物和镇静药，在短期内即可痊愈。

1. 紧急处理

膀胱破裂是一种较严重的损伤，常伴有出血和尿外渗，病情严重，应尽早施行手术。护士需协助做好手术前的各项相关检查和护理，积极采取抗休克治疗，如输液、输血、镇静及止痛等各项措施。

2. 保守治疗的护理

患者的症状较轻时，膀胱造影显示少量尿外渗，可从尿道插入导尿管持续引流尿液，可以采取保守治疗，保持尿液引流通畅，预防感染。

（1）密切观察生命体征，及时发现有无持续出血，观察有无休克发生。

（2）保持尿液引流通畅，及时清除血块，防止阻塞膀胱，观察并记录24小时尿的色、质、量。妥善固定尿管。

（3）嘱患者适当休息、充分饮水，保证每天尿量3 000 mL以上，以起到内冲洗的作用。

（4）注意观察体温的变化，警惕盆腔血肿、感染。观察腹膜刺激症状。

3. 手术治疗的护理

膀胱破裂伴有出血和尿外渗，病情严重时，须尽早施行手术。

（1）按外科术前准备进行备皮、备血、术前检查。

（2）开放静脉通道，观察生命体征。

（3）准确填写手术护理记录单，与手术室护士认真交接。

（4）术后监测生命体征，并详细记录。

（5）按医嘱正确输入药物，掌握液体输入的速度，保持均匀输入。

（6）保持各种管路通畅，并妥善固定，防止脱落。定期更换引流袋。

（7）观察伤口渗出情况，及时更换敷料，遵守无菌操作原则。

（8）嘱患者保持排便通畅，避免增加腹压，有利于伤口愈合。术后采取综合疗法，使患者获得充分休息，摄入足够的营养、适当的水分，纠正贫血，控制感染。

五、健康教育

（1）讲解引流管护理的要点，如防止扭曲、打折、保持引流袋位置低于伤口及尿管，防止尿液反流。

（2）拔除尿管前要训练膀胱功能，先夹管训练1～2天，拔管后多饮水，达到冲洗尿路、预防感染的目的。

（3）卧床期间防止压疮、肌肉萎缩，进行功能锻炼。

第六节　尿道损伤

尿道损伤较为常见，多发生于男性。男性尿道较长，以尿生殖膈为界，分为前、后两部分，前尿道包括球部和阴茎部，后尿道包括前列腺部和膜部。前尿道损伤多发生在球部，后尿道损伤多发生在膜部。

一、病因及病理

(一) 根据损伤病因分类

(1) 开放性损伤：子弹弹片、锐器伤所致，常伴有阴茎、阴囊、会阴部贯通伤。

(2) 闭合性损伤：会阴部骑跨伤，将尿道挤向耻骨联合下方，引起尿道球部损伤。骨盆骨折可引起尿生殖膈移位，产生剪力，使膜部尿道撕裂或撕断。尿道器械操作不当可引起球部、膜部交界处尿道损伤。

(二) 根据损伤程度病理分类

(1) 尿道挫伤：尿道内层损伤，阴茎筋膜完整，仅有水肿和出血，可以自愈。

(2) 尿道裂伤：尿道壁部分断裂，引起尿道周围血肿和尿外渗，愈合后可引起尿道狭窄。

(3) 尿道断裂：尿道完全断裂时，断部退缩、分离，血肿和尿外渗明显，可发生尿潴留。

尿外渗的范围以生殖膈为分界。前尿道损伤时，尿外渗范围在阴茎、会阴、下腹壁和阴囊的皮下；后尿道前列腺部损伤时，尿外渗主要在前列腺和膀胱周围，外阴部不明显（图 3-1）。

二、临床表现

(一) 休克

骨盆骨折所致尿道损伤，一般较严重，常因合并大出血引起创伤性、失血性休克。

(二) 疼痛

尿道球部损伤时，会阴部肿胀、疼痛，排尿时加重；后尿道损伤时，下腹部疼痛、局部压痛、肌紧张，伴骨盆骨折者移动时加剧。

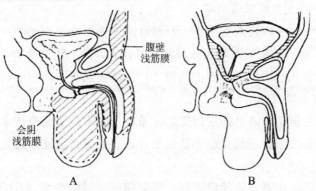

（a）前尿道损伤尿外渗范围；（b）后尿道损伤尿外渗范围

图 3-1 前、后尿道损伤尿外渗范围

(三) 排尿困难

尿道挫伤时因局部水肿或疼痛性括约肌痉挛，出现排尿困难；尿道断裂时，不能排尿，发生急性尿潴留。

(四) 尿道出血

前尿道损伤即使不排尿，尿道外口也可见血液滴出；后尿道损伤尿道口无流血或仅有少量血液流出。

（五）尿外渗及血肿

尿生殖膈撕裂时，会阴、阴囊部出现血肿及尿外渗，并发感染时则出现全身中毒症状。

三、诊断

（一）病史及体格检查

病史及体格检查有明显外伤史及上述典型的临床表现。

（二）导尿

轻缓插入导尿管，如顺利进入膀胱，说明尿道是连续而完整的。若一次插入困难，不应勉强反复试插，以免加重损伤及感染。尿道损伤并骨盆骨折时一般不易插入导尿管。

（三）X 线检查

X 线检查可显示骨盆骨折情况，必要时从尿道注入造影剂 20 mL，确定尿道损伤部位、程度及造影剂有无外渗，了解尿液外渗情况。

四、治疗

（一）紧急处理

损伤严重伴失血性休克者，及时采取输血、输液等抗休克措施。骨盆骨折患者须平卧，勿随意搬动，以免加重损伤。尿潴留不宜导尿或未能立即手术者，可行耻骨上膀胱穿刺，吸出膀胱内尿液。

（二）保守治疗

尿道挫伤及轻度损伤、症状较轻、尿道连续性存在而无排尿困难者，排尿困难或不能排尿、插入导尿管成功者，留置尿管 1~2 周，使用抗生素预防感染，一般无须特殊处理。

（三）手术治疗

1. 前尿道裂伤导尿失败或尿道断裂

前尿道裂伤导尿失败或尿道断裂患者，行经会阴尿道修补或断端吻合术，并留置导尿管 2~3 周。病情严重、会阴或阴囊形成大血肿及尿外渗者，施行耻骨上膀胱穿刺造瘘术，3 个月后再修补尿道，并在尿外渗区做多个皮肤切口，深达浅筋膜下，以引流外渗尿液。

2. 骨盆骨折致后尿道损伤

骨盆骨折致后尿道损伤患者，病情稳定后，做耻骨上高位膀胱造瘘术。一般在 3 周内能恢复排尿；如不能恢复排尿，则留置造瘘管 3 个月，二期施行解除尿道狭窄的手术。

3. 并发症处理

为预防尿道狭窄，待患者拔除导尿管后，需定期做尿道扩张术。对于晚期发生的尿道狭窄，可用腔内技术行经尿道切开或切除狭窄部的瘢痕组织，或于伤后 3 个月经会阴部切口切除瘢痕组织，做尿道端端吻合术。后尿道合并肠损伤应立即修补，并做暂时性结肠造瘘。如并发尿道直肠瘘，应待 3~6 个月再施行修补手术。

五、护理

（一）护理评估

1. 健康史

收集病史资料时，要注意询问患者受伤的原因、受伤时的姿势，是否有骑跨伤、骨盆骨折或经尿道的器械检查治疗史。

2．身体状况

（1）尿道出血：前尿道损伤后，即使在不排尿时也可见尿道外口滴血或流血；后尿道损伤后，尿道外口不流血或仅流出少量血液，排尿时可出现血尿。

（2）疼痛：前尿道损伤时，受伤处疼痛，有时可放射到尿道外口，排尿时疼痛加重；后尿道损伤时，疼痛位于下腹部，在移动时出现或加重。

（3）排尿困难与尿潴留：尿道挫、裂伤时，损伤和疼痛导致尿道括约肌痉挛，发生排尿困难；尿道断裂时，可引起尿潴留。

（4）局部血肿和瘀斑：骑跨伤或骨盆骨折造成尿生殖膈撕裂时，可发生会阴及阴囊部肿胀、瘀斑和血肿。

（5）尿液外渗：前尿道损伤时，尿液外渗至会阴、阴囊、阴茎部位，有时向上扩展至腹壁，造成这些部位肿胀；后尿道损伤时，尿液外渗至耻骨后间隙和膀胱周围。

（6）直肠指检：尿道膜部完全断裂后，可触及前列腺尖端浮动；若指套上染有血迹，提示可能合并直肠损伤。

（7）休克：骨盆骨折合并后尿道损伤，常有休克表现。

3．心理状况

患者可因尿道出血、疼痛、排尿困难等而出现焦虑，有的患者因担心发生性功能障碍而加重焦虑，甚至出现恐惧。

4．辅助检查

（1）尿常规检查：了解有无血尿和脓尿。

（2）试插导尿管：若导尿管插入顺利，说明尿道连续，提示可能为尿道部分挫、裂伤；一旦插入导尿管，即应留置导尿1周，以引流尿液并支撑尿道；若插入困难，多提示尿道严重断裂伤，不能反复试插，以免加重损伤和导致感染。

（3）X线检查：平片可了解骨盆骨折情况；尿道造影可显示尿道损伤的部位和程度。

（4）B超检查：可了解尿液外渗情况。

（二）护理诊断及相关合作性问题

1．疼痛

疼痛与损伤、尿液外渗等有关。

2．焦虑

焦虑与尿道出血、排尿障碍及担心预后等有关。

3．排尿异常

排尿异常与创伤、疼痛、尿道损伤等有关。

4．有感染的危险

感染危险与尿道损伤、尿外渗等有关。

（三）护理目标

（1）疼痛减轻或缓解。

（2）解除焦虑，情绪稳定。

（3）解除尿潴留，恢复正常排尿。

（4）降低感染发生率或不发生感染。

（四）护理措施

1. 轻症患者的护理

轻症患者的护理主要是多饮水及预防感染。

2. 急重症患者的护理

（1）抗休克：安置患者于平卧位，尽快建立静脉输液通路，及时输液，严密观察生命体征。

（2）解除尿潴留：配合医师试插导尿管，若能插入，即应留置导尿管；若导尿管插入困难，应配合医师于耻骨上行膀胱穿刺排尿或做膀胱造口术。

3. 饮食护理

能经口进食的患者，鼓励其适当饮水，进高热量、高蛋白、高维生素的饮食。

4. 心理护理

对有心理问题的患者进行心理疏导，帮助其树立战胜疾病的信心。

5. 留置导尿管的护理

同膀胱损伤的护理。

6. 耻骨上膀胱造口管的护理

同膀胱损伤的护理。

7. 尿液外渗切开引流的护理

同膀胱损伤的护理。

8. 健康指导

（1）向患者及其亲属介绍康复的有关知识。

（2）嘱患者多饮水，以增加尿量，稀释尿液，预防泌尿系统感染和结石的形成。

（3）嘱尿道狭窄患者出院后仍应坚持定期到医院行尿道扩张术。

第七节　阴囊及睾丸损伤

一、概述

睾丸位于阴囊内、体表外，是男性最容易被攻击的部位。阴囊及睾丸损伤中：闭合性损伤较多见，如脚踢、手抓、挤压、骑跨等；开放性损伤除战争年代外，平时较少，如刀刺、枪弹伤等。两种损伤常同时存在。睾丸损伤的程度可以是挫伤、破裂、扭转、脱位，严重时睾丸组织完全缺失。阴囊皮肤松弛，睾丸血液回流丰富，损伤后极易引起血肿、感染。此外，睾丸或其供应血管的严重损伤可导致睾丸萎缩、坏死，可能并发阳痿或其他性功能障碍。有阴茎损伤时要注意有无合并尿道损伤，阴囊皮肤撕脱伤应尽早清创缝合，若缺损过大可行植皮术。阴茎、阴囊损伤的治疗原则与一般软组织的损伤相似。睾丸损伤最常见，本节主要介绍睾丸损伤的护理。

二、护理评估

(一) 损伤的类型及临床表现

阴囊及睾丸损伤时患者常出现疼痛、肿胀，甚至晕厥、休克，有时可危及生命。

1. 阴囊损伤

阴囊皮肤瘀斑、血肿，开放性损伤阴囊撕裂，睾丸外露。

2. 睾丸损伤的类型及临床表现

(1) 睾丸挫伤：睾丸肿胀、硬，剧痛与触痛。

(2) 睾丸破裂：剧痛甚至昏厥，阴囊血肿，触痛明显，睾丸轮廓不清。

(3) 睾丸脱位：睾丸被挤压到阴囊以外的部位，如腹股沟管、股管、会阴等部位的皮下，局部剧痛、触痛，痛侧阴囊空虚。

(4) 睾丸扭转：睾丸或精索发生扭转，造成睾丸急性缺血。近年报告此病在青少年中有逐渐增多趋势，睾丸下降不全或睾丸系带过长时，容易发生扭转。临床表现为突然发作的局部疼痛，可以向腹股沟及下腹部放射，可伴有恶心及呕吐。其主要体征是阴囊皮肤局部水肿，患侧睾丸上缩至阴囊根部；睾丸轻度肿大并有触痛；附睾摸不清；体温轻度升高。如不及时治疗，睾丸会发生缺血性坏死，颜色发黑，逐渐萎缩以致功能丧失。

(二) 辅助检查

1. 视诊

阴囊在体表外，损伤的部位、程度可以直接判断。

2. B超检查

彩色超声波检查可以判断睾丸及其血管损伤的程度，能鉴别睾丸破裂与睾丸挫伤，以及睾丸内血肿的存在，因而可为手术探查提供客观的检查依据。

(三) 护理问题

1. 疼痛

疼痛与外伤有关。

2. 舒适改变

舒适改变与疼痛及手术后卧床有关。

3. 部分生活自理缺陷

部分生活自理缺陷与外伤及手术有关。

4. 知识缺乏

患者缺乏疾病相关知识。

三、护理措施

(一) 生活护理

(1) 做好基础护理，协助患者完成"七洁"。

(2) 保持会阴部皮肤的清洁，避免排尿、排便污染。

(3) 满足患者的护理需求，让患者感到舒适，遵医嘱应用止痛药。

(4) 加强病房管理，创造整洁安静的休养环境。

（二）心理护理

巡视患者或做治疗时多与患者交流，用通俗易懂的语言向患者讲解损伤的治疗及保健知识；缓解患者对突如其来的损伤产生的恐惧和焦虑；认真倾听患者主诉，及时帮助患者解决问题；做好基础护理，满足患者的合理需求；向患者解释每项检查治疗的目的，使患者能积极配合治疗护理。

（三）治疗配合

1. 阴囊闭合性损伤

阴囊无明显血肿时应动态观察，卧床休息，将阴囊悬吊，早期局部冷敷；血肿较大时应抽吸或切开引流，放置引流条以充分引流渗液、渗血，给予抗生素预防感染。

2. 阴囊开放性损伤

局部彻底清创，除去异物，还纳睾丸，注射破伤风抗毒素，给予抗生素预防感染。

3. 睾丸损伤破裂

止痛，减轻睾丸张力，控制出血，当有精索动脉断裂或睾丸严重破裂无法修复时，可手术切除睾丸，阴囊放置引流条，避免局部感染。

4. 睾丸扭转

发生睾丸扭转时，睾丸固定术是可靠、有效的治疗方法。术中可将扭转的睾丸松解后观察血液循环恢复情况：半小时以内，如果血液运行逐渐恢复，睾丸颜色逐渐变红，表示睾丸功能已经恢复，可以保留；如果手术中睾丸颜色呈黑紫色，则表示已经坏死，应该切除。

（四）护理措施

（1）患者卧床休息，注意观察伤口周围的渗出，及时更换敷料，防止感染。

（2）观察生命体征变化，及时发现出血倾向。

（3）遵医嘱给予止痛药，缓解疼痛不适；给予抗生素治疗，预防感染。

（4）观察局部血运情况，保持尿管和引流管的通畅，多饮水。

四、健康教育

（1）手术近期避免剧烈活动，禁房事。

（2）按时复诊，有不适及时来医院，不能自行随便用药。

第八节 上尿路结石

一、肾结石

结石病是现代社会常见的疾病之一，并在古代已有所描述。男性肾结石发病率是女性的3倍。肾结石发病高峰年龄为20～30岁，手术虽可以去除结石，但结石形成的趋势往往是终身的。

（一）病因

肾结石的形成原因非常复杂，人们对尿石症发病机制的认识仍未完全明了，可能包括的危险因素有外界环境、个体因素和泌尿系统因素等。

1. 外界环境

外界环境包括自然环境和社会环境、气候和地理位置等。其中，社会环境包括社会经济水平和饮食文化等。相关研究表明，结石病的季节性变化很可能与温度有关，出汗导致体液丧失，进而促进结石形成。

2. 个体因素

个体因素包括种族遗传因素、饮食习惯、职业因素、代谢性疾病等。其中，职业环境暴露于热源中和脱水，同样是结石病的危险因素。水分摄入不足可导致尿液浓缩，结石形成的概率增加。大量饮水导致尿量增多，可显著降低结石发病率。

3. 泌尿系统因素

泌尿系统因素包括肾损伤、感染，泌尿系统梗阻、异物等。梗阻可以导致感染和结石形成，而结石本身也是尿中异物，会加重梗阻与感染程度，所以两者会相互作用，促进疾病发展。

上述因素最终都导致人类尿液中各种成分过饱和、滞留因素和促进因素的增加等机制，进而导致肾结石形成。

（二）分类

泌尿系统结石最常见的成分是钙，以草酸钙为主，多在肾脏和膀胱处形成。肾结石按照结石晶体的成分主要分为 4 类，即含钙结石、感染性结石、尿酸结石和其他结石（表 3-1）。

（三）临床表现

1. 症状

（1）疼痛：肾结石最常见的症状是肾绞痛，经常突然起病，这通常是结石阻塞输尿管引起的。最常见的疼痛从腰部开始，可辐射到腹股沟。肾盂内大结石和肾盏结石可无明显临床症状，患者活动后会出现上腹或腰部钝痛。40%～50%的肾结石患者有腰痛的症状，发生的原因是结石造成肾盂梗阻，通常可表现为腰部酸胀、钝痛。

表 3-1 肾结石的组成与成分

结石成分	比例/%	外观和性质
含钙结石	80	
草酸钙		一水草酸钙呈褐色，铸型或桑葚状，质地坚硬；二水草酸钙呈白色，表面结晶，质地松脆
磷酸钙、磷酸氢钙		浅灰色，坚硬，可有同心层
感染性结石	10	
碳酸磷灰石		深灰色或灰白色，鹿角形，松散易碎
磷酸镁铵		
磷酸氢镁		
尿酸结石	9	
尿酸、尿酸盐结石		黄色或砖红色，圆形，光滑，结构致密，稍硬
胱氨酸结石、黄嘌呤		土黄色、蜡样外观，表面光滑，可呈鹿角形
其他结石	1	
药物结石		

（2）血尿：绝大多数尿路结石患者存在血尿，通常为镜下血尿，少数也可见肉眼血尿，常常在腰痛后发生。有时患者活动后出现镜下血尿是上尿路结石的唯一临床表现，但当结石完全阻塞尿路时也可以没有血尿。血尿产生的原因是结石移动或结石对集合系统造成损伤。血尿的多少取决于结石对尿路黏膜损伤程度的大小。

（3）发热：由于结石、梗阻和感染可互相促进，肾结石造成梗阻可继发或加重感染，出现腰痛伴高热、寒战。出现脓尿的患者很少见，若出现需要行尿培养，检测是否存在尿路感染。结石继发急性肾盂肾炎或肾积脓时可有畏寒、发热、寒战等全身症状出现。

（4）无尿和急性肾功能不全：双侧肾结石、功能性或解剖孤立肾结石阻塞导致尿路急性梗阻，可以出现无尿和急性肾后性肾功能不全的症状。

2. 体征

肾结石典型体征是患侧肾区叩击痛。患者脊肋角和腹部压痛也可不明显，一般不伴有腹部肌紧张。肾结石慢性梗阻时引起巨大肾积水，这时可出现腹部包块。

（四）辅助检查

1. 实验室检查

（1）血常规：肾绞痛时可伴白细胞计数短时轻度增高；结石合并感染或发热时，血中白细胞计数可明显增高。结石导致肾功能不全时，可有贫血表现。

（2）尿液检查：常能见到肉眼或镜下血尿；脓尿很少见，伴感染时有脓尿，感染性尿路结石患者应行尿液细菌培养；尿液分析也可测定尿液 pH、钙、磷、尿酸、草酸等。

2. 影像学检查

（1）超声：肾钙化和尿路结石都可通过超声诊断。超声可显示结石梗阻引起的肾积水及肾实质萎缩等；可发现尿路平片不能显示的小结石和 X 线透光结石；当肾脏显示良好时，超声还可检测到 5 mm 的小结石。超声作为无创检查应作为首选影像学检查，其适用于所有患者，包括肾功能不全患者、孕妇、儿童及对造影剂过敏者。

（2）X 线检查：由于大约 90% 的尿路结石不透 X 线，腹部 X 线片对于疑似尿路结石的患者是一种非常有用的检查。

（3）尿路系统平片：《CUA 尿路结石诊疗指南》推荐的常规检查方法。尿路系统平片可显示出致密影，可初步判断肾结石是否存在，以及肾结石的位置、数目、形态和大小，并且可以初步提示结石的化学性质。

（4）CT：螺旋 CT 平扫对肾结石的诊断准确、迅速，有助于鉴别不透光的结石、肿瘤、凝血块等，以及了解有无肾畸形。

（5）内镜检查：包括经皮肾镜、软镜、输尿管和膀胱镜检查。通常在尿路平片未显示结石时，以及静脉尿路造影有充盈缺损不能确诊时，借助内镜可以明确诊断和进行治疗。

（6）肾盂造影像：可以确定透 X 线结石的存在；可以确诊引起患者形成结石的解剖部位。

（五）诊断要点

进行任何评估之前都应先明确是否有与结石复发有关的代谢性疾病。至少应进行筛选性评估，包括远端肾小管性酸中毒、原发性甲状旁腺功能亢进症、痛风体质等疾病。只有明确了相关疾病，才可以从根本上纠正治疗。

尿路结石与腹膜后和腹腔内病理状态引起的症状相似，所以应与急腹症进行全面的鉴别诊断，其中包括急性阑尾炎异位或未被认识的妊娠、卵巢囊肿蒂扭转等，体检时应注意检查有无腹膜刺激征。

（六）治疗原则

肾结石治疗的总体原则是：解除疼痛和梗阻、保护肾功能、有效祛石、治疗病因、预防复发。约80%的尿路结石可自发排出，因此没必要进行干预，有时多饮水就能自行排出结石。其他结石的性质、形态、大小部位不同，且受患者个体差异等因素影响，治疗方法的选择和疗效也大不相同。因此，对尿石症的治疗应该实施患者个体化治疗，通常需要采用各种方法综合治疗，来保证治疗效果。

1. 病因治疗

少数患者能找到结石成因，如甲状腺旁腺功能亢进（主要是甲状旁腺瘤），只有积极治疗原发病，才能防止尿路结石复发。尿路梗阻的患者需要解除梗阻，这样可以避免结石复发，因此此类患者积极治疗病因即可。

2. 非手术治疗

（1）药物治疗：结石小于0.6 cm且表面光滑、结石以下尿路无梗阻时，可采用药物排石治疗。多选择口服α受体拮抗剂（如坦索罗辛）或钙离子通道阻滞剂。尿酸结石选用枸橼酸氢钾钠、碳酸氢钠碱化尿液。口服别嘌醇及饮食调节等治疗方法也可取得良好的效果。

（2）增加液体摄入量：机械性多尿可以预防有症状结石的形成和滞留，因此应每天饮水2 000～3 000 mL，尽量保持昼夜均匀。限制蛋白、钠的摄入，避免摄入草酸饮食和控制肥胖都可降低结石的发病概率。

3. 微创碎石

（1）体外冲击波碎石术（extracorporeal shock wave lithotripsy，ESWL）：通过X线或超声对结石进行定位，利用高能冲击波聚焦后作用于结石，将结石粉碎成细沙，然后通过尿液排出体外。实践证明它是一种创伤小、并发症少、安全有效的非侵入性治疗，大多数上尿路结石可采用此方法治疗。ESWL碎石术后可能形成"石街"，引起患者腰痛；也可能合并继发感染，患者病程也将相应延长。

（2）经皮肾镜取石术（percutaneous nephrolithotomy，PCNL）：通过建立经皮肾操作通道击碎结石，并同时通过工作通道冲出结石及取出肾结石。本手术通常在超声或X线定位下操作，在肾镜下取石或碎石。较小的结石通过肾镜用抓石钳取出，较大的结石将结石粉碎后用水冲出。

（3）输尿管肾镜取石术：适用于中、下段输尿管结石，泌尿系平片不显影结石，因结石硬、停留时间长、患者自身因素（肥胖）而使用ESWL困难者，也可用于ESWL治疗所致的"石街"。下尿路梗阻、输尿管狭窄或严重扭曲等不宜采用此法。

4. 开放手术

由于ESWL及内镜技术的普遍开展，现在上尿路结石大多数已不再开放手术。

（七）临床护理

1. 评估要点

（1）术前评估。①健康史：了解患者基本情况，包括年龄、职业、生活环境、饮食饮水习惯等。②相关因素：了解患者的既往史和家族史；有无可能引起结石的相关疾病，如泌尿系梗阻、感染和异物史；有无甲状旁腺功能亢进、肾小管酸中毒等。了解用药史，如止痛药物、钙剂等药物的应用情况。③心理和社会支持状况：结石复发率较高，患者可能产生焦躁心理，故应了解患者及其家属对相关知识的掌握程度和对治疗的期望，及时了解患者及家属的心理状况。

（2）术后评估。①术后恢复：结石排出、尿液引流和切口愈合情况，有无尿路感染。②肾功能状态：梗阻解除程度，肾功能恢复情况，残余结石对泌尿系统功能的影响。

2. 护理诊断/问题

（1）疼痛：与疾病、排石过程、损伤及平滑肌痉挛有关。

（2）尿形态异常：与结石或血块引起梗阻及术后留置尿管有关。

（3）潜在并发症：血尿，感染，结石导致的阻塞、肾积水。

（4）部分生活自理缺陷：与疾病及术后管道限制有关。

（5）焦虑：与患者担心疾病预后有关。

（6）知识缺乏：患者缺乏疾病预防及治疗的相关知识。

3. 护理目标

（1）患者自述疼痛减轻、舒适感增强。

（2）患者恢复正常的排尿功能。

（3）患者无相关并发症发生，若发生能够得到及时发现和处理。

（4）患者了解相关疾病知识及预防知识。

（5）患者能满足相关活动需求。

4. 护理措施

（1）缓解疼痛。①观察：密切观察患者疼痛的部位及相关生命体征变化。②休息：发作期患者应卧床休息。③镇痛：指导患者采用分散注意力、安排适当卧位、深呼吸、肌肉放松等非药物性方法缓解疼痛；不能缓解时，舒缓疼痛。

（2）促进排石：鼓励非手术治疗的患者大量饮水，每天保持饮水量在 2000 mL 以上。在病情允许的情况下下床运动，适当做些跳跃、改变体位的活动以促进结石排出。手术治疗后患者均可出现血尿，嘱患者多饮水，以免出现血块进而堵塞尿路。

（3）管道护理。①若患者有肾造瘘管，遵医嘱夹闭数小时后开放，应保持通畅并妥善固定，密切观察引流性质及量。②留置尿管应保持管路通畅，观察排石情况。③留置针妥善固定，保持补液的顺利进行。

（4）采用体外冲击波碎石的患者，在碎石准备前告知其接受治疗前三天忌食产气性食物，治疗前一天服用缓泻剂，手术当日早晨禁饮食。碎石后应注意观察结石排出效果，协助患者采取相应体位（一般采取侧卧位，肾下盏取头低位），饮水量在 3000 mL 以上，适当活动促进结石排出。

（5）并发症观察、预防和护理。

血尿：观察血尿变化情况。遵医嘱应用止血药物。肾实质切开者，应绝对卧床两周，减少出血机会。

感染：①加强护理观察，监测患者生命体征，注意观察尿液颜色和性状。②鼓励患者多饮水，也有利于对感染的控制。③做好创腔引流管护理，患者留置肾盂造瘘管时，应注意观察记录并妥善固定，保持通畅。开放性手术术后除注意相应管路护理外，还应注意伤口护理，避免感染。④有感染者，遵医嘱应用抗菌药控制感染。

5. 健康教育

根据结石成分、代谢状态及流行病学因素，坚持长期预防对减少或延迟结石复发十分重要。

（1）饮食：大量饮水以增加尿量，稀释尿液，减少晶体沉积。成人保持每天尿量在2 000 mL以上，尤其是睡前及半夜饮水，效果更好。饮食以清淡、易消化饮食为主，可根据结石成分调整饮食种类。例如：含钙结石者宜食用含纤维丰富的食物；含草酸量高结石者，避免大量摄入动物蛋白、精制糖和动物脂肪等；尿酸结石者不宜食用动物内脏、豆制品等。

（2）活动与休息：病情允许的情况下适当活动，注意劳逸结合。

（3）解除局部因素：尽早解除尿路梗阻、感染、异物等因素，可从根本上避免结石形成。

（4）药物成分：根据结石成分，应用药物降低有害成分，碱化或酸化尿液，预防结石复发。鼓励长期卧床者适当进行功能锻炼，防止骨脱钙，减少尿钙含量。

（5）定期复查：术后1个月门诊随访。以后3个月至半年复查排泄性尿路造影。

二、输尿管结石

输尿管结石是泌尿系统结石中的常见疾病，发病年龄为 20～40 岁，男性略高于女性。其发病率高，约占上尿路结石的 65%。其中，90% 以上为继发性结石，即结石在肾内形成后降入输尿管。原发于输尿管的结石较少见。通常会合并输尿管梗阻、憩室等其他病变，所以输尿管结石的病因与肾结石基本相同。从形态上看，由于输尿管的塑形作用，结石进入输尿管后常形成圆柱形或枣核形，亦可由于较多结石排入形成结石串，俗称"石街"。

（一）解剖

输尿管位于腹膜后间隙，上接肾脏下连膀胱，是一根细长的管道结构器官。男性输尿管全长为 27～30 cm，女性为 25～28 cm。解剖学上根据输尿管的 3 个狭窄部将其分为上、中、下三段：①肾盂输尿管连接部；②输尿管与髂血管交叉处；③输尿管的膀胱壁内段。此 3 个狭窄部常为结石停留的部位。除此之外，输尿管与男性输精管或女性子宫阔韧带底部交叉处，以及输尿管与膀胱外侧缘交界处管径较狭窄，也容易造成结石停留或嵌顿。结石最易停留或嵌顿的部位是输尿管的上段，约占全部输尿管结石的 58%，其中又以第 3 腰椎水平最多见；而下段输尿管结石仅占 33%。在结石下端无梗阻的情况下，直径不超过 0.4 cm 的结石约有 90% 的可自行降至膀胱随尿流排出，其他情况则多需要进行医疗干预。

(二) 临床表现

1. 症状

（1）疼痛：上、中段结石引起的输尿管疼痛为一侧腰痛，疼痛性质为绞痛，输尿管结石可引起肾绞痛或输尿管绞痛，典型表现为阵发性腰部疼痛并向下腹部睾丸或阴唇部放射。

（2）血尿：90％的患者可出现镜下血尿，也可有肉眼血尿，前者多见。血尿多发生在疼痛之后，有时是唯一的临床表现。输尿管结石急性绞痛发作时，可出现肉眼血尿。血尿的多少与结石对尿路黏膜的损伤程度有关。输尿管完全梗阻时也可无血尿。

（3）恶心、呕吐：输尿管结石引起尿路梗阻时，输尿管管腔内压力增高，管壁局部扩张、痉挛或缺血，输尿管与肠有共同的神经支配而导致恶心、呕吐等胃肠道症状。

2. 体征

结石可表现为肾区、胁腹部压痛和叩击痛，输尿管走行区可有深压痛；若伴有尿外渗，可有腹膜刺激征。输尿管结石梗阻引起不同程度的肾积水，可触到腹部包块。

(三) 辅助检查

1. 实验室检查

（1）尿液检查：尿常规检查可见尿中红细胞，伴感染时有脓细胞。感染性尿路结石患者应行尿液细菌培养。肾绞痛有时可发现晶体尿，通过观察结晶的形态可以推测结石成分。

（2）血液检查：输尿管绞痛可导致交感神经高度兴奋，机体出现白细胞数增多；当其升到 $13×10^9/L$ 以上则提示存在尿路感染。血电解质、尿素和肌酐水平是评价肾功能的重要指标。

（3）24 小时尿分析：主要用于评估结石复发危险性较高的患者，是目前常用的一种代谢评估技术。

（4）结石分析：结石成分分析可以确定结石的性质，是诊断结石病的核心技术，也是选择溶石和预防疗法的重要依据。

2. 影像学检查

（1）超声：一种简便、无创的检查方法，是目前最常用的输尿管结石的筛查手段。能同时观察膀胱和前列腺，寻找结石形成的诱因及并发症。

（2）螺旋 CT：对结石的诊断能力最强，能分辨出 0.5 mm 以上任何成分的结石，准确测定结石大小。

（3）尿路系统平片：可以发现90％的非 X 线透光结石，能够大致确定结石的位置、形态、大小和数目，并且通过结石影的明暗初步提示结石的化学性质。因此，可作为结石检查的常规方法。

（4）静脉尿路造影（intravenous urography，IVU）：应该在尿路平片的基础上进行，有助于确认结石在尿路上的位置、了解尿路解剖、发现有无尿路异常等。可以显示平片上不能显示的透 X 射线结石，同时可以显示尿路的解剖结构，对发现尿路异常有重要作用。

（5）逆行尿路造影：很少用于上尿路结石的初始诊断，属于有创性的检查方法，不作为常规检查手段。

（6）放射性核素肾显效像：放射性核素检查不能直接显示泌尿系结石，主要用于确定分侧肾功能，了解肾血流灌注、肾功能及尿路梗阻情况等，因此对手术方案的选择及手术疗效的评价具有一定价值。

（四）诊断要点

尿路结石应该与急腹症进行全面鉴别诊断。输尿管结石的诊断应包括：①结石部位、数目、大小、形态、成分等；②并发症的诊断；③病因学的评估。对病史症状和体检后发现具有泌尿系结石或排石病史，出现肉眼或镜下血尿，或运动后输尿管绞痛的患者应进一步检查、确诊。

（五）治疗原则

目前治疗输尿管结石的主要方法有：保守治疗（药物治疗和溶石治疗）、体外冲击波碎石、输尿管镜、经皮肾镜碎石术、开放及腔镜手术。

1. 保守治疗

（1）药物治疗：临床上多数尿路结石需要通过微创的治疗方法将结石粉碎并排出体外，少数比较小的尿路结石可以选择药物排石。经常使用的排石药物为 α_1 受体拮抗剂如坦索罗辛等，排石治疗期间应保证有足够的尿量，每天需饮水 2 000～3 000 mL。双氯芬酸钠可以缓解症状并减轻输尿管水肿，有利于排石治疗。钙离子通道拮抗剂及一些中医中药对排石也有一定的作用。

（2）溶石治疗：我国在溶石治疗方面处于世界领先地位。例如，胱氨酸结石，可口服枸橼酸氢钾钠或碳酸氢钠片，以碱化尿液，维持尿液 pH 在 7.0 以上，帮助结石治疗。

（3）微创手术主要有体外冲击波碎石、经皮肾镜碎石取石术、输尿管肾镜取石术等。①体外冲击波碎石：详见本节肾结石内容。②经皮肾镜碎石取石术：详见本节肾结石内容。③经输尿管镜碎石术（ureteroscopic lithotripsy，URL）：和肾结石基本相同，但在治疗输尿管上段结石的过程中发现，碎石后石块容易回流至肾盂，导致术后需要再行经皮取石术，所以，现在临床通常会采取输尿管镜拦截网固定，采用钬激光碎石术治疗输尿管上段结石。

2. 开放手术治疗

随着 ESWL 及腔内治疗技术的发展，目前上尿路结石行开放手术治疗已显著减少，逐渐被腹腔镜手术取代。

（六）临床护理

详见本节肾结石患者的临床护理内容。

第九节　下尿路结石

一、膀胱结石

膀胱结石是较常见的泌尿系统结石，好发于男性，男女比例约为 10：1。膀胱结石的发病率有明显的地区和年龄差异。总的来说，在经济不发达地区，膀胱结石以婴幼儿为常见，主要由营养不良导致。

（一）病因

膀胱结石分为原发性和继发性两种。原发性膀胱结石多发于男性，与营养不良有关；继发性膀胱结石主要继发于下尿路梗阻、膀胱异物等。

1. 营养不良

婴幼儿原发性膀胱结石主要发生于营养缺乏，尤其是动物蛋白摄入不足是其主要病因。

2. 下尿路梗阻

下尿路梗阻时，如良性前列腺增生、膀胱颈部梗阻、尿道狭窄、尿道先天畸形、膀胱膨出、憩室、肿瘤等，均可使小结石和尿盐结晶沉积于膀胱而形成结石。

3. 膀胱异物

医源性的膀胱异物主要有长期留置的导尿管、被遗留的输尿管支架管、不被机体吸收的残留缝线、膀胱悬吊物等；非医源性异物如子弹头、发卡、电线、圆珠笔芯等。这些均可作为结石的核心而使尿盐晶体物质沉积于其周围而形成结石。

4. 尿路感染

继发于尿液潴留及膀胱异物的感染，尤其是分泌尿素酶的细菌感染，能分解尿素产生氨，使尿 pH 升高，尿磷酸钙、铵和镁盐沉淀而形成膀胱结石。

5. 其他

临床手术也可能导致膀胱结石发生，如肠道膀胱扩大术、膀胱外翻-尿道上裂等。

（二）病理生理

膀胱结石的继发性病理改变主要表现为局部损害、梗阻和感染。膀胱结石如表面光滑且无感染者，在膀胱内存在相当长时间，也不至造成膀胱壁明显的病理改变。由于结石的机械性刺激，膀胱黏膜往往呈慢性炎症改变。光滑且无感染者继发感染时，可出现滤泡样炎性病变、出血和溃疡，膀胱底部和结石表面均可见脓苔。晚期可发生膀胱周围炎，膀胱和周围组织粘连，甚至发生穿孔。膀胱结石易堵塞于膀胱出口、膀胱颈及后尿道，导致排尿困难。

（三）临床表现

1. 症状

（1）疼痛：疼痛可为下腹部和会阴部钝痛，亦可为明显或剧烈疼痛，常因活动和剧烈运动而诱发或加剧。膀胱结石的典型症状为排尿突然中断，疼痛放射至远端尿道及阴茎头部，伴排尿困难和膀胱刺激症状。疼痛由结石刺激膀胱底部黏膜而引起，常伴有尿频和尿急，排尿终末时疼痛加剧。

（2）血尿：由于膀胱壁受到结石的机械性刺激，患者可出现血尿，并往往表现为终末血尿。尿流中断后再继续排尿亦常伴血尿。

（3）其他：因排尿费劲，腹压增加，可并发脱肛。若结石位于膀胱憩室内，可仅有尿路感染的表现。少数患者病重时发生急性尿潴留。

2. 体征

体检时下腹部有压痛。结石较大和腹壁较薄弱时，在膀胱区可触及结石。较大结石也可经直肠-腹壁双合诊被触及。

（四）辅助检查

1. **实验室检查**

实验室检查可发现尿中有红细胞或脓细胞，伴有肾功能损害时可见血肌酐、尿素氮升高。如并发感染可见白细胞，尿培养可有细菌生长。

2. **影像学检查**

（1）超声检查：能发现膀胱及后尿道的强光团及声影，还可同时发现膀胱憩室良性前列腺增生等。

（2）X 线检查：X 线平片亦是诊断膀胱结石的重要手段，结合 B 超检查可了解结石大小、位置、形态和数目，怀疑有尿路结石可能还需做泌尿系统平片、排泄性尿路系统平片及排泄性尿路造影。

（3）CT 检查：所有膀胱结石在 CT 中都为高密度，且 CT 可明确鉴别肿瘤钙化和结石。

（4）膀胱镜检查：膀胱镜检查是最确切的诊断方法，可直接观察膀胱结石的大小、数目和形状，同时还可了解有无前列腺增生、膀胱颈纤维化、尿道狭窄等病变。但膀胱镜检查属于有创操作，一般不作常规使用。

（五）诊断原则

膀胱结石的诊断主要是根据病史、体检、B 超、X 线检查，必要时做膀胱镜检查。但需要注意引起结石的病因如良性前列腺增生、尿道狭窄等。前尿道结石可沿尿道扪及；后尿道结石经直肠指检可触及；较大的膀胱结石可经直肠-腹壁双合诊被扪及。虽然不少病例可根据典型症状，如疼痛的特征、排尿时突然尿流中断和终末血尿做出初步诊断，但这些症状绝非膀胱结石所独有。

（六）治疗

本病的治疗应根据结石体积大小选择合适的治疗方法。膀胱结石的治疗应遵循两个原则，一是取出结石，二是去除结石形成的病因。一般来说，直径小于 0.6 cm、表面光滑的膀胱结石可自行排出体外。绝大多数膀胱结石均需行外科治疗，方法包括体外冲击波碎石术、内腔镜手术和开放性手术。

1. **体外冲击波碎石术**

小儿膀胱结石多为原发性结石，可首选体外冲击波碎石术；成人原发性膀胱结石直径不超过 3 cm 者亦可以采用体外冲击波碎石术。

2. **内腔镜手术**

几乎所有类型的膀胱结石都可以采用经尿道手术治疗。在内镜直视下经尿道碎石是目前治疗膀胱结石的主要方法，可以同时处理下尿路梗阻病变。目前常用的经尿道碎石方式包括：机械碎石、液电碎石、气压弹道碎石、超声碎石、激光碎石等。

3. **开放性手术**

随着腔内技术的发展，目前采用开放手术取石已逐渐减少。开放手术取石不应作为膀胱结石的常规治疗方法，仅于需要同时处理膀胱内其他病变或结石直径超过 4 cm 时使用。膀胱结石采用手术治疗，并应同时治疗病因。膀胱感染严重时，应用抗生素治疗；若有排尿，则应先留置导尿，以利于引流尿液及控制感染。

（七）临床护理

详见本章上尿路结石中肾结石患者的临床护理内容。

二、尿道结石

尿道结石是泌尿外科常见急症之一，但临床比较少见，且多以男性为主，大多数来自肾和膀胱。有尿管狭窄、尿道憩室及异物存在亦可致尿道结石，多数尿道结石位于前尿道。女性只有在有尿道憩室、尿道异物和尿道阴道瘘等特殊情况下才出现尿道结石。男性尿道结石中，结石多见于前列腺部尿道，球部尿道，会阴尿道的阴茎、阴囊交界处后方和舟状窝。女性尿道结石分原发性和继发性两种，传统认为尿道结石常继发于膀胱结石，多见于儿童与老年人。

（一）临床表现

1. 症状

（1）疼痛：一般是钝性的，但也可能是锐利的，并常放射至阴茎龟头。原发性尿道结石常逐渐长大，或位于尿道憩室内，早期可无疼痛症状；继发性结石多系上尿路排石排入尿道时突然嵌入尿道内，常常突然感到局部剧烈疼痛及排尿痛。

（2）排尿紊乱：尿道结石的典型症状为排尿困难，点滴状排尿，尿线变细或分叉，射出无力，有时骤然出现尿流中断，并有强烈尿意；阻塞严重时出现残余尿和尿潴留，出现充盈性尿失禁，有时可出现急迫性尿失禁。也可伴尿痛，重者可发生急性尿潴留及会阴部剧痛。

（3）血尿及尿道分泌物：急症病例常有终末血尿或初始血尿，或排尿终末有少许鲜血滴出，伴有剧烈疼痛。慢性病例或伴有尿道憩室者，尿道口可有分泌物溢出，结石对尿道的刺激及尿道壁炎症溃疡亦可出现脓尿。

2. 体征

前尿道结石可在结石部位扪及硬结，并有压痛；后尿道结石可通过直肠指诊扪及后尿道部位的硬结。

（二）辅助检查

1. 金属尿道探杆检查

金属尿道探杆检查在结石部位能探知尿道梗阻和结石的粗糙摩擦感。

2. 尿道镜检查

尿道镜检查能直接观察到结石，肯定尿道结石的诊断，并可发现尿道并发症。

3. X线检查

X线检查是尿道结石的主要诊断依据，因为绝大部分尿道结石是阳性结石，平片检查即可显示结石阴影和结石的部位、大小、形状。应行全尿路平片检查以明确有无上尿路结石。

4. 尿道造影

目前由于内镜的发展及普及，尿道造影已很少应用。其多用于辅助检查尿路有无其他病变。

（三）诊断要点

详细询问病史：尿道结石患者过去多有肾绞痛史及尿道排石史，当患者突然感到排尿困难、尿流中断、排尿时尿道刺痛时，应考虑尿道结石的可能。

与尿道狭窄、尿道息肉、异物等鉴别：尿道狭窄虽有排尿困难，但其排尿时无疼痛及尿中断现象，X线平片无阳性结石影像；尿道息肉无肾绞痛及排石史，尿道镜及尿道造影可以区别；尿道异物一般有外伤史及异物塞入史，临床上不难诊断。

（四）治疗原则

治疗原则为尽快取出结石，解除患者痛苦，改善急性情况后再考虑纠正形成结石的原因。

（五）临床护理

详见上尿路结石中肾结石患者的临床护理内容。

第十节　四肢骨折

一、概述

四肢骨折包括上肢骨折、下肢骨折，常见的有锁骨骨折、肱骨干骨折、肱骨髁上骨折、尺桡骨骨折、股骨颈骨折、股骨干骨折、胫腓骨骨折等。

（一）护理评估

1. 术前评估

（1）健康史。①一般情况：患者的年龄、职业特点、运动爱好、日常饮食结构、是否酗酒等。②受伤情况：了解患者受伤的原因、部位和时间，受伤时的体位和环境，外力作用的方式、方向和性质，伤后患者功能障碍及伤情发展情况，急救处理经过等。③既往史：重点了解与骨折愈合有关的因素，如患者有无骨质疏松、骨折、骨肿瘤病史或手术史。④服药史：患者近期有无服用激素类药物及药物过敏史等。

（2）身体状况。①全身：评估患者有无威胁生命的严重并发症；观察意识和生命体征；观察有无低血容量性休克的症状。②局部：评估患者骨折部位活动及关节活动范围，有无骨折局部特有特征和一般表现；皮肤是否完整，开放性损伤的范围、程度和污染情况；有无其他并发症。

（3）心理及社会因素。患者的心理状态取决于损伤的范围和程度。多发性损伤患者多住院接受手术治疗，由此形成的压力影响患者和家庭成员的心理状态和相互关系，故应评估患者和家属的心理状态、家庭经济情况及社会支持系统。

（4）辅助检查。评估患者的影像学和实验室检查结果，以帮助判断病情和预后。

2. 术后评估

（1）固定情况：评估切开复位固定术是否维持有效状态。

（2）并发症：评估术后是否出现并发症。

（3）康复程度：患者是否按照计划进行功能锻炼，功能恢复情况及有无活动功能障碍引起的并发症。

（4）心理状态和认知程度：评估患者对康复训练和早期活动是否配合，对出院后的继续治疗是否了解。

（二）常见护理诊断/问题

（1）有周围神经血管功能障碍的危险：与骨和软组织损伤、石膏固定不当有关。

（2）疼痛：与骨折、软组织损伤、肌痉挛和水肿有关。

（3）有感染的危险：与软组织损伤、开放性骨折、牵引或应用外固定架有关。

（4）潜在并发症：休克、肌萎缩、关节僵硬、骨筋膜室综合征、深静脉血栓形成等。

（三）护理目标

（1）维持正常的组织灌注，皮肤温度和颜色保持正常，末梢动脉搏动有力。

（2）患者疼痛逐渐减轻直至消失，感觉舒适。

（3）患者未发生骨或软组织感染等并发症。

（4）患者能独立行走或借助助行器行走，能自我护理并掌握功能锻炼和康复知识。

（四）护理措施

1. 现场急救

（1）抢救生命：骨折患者，尤其是严重骨折者，往往合并其他组织和器官的损伤。应检查患者全身情况，首先处理休克、昏迷、呼吸困难、窒息或大出血等可能威胁患者生命的紧急情况。

（2）包扎止血：绝大多数伤口出血可用加压包扎止血。大出血时可用止血带止血，最好使用充气止血带，并应记录所用压力和时间。止血带应 40～60 分钟放松 1 次，放松时间以局部血流恢复、组织略有新鲜渗血为宜。若骨折端已戳出伤口并已污染，又未压迫重要血管或神经，则不应现场复位，以免将污染物带到伤口深处。若在包扎时骨折端自行滑入伤口内，应做好记录，以便入院后清创时进一步处理。

（3）妥善固定：凡疑有骨折者均应按骨折处理。对闭合性骨折者，在急救时不必脱去患肢的衣裤和鞋袜，肿胀严重者可用剪刀剪开衣袖和裤脚。骨折有明显畸形，并有穿破软组织或损伤附近重要血管、神经的危险时，可适当牵引患肢，使之变直后再行固定。

（4）迅速转运：患者经初步处理后，应尽快转运至附近医院进行治疗。

2. 一般护理

（1）疼痛护理：根据疼痛原因进行对症处理。若为创伤骨折引起的疼痛，现场急救中给予临时固定可缓解疼痛；若因伤口感染引起疼痛，应及时清创并应用抗生素治疗。疼痛较轻时可鼓励患者听音乐或看电视转移注意力；疼痛严重时遵医嘱给予止痛药。

（2）患肢缺血护理：骨折局部内出血、包扎过紧、不正确使用止血带或患肢严重肿胀等原因均可导致患肢血液循环障碍。应严密观察肢端有无剧痛、麻木、皮温降低、皮肤苍白或青紫、脉搏减弱或消失等血液灌注不足的表现。一旦出现应对因、对症处理。

（3）并发症的观察和预防：观察患者意识和生命体征、患肢远端感觉、运动和末梢血液循环等，若发现骨折早期和晚期并发症，应及时报告医师，采取相应处理措施。

（4）心理护理：向患者及家属解释骨折的愈合是一个循序渐进的过程，充分固定能为骨折断端连接提供良好的条件，正确的功能锻炼可以促进断端生长愈合和患肢功能恢复。对骨折可能遗留残疾的患者，应鼓励其表达自己的思想，减轻患者及家属的心理负担。

（5）生活护理：指导患者在患肢固定期间进行力所能及的活动，为其提供必要的帮助，如协助进食、进水和翻身等。

（6）加强营养：指导患者进食高蛋白、高维生素、高热量的食物，多饮水。

（五）健康教育

1. 安全指导

指导患者及家属评估家庭环境的安全，妥善放置可能影响患者活动的障碍物，如散放的家具；指导患者安全使用步行辅助器械或轮椅。行走练习时需有人陪伴，以防跌倒。

2. 功能锻炼

告知患者出院后坚持功能锻炼的意义和方法。指导家属协助患者完成各种活动。

3. 复查

告知患者若骨折远端肢体肿胀或疼痛明显加重，肢体感觉麻木、肢端发凉，夹板、石膏或外固定器松动等，立即到医院复查并评估功能恢复情况。

（六）护理评价

（1）主诉骨折部位疼痛减轻或消失，感觉舒适。

（2）肢端维持正常的组织灌注，皮肤温度和颜色正常，末梢动脉搏动有力。

（3）出现并发症时能被及时发现和处理。

二、锁骨骨折

锁骨是上肢与躯干的连接和支撑装置，呈 S 形。中外 1/3 是锁骨的力学薄弱部，骨折时容易受损。锁骨后方有锁骨下血管、臂丛神经，骨折可损伤这些血管、神经。

（一）病因与发病机制

锁骨骨折多数由间接暴力引起，多见于侧方摔倒时肩、手或肘部着地，因力传导至锁骨，发生斜行或横行骨折。直接暴力可由胸上方撞击锁骨，导致粉碎性骨折，较少见。骨折后若移位明显，可引起臂丛神经及锁骨下血管的损伤。

（二）临床表现

锁骨骨折后，出现肿胀、瘀斑和局部压痛，为减少肩部活动导致的疼痛，患者常用健手托住肘部，头部偏向患侧，以减轻胸锁乳突肌牵拉骨折近端而导致的疼痛。查体时，常有局限性压痛和骨摩擦感。

（三）实验室及其他检查

上胸部的正位和 45°斜位 X 线检查可发现骨折移位情况。CT 扫描可查锁骨外端关节面。

（四）诊断要点

根据物理学检查和临床症状，可对锁骨骨折做出诊断。在无移位或儿童的青枝骨折时，单靠物理检查有时难以做出正确诊断，须经 X 线或 CT 进一步检查。

（五）治疗要点

1. 非手术治疗

儿童的青枝骨折及成人的无移位骨折可不做特殊治疗，采用三角巾悬吊患肢3～6周即可痊愈。成人有移位的中段骨折，采用手法复位后横行"8"字绷带固定 6～8 周。

2. 手术治疗

当骨折移位明显，手法复位困难，有骨片刺入深部组织时，手法复位可能造成严重后果。手法复位失败，对肩部活动要求高者，多采取手术治疗。切开复位时，根据骨折部位、类型及移位情况选择钢板、螺钉或克氏针进行固定。

(六) 护理要点

1. 保持有效的护理

横行"8"字绷带或锁骨带固定者，宜睡硬板床，采取平卧或半卧位，使两肩外展后伸。同时要观察皮肤的颜色，如皮肤苍白发紫，皮温降低，感觉麻木，提示绷带固定较紧。要尽量使双肩后伸外展，双手叉腰，症状一般能缓解，不能缓解则需调整绷带。

2. 健康指导

(1) 功能锻炼：骨折复位2天后可开始做掌指关节、腕肘关节的旋转舒缩等主动活动。受伤4周后，外固定被解除，此期功能锻炼的常用方法有关节牵伸活动，肩的内外摆动，手握小杠铃做肩部的前上举、侧后举和体后上举。

(2) 出院指导：告知患者有效固定的重要意义，用横行"8"字绷带或锁骨带固定后，应经常做挺胸、提肩、双手叉腰动作，缓解对腋下神经、血管的压迫。强调坚持功能锻炼的重要性，循序渐进地进行肩关节的锻炼。定期复查、监测骨折愈合情况。

三、肱骨干骨折

肱骨外科颈下1～2 cm 至肱骨髁上2 cm 段内的骨折称为"肱骨干骨折"。常见于青年和中年人。

(一) 病因与发病机制

肱骨干骨折可由直接暴力或间接暴力所致。直接暴力指暴力从外侧肱骨干中段打击，致横行或粉碎性骨折，多为开放骨折；间接暴力多见于手或肘部着地，向上传导的力加上身体倾倒时产生的剪式应力，可致肱骨中下 1/3 的斜行或螺旋形骨折。骨折后是否移位取决于外力作用的大小、方向，骨折的部位和肌肉牵拉方向等。肱骨干骨折可引起骨折端分离或旋转畸形，大多数有成角、短缩及旋转畸形。

(二) 临床表现

骨折后出现上臂疼痛、肿胀、畸形，皮下瘀斑和功能障碍。肱骨干可有假关节活动、骨摩擦感、骨传导音减弱或消失和患肢缩短。合并桡神经损伤时，可出现垂腕、拇指不能外展、手指掌指关节不能背伸、前臂不能旋后、手背桡侧皮肤感觉障碍等。

(三) 实验室及其他检查

正、侧位 X 线片可确定骨折类型和移位方向。应包括骨折的近端及肩关节，或远端及肘关节。

(四) 诊断要点

根据患者伤后的症状和体征，以及 X 线正侧位片可明确骨折的类型和移位方向。

(五) 治疗要点

1. 手法复位外固定

在局麻或臂丛神经阻滞麻醉的基础上，沿肱骨干纵轴持续牵引，按骨折移位的相反方向行手法复位。X 线片确认复位成功后，减少牵引力，用小夹板或石膏固定、维持复位。成人固定 6～8 周，儿童固定4～6 周。

2. 切开复位内固定

手术可以在臂丛阻滞麻醉或高位硬膜外麻醉下进行。在直视下达到解剖对位后，用加压钢板螺钉内固定，也可用带锁髓内针或 Ender 针固定。

3. 康复治疗

复位后均应早期进行功能锻炼。术后抬高患肢，进行手指主动屈伸活动。2 周后，即可做腕、肘、肩关节的主动活动。

（六）护理要点

1. 固定的患者护理

患者可平卧，要保持固定不移位，悬垂石膏固定患者取坐位或半卧位，以保证下垂牵引作用。内固定术后宜取半卧位，患肢下垫枕，减轻肿胀。伴有桡神经损伤者，注意观察神经恢复情况。石膏或夹板固定者，密切观察患肢血运。术后观察伤口渗血情况。

2. 功能锻炼

骨折 1 周内，做患侧上臂肌肉的主动舒缩活动，如握拳、伸曲腕关节、小幅度的耸肩运动。伴桡神经损伤者，可进行手指的被动屈曲活动。2 周后可做肩关节内收外展活动。4 周后可做肩部外展、外旋、内旋、后伸，手爬墙等运动，以恢复患肢功能。

3. 健康指导

向患者解释肱骨干骨折复位后可遗留 20°以内向前成角，30°以内向外成角，不影响功能。伴桡神经损伤者有伸指、伸腕功能障碍，要鼓励患者坚持功能锻炼。嘱其分别在术后第 1、第 3、第 6 个月复查 X 线，伴桡神经损伤者，应定期复查肌电图。

四、肱骨髁上骨折

肱骨髁上骨折指在肱骨干与肱骨髁交界处发生的骨折。多发生于 10 岁以下儿童，易损伤神经和血管，导致前臂缺血性肌挛缩，引起爪形手畸形。

（一）病因与发病机制

1. 伸直型骨折

肘关节处于过伸位跌倒时，手掌着地，暴力经前臂向上，加上身体前倾，向下产生剪式应力，尺骨鹰嘴向前的杠杆力使肱骨干与肱骨髁交界处发生骨折。骨折远端向后上移位，近折端向前下移位，尺神经、桡神经可因肱骨髁上骨折的侧方移位受伤。

2. 屈曲型骨折

屈曲型骨折较少见，由间接暴力引起。跌倒时，肘关节屈曲，肘后方着地，暴力向上传导至肱骨下端，导致髁上屈曲型骨折。较少合并血管和神经损伤。

（二）临床表现

患者肘部明显疼痛、肿胀、皮下瘀斑和功能障碍。伸直型骨折肘部向后突出，近折端向前移，并处于半屈位。局部明显压痛，有骨摩擦音及假关节活动，与肘关节脱位相比较，肘后三角关系正常。如果合并有正中神经、尺神经、桡神经、肱动脉损伤，则出现前臂和手相应的神经支配区的感觉减弱或消失，以及相应的功能障碍。如复位不当可致肘内翻畸形。

（三）实验室及其他检查

肘部正、侧位 X 线片可以明确骨折部位、类型、移位方向，为选择治疗方法提供依据。

（四）诊断要点

根据 X 线片和受伤病史可以明确诊断本病。

（五）治疗要点

1. 手法复位外固定

若患者受伤时间短，血液循环良好，局部肿胀不明显，可行手法复位后外固定。给予局部麻醉或臂丛神经阻滞麻醉。在持续牵引下行手法复位，使患肢肘关节屈曲 60°～90°，给予后侧石膏托固定 4～5 周，X 线片证实骨折愈合良好，即可拆除石膏。

2. 持续牵引

对于手法复位不成功、受伤时间较长、肢体肿胀明显者，可行尺骨鹰嘴牵引，牵引重量 1～2 kg，牵引时间控制在 4～6 周。

3. 手术复位

对于骨折移位严重，手法复位失败，有神经、血管损伤者，采取手术复位。复位方法有经皮穿针内固定、切开复位内固定。

（六）护理要点

1. 保持有效的固定

观察固定的屈曲角度，离床活动时要用三角巾悬吊患肢于胸前。发现固定体位改变时，要及时给予纠正。

2. 严密观察

重点观察患肢的血液循环、感觉、活动情况，以利于及时发现外伤后肱动脉、正中神经、尺桡神经的损伤。

3. 康复锻炼

复位固定后当日可作握拳、屈伸手指练习；1 周后可作肩部主动活动，并逐渐加大运动幅度；3 周后去除外固定，可作腕、肘、肩部的屈伸练习。伸直型骨折注意恢复屈曲活动，屈曲型骨折注意恢复、增加伸展活动。

五、尺桡骨干双骨折

尺桡骨干双骨折可由直接暴力、间接暴力、扭转暴力引起，青少年多见，占各类骨折的 6%。

（一）病因与发病机制

1. 直接暴力

直接暴力导致的骨折是由重物打击、机器或车轮的直接碾压，导致同一平面的横行或粉碎性骨折。

2. 间接暴力

跌倒时手掌着地，暴力通过腕关节向上传导，暴力作用首先使桡骨骨折。若暴力较强，则通过骨间膜向内下方传导，可引起低位尺骨斜行骨折。

3. 扭转暴力

跌倒时前臂旋转、手掌着地，或手遭受机器暴力扭转，导致不同平面的尺桡骨螺旋形骨折或斜行骨折。可并发软组织撕裂、神经血管损伤，或合并他处骨折。

（二）临床表现

患者伤侧前臂出现疼痛、肿胀、成角畸形及功能障碍，不能进行旋转活动。局部明显压痛，严重者出现剧痛、患肢肿胀、手指屈曲。可扪及骨折端、骨摩擦感及假关节活动。听诊骨传导音减弱或消失。严重者可发生骨筋膜室综合征。

（三）实验室及其他检查

正位及侧位 X 线片可见骨折的部位、类型及移位方向，以及是否合并有桡骨头脱位或尺骨小头脱位。

（四）诊断要点

本病可依据临床检查、X 线正侧位片确诊。

（五）治疗要点

1. 手法复位外固定

手法复位可在局部麻醉或臂丛神经阻滞麻醉下进行，重点是矫正旋转移位，恢复骨膜紧张度，牵动骨折端复位。复位成功后，用小夹板或石膏托固定。

2. 切开复位内固定

不稳定骨折或手法复位失败者倾向于切开复位，以螺钉钢板或髓内针内固定术治疗。

（六）护理要点

1. 保持有效的固定

注意观察石膏或夹板是否有松动和移位。

2. 维持患肢良好的血液循环

术后抬高患肢，观察患肢皮肤的颜色、温度，有无肿胀及桡动脉搏动情况。如出现剧痛，手部皮肤苍白、发凉、麻木，被动伸指疼痛，桡动脉搏动减弱或消失等表现，提示骨筋膜室综合征的发生。如有缺血表现，立即通知医师处理。

3. 康复锻炼

术后 2 周开始练习手指屈伸活动和腕关节活动；4 周后，开始练习肘、肩关节活动；8～10 周，X 线片证实骨折愈合后，可进行前臂旋转活动。

六、桡骨远端骨折

桡骨远端骨折指距桡骨远端关节面 3 cm 内的骨折，占全身骨折的6.7％～11.0％，多见于有骨质疏松的中老年人。

（一）病因与发病机制

本病多由间接暴力引起，通常跌倒时腕关节处于背伸位，手掌着地，前臂旋前，应力由手掌传导到桡骨下端发生骨折。骨折远端向背侧及桡侧移位。

（二）临床表现

骨折部疼痛、肿胀，可出现典型畸形。由于骨折远端向背侧移位，侧面看呈银叉样畸形；骨折远端向桡侧移位，并有缩短移位时，桡骨茎突上移，正面看呈枪刺刀样畸形。检查局部压痛明显，腕关节活动障碍，皮下出现瘀斑。

（三）实验室及其他检查

X 线片可见的骨折端移位表现有：桡骨远骨折端向背侧移位，远端向桡侧移位，骨折端向掌侧成角。可同时有下尺桡关节脱位及尺骨茎突撕脱骨折。

(四) 诊断要点

根据 X 线检查结果和受伤史可明确诊断本病。

(五) 治疗要点

1. 手法复位外固定

局部麻醉下手法复位后，用超过腕关节的小夹板固定或用石膏夹板在屈腕、尺偏位固定 2 周。消肿后，腕关节中立位继续用小夹板或改用前臂管型石膏固定。

2. 切开复位内固定

严重粉碎性骨折有明显移位者，桡骨下端关节面破坏；手法复位失败，或复位后不能维持固定者，应切开复位，用松质骨螺钉或钢针固定。

(六) 护理要点

1. 保持有效的固定

骨折复位固定后，不可随意移动位置，注意维持骨折远端旋前、掌曲、尺偏位。避免腕关节旋后或旋前。肿胀消除后，要及时调整石膏或夹板的松紧度。

2. 密切观察患肢血液循环情况

密切观察患肢血液循环情况，如有无腕部肿胀、疼痛、颜色异常、皮温降低等。

3. 康复锻炼

复位当天或手术后次日，可做肩部的前后摆动练习；2 天后可做肩肘部的主动活动；2 周后可进行手和腕部的抗阻力练习；后期做腕部的主动屈伸练习和前臂的旋前、旋后牵引练习。

七、股骨颈骨折

股骨颈骨折指由股骨头下到股骨颈基底的骨折，多见于中老年人，女性患者多于男性。由于局部血供特点，在骨折治疗中易发生骨折不愈合，并且常出现股骨头坏死，老年易发生严重的全身并发症。

(一) 病因与发病机制

股骨颈骨折在站立或行走时跌倒发生，属间接暴力、低能损伤。老年人多有骨质疏松，轻微扭转暴力即可造成骨折，青壮年在受到高能暴力时可发生股骨颈骨折。

1. 按骨折线走行和部位分类

按骨折线走行和部位分为股骨头下骨折、股骨颈骨折、股骨颈基底骨折。

2. 按骨折线的倾斜角分类

按骨折线的倾斜角分为外展骨折、中间型骨折、内收型骨折。

3. 按骨折移位程度分类

按骨折移位程度分为不完全骨折和完全骨折。不完全骨折是指骨的完整性有部分中断，股骨颈部分出现裂纹；完全骨折是指骨折线贯穿股骨颈，骨结构被完全破坏，包括无移位的完全骨折、部分移位的完全骨折、完全移位的完全骨折，最后一型的关节囊和滑膜破坏严重。

（二）临床表现

患侧髋部疼痛，内收型疼痛更明显，不能站立。患肢成典型的外展、外旋、缩短畸形，大转子明显突出。嵌插骨折患者有时仍能行走或骑自行车，易漏诊。

（三）实验室及其他检查

1．X 线检查

髋部正侧位 X 线片显示骨折的部位、类型和方向。

2．CT 或 MRI 检查

骨折线不清楚或隐匿时进行 CT 或 MRI 检查，或卧床休息 2 周后再行 X 线检查。

（四）诊断要点

有移位的股骨颈骨折诊断不难。患者外伤史不明显，仅有局部微痛或不适，而且髋关节可屈伸，甚至可以步行，X 线检查不易发现骨折线，应进一步进行 CT 或 MRI 检查，以明确诊断。

（五）治疗要点

1．非手术治疗

非手术治疗适用于年老体弱或外展、嵌插稳定型骨折。①持续皮牵引、骨牵引或石膏固定患肢于轻度外展位，牵引治疗后卧硬板床 6～8 周。②手法复位。

2．手术治疗

对于内收型骨折和有移位的骨折，在给予皮牵引或骨牵引复位后，行皮多枚骨圆针或加压螺纹钉内固定术。内收型有移位的骨折，手法、牵引难以复位的，应采取切开复位内固定治疗。青少年股骨颈骨折应尽量达到解剖复位，采用切开复位内固定治疗。

3．人工股骨头或全髋关节置换术

人工股骨头或全髋关节置换术适用于 60 岁以上，全身情况较好，有明显移位或股骨头旋转，陈旧性骨折、股骨头缺血坏死者。

（六）护理要点

1．维持正确的体位

正确的体位是治疗股骨颈骨折的重要措施，应对患者解释清楚，取得配合。让患者平卧硬板床，保持患肢外展 30°中立位，并用牵引维持，防止外旋、内收。尽量避免搬动髋部。

2．保持确实有效的牵引

患肢做皮牵引或骨牵引时，应保持患肢和牵引力在同一轴线上。不能随意加减重量。牵引时间一般为 8～12 周。

3．密切观察病情变化

股骨头骨折患者多为老年人，要密切观察病情变化。

4．预防并发症

股骨头骨折患者行非手术治疗时，需长期卧床，易发生坠积性肺炎、泌尿系统感染、压疮等。因此，要鼓励患者深呼吸、有效咳嗽，嘱患者多喝水，骨隆突处垫软垫。

5．功能锻炼

非手术者早期可在床上做股四头肌的静力收缩，去掉牵引后，可做直腿抬高运动。3 个月后可依靠拐杖行走，6个月后可不依靠拐杖行走。对于术后内固定者，2天后可扶患者床上坐起，3周后可扶拐行走，3个月后可稍负重行走，6个月后可负重行走。

八、股骨干骨折

股骨干骨折是指由小转子下至股骨髁上部位骨干的骨折。

（一）病因与发病机制

本病由强大的直接暴力或间接暴力所致，多见于30岁以下的男性。直接暴力可引起横行或粉碎型骨折；间接暴力多为坠落伤，可引起斜行骨折或螺旋形骨折。

（二）临床表现

股骨干骨折后出血多，当高能损伤时，软组织破坏，出血和液体外渗，肢体明显肿胀。常导致低血容量性休克。患侧肢体短缩、成角、旋转和功能障碍，可有骨擦感。如果损伤腘窝血管和神经，可出现远端肢体的血液循环、感觉、运动功能障碍。常见的并发症有低血容量性休克、脂肪栓塞综合征、深静脉血栓、创伤性关节炎等。

（三）实验室及其他检查

X线正侧位片应包括其近端的髋关节和远端的膝关节。骨折早期进行血气监测，可监测脂肪栓塞的发生。

（四）诊断要点

根据受伤史及受伤后患肢缩短、外旋畸形，X线正侧位片可明确骨折的部位和类型。

（五）治疗要点

1. 儿童股骨干骨折的治疗

3岁以下儿童股骨干骨折常用垂直悬吊牵引法架行双下肢，垂直悬吊牵引。牵引重量以臀部稍悬空为宜。牵引时间为3～4周。由于儿童骨骼愈合、塑形能力强，骨折断端重叠1～2 cm，轻度向前、外成角是可以自行纠正的，但不能有旋转畸形。

2. 成人股骨干骨折的治疗

成人股骨干骨折一般采用骨牵引，持续股骨髁上或胫骨结节骨牵引，直到骨折临床愈合，一般需6～8周。牵引过程中要复查X线，了解复位情况。非手术治疗失败者，合并有神经、血管损伤或伴有多发性损伤者，不宜卧床过久的老年人可采用切开复位内固定，钢板、螺钉、带锁髓内针固定。

（六）护理要点

1. 牵引的护理

小儿垂直悬吊牵引时，经常检查患儿足部温度、颜色及足背动脉的搏动情况，以防血液循环障碍及皮肤破损。为有效产生反牵引力，注意牵引时臀部要离开床面，两腿牵引重量要相等。成人牵引时要抬高床尾，保持牵引力方向与股骨干纵轴成直线。定期测量下肢长度和力线以保持有效牵引。骨牵引针处每天消毒，严禁去除血痂。注意检查足背伸肌功能。腓骨头处加垫软垫，以防腓总神经受损伤。防止发生压疮。

2. 功能锻炼

（1）小儿骨折：炎性期，卧床进行股四头肌的静力收缩；骨痂形成期，患儿从不负重行走过渡到负重行走；骨痂成熟期，由部分负重行走过渡到完全负重行走。

（2）成人骨折：除疼痛减轻后进行股四头肌等长收缩外，还要练习踝关节、足关节等小关节的活动。去除外固定后，可进行行走训练，适应下床行走后，逐渐进行负重行走。

九、胫腓骨干骨折

胫腓骨干骨折指胫骨平台以下到踝上的部分发生的骨折，在长骨骨折中最多见，双骨折、粉碎性骨折及开放性骨折居多。

（一）病因与发病机制

1. 直接暴力

直接暴力是本病主要的致病因素，如重物撞击、直接暴力打击、车轮碾轧等。胫腓骨骨折线在同一平面，呈横行、短斜行，高能损伤有严重肢体软组织损伤，骨高度粉碎。常见开放性骨折。

2. 间接暴力

间接暴力常见于弯曲和扭转暴力，如高处坠落足着地、滑倒等。局部软组织损伤轻，可发生长斜行、螺旋形骨折，双骨折时腓骨的骨折线高于胫骨骨折线，亦可造成开放性骨折。

3. 胫骨骨折分类

胫骨骨折可分为三类：胫骨上 1/3 骨折，骨折远端向上移位，腘动脉分叉处受压，可造成小腿缺血或坏疽，易损伤腓总神经；胫骨中 1/3 骨折，可导致骨筋膜室综合征；胫骨下 1/3 骨折，由于血运差，软组织覆盖少，影响骨折愈合。

（二）临床表现

临床表现包括疼痛、肿胀、畸形和功能障碍。伴有腓总神经、胫神经损伤时，出现足下垂。如果继发有骨筋膜室综合征，远端肢体出现疼痛、肿胀、麻木、肢体苍白、感觉消失。但儿童青枝骨折及成人腓骨骨折后可负重行走。

（三）实验室及其他检查

正侧位的 X 线检查可明确骨折的部位、类型、移位情况。

（四）诊断要点

根据受伤史，膝、踝关节和胫腓骨 X 线片，对小腿肿胀明显者，警惕有无骨筋膜室综合征。

（五）治疗要点

1. 非手术治疗

非手术治疗适用于稳定性骨折。熟悉骨折软组织损伤情况，包括可能的重要血管、神经损伤，可按逆创伤机制实施手法复位。复位后长腿石膏外固定，利用石膏塑形维持骨折的对位、对线。对于骨折手法复位失败、软组织损伤严重、合并骨筋膜室综合征者，可行跟骨骨牵引。

2. 手术治疗

切开复位内固定适用于不稳定骨折，多段骨折及污染不重、受伤时间较短的开放性骨折。切开复位后，用螺丝钉或加压钢板、带锁髓内钉内固定。

（六）护理要点

1. 牵引和固定的护理

石膏固定后要密切观察患肢的疼痛程度，足趾背伸和跖屈及末梢循环情况。如怀疑神经受压，应立即减压。保持有效的牵引，做好皮肤护理，预防压疮。外固定后要把小腿抬高置于中立位。每天两次消毒固定针针眼周围皮肤，预防固定针感染。内固定时要观察伤口渗血、渗液，以防感染。采用螺丝钉或钢板固定后，要注意预防关节僵硬。

2. 功能锻炼

早期进行股四头肌的等长收缩，足趾和髌骨的被动及主动活动。跟骨牵引者，要进行髌骨被动活动和抬臀运动，以防跟腱挛缩。内固定早期做膝关节屈曲活动。除去外固定后，逐渐负重活动。

第十一节　　关节脱位

一、概述

关节稳态结构受到损伤，使关节面失去正常的对合关系，称为"关节脱位"。除了骨端对合失常，其病理表现还有相应的骨端骨折、关节周围软组织损伤、关节腔的血肿及后期关节粘连异位骨化，丧失功能，可并发神经血管损伤。创伤性脱位最多见，上肢脱位较下肢脱位常见。发生脱位的部位以肩关节、肘关节、髋关节多见。

（一）护理评估

1. 健康史

（1）一般情况：如年龄、出生时的情况、对运动的喜好等。

（2）外伤史：评估患者有无突发外伤史，受伤后的症状和疼痛的特点、受伤后的处理方法。

（3）既往史：患者以前有无类似外伤病史、有无关节脱位的习惯、既往脱位后的治疗和恢复情况等。

2. 身体状况

（1）局部情况：患肢疼痛程度。有无血管和神经受压的表现、皮肤有无受损。

（2）全身情况：生命体征、躯体活动能力、生活自理能力等。

（3）辅助检查：X线检查有无阳性结果。

3. 心理-社会状况

患者的心理状态，对本次治疗有无信心；患者所具有的疾病知识和对治疗、护理的期望。

（二）常见护理诊断/问题

（1）疼痛：与关节脱位引起局部软组织损伤及神经受压有关。

（2）躯体功能障碍：与关节脱位、疼痛、制动有关。

（3）有皮肤完整受损的危险：与外固定压迫局部皮肤有关。

（4）潜在并发症：血管、神经受损。

（三）护理目标

（1）患者疼痛逐渐减轻直至消失，感觉舒适。

（2）患者关节活动能力和舒适度得到改善。

（3）患者皮肤完整，未出现压疮。

（4）患者未出现血管、神经损伤，若发生能被及时发现和处理。

（四）护理措施

1. 体位

抬高患肢并保持患肢处于关节的功能位，以利于血液回流、减轻肿胀。

2. 缓解疼痛

（1）局部冷、热敷：受伤 24 小时内局部冷敷，达到消肿止痛的目的；受伤 24 小时后，局部热敷以减轻肌肉痉挛引起的疼痛。

（2）镇痛：应用心理暗示、转移注意力或放松疗法等非药物镇痛方法缓解疼痛，必要时遵医嘱给予镇痛剂。

3. 病情观察

定时观察患肢远端血运、皮肤颜色、温度、感觉和活动情况等，若发现患肢苍白、发冷、疼痛加剧、感觉麻木等，及时通知医师。

4. 保持皮肤完整性

使用石膏固定或牵引的患者，避免因固定物压迫而损伤皮肤。对于皮肤感觉功能障碍的肢体，防止烫伤和冻伤。

5. 心理护理

关节脱位多由意外事故造成，患者常焦虑、恐惧。在生活上应给予其帮助，加强沟通，使之心情舒畅，从而愉快地接受并配合治疗。

（五）护理评价

（1）疼痛得到有效控制。

（2）关节功能得以恢复，满足日常活动的需要。

（3）皮肤完整，无压疮或感染发生。

（4）未出现血管、神经损伤，若发生能被及时发现和处理。

二、肩关节脱位

肩关节脱位最为常见，约占全身关节脱位的1/2。肩胛盂关节面小而浅，关节囊和韧带松大薄弱，有利于肩关节活动，但缺乏稳定性，容易脱位。

（一）病因与发病机制

肩关节脱位分为前脱位、后脱位、下脱位、盂上脱位。前脱位又分为喙突下脱位、盂下脱位、锁骨下脱位，由于肩关节前下方组织薄弱，以前脱位最为多见。

导致肩关节脱位最常见的暴力形式为间接外力。摔倒时肘或手撑地，肩关节处于外展、外旋和后伸位，肱骨头滑出肩胛盂窝，位于喙突的下方，发生最常见的喙突下脱位。当肩关节极度外展、外旋和后伸时，以肩峰作为支点，通过上肢的杠杆作用发生盂下脱位。前脱位除了前关节囊损伤，可有前缘的盂缘软骨撕脱，称"班卡特损伤"。也可造成肩胛下肌近止点处肌腱损伤，关节不稳定，成为脱位复发的潜在因素。肱骨头后上骨软骨塌陷骨折称"伊尔-萨克斯损伤"，肩关节脱位还常合并肱骨大结节撕脱骨折和肩袖损伤。

（二）临床表现

1．一般表现

外伤性肩关节前脱位主要表现为肩关节疼痛、周围软组织肿胀、关节活动受限。健侧手常用以扶持患肢前臂，头倾向患肩，以减少活动及肌牵拉，减轻疼痛。

2．局部特异体征

（1）弹性固定：上臂保持固定在轻度外展前屈位，任何方向上的活动都导致疼痛。

（2）杜加斯征阳性：患肢肘部贴近胸壁，患手不能触及对侧肩部；反之，患手放到对侧肩，患肘不能贴近胸壁。

（3）畸形：从前方观察患者，患肩失去正常饱满圆钝的外形，呈"方肩"畸形。患肢较健侧长，为肱骨头脱出于喙突下所致。

（4）关节窝空虚：除方肩畸形外，触诊肩峰下有空虚感，可在肩关节盂外触到脱位肱骨头。

（三）诊断要点

结合外伤病史，如跌倒时手掌撑地，肩部出现外展、外旋，或肩关节后方直接受到剧烈撞击，就诊时患者特有的体态和临床表现，以及 X 线检查可以确诊。

（四）实验室及其他检查

X 线检查可以了解脱位的类型，还能明确是否合并骨折。必要时行 MRI 检查，可进一步了解关节囊、韧带及肩袖损伤。

（五）治疗要点

治疗要点包括急性期的复位、固定和恢复期的功能锻炼。

1．复位

（1）手法复位。新鲜脱位应尽早进行复位，以便早期解除病痛。切忌暴力强行手法复位，以免损伤神经、血管、肌肉，甚至造成骨折。①Hippocrates 法：医师站于患者的患侧，沿患肢畸形方向缓慢持续牵引的同时，以足蹬于患侧腋窝，逐渐增加牵引力量，轻柔旋转上臂，借用足作为支点，内收上臂，完成复位。②Stimson 法：患者俯卧于床，患肢垂于床旁，用布带将 2.3～4.5 kg重物悬系患肢手腕自然牵拉10～15 分钟，肱骨头可在持续牵引中自动复位。该法安全、有效。

（2）切开复位。如手法正确仍不能完成复位者，可采用切开复位。切开复位指征：软组织阻挡、肩胛盂骨折移位、合并大结节骨折、肱骨头移位明显，影响复位和稳定者。

2．固定

复位成功后，损伤的关节囊、韧带、肌腱、骨与软骨必须通过制动来修复。应使患肢内旋，肘关节屈曲90°于胸前，腋窝垫棉垫，以三角巾悬吊或将上肢以绷带与胸壁固定。关节囊破损明显或仍有肩关节半脱位者，将患侧手置于对侧肩上，上肢贴胸壁，腋窝垫棉垫，用绷带固定于胸壁前。40 岁以下患者宜制动3～4 周；40 岁以上患者，制动时间可相应缩短，因为年长者复发性肩关节脱位发生率较低，而肩关节僵硬却常有发生。

3．功能锻炼

肩关节的活动锻炼应开始于制动解除以后，而且应循序渐进，切忌操之过急。固定期间活动腕部和手指，症状缓解后指导患者用健手被动外展和内收患肢。3周后，指导患者锻炼患肢。方法：弯腰90°，患肢自然下垂，以肩为顶点做圆锥环转，范围逐渐增大。4周后，指导患者手指爬墙外展、举手摸头顶、借力臂上举等，使肩关节功能恢复。

（六）护理要点

1.心理护理

给予患者生活上的照顾，及时解决其困难，给予精神安慰，缓解紧张心理。

2.病情观察

移位的骨端可压迫邻近的血管和神经，引起患肢缺血、感觉及运动障碍。对皮肤感觉功能障碍的肢体要防止烫伤。定时检查患肢末端的血液循环状况，若发现患肢苍白、发冷、大动脉搏动消失，提示有大动脉损伤的可能，应及时处理。动态观察患肢的感觉和运动，以了解患肢神经损伤的程度和恢复情况。

3.复位

做好复位前的身体与心理准备。复位前给予适当的麻醉，以减轻疼痛，同时使用肌肉松弛剂，利于复位。复位成功后进行被动活动。

4.固定

向患者及家属讲解复位后固定的目的、方法、意义、注意事项，使之充分了解关节脱位后复位固定的重要性。固定期间要保持固定有效，经常观察患者肢体位置是否正确；固定时间不宜过长，过长易发生关节僵硬，过短则损伤得不到充分修复，易发生再脱位。一般固定3周，若合并骨折、陈旧性脱位、习惯性脱位，应适当延长固定的时间。由于肩关节脱位，患肢固定于胸壁，注意腋窝下要垫棉垫以保护腋窝胸壁皮肤。40岁以上患者可适当缩短制动时间，注意肩关节僵硬的发生。

5.缓解疼痛

早期正确复位固定可使疼痛缓解或消失。移动患者时，帮患者托扶、固定患肢，动作要轻柔，避免因活动患肢加重疼痛。指导患者和家属应用心理暗示、松弛疗法等转移注意力以缓解疼痛。遵医嘱应用镇痛剂，促进患者舒适与睡眠。

6.健康指导

向患者及家属讲解关节脱位治疗和康复知识，讲述功能锻炼的重要性和必要性，指导并使患者能自觉地按计划进行正确的功能锻炼，减少盲目性。

三、肘关节脱位

全身大关节中，肘关节脱位的发生率相对低，约占总发病数的1/5。脱位后如不及时复位，容易导致前臂缺血性痉挛。

（一）病因与脱位机制

肘关节脱位可有后脱位、外侧方脱位、内侧方脱位和前脱位，其中后脱位最常见，多为间接暴力所致。摔倒时前臂旋后位，手掌撑地，肱骨滑车横轴线向外倾斜，使所传达的暴力达到肘部时转成肘外翻及前臂旋后过伸的应力，尺骨鹰嘴突在鹰嘴窝内起杠杆作用，导致尺桡骨近端同时被推向后外侧，产生后脱位。肘前关节囊及肱前肌撕裂，后关节囊及内侧副韧带损伤，可合并肱骨内上髁骨折、正中神经和尺神经损伤。晚期可发生骨化性肌炎。

（二）临床表现

1. 一般表现

伤后局部疼痛、肿胀，功能和活动受限。

2. 特异体征

（1）畸形：肘后突，前臂短缩，肘后三角关系改变，鹰嘴突出内外髁，肘前皮下可触及肱骨下端。

（2）弹性固定：肘处于半屈，近于伸直位，屈伸活动有阻力。

（3）关节窝空虚：肘后侧可触及鹰嘴的半月切迹。

3. 并发症

脱位后，由于肿胀而压迫周围神经血管。后脱位时，可伤及正中神经、尺神经、肱动脉。

（1）正中神经损伤：呈"猿手"畸形，拇指、示指、中指感觉迟钝或消失，不能屈曲，拇指不能外展和对掌。

（2）尺神经损伤：呈"爪状手"畸形，表现为手部尺侧皮肤感觉消失，小鱼际及骨间肌萎缩，掌指关节过伸，拇指不能内收，其他四指不能外展及内收。

（3）动脉受压：患肢血液循环障碍，表现为患肢苍白、发冷、大动脉搏动减弱或消失。

（三）实验室及其他检查

X线检查用以证实脱位及发现合并的骨折。

（四）诊断要点

诊断要点为：有外伤史，以跌倒用手掌撑地最常见，根据临床表现和X线检查可明确诊断。

（五）治疗要点

1. 复位

本病一般能通过闭合方法完成复位。助手沿畸形关节方向对前臂和上臂做牵引和反牵引，术者从肘后用双手握住肘关节，以指推压尺骨鹰嘴向前下，同时矫正侧方移位。助手在复位过程中配合维持牵引并逐渐屈肘，出现弹跳感则表示复位成功。

2. 固定

用长臂石膏或超关节夹板固定肘关节于功能位，3周后去除固定。

3. 功能锻炼

要求患者主动、渐进活动关节，避免超限和被动牵拉关节。固定期间可主动伸掌、握拳、屈伸手指等，去除固定后，练习肘关节屈伸、旋转以利功能恢复。

（六）护理要点

1. 固定

注意观察固定是否正确有效，固定期间保持肘关节的功能位，不可随意放松。

2. 保持清洁、平整

肘关节周围皮肤保持清洁，石膏夹板内衬物保持平整。

3. 指导活动

指导患者活动患侧掌指，按摩患肢，防止肌肉萎缩。

四、桡骨头半脱位

桡骨头半脱位是小儿多见的日常损伤，俗称"牵拉肘"。多发生在 5 岁以前，以 2～3 岁最常见。

(一) 损伤机制与病理

患儿肘关节处于伸直位，前臂旋前时突然受到牵拉致伤。前臂旋前时，桡骨头容易从环状韧带的撕裂处脱出，使环状韧带嵌于肱桡关节间隙内。一般环状韧带滑脱不到桡骨头周径的一半，所以屈肘和前臂旋后容易复位。5 岁以后，环状韧带增厚，附着力渐强，不易发生半脱位。

(二) 临床表现

患儿被牵拉受伤后，因疼痛哭闹，不让其他人触动患部，不肯使用患肢，特别是举起前臂。检查发现前臂多呈旋前位，半屈；桡骨头处可有压痛，但无肿胀和畸形；肘关节活动受限。

(三) 辅助检查与诊断

X 线检查无阳性发现。诊断主要依靠牵拉病史、症状和体征。

(四) 治疗要点

1. 复位

采用闭合复位多能成功。方法是一手握住患儿的前臂和腕部，另一手握住肘关节，拇指压住桡骨头，使前臂旋后。

2. 固定

复位后无须特殊固定，用三角巾或布带悬吊患肢于功能位 1 周即可。

(五) 护理要点

嘱患儿家属勿强力牵拉患儿手臂，复位后症状不能立即消除者，要密切观察一段时间来明确复位是否成功。

五、髋关节脱位

髋关节是身体最大的杵臼关节，结构稳固，周围有强大的韧带和肌肉附着，只有高能暴力才能导致脱位，如车祸中的高速暴力撞击。按股骨头的移位方向，髋关节脱位分为前脱位、后脱位和中心脱位，其中后脱位最多见，占 85%～90%。本部分以髋关节后脱位为例详细阐述。

(一) 病因、病理与分类

1. 脱位机制

髋关节后脱位一般发生在交通事故时，患者处于髋关节屈曲内收和屈膝体位，强力使大腿急剧内收、内旋，迫使股骨颈前缘抵于髋臼前缘形成支点，因杠杆作用，股骨头冲破后关节囊，滑向髋臼后方形成后脱位。如暴力自前方作用于屈曲的膝，沿股骨纵轴传达到髋，也可使股骨头向后方脱位。

2. 分类

本病在临床上按有无合并骨折可分为五型。①Ⅰ型：无骨折伴发，复位后无临床不稳定。②Ⅱ型：闭合手法不可复位，无股骨头或髋臼骨折。③Ⅲ型：不稳定，合并关节面、软骨或骨碎片骨折。④Ⅳ型：脱位合并髋臼骨折，须重建，恢复稳定和外形。⑤Ⅴ型：合并股骨头或股骨颈骨折。

(二) 临床表现

脱位后出现髋部疼痛，髋关节活动受限。患肢呈屈曲、内收、内旋及短缩畸形，臀部可触及向后上突出移位的股骨头。可合并坐骨神经损伤，表现为大腿后侧、小腿后侧及外侧和足部全部感觉消失，膝关节屈曲，小腿和足部全部肌瘫痪，足部出现神经营养性瘫痪。

(三) 实验室及其他检查

X线正位、侧位和斜位像可明确诊断本病。应注意是否合并骨折，特别是容易漏诊的股骨干骨折；CT可清楚显示髋臼后缘及关节内骨折情况。

(四) 诊断要点

根据明显暴力外伤史，临床表现有疼痛、髋关节不能活动等确定诊断。

(五) 治疗要点

对于Ⅰ型损伤，可采取24小时内闭合复位治疗；对于Ⅱ～Ⅴ型损伤，多主张早期切开复位和对并发的骨折进行内固定。

1. 闭合复位方法

复位前应充分麻醉，使肌肉松弛。

(1) Allis法：患者仰卧于地面垫上，助手双手向下按压患者两侧髂前上棘以固定骨盆。术者一手握住患肢踝部，另一前臂置于患者小腿上端近腘窝处，使髋、膝关节屈曲90°，再向上用力提拉、持续牵引。待肌松弛后，再缓慢内旋、外旋，当听到或感到弹响，表示股骨头滑入髋臼，然后伸直患肢。若局部畸形消失、关节活动恢复，表示复位成功。

(2) Stimson法：患者俯卧于检查床上，患侧下肢悬空，髋及膝各屈曲90°。助手固定患者骨盆，术者一手握住患者的踝部，另一手置于患者小腿近侧，靠近腘窝部，沿股骨纵轴向下牵拉，即可复位。

2. 切开复位术

当有梨状肌阻挡、关节囊嵌闭或骨软骨碎片卷入关节时，手法复位多失败。合并髋臼骨折片较大，影响关节稳定时，应手术切开复位，同时将骨折复位内固定。

3. 固定

复位后患肢皮牵引3周，4周后可持腋杖下地活动，3个月后可负重活动。

4. 功能锻炼

嘱患者固定期间进行股四头肌收缩训练，活动未固定的关节。3周后，活动关节；4周后，皮牵引去除，指导患者挂双拐下地活动；3个月内患肢不负重，以防股骨头缺血坏死及受压变形；3个月后，经X线证实股骨头血供良好者，尝试去拐步行。

(六) 护理要点

1. 指导活动

髋关节脱位后，常需皮牵引，牵引期间指导患者行股四头肌收缩训练，防止肌肉萎缩。

2. 预防压疮

需长期卧床者注意做好皮肤护理，预防压疮。

3. 饮食护理

注意合理膳食，保持规律排便，预防便秘。

第十二节　脊柱骨折

一、疾病概述

(一) 概念

脊柱骨折又称"脊椎骨折"，占全身各类骨折的 5%～6%。脊柱骨折可以并发脊髓或马尾神经损伤，特别是颈椎骨折-脱位合并有脊髓损伤时，能严重致残甚至危及生命。

(二) 相关病理生理

脊柱分为前、中、后三柱。中柱和后柱包裹了脊髓和马尾神经，该区的损伤可以累及神经系统，特别是中柱损伤，碎骨片和髓核组织可以突入椎管的前半部而损伤脊髓。胸腰段脊柱（T_{10}～L_2）处于两个生理弧度的交汇处是应力集中之处，也是常见骨折之处。

(三) 病因与诱因

脊柱骨折的主要原因是暴力，多数由间接暴力引起，少数因直接暴力所致。当人体从高处坠落时，头、肩、臀部或足部着地，地面对身体的阻挡，使身体猛烈屈曲，所产生的垂直分力可导致椎体压缩性骨折，水平分力较大时则可同时发生脊椎脱位。直接暴力所致的脊椎骨折多见于战伤、爆炸伤、直接撞伤等。

暴力的方向可以通过 X、Y、Z 轴牵拉和旋转。在 X 轴上有屈、伸和侧方移动，在 Z 轴上则有侧屈和前后方向移动。因此，胸、腰椎骨折和颈椎骨折分别可以有以下几种类型的损伤。

1. 胸、腰椎骨折的分类

(1) 单纯性楔形压缩性骨折：脊柱前柱损伤，椎体成楔形，脊柱仍保持稳定。

(2) 稳定性爆破型骨折：前柱、中柱损伤。通常是高处坠落时，脊柱保持正直，胸腰段脊柱的椎体因受力、挤压而破碎；后柱不损伤，脊柱稳定。但破碎的椎体与椎间盘可突出于椎管前方，损伤脊髓而产生神经症状。

(3) 不稳定性爆破型骨折：前柱、中柱、后柱同时损伤。由于脊柱不稳定，可出现创伤后脊柱后突和进行性神经症状。

(4) Chance 骨折：椎体水平状撕裂性损伤。如从高空仰面落下，背部被物体阻挡，脊柱过伸，椎体横行裂开；脊柱不稳定。

(5) 屈曲-牵拉型骨折：前柱因受压缩力而损伤，中柱、后柱同时因牵拉的引力而损伤，造成后纵韧带断裂，脊椎关节囊破裂，关节突脱位、半脱位或骨折；是潜在性不稳定型骨折。

(6) 脊柱骨折-脱位：又名"移动性损伤"。脊柱沿横面移位，脱位程度重于骨折。此类损伤较严重，伴脊髓损伤，预后差。

2. 颈椎骨折的分类

（1）屈曲型损伤：前柱受压缩力而损伤，后柱因牵拉的张力而损伤。前方半脱位（过屈型扭伤），后柱韧带完全或不完全性破裂。完全性者可有棘突上韧带、棘间韧带、脊椎关节囊破裂和横韧带撕裂，不完全性者仅有棘上韧带和部分棘间韧带撕裂。双侧脊椎间关节脱位，因过度屈曲，中后柱韧带断裂，脱位的脊椎关节突超越至下一个节段小关节的前方与上方。大多数患者伴有脊髓损伤。单纯椎体楔形（压缩性）骨折较常见，除椎体压缩性骨折外，还有不同程度的后方韧带结构破裂。

（2）垂直压缩损伤：多数发生在高空坠落或高台跳水者中。第 1 颈椎双侧前、后弓骨折，也称"Jefferson 骨折"。爆破型骨折，颈椎椎体粉碎骨折，多见于第 C_5、C_6 椎体。破碎的骨折片可凸向椎管内，瘫痪发生率高达 80%。

（3）过伸损伤：过伸性脱位，前纵韧带破裂，椎体横行裂开，椎体向后脱位。损伤性枢椎椎弓骨折，暴力来自颏部，使颈椎过度仰伸，枢椎椎弓垂直状骨折。

（4）齿状突骨折：机制不清，暴力可能来自水平方向，从前向后经颅骨至齿状突。

（四）临床表现

胸腰椎损伤后，主要症状为局部疼痛，站立及翻身困难。腹膜后血肿刺激了腹腔神经节，合并肠蠕动减慢，常出现腹痛、腹胀甚至肠麻痹症状。

检查时要详细询问病史、受伤方式、受伤时的姿势、伤后有无感觉及运动障碍。注意多发伤，多发伤患者往往合并有颅脑、胸、腹脏器的损伤。要先处理紧急情况，抢救生命。检查脊柱时暴露面应足够，必须用手指从上至下逐个按压棘突，如发现位于中线部位局部肿胀和明显的局部压痛，提示后柱已有损伤；胸腰段脊柱骨折常可摸到后凸畸形。

（五）辅助检查

1. 影像学检查

（1）X 线检查：有助于明确脊椎骨折的部位、类型和移位情况。

（2）CT 检查：用于检查椎体的骨折情况，椎管内有无出血及碎骨片。

（3）MRI 检查：有助于观察及确定脊髓损伤的程度和范围。

2. 肌电图

肌电图可测量肌肉的电传导情况，鉴别脊髓完整性的水平。

3. 实验室检查

除常规检查外，血气分析检查可判断有通气不足危险的患者的呼吸状况。

（六）治疗原则

1. 抢救生命

脊柱损伤患者伴有颅脑、胸、腹脏器损伤或并发休克时，首先处理紧急问题，抢救生命。

2. 卧硬板床

胸腰椎骨折和脱位，单纯压缩骨折椎体压缩不超过 1/3 者，可仰卧于木板床上，在骨折部位加枕垫，使脊柱过伸。

3. 复位固定

程度较轻的颈椎骨折和脱位者用枕颌带做卧位牵引复位；明显压缩移位者做持续颅骨牵

引复位，牵引重量3～5 kg，复位后用头颈胸支具固定3个月。胸腰椎复位后用腰围支具固定。也可用两桌法或双踝悬吊法复位，复位后不稳定或关节交锁者，可手术治疗，做植骨和内固定。

4. 腰背肌锻炼

胸腰椎单纯压缩骨折，椎体压缩不超过1/3者，受伤后1～2日开始利用背伸肌的肌力及背伸姿势使脊柱过伸，借椎体前方的前纵韧带和椎间盘纤维环的张力，使压缩的椎体自行复位，恢复原形状。严重的胸、腰椎骨折和骨折脱位，可通过腰背肌功能锻炼，获得一定程度的复位。

二、护理评估

（一）一般评估

1. 健康史

（1）一般情况：了解患者的年龄、职业特点、运动爱好、日常饮食结构、是否酗酒等。

（2）受伤情况：了解患者受伤的原因、部位和时间，受伤时的体位、症状和体征，搬运方式、现场及急诊室急救情况，有无昏迷史和其他部位复合伤等。

（3）既往史与服药史：有无脊柱受伤或手术史。

2. 生命体征与意识

评估患者的呼吸、血压、脉搏、体温及意识情况。包括呼吸形态、节律、频率、深浅，呼吸道是否通畅，患者能否有效咳嗽和排出分泌物，有无心动过缓和低血压，有无出汗，患者皮肤的颜色、温度，有无体温调节障碍。对伴有颅脑损伤的患者，可用格拉斯昏迷量表评估患者的意识情况。评估排尿和排便情况，包括患者有无尿潴留或充盈性尿失禁，尿液颜色、量和比重，有无便秘或大便失禁。

3. 患者主诉

受伤的时间、原因和部位，受伤时的体位、症状和体征，搬运方式，现场及急诊室急救的情况，有无昏迷史和其他部位的合并伤。患者既往健康情况，有无脊柱受伤或手术史，近期有无因其他疾病而服用药物，药物的应用剂量、时间和疗程。

4. 相关记录

疼痛评分、全身皮肤及其他外伤情况。

（二）身体评估

1. 视诊

受伤部位有无皮肤组织破损，局部肤色和温度，有无活动性出血及其他复合性损伤的迹象。

2. 触诊

评估感觉和运动情况，患者的痛、温、触及位置觉的丧失平面及程度。

3. 叩诊

患肢神经反射是否正常。

4. 动诊

肢体感觉，活动和肌力的变化，双侧有无差异，有无腹胀和麻痹性肠梗阻征象。

（三）心理-社会评估

评估患者有无恐惧、紧张心理；评估患者和亲属对疾病的心理承受能力和对相关康复知识的认知程度，家庭及社会支持情况。

（四）辅助检查阳性结果评估

评估患者的影像学检查和实验室检查结果有无异常，以帮助判断病情和预后。

（五）治疗效果的评估

1. 术前评估要点

（1）术前实验室检查结果评估：血常规及血生化、腰椎片、心电图等。

（2）术前术区皮肤、饮食、肠道、用药准备情况。

（3）患者准备：评估患者对手术过程的了解程度，有无过度焦虑或者担忧；对预后的期望值。

2. 术后评估要点

（1）生命体征的评估：术后 24 小时内，密切观察患者生命体征的变化，进行床边心电监护，每 30 分钟至 1 小时记录 1 次，观察有无因术中出血、麻醉等引起的血压下降。

（2）体位评估：是否采取正确的体位，以保持脊柱功能位及舒适为标准。

（3）术后感觉、运动和各项功能恢复情况。

（4）功能锻炼情况，如患者是否按计划进行功能锻炼及有无活动障碍引起的并发症出现。

三、主要护理诊断

（一）有皮肤完整性受损的危险

皮肤受损与活动障碍和长期卧床有关。

（二）潜在并发症

潜在并发症如脊髓损伤。

（三）有失用综合征的危险

有失用综合征的危险与脊柱骨折长期卧床有关。

四、护理措施

（一）病情观察与并发症预防

1. 脊髓损伤的观察和预防

观察患者肢体感觉、运动、反射和括约肌功能是否随着病情发展而变化，及时发现脊髓损伤征象，报告医师并协助处理。尽量减少搬动患者，搬运时保持患者脊柱的中立位，以免造成或加重脊髓损伤。对已发生脊髓损伤者做好相应护理。

2. 疼痛护理

及时评估患者的疼痛程度，遵医嘱给予止痛药物。

3. 预防压疮

（1）定时翻身：间歇性解除压迫是有效预防压疮的关键，故在卧床期间应每 2～3 小时翻身一次。翻身时采用轴线翻身法：胸腰段骨折者双臂交叉放于胸前，两护士分别托扶患者肩背部和腰腿部翻至侧卧位；颈段骨折者还需一人托扶头部，使其与肩同时翻动。患者自行翻身时，应先挺直腰背部再翻身，利用绷紧的躯干肌肉形成天然的内固定夹板。侧卧时，患者背后从肩到臀用枕头抵住，以免腰胸部脊柱扭转。上腿屈髋、屈膝而下腿伸直。两腿间垫枕以防髋内收。颈椎骨折患者不可随意低头、抬头或转动颈部，遵医嘱决定是否垫枕及枕头放置位置。避免在床上拖拽患者，以减少局部皮肤剪切力。

（2）合适的床铺：床单位清洁、干燥和舒适，有条件的患者可使用特制翻身床、明胶床垫、充气床垫、波纹气垫等。注意保护骨突出部位，使用垫枕将各肢体保持良肢位并使骨突部位悬空，定时对受压的骨突部位进行按摩。保持个人清洁卫生和床单位清洁干燥。

（3）增加营养：保证足够的营养素摄入，提高机体抵抗力。

4. 牵引护理

（1）颅骨牵引时，每班检查牵引弓，并拧紧螺母，防止牵引弓脱落。

（2）牵引重锤保持悬空，不可随意增减或移去牵引重量，定期测量下肢的长度和力线，以免造成过度牵引和骨端旋转。

（3）注意牵引针是否有移位，若有移位应消毒后调整。

（4）保持对抗牵引力：颅骨牵引时，应抬高床头。若身体移位，抵住了床头，需及时调整，以免失去反牵引作用。

（5）告知患者和家属牵引期间牵引方向与肢体方向应成直线，以达到有效牵引的目的。

（二）饮食

给予患者高热量、高蛋白、高纤维素、高钙、富含维生素及果胶成分的饮食，如牛奶、鸡蛋、海米、虾皮、鱼汤、骨头汤、新鲜蔬菜和水果等。

（三）用药护理

了解药物的不良反应，用药时观察用药后的效果。根据疼痛程度使用止痛药，并评估不良反应。

（四）心理护理

向患者和家属解释骨折的愈合是一个循序渐进的过程，充分固定能为骨折断端连接提供良好的条件。正确的功能锻炼可以促进断端生长愈合和患肢功能恢复。鼓励患者表达自己的思想，减轻患者及其家属的心理负担。

（五）健康教育

1. 指导功能锻炼

脊柱损伤后，长期卧床可导致失用综合征，故应根据骨折部位、程度和康复治疗计划，指导和鼓励患者早期活动和功能锻炼。单纯压缩骨折患者卧床 3 日后开始腰背部肌肉锻炼，臀部左右活动，然后做背伸动作，使臀部离开床面，随着腰背肌力量的增加，臀部离开床面的高度也逐渐增高。2 个月后骨折基本愈合，3 个月可以下地少量活动，但仍以卧床休息为主。3 个月后逐渐增加下地活动时间。除了腰背肌锻炼，还应定时进行全身各个关节的全范围被动或主动活动，每天数次，以促进血液循环，预防关节僵硬和肌萎缩。鼓励患者适当进行日常活动能力的训练，以满足其生活需要。

2. 复查

告知患者及家属局部疼痛明显加重或不能活动时，应立即到医院复查并评估功能恢复情况。

3. 安全指导

指导患者及家属评估家庭环境的安全性，妥善放置可能影响患者活动的障碍物。

五、护理效果评估

（1）患者是否主诉骨折部位疼痛减轻或消失、感觉舒适。

（2）患者皮肤是否保持完整，能否避免压疮发生。

（3）能否避免脊髓损伤等并发症的发生，一旦发生，能否及时发现和处理。

（4）患者在指导下能否按计划进行有效的功能锻炼，能否避免失用综合征的发生。

第十三节　骨盆骨折

一、基础知识

在多发性损伤中，骨盆骨折多见。除颅脑损伤外，骨盆骨折也是常见的致死原因，其病死率可高达 20%。主要致死原因是血管损伤引起的难以控制的大出血，以及并发的脂肪栓塞，或腹内脏器、泌尿生殖道损伤和腹膜血肿继发感染产生的严重败血症和毒血症。骨盆骨折合并神经损伤，日后也可能影响患者的肢体、膀胱、直肠功能和性功能。因此，骨折脱位的早期复位固定辅以正确的护理，不仅有助于控制出血、减少并发症，也有利于功能康复。

（一）解剖生理

1. 骨盆

骨盆是骶骨、尾骨和两侧髋骨（髂骨、耻骨和坐骨）连接而成的坚强骨环，形如漏斗。两髂骨与骶骨构成"骶髂关节"，髋臼与股骨头构成"髋关节"，两侧耻骨借纤维软骨构成"耻骨联合"，三者均有坚强的韧带附着。骨盆是躯干与下肢连接的桥梁，有承上启下、保护盆腔脏器和传递重力的功能。骨盆分为前后两部分，后方有两个负重的主弓：一个是在站立位时由两侧髋臼斜行向上通过髂骨增厚部到达骶髂关节与对侧相交而成的弓，称"骶股弓"，此弓站立时支持体重；另一个是由两侧坐骨结节向上经髂骨后部至骶髂关节与对侧相交而成的弓，称"骶坐弓"，在直立位或坐位时承受体重。此二弓较坚固，不易骨折。前方上下各有 1 个起约束稳定作用的副弓，称"连接弓"，由双侧耻骨相连接。上束弓经耻骨体及耻骨上支，防止骶股弓分离；下束弓经耻骨下支及坐骨下支，支持骶坐弓，防止骨盆向两侧分开。副弓远不如主弓坚强有力，受外伤时副弓必先分离或骨折。当负重主弓骨折时，副弓大多同时骨折（耻骨联合分离时可无骨折）。

2. 骨盆外围

骨盆外围是上身与下肢诸肌的起止处。其后方有臀部肌肉附着（臀大、中、小肌）；坐骨结节处有二头肌、半腱肌、半膜肌附着；缝匠肌起于髂前上棘，股直肌抵止于髂前下棘；在耻骨支、坐骨支及坐骨结节处有内收肌群附着。骨盆的上方前侧有腹直肌、腹内斜肌、腹横肌，分别止于耻骨联合及耻骨结节和髂嵴上；在后侧有腰方肌抵止于髂嵴。这些肌肉的急骤收缩均可引起附着点的撕脱骨折，同时也是骨盆骨折发生移位的因素之一。

3. 盆腔内

盆腔内的主要血管与骨盆的关系密切。耻骨上支前后方各有髂外动、静脉及闭孔动、静脉经过，耻骨下支，坐骨支内缘有阴部内动、静脉经过，当耻骨、坐骨骨折或耻骨联合分离时，上述血管由于贴近骨面易受损伤；髋臼窝处有闭孔动、静脉经过，髋臼骨折或中心型脱位时可伤及此血管；骨盆后段的骶髂关节周围有髂内动、静脉及其主要分支，臀上动、静脉经坐骨切迹到髂骨后面，骶外侧动脉在骶骨前面，髂腹动、静脉越过骶髂关节到髂骨前面，髂内动、静脉壁支紧靠盆壁行走，此段血管排列稠密，骨折时常引起损伤，如伴骶髂关节脱位则髂腰动、静脉的分支最易撕裂。骨盆对盆腔内的内脏器官和组织（如膀胱、直肠、输尿管、性器官、血管和神经）有保护作用，严重的骨盆骨折除影响负重功能外，常引起血管神经的损伤，尤其是大量出血会造成休克，盆腔脏器破裂可造成腹膜炎而危及生命。

（二）病因

骨盆骨折多由强大的外力所致，也可通过骨盆环传达暴力而发生他处骨折，如车轮碾轧碰撞、房屋倒塌、矿井塌方、机械挤压等外伤造成。由于暴力的性质、大小和方向不同，常可引起各种形式的骨折或骨折脱位。

（1）前后方向的暴力主要作用于骶骨和耻骨。在外力作用下，骨盆前倾，既增加了负重弓前份的宽度，又使骶髂关节接触面更加紧密，加之其后部有非常坚强的韧带，故常造成耻骨下支双侧骨折、耻骨联合分离，并发骶髂关节脱位、骶骨骨折和髂骨骨折等，引起膀胱和尿道损伤。

（2）侧方暴力挤压骨盆，可造成耻骨单侧上、下支骨折或坐骨上、下支骨折，耻骨联合分离，骶髂关节分离，骶骨纵形骨折，髂骨翼骨折。

（3）间接传导暴力经股骨头作用于髋臼时，还可引起髋臼骨折，甚至发生髋关节中心型脱位，与骶髂关节平行的剪式应力则可导致该关节的后上脱位。

（4）牵拉伤，如急剧跑跳，肌肉强力收缩，则会引起肌肉附着点撕脱性骨折，常发生在髂前上棘和坐骨结节处。

（5）直接暴力，如高处坠落，滑倒时臀部着地可引起尾骨骨折或脱位、骶骨横断骨折。

（三）分类

骨盆骨折的严重性取决于骨盆环的破坏程度及是否伴有盆腔内脏、血管、神经的损伤。因此，在临床上可将骨盆骨折分为两大类：稳定型和不稳定型。

1. 稳定型骨折

骨折线走向不影响负重，骨盆整个环形结构未遭破坏，其中包括不累及骨盆环的骨折如髂骨翼骨折，一侧耻骨支或坐骨支骨折，髂前上、下棘或坐骨结节处撕脱骨折，骶骨裂纹骨折或尾骨骨折脱位。

2. 不稳定型骨折与脱位

骨盆环的连接性遭到破坏，至少有前后两处骨折或骶髂关节松弛、脱位，骨折错位，骨盆变形，如耻骨或坐骨上、下支骨折伴耻骨联合分离，耻骨或坐骨上、下支骨折伴骶髂关节错位，耻骨联合分离并骶髂关节错位等。上述骨折的共同特点是不稳定性。骨折同时发生在耻骨及髂骨部，将骨盆纵向分裂为两半，半侧骨盆连同下肢向后上移位，造成畸形和肢体短缩，导致晚期活动和负重功能严重障碍，而且常伴有其他骨折或内脏损伤，尤以尿道、膀胱损伤多见，也可发生盆腔大血管或肠道损伤，产生严重后果，治疗时需要针对不同情况进行处理。

（四）临床表现

患者有明显的外伤史，伤后局部疼痛、肿胀、瘀斑。骨盆骨折多由强大暴力造成，可合并有膀胱、尿道、直肠及血管神经损伤而造成大出血。因此，患者常有不同程度的休克表现。单处骨折骨盆环保持完整者，除局部有压痛外，多无明显症状；其他较重的骨折，如骨盆环的完整性被破坏，患者多不能翻身、坐起或站立，下肢移动时疼痛加重，局部肿胀、皮下瘀斑及压痛明显。在骶髂关节脱位时，患侧髂后上棘较健侧明显凸起，并较健侧高，与棘突侧间距离也较健侧缩短，患侧从脐到内踝的长度缩短。交叉量诊对比测量两侧肩峰至对侧髂前上棘之间的距离，可发现变短的一侧骶髂关节错位或耻骨联合分离，或骨折向上移位。骨盆挤压试验和分离试验时在骨折处出现疼痛。尾骨骨折或脱位可有异常活动和纵向挤压痛，肛门指诊能摸到向前移位的尾骨。X线检查可显示骨折类型和移位情况，可摄左、右45°斜位片及标准前后位片，必要时做CT检查。

二、治疗原则

（一）稳定性骨盆骨折的治疗

1. 单纯前环耻骨支、坐骨支骨折

无论是单侧还是双侧，除个别骨折块游离、突出于会阴部皮下需手法推挤到原位，以免影响坐骑之外，一般不需整复。卧硬板床休息，对症治疗，3～4周即可下床活动。

2. 撕脱性骨折

撕脱性骨折患者需改变体位，松弛牵拉骨折块的肌肉，有利于骨折块的稳定和愈合。例如：髂前上、下棘撕脱骨折患者，在屈膝屈髋位休息3～4周即可下床活动；坐骨结节骨折患者，可在伸髋屈膝位休息4～6周下床锻炼。

3. 尾骨骨折移位

尾骨骨折移位可通过肛门内整复；如遗留疼痛或影响排便者，可行切除术。

（二）不稳定性骨折的治疗

对不稳定性骨折的治疗，关键在于整复骶髂关节脱位和骨盆骨折的变位，最大限度地恢复骨盆环的原状。治疗时应根据骨折脱位的不同类型采取相应手法，配合单相或双相牵引，或用外固定架、石膏短裤、沙袋垫挤等综合措施来保证复位后的稳定和愈合。

（1）单纯耻骨联合分离：分离轻者用侧方对挤法使之复位，两侧髂骨翼外侧放置沙袋保持固定；分离宽者，用上法复位后，再用布兜悬吊以维持对位，或用多头带固定即可。

（2）骶髂关节脱位合并骶骨骨折或髂骨翼骨折：半侧骨盆向上移位而无髂翼内、外翻者，可在牵拉下手法复位，并配合同侧踝上牵引或皮牵引，重量10～15 kg。维持牵引重量不宜过早减轻，以免错位。8周拆除牵引，下床锻炼。

（3）骶髂关节脱位并髂翼骨折外翻变位者，手法复位后给单向下肢牵引即可。

（4）髂翼骨折外翻变位并耻骨联合分离，骶髂关节无后上脱位者，可用骨盆夹固定；耻骨上、下支或坐骨上、下支骨折伴同侧骶髂关节错位，或耻骨联合分离并一侧骶髂关节错位者，复位后多不稳定，除用多头带固定外，患肢需用皮牵引或骨牵引，床尾抬高；错位严重行骨牵引者，健侧需用一长石膏裤做反牵引，牵引时间为6～8周。

（5）髋臼骨折并股骨头中心型脱位，采用牵伸扳拉复位法和牵引复位法。牵引固定6～8周方可解除。

三、护理

（一）护理要点

（1）骨盆骨折一般出血较多，且多伴有休克征象。患者急诊入院时，病情急、变化快。接诊人员首先应迅速、敏捷、沉着冷静地配合抢救，及时测量血压、脉搏以判断病情，同时输氧、建立静脉通道，并备好手套、导尿包、穿刺针等，以便待患者病情稳定后配合医师检查腹部、尿道、会阴及肛门。若有膀胱、尿道、直肠、血管损伤需要紧急手术处理，护士应迅速做好术前准备：备皮、留置尿管、配血、抗休克、补充血容量、做各种药物过敏试验。操作时动作要轻柔，以免加重损伤，同时要给患者以心理安慰，解除其紧张恐惧情绪。对病情较轻者，除密切观察生命体征的变化外，还要注意腹部、排尿、排便等情况，警惕隐匿性内脏损伤发生。

（2）牵引治疗期间，要观察患者的体位、牵引重量和肢体外展角度，保证牵引效果，要将患者躯干、骨盆、患肢的体位联系起来观察。要求躯干要放直，骨盆要摆正，脊柱与骨盆要垂直。同时要注意倾听患者的主诉，如牵引针眼疼痛、牵引肢体麻木、足部背伸无力等，警惕循环障碍导致的缺血性痉挛，或因腓总神经受压而发生足下垂。

（3）预防并发症，长期卧床患者要加强基础护理，预防褥疮及呼吸、泌尿系统并发症发生。尤其是年老体弱者，长期卧床时呼吸变浅，分泌物不易排出，容易引起坠积性肺炎及排尿不全、尿渣沉淀。要鼓励患者加强深呼吸，促进血液循环。病情允许者，利用牵引架向上牵拉抬起上身，有助于排净膀胱中的尿液。

（二）护理问题

（1）患者有腹胀、排便困难或便秘的可能。
（2）患者有发生卧床并发症的可能。
（3）患者活动受限，自理能力下降。
（4）患者有骨折再移位的可能。
（5）患者体质下降。
（6）患者不了解功能锻炼方法。

（三）护理措施

（1）腹膜后血肿的刺激，造成肠麻痹或自主神经功能紊乱，可导致腹胀、排便困难或便秘，加之患者长期卧床，肠蠕动减弱，也可引起便秘。①鼓励患者多食富含粗纤维的蔬菜、水果，必要时服用麻仁润肠丸、果导片等缓泻剂。②在排除内出血的情况下，可行腹部热敷，并做环形按摩，以促进肠蠕动。按摩时动作要轻柔，不可用力过猛、过重。③暂禁食，肛管排气，必要时行胃肠减压以减轻肠胀气，逐步恢复胃肠功能。

（2）骨盆骨折患者需要牵引、固定，卧床时间长易发生褥疮、肺部及泌尿系统感染等并发症，应予以积极预防。

（3）由于骨折的疼痛或因牵引固定，患者活动功能明显受到限制，给生活起居带来诸多不便。①对于轻症患者或有急躁情绪者，应讲明卧床制动的重要性和必要性，以及早期活动的危害，取得患者的配合。②主动关心患者，帮助患者解决饮食、生活起居所需，鼓励患者安心养病。

（4）预防骨折再移位的发生。①每天晨、晚间护理时，检查患者的卧位与牵引装置，及时调整患者因重力牵引而滑动的体位、外展角度，保持脊柱放直、骨盆摆正、肢体符合牵引力线。②指导并教会患者床上排便的方法，避免因抬臀坐便盆而致骨折错位。③告知患者保持正确卧位的重要性，以及扭动、倾斜上身的危害，取得配合。

（5）患者因出血量多，卧床时间长，气虚食少、营养不足而体质下降。①做好饮食指导，给高热量、高营养饮食，早期宜食清淡饮食如牛奶、豆腐、大枣米汤、水果和蔬菜，后期给鸡汤、排骨汤、牛羊肉、核桃、桂圆等。②每天做两次口腔护理，以增进患者食欲。③病情稳定后可指导患者进行床上活动，如扩胸、举臂等上肢活动，以促进血液运行，增强心肺功能；每天清晨醒后做叩齿、鼓漱、咽津，以刺激胃肠蠕动。

(6) 指导功能锻炼。①无移位骨折。单纯耻骨支或髂骨无移位骨折又无合并伤，仅需卧床休息者，取仰卧与侧卧交替（健侧在下），早期可在床上做股四头肌舒缩和提肛训练及患侧踝关节跖屈背伸活动。伤后 1～2 周可指导患者练习半坐位，做屈膝屈髋活动。3 周后，患者可根据情况下床站立、行走，并逐渐加大活动量。4 周后，经拍片证明临床愈合者可练习正常行走及下蹲。②耻骨上、下支骨折合并骶髂关节脱位，髂骨翼骨折或骶髂关节脱位合并耻骨联合分离者，仰卧硬板床。早期可根据情况活动上肢，忌盘腿、侧卧，以防骨盆变形。2 周后可进行股四头肌等长收缩及踝关节的跖屈背伸活动，每天 2 次推拿髌骨，以防关节强直。4 周后可做膝、髋关节的被动伸屈活动，动作要缓慢，幅度由小到大，逐渐过渡到主动活动。6～8 周去除固定后，可先试行扶拐不负重活动，经 X 线片显示骨折愈合后，可逐渐练习扶拐行走。

(四) 出院指导

(1) 轻症无移位骨折回家疗养者，要告知患者卧床休息的重要性，禁止早期下床活动，防止发生移位。

(2) 对耻骨联合分离而要求回家休养的患者，要教会其家属正确使用骨盆兜，或掌握沙袋对挤的方法及皮肤护理和会阴部清洁的方法，防止压疮和感染，禁止侧卧。

(3) 临床愈合后出院的患者，要坚持功能锻炼。

(4) 嘱患者加强营养，以补虚弱之躯，促进早日康复。

第四章 妇科常见疾病护理

第一节 阴道炎

一、分类

（一）滴虫性阴道炎

滴虫性阴道炎是由阴道毛滴虫引起的常见阴道炎症，也是常见的性传播疾病。约 60% 的患者合并细菌性阴道炎。

（二）外阴阴道假丝酵母菌病

外阴阴道假丝酵母菌病是由假丝酵母菌引起的常见外阴阴道炎症。国外资料显示，约 75% 的妇女一生中至少患过 1 次阴道假丝酵母菌病，45% 的妇女经历过 2 次或 2 次以上的发病。

（三）细菌性阴道炎

细菌性阴道炎为阴道内正常菌群失调所致的一种混合感染。

（四）萎缩性阴道炎

萎缩性阴道炎常见于自然绝经或人工绝经后的妇女，也可见于产后闭经或药物假绝经治疗的妇女。

二、发病机制

（一）滴虫性阴道炎

滴虫性阴道炎的病原体为阴道毛滴虫。滴虫寄生在阴道皱襞及腺体中，月经后 pH 为 $5.2\sim6.6$，使隐藏的滴虫得以生长繁殖，引起炎症发作；同时，滴虫能消耗氧或吞噬阴道上皮细胞内的糖原，阻碍乳酸生成，致阴道 pH 升高，使阴道成为厌氧环境，致厌氧菌繁殖，约 60% 的该病患者合并细菌性阴道炎。性交直接传播是主要的传播方式，也可间接传播。

（二）外阴阴道假丝酵母菌病

外阴阴道假丝酵母菌病的病原体为假丝酵母菌，属机会致病菌。当阴道 pH 为 $4.0\sim4.7$ 时，易诱发感染（内源性）。$10\%\sim20\%$ 的非孕妇女及 30% 的孕妇阴道中有此菌寄生，但菌量极少，并不引起症状。

（三）细菌性阴道炎

细菌性阴道炎是阴道内乳酸杆菌减少，厌氧菌等增加所致的内源性混合感染。促使阴道菌群发生变化的原因不清，推测可能与频繁性交、多个性伴侣或阴道灌洗使阴道环境碱化有关。

（四）萎缩性阴道炎

萎缩性阴道炎为雌激素水平降低、局部抵抗力下降引起的，以需氧菌感染为主的炎症。

三、临床表现

(一) 症状

1. 滴虫性阴道炎

阴道分泌物增多，呈稀薄脓性、黄绿色、泡沫状，有臭味，当混合有其他细菌感染时，白带可呈黄绿色；阴道口及外阴瘙痒；尿频、尿痛，有时可见血尿；不孕（阴道毛滴虫能吞噬精子，影响精子在阴道内的存活率）。

2. 外阴阴道假丝酵母菌病

外阴瘙痒、灼痛，有性交痛及尿痛；阴道分泌物增多，白色稠厚，呈凝乳或豆腐渣样。

3. 细菌性阴道炎

10%～40%的细菌性阴道炎患者无临床症状。有症状者主要表现为阴道分泌物增多，呈灰白色、匀质、稀薄，常黏附于阴道壁，但黏度很低，容易从阴道壁拭去，有鱼腥臭味；有轻度外阴瘙痒或烧灼感。

4. 萎缩性阴道炎

阴道分泌物增多，稀薄、呈淡黄色，感染严重者呈脓血性白带；外阴瘙痒、灼热感；伴性交痛。

(二) 体征

1. 滴虫性阴道炎

检查见阴道黏膜充血，严重者有散在出血点，形成"草莓样"宫颈。

2. 外阴阴道假丝酵母菌病

检查见外阴红斑、水肿，常伴有抓痕，严重者可见皮肤皲裂、表皮脱落；阴道黏膜红肿，小阴唇内侧及阴道黏膜附有白色块状物，擦去后见黏膜红肿，急性期还可见到糜烂或浅表溃疡。

3. 细菌性阴道炎

检查见阴道黏膜无充血的炎性改变。

4. 萎缩性阴道炎

检查见阴道呈萎缩性改变，上皮皱襞消失、萎缩、菲薄；阴道黏膜充血，有散在小出血点和点状出血斑，有时可见表浅溃疡。

四、辅助检查

(一) 滴虫性阴道炎

采用阴道分泌物湿片法，镜下可见到活动的阴道毛滴虫。

(二) 外阴阴道假丝酵母菌病

进行阴道分泌物检查，发现假丝酵母菌的芽孢或假菌丝。

(三) 细菌性阴道炎

线索细胞呈阳性；阴道 pH＞4.5（通常为 4.7～5.7，多为 5.0～5.5）；胺臭味试验阳性。

(四) 萎缩性阴道炎

在阴道分泌物检查镜下，可见大量基底细胞及白细胞而无滴虫及假丝酵母菌。

五、治疗

（一）滴虫性阴道炎

切断传染途径，杀灭阴道毛滴虫，恢复阴道正常酸碱度，保持阴道自净功能。需全身用药或局部用药，强调性伴侣治疗。

（二）外阴阴道假丝酵母菌病

消除诱因，根据病情选择局部或全身应用抗真菌药物。

（三）细菌性阴道炎

针对厌氧菌进行治疗。

（四）萎缩性阴道炎

补充雌激素，增加阴道抵抗力，抑制细菌生长。

六、护理措施

（一）一般护理

（1）病房整洁、安静，保持床单位清洁、舒适，注意室内空气流通，避免发生交叉感染。

（2）测量生命体征，定期巡视病房，细致观察病情变化及治疗反应等，发现异常及时报告医师，做好护理记录和书面交班，危重患者床边交班。

（二）症状护理

1. 阴道分泌物增多

观察阴道分泌物颜色、性状、气味及量，选择合适的药液进行阴道冲洗。滴虫性阴道炎、细菌性阴道炎及萎缩性阴道炎，选1％乳酸液或0.1％～0.5％醋酸液，增加阴道酸度；阴道假丝酵母菌病选碱性溶液。在不清楚阴道炎的种类时，不可滥用冲洗液，指导患者勤换会阴垫及内裤，保持外阴清洁、干燥。

2. 外阴瘙痒与灼痛

嘱患者尽量避免搔抓，防止外阴部皮肤破损；炎症急性期减少活动，避免摩擦外阴。

（三）用药护理

1. 用药选择

明确阴道炎的类型，遵医嘱用药，选择合适的用药方法及时间。

（1）滴虫性阴道炎：主要药物为甲硝唑及替硝唑，方法为全身用药。初次治疗可选择甲硝唑或替硝唑2 g，单次口服；或甲硝唑400 mg，每天2次，连服7天。口服药物的治愈率为90％～95％。对妊娠期阴道炎患者，为防止新生儿呼吸道和生殖道感染，可应用甲硝唑2 g顿服，或甲硝唑400 mg，每天2次，连服7天。

（2）外阴阴道假丝酵母菌病：主要药物为抗真菌药，唑类药物的疗效高于制霉菌素。全身用药和局部用药疗效相似。局部用药可选用咪康唑栓剂，每晚1粒，连用7天；或每晚1粒，连用3天；或每晚1粒，单次用药。全身用药时，对不能耐受局部用药者、未婚妇女及不愿意采用局部用药者可选用口服药物。常用药物为氟康唑150 mg，顿服。妊娠合并外阴阴道假丝酵母菌病，以局部治疗为主，7天为一个疗程最佳。

（3）细菌性阴道炎：选用抗厌氧菌药物，首选甲硝唑。全身用药为甲硝唑400 mg，口服，每天 2～3 次，连服 7 天。局部用药为含甲硝唑栓剂 200 mg，每晚1次，连用 7 天。

（4）萎缩性阴道炎：①补充雌激素，用雌三醇软膏局部涂抹，每天 1～2 次，连用 14天。②抑制细菌生长，用诺氟沙星 100 mg，放于阴道深部，每天 1 次，7～10 天为一个疗程。③可选用中药，如保妇康栓。

2. 用药指导

（1）指导患者阴道用药的正确方法，对不能自理者，协助用药。

（2）告知患者口服甲硝唑期间及停药 24 小时内、替硝唑用药期间及停药72 小时内，禁止饮酒；哺乳期间用药，应暂停哺乳。

（3）乳腺癌或子宫内膜癌患者慎用雌激素制剂。

3. 用药观察

出现不良反应，立即停药并通知医师。常见药物不良反应如下。

（1）胃肠道反应：如食欲减退、恶心和呕吐。

（2）双硫仑样反应：又称"戒酒硫样反应"。主要指使用头孢菌素类抗生素（头孢哌酮、头孢曲松、头孢噻肟）、甲硝唑和酮康唑等药物后，如果喝酒，可出现胸闷胸痛、心慌气短、面部潮红、头痛头晕和腹痛恶心等一系列症状。

（3）药物变态反应：包括局部皮肤症状和全身症状。

（4）偶见头痛、皮疹、白细胞计数减少等。

（四）心理护理

（1）向患者解释疾病与健康的问题，说明"小病"早治，可防"大病"，引导患者重视问题并轻松面对。

（2）加强疾病知识宣传，引导患者规范治疗；对卵巢切除、放疗患者给予安慰，告知雌激素替代治疗可缓解内分泌的失衡，减轻因疾病带来的烦恼，消除心理压力，增强对治疗疾病的信心。

（3）与家属沟通，让其多关心患者，包括说服其性伴侣同时治疗。

第二节 盆腔炎

盆腔炎性疾病是女性上生殖道的一组感染性疾病，主要包括子宫内膜炎、输卵管炎、输卵管卵巢脓肿、盆腔腹膜炎。最常见的是输卵管炎及输卵管卵巢脓肿。

一、病因

（1）年龄：盆腔炎性疾病高发年龄为 15～25 岁。

（2）性活动及性卫生：初次性交年龄小、有多个性伴侣、性交过频及性伴侣有性传播疾病；使用不洁的月经垫、经期性交等。

（3）下生殖道感染：性传播疾病，如淋病奈瑟菌性子宫颈炎、衣原体性子宫颈炎及细菌性阴道炎。

（4）子宫腔内手术操作后感染：行刮宫术、输卵管通液术、子宫输卵管造影术、宫腔镜检查、人工流产、放置宫内节育器等手术时，消毒不严格或术前适应证选择不当，导致感染。

（5）邻近器官炎症直接蔓延：如阑尾炎、腹膜炎等蔓延至盆腔。

（6）盆腔炎性疾病再次发作。

二、主要发病机制

女性生殖系统具有比较完善的自然防御功能，当自然防御功能遭到破坏，或机体免疫力降低时，内分泌发生变化或外源性病原体入侵可导致子宫内膜、输卵管、卵巢、盆腔腹膜、盆腔结缔组织发生炎症。感染严重时，可累及周围器官和组织。当病原体毒性强、数量多，患者抵抗力低时，常发生败血症及脓毒血症，若未得到及时治疗可能发生盆腔炎性疾病后遗症。

三、临床表现

（一）症状

（1）轻者无症状或症状轻微、不易被发现，常表现为持续性下腹痛，活动或性交后加重，发热，阴道分泌物增多等。

（2）重者可表现为寒战、高热、头痛、食欲减退；月经期发病者可表现为经量增多、经期延长；腹膜炎者出现消化道症状，如恶心、呕吐、腹胀等；若脓肿形成，可有下腹包块及局部刺激症状。

（二）体征

（1）急性面容、体温升高、心率加快。

（2）下腹部压痛、反跳痛及肌紧张。

（3）阴道充血；大量脓性、臭味分泌物从宫颈口外流；穹隆有明显触痛；宫颈充血、水肿、举痛明显；子宫体增大，有压痛且活动受限；一侧或双侧附件增厚，有包块、压痛。

四、辅助检查

（一）实验室检查

宫颈黏液脓性分泌物，或阴道分泌物 0.9％氯化钠溶液湿片中见到大量白细胞；红细胞沉降率升高；血 C 反应蛋白升高；宫颈分泌物培养或革兰氏染色涂片淋病奈瑟菌呈阳性或沙眼衣原体呈阳性。

（二）阴道超声检查

输卵管增粗、积液，伴或不伴有盆腔积液、输卵管卵巢肿块。

（三）腹腔镜检查

输卵管表面明显充血；输卵管壁水肿；输卵管伞端或浆膜面有脓性渗透物。

（四）子宫内膜活组织检查

子宫内膜活组织检查是子宫内膜炎的确诊依据。

五、护理措施

（一）一般护理

（1）病房整洁、安静，保持床单位清洁、舒适，注意室内空气流通，避免发生交叉感染。

（2）测量生命体征，定期巡视病房，细致观察病情变化及治疗反应等，发现异常及时报告医师，做好护理记录和书面交班，危重患者床边交班。

（二）症状护理

（1）分泌物增多，同阴道炎护理。

（2）支持疗法：卧床休息，取半卧位，有利于脓液积聚于直肠子宫陷凹，使炎症局限；给高热量、高蛋白、高维生素饮食或半流质饮食，及时补充丢失的液体；对出现高热的患者，采取物理降温的措施，出汗时及时更衣，保持身体清洁舒服；若患者腹胀严重，应行胃肠减压术。

（3）症状观察：密切监测生命体征，测体温、脉搏、呼吸、血压，每 4 小时测量 1 次；物理降温后 30 分钟测体温，以观察降温效果。若患者突然出现腹痛加剧、寒战、高热、恶心、呕吐、腹胀，应立即报告医师，同时做好剖腹探查的准备。

（三）用药护理

严格遵医嘱用药，了解用药方案并密切观察用药反应。

1. 头孢霉素类或头孢菌素类药物

头孢西丁钠 2 g，静脉滴注，每 6 小时 1 次；头孢替坦 2 g，静脉滴注，每 12 小时 1 次；多西环素 100 mg，每 12 小时 1 次，静脉滴注或口服；对不能耐受多西环素者，可用阿奇霉素替代，每次 500 mg，每天 1 次，连用 3 天。输卵管卵巢脓肿患者，可加用克林霉素或甲硝唑。

2. 克林霉素与氨基糖苷类药物联合方案

克林霉素 900 mg，每 8 小时 1 次，静脉滴注；庆大霉素先给予负荷量（2 mg/kg），然后给予维持量（1.5 mg/kg），每 8 小时 1 次，静脉滴注；临床症状、体征改善后，继续静脉应用 24～48 小时，克林霉素改口服，每次 450 mg，1 天 4 次，连用 14 天；或多西环素 100 mg，每 12 小时 1 次，连续用药 14 天。

3. 观察药物疗效

若用药后 48～72 小时体温持续不降，患者症状加重，应及时报告医师处理。

（四）手术护理

1. 术前护理

（1）饮食护理：外阴、阴道手术及恶性肿瘤手术或可能涉及肠道的手术，术前 3 天进无渣、半流质饮食；术前 1 天进流质饮食；手术前 8 小时禁食；术前 4 小时禁饮。

（2）皮肤准备：腹部手术备皮范围上起剑突水平，两侧至腋中线，下至大腿内上侧 1/3 及会阴部；阴道手术上起耻骨联合上 10 cm，两侧至腋中线，下至外阴部、肛门周围、臀部及大腿内侧上 1/3；腹腔镜手术患者重点做好脐周清洁，清除脐窝污垢。

（3）肠道准备：应遵医嘱于术前三天、术前一天、手术当天灌肠或清洁灌肠，也可以口服缓泻剂代替多次灌肠。

（4）阴道准备：遵医嘱于术前一天或术前三天行阴道冲洗或擦洗，每天 1～2 次。

2. 术中护理

术中护理按手术室护理常规护理。

3. 术后护理

（1）术后体位：术后回病房根据麻醉方式决定体位。硬膜外麻醉者去枕平卧 6～8 小时；全麻患者未清醒时应去枕平卧，头偏向一侧。根据不同手术指导患者采取不同体位，如外阴癌根治术应采取平卧位，腹部手术可采取半卧位。

（2）监测生命体征：通常术后每 15～30 分钟测量一次脉搏、呼吸、血压，观察患者精神状态；4～6 小时平稳后，可根据手术大小及病情改为每 4 小时1 次或遵医嘱监测并记录。

（3）饮食护理：术后 6 小时禁食、禁水，6 小时后根据病情遵医嘱开始进食流质，然后进食半流质食物，最后过渡到普食。

（4）伤口护理：观察伤口有无渗血、渗液或敷料脱落情况，有无阴道流血，发现异常应报告医师及时处理。

（5）导尿管护理：保持导尿管通畅，观察并记录尿量、颜色、性质，手术当天每小时尿量应不少于100 mL，如有异常，及时通知医师。根据手术范围及病情，术后留置尿管1～14 天，保持会阴清洁，每天 2 次会阴擦洗，防止发生泌尿系统感染。尿管拔除后 4～6 小时应督促并协助患者自行排尿，以免发生尿潴留。

（6）引流管护理：包括盆腔、腹腔引流管，可经腹部或阴道放置，合理固定引流管，注意保持引流管通畅，避免扭曲、受压及脱落。注意观察引流液的颜色、性状及量并做好记录。一般24 小时内引流液不超过 200 mL，性状应为淡血性或浆液性，引流量逐渐减少。根据引流量，留置24～48 小时，引流量小于 10 mL 时便可拔除。拔管后，注意观察置管伤口的愈合情况。

（五）心理护理

（1）关心患者，倾听患者诉说，鼓励患者表达内心感受，通过与患者进行交流，建立良好的护患关系，尽可能满足患者的合理需求。

（2）加强疾病知识宣传，解除患者思想顾虑，增加其对治疗的信心。

（3）与家属沟通，指导家属关心患者，与患者及家属共同探讨适合个人的治疗方案，取得家人的理解和帮助，减轻患者心理压力。

第三节　功能失调性子宫出血

功能失调性子宫出血（DUB）简称"功血"，是由调节生殖的下丘脑-垂体-卵巢轴功能失调引起的异常子宫出血，全身及内外生殖器官无明显器质性病变存在。常表现为月经周期长短不一、经期延长、经量过多或不规则阴道流血。按发病机制可分为无排卵性和排卵性功血两类，70%～80%的患者属于无排卵性功血。功血可发生在月经初潮至绝经间的任何年龄，50%的患者发生于绝经前期，30%的发生于育龄期，20%的发生于青春期。

一、病因及发病机制

（一）无排卵性功血

无排卵性功血主要发生在青春期和绝经过渡期，少数发生在生育年龄。无排卵性功血的病理生理基础，主要是缺乏孕激素。孕激素是保护子宫内膜的一种非常重要的激素。无排卵性功血的患者往往表现为经过很长时间闭经后，再次出血。这主要是因为患者无排卵，子宫内膜在单一雌激素的作用下处于增生状态，而雌激素水平波动下降，内膜脱落出血；雌激素水平波动上升，内膜修复。周而复始，导致子宫内膜不规则脱落，造成出血不止，且易继发贫血。各期功血发病机制不同。

1. 青春期

青春期功血常常是无排卵的，初潮是月经来临的标志，但是并不意味着下丘脑-垂体-卵巢轴发育成熟。也就是说，青春期常常需要 1.5～6 年的时间才能够建立正常的正负反馈调控机制。如果正负反馈建立不好，不能形成促黄体生成素（LH）的高峰，卵巢就不排卵，不能产生孕激素，导致雌激素持续刺激。雌激素对促性腺激素、尿促卵泡（FSH）存在负反馈。FSH 下降以后，雌激素分泌下降，子宫内膜失去了支持而导致出血。青春期功血的诊断要素包括初潮、月经周期的变化、经期的长短、经量的情况、发病的年龄、有没有用过激素类药物等。对于青春期功血，基本不需要分段诊刮手术，因为这个阶段很少发生器质性的子宫病变；但对于异常出血时间长，长期无排卵的患者，需要警惕内膜发生病变。

2. 围绝经期

围绝经期功血，主要是卵巢功能衰退，卵泡不能发育成熟导致无排卵，在临床上发生率大概是 20%。这类患者反复出现月经过多、不规则或频发，因此建议进行诊断性刮宫术。诊断性刮宫是为了了解内膜情况，排除内膜病变，但不应将诊断性刮宫作为治疗的手段，反复刮宫止血，而应在第一次刮宫时获得内膜病理，根据病理学的提示，给予患者相应的内分泌治疗。

3. 育龄期

育龄期功血可因内、外环境中的某种刺激，如劳累、应激、流产、手术或疾病等，引起短暂阶段的无排卵；亦可因肥胖、多囊卵巢综合征、高催乳素血症等长期存在的因素，引起持续无排卵。

各种因素造成的无排卵，均导致子宫内膜受单一的雌激素刺激、无黄体酮对抗而发生雌激素突破性出血或撤退性出血。

（二）排卵性功血

排卵性功血较无排卵性宫血少见，多发生于育龄期或是围绝经期妇女。主要特点为周期规律，可以有出血。如在黄体期出血，也就是在正常月经前出血，应考虑黄体功能不足、过早衰退；在卵泡期出血，考虑黄体发育是良好的，但是萎缩过程过长，所以导致出血时间比较长；在排卵期出血，可能和发育中的卵泡夭折引起雌激素的波动，或是排卵前雌激素水平下降过多，或者内膜对雌激素波动过度敏感相关。具体包括以下几个方面。

1. 黄体功能不足

神经内分泌调节功能紊乱，导致卵泡期 FSH 缺乏，卵泡发育缓慢，雌激素分泌减少，从而对垂体及下丘脑正反馈不足；LH 峰值不高，使黄体发育不全，孕激素分泌减少，使子宫内膜分泌反应不足。此外，生理性因素如初潮、分娩后及绝经过渡期，也可能因下丘脑-垂体-卵巢轴功能紊乱，导致黄体功能不足。

2. 黄体萎缩不全

患者先有正常月经，经后淋漓不尽、持续时间长，这是由黄体萎缩不全导致的。

3. 月经过多

现在的《功能失调性子宫出血临床诊断治疗指南（草案）》中，包括了月经过多的诊断。月经过多可以是由器质性疾病引起的，也可以是非器质性的，如有些子宫肌瘤表现为月经规律，但是经量明显增多，也可称作"月经过多"。但实际上在我们国家，月经过多是特指特发性月经过多，也就是在排除器质性病变后，仍有月经过多的临床表现。按照有无排卵分类，由于患者月经周期正常，仅仅表现为月经过多，归为有排卵型功血。月经过多实际上是对女性健康产生影响的一个重要因素，也是缺铁性贫血的主要原因，还是切除子宫的原因之一。月经过多的发病机制可能和子宫内膜局部前列腺素的失衡及局部纤溶亢进相关。

二、临床表现

（一）无排卵性功血

无排卵性功血的常见症状是子宫不规则出血，特点是患者的月经周期紊乱，月经长短不一，出血量时多时少，可少至点滴淋漓，多至大量出血，不易自止。少数表现为类似正常月经的周期性出血，但量较多。出血期不伴有下腹疼痛或其他不适，出血多或时间长的患者常伴贫血，大量出血可导致休克。

（二）排卵性功血

①黄体功能不足：表现为月经周期缩短、月经频发。有时月经周期虽在正常范围内，但是卵泡期延长，黄体期缩短，故不易受孕或孕早期流产发生率高。②子宫内膜不规则脱落：表现为月经周期正常，但经期延长，多达 10 天，且出血量多。③围排卵期出血：出血期小于 7 天，出血停止后数天又出血，量少，多数持续 1~3 天，时有时无。出血原因不明，可能与排卵后激素水平波动有关。

三、实验室及辅助检查

（一）血常规

血常规是必查项目，目的是确定有无贫血及严重程度，初步筛查是否存在血液病。功能失调性子宫出血患者，出血期血红蛋白的测定值可为临床选择止血治疗方案提供参考。如果患者血红蛋白小于 80 g/L，原则上不可以选择药物性刮宫，应选择剂量较大的孕激素行子宫内膜萎缩法或剂量较大的雌激素行子宫内膜修复法止血。

（二）凝血功能

检查凝血酶原时间、部分促凝血酶原激酶时间、血小板计数、出凝血时间等，排除凝血功能障碍疾病。

（三）尿妊娠试验或血 HCG

尿妊娠试验或血 HCG 检查的目的是除外妊娠相关疾病。

（四）血生化检查

血生化检查的目的是了解肝功能、肾功能、血糖，以排除肝肾疾病及糖尿病。

（五）血性激素或其他内分泌激素

1. 黄体酮

适时测定黄体酮可确定有无排卵，血黄体酮大于 5 ng/mL 提示有排卵。

2. 催乳素（PRL）

正常育龄的妇女，经过至少两次严格按要求进行准确测定的血清 PRL 值大于 25 μg/L（请注意各实验室检查正常值的差异），可确诊高 PRL 血症。高 PRL 血症的原因可能是生理性、药理性、病理性和特发性。如血清 PRL 值大于100 μg/L，应进一步检查是否患垂体肿瘤，最常见的为垂体微腺瘤或腺瘤。

3. 促性腺激素（FSH、LH）、雌激素（E）、雄激素（T）

促性腺激素、雌激素、雄激素的检测结果对于功能失调性子宫出血诊断无决定性意义。但是，如果检验结果符合多囊卵巢综合征的特征，应结合其他检查结果，采取相应治疗。如雄激素水平高，患者有明显的高雄激素体征，应进一步检查游离睾酮（FT）、硫酸脱氢表雄酮（DHEAS）、性激素结合球蛋白（SHBG）、17α-羟黄体酮（17α-OHP），有助于鉴别是否有引起高雄激素的器质性病变，如产生雄激素的肿瘤，先天性肾上腺皮质增生症。

4. 促甲状腺激素

检测促甲状腺激素，有时同时还检测 FT_3、FT_4，可排除甲状腺功能减退症（简称"甲减"）或甲状腺功能亢进症。

5. 肾上腺激素

检测皮质醇、促肾上腺激素，必要时行地塞米松刺激试验、ACTH 刺激试验，以排除肾上腺肿瘤、库欣综合征等。

（六）盆腔 B 超

盆腔 B 超对鉴别诊断有重要价值。已婚者首选经阴道超声检查；对于无性生活史者，为了更清楚地了解子宫颈及以下部位情况，可选择经直肠超声检查；当出血量较多时，为了及时排除盆腔器质性病变，可以选择经腹超声检查。必须测定子宫内膜厚度及回声是否正常，以明确有无宫腔内占位病变，子宫内膜的厚度及声像特征也有助于判断患者体内的雌、孕激素水平。超声检查还必须判断是否有生殖系统其他部位的器质性病变。对于卵巢内存在的小囊肿或黄体，也有助于判断是否有排卵。据报道，阴道超声异常的阳性测值为 87%，阴道超声正常的阴性测值为89%。如结合宫腔内注入生理盐水行声学造影，超声诊断宫腔内小型器质性病变的敏感性和特异性可与宫腔镜相当。但是，超声检查不能代替病理诊断。

（七）诊断性刮宫

对于长期子宫出血导致贫血的已婚患者，诊断性刮宫既是快速有效的止血措施，又是协助获取病理诊断的最直接方法。年龄大于 40 岁、异常子宫出血病程较长、超声子宫内膜厚度大于 12 mm 者，可首选诊断性刮宫止血，同时将子宫内膜送病理检查以明确病变，或检查子宫内膜受到的性激素影响，判断有无排卵引起的子宫出血。但是，诊断性刮宫可能漏刮宫腔的一些区域，有时子宫内膜息肉和黏膜下子宫肌瘤也不易被刮出，诊断性刮宫的敏感度仅为 65%。

（八）宫腔镜检查

宫腔镜检查目前已成为鉴别子宫出血原因的非常重要的手段。在非出血期或极少量出血时，可以进行检查。宫腔镜检查可提示子宫内膜息肉、子宫内膜炎、黏膜下子宫肌瘤、子宫内膜增生过长、子宫内膜癌、子宫腺肌病、子宫内膜结核。

（九）子宫输卵管碘油造影

在非出血期月经干净后进行子宫输卵管碘油造影检查，可以协助诊断子宫黏膜下肌瘤、子宫内膜息肉等宫腔内占位性病变。对于有宫腔镜检查条件的单位，此项检查可能更多地被宫腔镜检查取代。

（十）基础体温（BBT）测定

BBT测定有助于判断有无排卵。双相体温，提示有排卵或卵巢有黄体形成［未破裂卵泡黄素化综合征（LUFS）］。双相体温，但体温升高天数小于11天，或上升缓慢（72小时未达峰），或高温相波动较大，提示黄体功能不全，患者常伴有经前少量点滴出血及不孕；高相期体温下降缓慢（月经来潮后还未下降），伴月经淋漓不尽，常提示黄体萎缩不全；而当基础体温双相，经间期出现不规则出血时，应考虑生殖道器质性病变。

四、主要护理诊断

（一）活动无耐力

活动无耐力与月经过多、经期延长造成的贫血有关。

（二）焦虑

焦虑与缺乏相关知识及担心预后有关。

（三）有感染的危险

感染危险与出血多、持续不净及继发性贫血等有关。

（四）舒适改变

恶心、呕吐，与应用雌激素治疗有关。

（五）潜在并发症

贫血、感染等。

（六）功能障碍的悲哀

功能障碍的悲哀与治疗失败及经济负担过重有关。

五、护理措施

（一）一般护理

观察并记录患者的生命体征、出血量，嘱患者保留出血期间使用的会阴垫及内裤，以便准确地估计出血量。出血量较多者应卧床休息，贫血严重者，遵医嘱做好输血、止血措施。

（二）补充营养

成人体内大约每100 mL血中含50 mg铁。行经期妇女，每天从食物中吸收铁0.7～2.0 mg，经血多者应额外补充铁。向患者推荐含铁较多的食物如猪肝、豆角、蛋黄、胡萝卜、葡萄干等。按照患者的饮食习惯，制订适合个人的饮食计划，保证患者获得足够的铁、维生素C和蛋白质等。

（三）预防感染

严密观察与感染有关的体征，如体温、脉搏、宫体压痛等。按医嘱做白细胞计数及分类检查，以及时发现异常。如有感染征象，应及时与医师联系并选用抗生素治疗，同时做好会阴护理，保持局部清洁，防止上行性感染。

（四）症状护理

1. 贫血

患者需要保证充足的睡眠和休息，避免过度疲劳和剧烈运动。出血量较多者应卧床休息、加强营养、补充铁剂，严重者需输血。

2. 子宫出血

监测生命体征变化，一旦出现出冷汗、发绀、少尿等休克表现，立即让患者取平卧位、吸氧、保暖，迅速建立静脉通道，做好输血前准备（抽血送化验室进行交叉配血）；遵医嘱输血、输液，控制好输注速度；尽快做好手术止血准备，如刮宫前消毒及手术器械准备；嘱患者出血期间注意休息，保留会阴垫以便准确估计出血量，保持会阴部清洁、干燥，预防感染。

（五）用药护理

1. 正确使用药物

（1）雌、孕激素联合用药：常用第三代口服避孕药，如去氧孕烯炔雌醇片、复方孕二烯酮片或炔雌醇环丙黄体酮片，每次 1～2 片，每 8～12 小时 1 次，血止 3 天后逐渐减量至每天 1 片，维持至 21 天周期结束。止血效果优于单一用药。若用于调整月经周期，则从撤退性出血第 5 天开始，每天 1 片，连用 21 天，1 周为撤退出血间隔，连续 3 个周期为一个疗程，病情反复者，酌情延至 6 个周期。

（2）单纯雌激素：应用大量雌激素可迅速促进子宫内膜生长，短期内修复创面而止血，适用于急性大量出血时。常用药物有苯甲酸雌二醇、结合雌激素（针剂）。苯甲酸雌二醇初剂量 3～4 mg/d，分 2～3 次肌内注射。若出血明显减少，则维持；若出血未见减少，则加量。结合雌激素（针剂）25 mg 静脉注射，可 4～6 小时重复 1 次，用药 2～3 次，第 2 天应给予口服结合雌激素（片剂）3.75～7.5 mg/d，并按每 3 天减量 1/3 逐渐减量。

（3）单纯孕激素：也称"子宫内膜脱落法"或"药物刮宫"，停药后短期内即有撤退性出血。适用于体内已有一定雌激素水平、血红蛋白水平大于 80 g/L、生命体征稳定的患者。合成孕激素分两类，常用 17α-羟黄体酮衍生物（甲羟黄体酮、甲地黄体酮）和 19-去甲基睾酮衍生物（炔诺酮等）。以炔诺酮为例，首剂量 5 mg，每 8 小时 1 次，2～3 天止血后，每隔 3 天递减 1/3 量，直至维持量每天 2.5～5.0 mg，持续用至血止后 21 天停药，停药后 3～7 天发生撤退性出血。也可用左炔诺酮 1.5～2.25 mg/d，血止后按同样原则减量。

（4）雌、孕激素序贯疗法：又称"人工周期"，即模拟自然月经周期中卵巢的内分泌化，序贯应用雌、孕激素，使子宫内膜发生相应变化，引起周期性脱落。适用于青春期生育年龄功血内源性雌激素水平较低患者。应于性激素止血后调整月经周期。从撤退性出血第 5 天开始，生理替代全量为妊马雌酮 1.25 mg 或戊酸雌二醇 2 mg，口服，每晚 1 次，连用 21 天；于服药的第 11 天起加用醋酸甲羟黄体酮，每天 10 mg，连用 10 天。连续 3 个周期为一个疗程。若正常月经仍未建立，应重复上述序贯疗法。

（5）促排卵药物：功血患者经上述周期调整药物治疗几个疗程后，部分患者可恢复自发排卵。青春期一般不提倡使用促排卵药，有生育要求的无排卵不孕症患者，可针对病因采取促排卵。常用药物有氯米芬（CC）、人绒毛膜促性腺激素（HCG）、人绝经期促性腺激素（HMG）、促性腺激素释放激素（GnRHa）。

（6）辅助治疗：甲氨环酸 1 g，2～3 次/d，或酚磺乙胺、维生素 K；丙酸睾酮，对抗雌激素，补充凝血因子，矫正凝血功能；给予铁剂或叶酸，矫正贫血；应用抗生素，预防感染。

2. 用药观察

用药期间应仔细观察患者阴道流血情况，判断用药效果。

（六）手术治疗护理

患者经内科治疗无效，或需要进一步诊断时，可能会进行刮宫术、子宫内膜切除术或子宫切除术。

1. 了解手术指征

手术各指征如下：①诊断性刮宫术适用于病程长的已婚育龄期妇女或围绝经期妇女（未婚者不宜选用），以及急性大出血或存在子宫内膜癌高危因素的功血患者。②子宫内膜切除术适用于经量多的绝经过渡期功血和经激素治疗无效且有生育要求的生育期功血。③子宫切除术。药物治疗效果不佳，在了解所有治疗功血可行方法后，患者和家属知情选择，接受子宫切除。

2. 术前准备

（1）饮食护理：外阴、阴道手术及恶性肿瘤手术或可能涉及肠道的手术，术前 3 天进无渣、半流质饮食，术前一天进流质饮食，手术前 8 小时禁食，术前 4 小时禁饮。

（2）皮肤准备：腹部手术备皮范围上起剑突水平，两侧至腋中线，下至大腿内上侧 1/3 及会阴部；阴道手术上起耻骨联合上 10 cm，两侧至腋中线，下至外阴部、肛门周围、臀部及大腿内侧上 1/3；腹腔镜手术患者重点做好脐周清洁，清除脐窝污垢。

（3）肠道准备：应遵医嘱于术前三天、术前一天、手术当天灌肠或清洁灌肠，也可以口服缓泻剂代替多次灌肠。

（4）阴道准备：遵医嘱于术前一天或术前三天行阴道冲洗或擦洗，每天 1～2 次。

3. 术后护理

（1）床边交班：术毕返回病房，责任护士向手术室护士及麻醉师详细了解术中情况，包括麻醉类型、手术范围、术中出血量、尿量、用药情况、有无特殊注意事项等；及时为患者测量血压、脉搏、呼吸；观察患者神志；检查输液、腹部伤口、引流管、背部麻醉管、镇痛泵、阴道流血情况等，认真做好床边交班并详细记录。

（2）术后体位：术后回病房根据麻醉方式决定体位，硬膜外麻醉者去枕平卧 6～8 小时；全麻患者未清醒时应去枕平卧，头偏向一侧。然后根据不同手术指导患者采取不同体位，如外阴癌根治术应采取平卧位，腹部手术可采取半卧位。

（3）监测生命体征：通常术后每 15～30 分钟测量 1 次脉搏、呼吸、血压，观察患者神经精神状态；4～6 小时平稳后可根据手术大小及病情改为每 4 小时监测 1 次或遵医嘱监测并记录。

（4）饮食护理：术后 6 小时禁食、禁饮，6 小时后根据病情遵医嘱开始进食流质，然后半流质饮食，最后过渡到普食。

（5）伤口护理：观察伤口有无渗血、渗液或敷料脱落情况，有无阴道流血，发现异常应报告医师及时处理。

(6) 导尿管护理：保持导尿管通畅，观察并记录尿量、颜色、性质，手术当天每小时尿量应不少于100 mL，至少50 mL，如有异常，及时通知医师。根据手术范围及病情，术后留置尿管1～14天，保持会阴清洁，每天2次会阴擦洗，防止发生泌尿系感染。尿管拔除后4～6小时应督促并协助患者自行排尿，以免发生尿潴留。

(7) 引流管护理：包括盆、腹腔引流管，可经腹部或阴道放置，合理固定引流管，注意保持引流管通畅，避免扭曲、受压及脱落。注意观察引流液的颜色、性状及量并做好记录。一般24小时内引流液不超过200 mL，性状应为淡血性或浆液性，引流量逐渐减少。根据引流量，一般留置24～48小时，引流量小于10 mL便可拔除。拔管后，注意观察置管伤口的愈合情况。

(8) 活动指导：鼓励患者尽早下床活动。暂时不能下床的患者需勤翻身、适当活动四肢，可以改善胃肠功能，预防或减轻腹胀；协助并教会患者做踝足运动，预防静脉血栓的发生。术后第一次下床的患者起床需缓慢，有护士或家属陪护，防止因直立性低血压引起晕厥。

(9) 疼痛护理：伤口疼痛，通常术后24小时内最为明显，可以更换体位减轻伤口张力，遵医嘱给予止痛药；腹腔镜手术术后1～2天，二氧化碳气腹可引起双肋部及肩部疼痛，即"串气痛"，多可自行缓解，适当活动四肢可减轻症状，必要时使用镇痛剂。

(10) 腹胀护理：如出现腹胀不能缓解，可采取肛管排气、肌注新斯的明、"1、2、3"溶液灌肠等护理措施。

（七）心理护理

(1) 鼓励患者表达内心感受，耐心倾听，有针对性地解释疾病与健康的问题。

(2) 及时提供更多的与疾病相关的信息，使患者摆脱焦虑，树立信心；嘱患者使用放松技术，如看电视、听音乐等分散注意力，调整情绪。

(3) 与家属沟通，让其多关心患者，尤其对不孕症患者，更要鼓励患者放松思想，减少精神压力，为其提供心理支持。

（八）健康教育

了解患者对月经的看法，向患者解释正常月经发生的机制，不正常月经的表现。经期时间长的患者日常生活受到影响，担心洗澡、洗头等活动会对身体有影响。告诉患者个人卫生的重要性，洗澡和洗头对疾病没有影响。采用温水洗澡可以减轻下腹不适。患者可以游泳、锻炼身体、正常性生活。指导患者在月经期要经常更换卫生垫，预防感染。出血量多时需要准确测量出血量，根据卫生垫的大小、数量和浸湿程度估计出血量，若出血量多，或心悸、疲乏、无力程度加重时需要及时报告医师。

第四节 闭 经

一、概述

闭经为常见的妇科疾病症状，表现为无月经或月经停止。根据既往有无月经来潮，分为原发性闭经和继发性闭经两类。

（一）原发性闭经

原发性闭经：年龄超过 13 岁，第二性征未发育；或年龄超过 15 岁，第二性征已发育，月经还未来潮。原发性闭经较少见，多为遗传学原因或先天性发育缺陷引起，约 30％的患者伴有生殖道异常。

（二）继发性闭经

继发性闭经：正常月经周期建立后，月经停止 6 个月，或按自身原来月经周期计算停止 3 个周期以上。继发性闭经发病率明显高于原发性闭经。根据控制正常月经周期的 5 个主要环节，以下丘脑性原因为主，依次为垂体、卵巢、子宫及下生殖道发育异常性闭经。

二、发病机制

正常月经的建立和维持有赖于下丘脑-垂体-卵巢轴的神经内分泌调节，以及靶器官子宫内膜对性激素的周期性反应，其中任何一个环节发生障碍就会出现月经失调，甚至导致闭经。

三、辅助检查

（1）功能试验：药物撤退试验，用于评估体内雌激素水平及闭经程度，有孕激素试验、雌激素序贯试验、垂体兴奋试验（又称"GnRH 刺激试验"）。

（2）激素测定：血甾体激素测定；催乳素及垂体促性腺激素测定；肥胖、多毛、痤疮患者还应行胰岛素、雄激素测定，口服葡萄糖耐量试验（OGTT）、胰岛素释放试验等。

（3）影像学检查：盆腔超声检查，观察盆腔有无子宫，子宫形态、大小及内膜厚度，卵巢大小、形态、卵泡数目；子宫输卵管造影，了解有无宫腔病变和宫腔粘连；CT 磁共振显像，用于盆腔及头部蝶鞍区检查；静脉肾盂造影，怀疑米勒管发育不全综合征时，用以确定有无肾脏畸形。

（4）宫腔镜检查：精确判断宫腔有无粘连。

（5）腹腔镜检查：直视下观察卵巢形态、子宫大小，对诊断多囊卵巢综合征等有价值。

（6）染色体检查：对鉴别性腺发育不全病因及指导临床处理有重要意义。

（7）其他检查：如靶器官反应检查，包括基础体温测定、子宫内膜取样等。

四、治疗

针对病变环节及病因，分别采取全身治疗、药物治疗及手术治疗。

五、护理评估

（一）健康史

（1）详细询问月经史，包括初潮年龄、月经周期、经期、经量和闭经期限及伴随症状等。

（2）了解发病诱因，如精神因素、环境改变、体重增减、饮食习惯、剧烈运动、各种疾病及用药情况、职业和学习成绩等。

（3）已婚妇女需询问生育史及产后并发症史。

（4）原发性闭经应询问第二性征发育情况，了解生长发育史，有无先天性缺陷或其他疾病及家族史。

（二）生理状况

1. 症状

本病主要表现为无月经或月经停止，同时出现与疾病相关的症状。

（1）阴道横隔或无孔处女膜患者可出现周期性下腹痛。

（2）嗅觉缺失综合征患者可伴有嗅觉减退或丧失。

（3）卵巢早衰患者有过早绝经并伴有绝经综合征症状。

2. 体征

（1）嗅觉缺失综合征患者内外生殖器均发育异常（两性畸形等）。

（2）多囊卵巢综合征患者毛发分布异常或多毛、肥胖、双侧卵巢增大。

（3）特纳综合征患者身体发育异常（身高、体重、四肢与躯干的比例失调）、第二性征缺失、卵巢不发育。

（4）希恩综合征患者有生殖器官萎缩、阴毛稀少等。

（5）先天生殖道发育异常患者可见处女膜闭锁或阴道横隔。

（三）高危因素

1. 遗传因素或先天发育缺陷

（1）第二性征存在的原发性闭经：包括米勒管发育不全综合征、雄激素不敏感综合征、对抗性卵巢综合征、生殖道闭锁、真两性畸形等。

（2）第二性征缺乏的原发性闭经：包括低促性腺激素性腺功能减退和高促性腺激素性腺功能减退等。

2. 下丘脑性闭经

精神应激、体重下降、运动性闭经、药物性闭经、颅咽管瘤。

3. 垂体性闭经

垂体梗死、垂体肿瘤、空蝶鞍综合征等。

4. 卵巢性闭经

卵巢早衰、卵巢功能性肿瘤、多囊卵巢综合征等。

5. 子宫性闭经

宫颈宫腔粘连（因人工流产刮宫过度或产后、流产后出血和刮损子宫内膜致宫腔粘连而闭经）、手术切除子宫或放疗。

6. 内分泌功能异常疾病

内分泌腺体如甲状腺、肾上腺、胰腺等功能异常疾病。

(四) 心理-社会因素

1. 对健康问题的感受

闭经对患者的自我概念会有较大影响，患者担心闭经对自己的健康、性生活和生育能力有影响。

2. 对疾病的反应

突然或长期精神压抑、紧张、忧郁，环境改变，过度劳累，情感变化，寒冷等，引发精神应激；饮食习惯改变、内在情感剧烈矛盾或为保持体形强迫节食、超负荷剧烈运动等致神经性厌食和体脂下降（1 年内体重下降 10％～15％或体脂丢失 30％将出现闭经）。

3. 家庭、社会及经济状况

病程延长及反复治疗效果不佳时，会加重患者和家属的心理压力，加重闭经。

六、护理措施

(一) 症状护理

指导患者积极治疗全身性疾病，供给足够营养，增强机体体质，保持标准体重。运动性闭经者，应适当减少运动量；应激或精神因素所致闭经者，应进行心理治疗，消除紧张和焦虑；肿瘤、多囊卵巢综合征引起的闭经，应进行特异性治疗。

(二) 用药护理

1. 正确使用激素

根据闭经的类别，遵医嘱正确使用激素治疗，给予相应的激素以补充体内的不足或拮抗剂过多。

2. 激素应用方案、常用药物及作用

(1) 性激素补充治疗：雌激素补充治疗，促进第二性征发育，适用于无子宫者。常用药物有妊马雌酮0. 625 mg/d或微粒化 17β-雌二醇 1 mg/d，连服 21 天，停药 1 周后重复给药。雌、孕激素人工周期疗法，适用于有子宫者。上述药物连服 21 天，最后 10 天同时给服醋酸甲羟黄体酮6～10 mg/d。孕激素疗法，适用于体内有一定的雌激素水平的 I 度闭经患者。可于月经周期后半期或撤退性出血第 16～25 天口服醋酸甲羟黄体酮 6～10 mg/d，共 10 天。

(2) 促排卵治疗：适用于有生育要求的患者。常用药物有氯米芬和促性腺激素类。促性腺激素包括尿促性腺激素（HMG）、FSH、绒促性素（HCG）、促性腺激素释放激素（Gn-RH）。

用药方法：氯米芬，50～100 mg/d，从月经的第 5 天始，连用 5 天。HMG（内含 FSH 和 LH 各 75 U）或 FSH 每天 75～150 U，于撤退性出血第 3～5 天开始，如卵巢无反应，每隔 7～14 天增加半支（37. 5 U），直到 B 超下见优势卵泡，最大剂量为 225 IU/d，待优势卵泡达到成熟标准时，再使用 HCG 5 000～10 000 U 促排卵。GnRH 用脉冲皮下注射或静脉给药。

(3) 恢复排卵：通过与垂体多巴胺受体结合，直接抑制垂体催乳素（PRL）的分泌，常用药物为溴隐亭。单纯高 PRL 血症患者，每天 2. 5～5 mg，一般在服药的第 5～6 周能使月经恢复；垂体催乳素瘤患者，每天 5～7. 5 mg，敏感者在服药 3 个月后肿瘤明显缩小。

(4) 其他激素治疗：肾上腺皮质激素，适用于先天性肾上腺皮质增生所致的闭经；甲状腺素，适用于甲状腺功能减退引起的闭经。

3. 用药观察

用药期间应仔细观察用药效果及不良反应。氯米芬的不良反应主要有黄体功能不足、影响宫颈黏液的抗雌激素、黄素化未破裂卵泡综合征及卵子质量欠佳；促性腺激的并发症为多胎妊娠和卵巢过度刺激征。

（三）辅助生殖技术治疗的护理

对于有生育要求，诱发排卵后未成功妊娠，或合并输卵管问题的闭经患者，或男方因素导致不孕者可采用辅助生殖技术治疗。

（四）手术治疗的护理

（1）生殖器畸形：如处女膜闭锁、阴道横隔或阴道闭锁，均可手术切开，使经血流畅。宫颈发育不良患者，若无法手术矫正，则应行子宫切除术。

（2）宫颈宫腔粘连：多采用宫腔镜下分离粘连，随后加大剂量雌激素和放置宫腔内支撑的治疗方法。宫腔狭窄和粘连可通过宫腔扩张治疗。

（3）肿瘤：卵巢肿瘤一经确诊，应手术治疗；垂体肿瘤患者，应根据肿瘤部位、大小及性质确定治疗方案；对于催乳素瘤，常采用药物治疗，手术多用于药物治疗无效或巨腺瘤产生压迫症状者；其他中枢神经系统肿瘤，多采用手术和（或）放疗。含 Y 染色体的高促性腺激素闭经者，性腺易发生肿瘤，应手术治疗。

（五）心理护理

（1）鼓励患者说出自己的感受及对疾病的看法，解释疾病与健康的问题，并随时帮助患者澄清错误观念，客观地评价自己。

（2）加强疾病知识宣传，仔细、耐心解说病情，消除心理压力，使其配合治疗。

（3）与患者家属沟通，因引起闭经原因较多，闭经诊断周期长，需逐一检查以明确诊断，因此要耐心地按时、按规定接受有关检查，取得准确的检查结果，才能有满意的治疗效果。让其多关心、支持患者。

（六）健康指导

（1）告知及时就诊和规范治疗的重要性。

（2）个人卫生指导：在接受治疗期间和阴道流血时，避免性生活。

（3）用药指导：向患者讲解性激素治疗的作用，具体用药方法、剂量及不良反应，帮助患者了解药物的撤退性出血，指导患者严格按医嘱准时服药，不能随意增量、减量或停药。

（4）饮食指导：加强身体锻炼，参与力所能及的社会活动，合理摄取营养，增强体质，保持标准体重。

（5）随访指导：告知患者使用性激素后的不良反应，出现异常，立即随诊。

七、注意事项

（一）用药护理注意事项

（1）用性激素补充治疗时，要严格遵医嘱正确给药，不得擅自停服、漏服，也不得随意更改药量。

（2）促进卵泡发育及诱发排卵可能导致卵巢过度刺激综合征（OHSS），严重者可危及生命，故必须由有经验的医师在有 B 超和激素水平监测的条件下指导用药；FSH 和 PRL 正常的闭经患者，由于体内已有一定内源性雌激素，可首选氯米芬；FSH 升高的闭经患者，由于其卵巢功能衰竭，不建议采用促排卵药物治疗。

（3）氯米芬治疗剂量的选择主要根据体重、女性年龄和不孕原因，卵泡和黄体酮监测不增加治疗妊娠率。

（二）检查配合注意事项

已婚妇女闭经应首先排除妊娠，通过病史和妇科检查结果选择相关辅助检查。

（三）手术护理注意事项

严格掌握手术指征，正确评价手术效果，认真做好术前、术后护理，遵守无菌操作原则，防止感染。

第五节　多囊卵巢综合征

一、概念

多囊卵巢综合征（PCOS）是常见的妇科内分泌疾病之一，以雄激素过高的临床或生化表现、持续无排卵、卵巢多囊改变为特征，常伴有胰岛素抵抗和肥胖。

二、发病机制

本病的发病可能涉及：下丘脑-垂体-卵巢轴调节功能异常；胰岛素抵抗和高胰岛素血症；肾上腺内分泌功能异常。

三、辅助检查

（1）基础体温测定：表现为单相型基础体温曲线。

（2）B 超检查：卵巢增大，一侧或两侧卵巢多囊改变。连续监测未见主导卵泡发育及排卵迹象。

（3）诊断性刮宫：应选在月经前数天或月经来潮 6 小时内进行，刮出的子宫内膜呈不同程度增殖改变，无分泌期改变。

（4）腹腔镜检查：见卵巢增大、包膜增厚，表面光滑、呈灰白色，有新生血管。包膜下显露多个卵泡，无排卵征象、排卵孔、血体、黄体。

（5）内分泌测定：雄激素水平高、雌激素改变、促性腺素变化、胰岛素抵抗、血清催乳素水平升高，腹部肥胖者应检测空腹血糖及口服葡萄糖耐量试验，还应检测空腹胰岛素及葡萄糖负荷后血清胰岛素。

四、治疗

本病的治疗以调整月经周期，降低血雄激素水平，改善胰岛素抵抗，以及有生育要求者促排卵为主，兼以调整生活方式，控制体重。

五、护理评估

（一）健康史

详细询问患者月经史，包括初潮年龄、月经周期、经期、经量等情况，询问患者及其家族的既往疾病史，了解患者生育史、血压、体重、饮食、运动状况等。

（二）生理状况

1. 症状

（1）月经失调。

（2）不孕。

2. 体征

（1）多毛、痤疮。

（2）肥胖。

（3）黑棘皮症。

（三）高危因素

（1）遗传因素：有 PCOS、糖尿病、高血压、男性秃顶、肥胖家族史的青春期少女患 PCOS 的风险更高。

（2）环境因素：超重、肥胖及继发的胰岛素抵抗。

（3）其他因素：心理障碍如抑郁、焦虑；饮酒；睡眠质量差；慢性炎症；铁代谢异常等。

（四）心理-社会因素

（1）多毛、痤疮等高雄激素的临床表现和肥胖，可能导致自我形象紊乱和自尊低下。

（2）不孕症患者担心家人不理解，影响家庭关系。

六、护理措施

（一）症状护理

（1）月经失调者应定期、合理应用药物调整月经周期。

（2）肥胖者应控制饮食和增加运动以降低体重、缩小腰围，可增加胰岛素敏感性，降低胰岛素、睾酮水平，从而恢复排卵及生育功能。

（二）用药护理

遵医嘱合理、正确使用药物。

1. 调整月经周期

（1）避孕药：雌、孕激素联合周期疗法，常用口服短效避孕药，周期性服用，疗程为3～6个月，可重复使用，能有效抑制毛发生长和治疗痤疮。口服避孕药不宜用于有血栓性疾病、心脑血管疾病及 40 岁以上吸烟的女性；青春期女孩应用口服避孕药前，应做好充分的知情同意。服药初期可能出现食欲缺乏、恶心、呕吐、乏力、头晕、乳房胀痛等反应，一般不需特殊处理。

（2）孕激素：后半周期疗法，适用于无严重高雄激素症状和代谢紊乱的患者。于月经周期后半期（第 16～25 天）口服地屈黄体酮片 10 mg，每天 1 次，共 10 天；或肌内注射黄体酮 20 mg，每天 1 次，共 5 天。

2. 降低血雄激素水平

（1）复方醋酸环丙黄体酮（达英-35）：高雄激素血症治疗首选药物。从自然月经或撤退出血的第 1～5 天服用，每天 1 片，连续服用 21 天。停药约 5 天开始撤退性出血，撤退出血第 1～5 天重新开始用药。至少用药 3 个月。告知患者停药后高雄激素症状将恢复。

（2）糖皮质激素：适用于雄激素过多，为肾上腺来源或肾上腺和卵巢混合来源者，常用药物为地塞米松，每晚 0.25 mg 口服，每天剂量不宜超过 0.5 mg，以免过度抑制垂体-肾上腺轴功能。

3. 改善胰岛素抵抗

采用二甲双胍，常用剂量为每次口服 500 mg，每天 2～3 次，3～6 个月复诊，了解月经和排卵情况，复查血胰岛素。二甲双胍常见不良反应是胃肠道反应，餐中用药可减轻反应。严重的不良反应是可能发生肾功能损害和乳酸性酸中毒，需定期复查肾功能。

4. 诱发排卵

氯米芬为一线促排卵药物，从自然月经或撤退出血第 1～5 天开始口服，每天 1 次，每次 50 mg，共 5 天。如无排卵，遵医嘱可增加剂量。氯米芬抵抗患者可给予二线促排卵药物，如促性腺激素等。诱发排卵时易发生卵巢过度刺激综合征，需严密监测。

（三）手术护理

（1）手术指征：严重的多囊卵巢综合征患者及对促排卵治疗无效者需行手术治疗。

（2）手术方式：腹腔镜下卵巢打孔术或卵巢楔形切除术。

（四）心理护理

（1）告知患者坚持治疗的重要性，多毛、痤疮、肥胖等症状会逐步缓解或消除，纠正自我形象紊乱，增强自尊心。

（2）告知患者通过规范治疗有可能受孕，同时和家属沟通，希望家人给予患者理解和鼓励，保持家庭关系和睦。

（五）健康指导

（1）为患者讲解疾病知识及生活方式的调整对疾病的影响，无论是否有生育要求，均应控制饮食，加强身体锻炼，控制体重；戒烟、戒酒，避免抽烟、喝酒影响自身内分泌。

（2）指导患者饮食应以低脂、高蛋白为主，少食用动物脂肪，鼓励食用新鲜、低糖的水果、蔬菜和粗粮，避免辛辣刺激的食物。

（3）说明遵医嘱合理用药的重要性，详细讲解药物的作用、不良反应及具体用药方法。

（4）多囊卵巢综合征常于青春期和生育期发病，以无排卵、不孕和肥胖、多毛等临床表现为主；中、老年患者则因长期代谢障碍导致高血压、糖尿病、心血管疾病等，还可能增加子宫内膜癌、乳腺癌的发病率，因此要指导患者坚持长期正规的治疗，以减少远期并发症的发生。

七、注意事项

使用性激素时，应准时、准量给药，保证药物在体内的稳态浓度，不得随意停服和漏服，避免因药量不足致撤退性出血。

第六节　葡萄胎

一、概念

葡萄胎是因妊娠后胎盘绒毛滋养细胞增生、间质水肿而形成大小不一的水泡，水泡间借蒂相连成串，形如葡萄而名之。葡萄胎分为完全性葡萄胎和部分性葡萄胎两类，其中大多数为完全性葡萄胎。

二、发病机制

完全性葡萄胎的染色体核型为二倍体，全部染色体来自父方；部分性葡萄胎的染色体核型为三倍体，一套多余染色体也来自父方。

三、辅助检查

（1）超声检查：完全性葡萄胎的典型超声图像为子宫大于相应孕周，无正常的胎体影像，常可测到两侧或单侧卵巢黄素化囊肿；部分性葡萄胎可在胎盘部位出现由局灶性水泡状胎块引起的超声图像改变，有时还可见胎儿或羊膜腔，胎儿通常畸形。

（2）HCG 测定：患者血清 HCG 滴度常明显高于正常孕周相应值，而且在停经 8 周以后，仍持续上升。

四、治疗

本病在治疗时应及时清宫和定期 HCG 测定随访。

五、护理评估

（一）健康史

询问患者及其家族的既往疾病史，包括：妊娠滋养细胞疾病史，患者的月经史、生育史、此次妊娠的反应，有无剧吐、阴道流血等。如有阴道流血，应询问阴道流血的量、性质、时间，并询问是否有水泡状物质排出。

（二）生理状况

1. 症状

（1）停经后不规则阴道流血为最常见症状。

（2）腹痛，为阵发性下腹隐痛，一般发生在阴道流血前，是葡萄胎流产的表现；子宫快速增大可引起阵发性下腹痛，一般不剧烈，能忍受。

（3）妊娠剧吐，一般出现时间较正常妊娠早，症状严重且持续时间长。

（4）妊娠高血压疾病征象，多发生于子宫异常增大者，出现高血压、水肿、蛋白尿等症状。

（5）甲状腺功能亢进征象（极少数）。

2. 体征

（1）子宫异常增大、变软，为葡萄胎迅速增长及宫腔内积血所致，半数以上患者子宫大于妊娠月份。

（2）卵巢黄素化囊肿：大量 HCG 刺激卵巢、卵泡内膜细胞发生黄素化所致，常为双侧，也有单侧。

（三）高危因素

1. 完全性葡萄胎

（1）该病存在地域差异，亚洲和拉丁美洲的发生率较高，而北美和欧洲国家发生率较低。

（2）营养状况和社会经济因素，饮食中缺乏维生素 A 及其前体胡萝卜素和动物脂肪。

（3）年龄大于 35 岁尤其是大于 50 岁的妇女，以及小于 20 岁的妇女。

（4）前次妊娠有葡萄胎史。

（5）流产和不孕史。

2. 部分性葡萄胎

部分性葡萄胎可能的高危因素有不规则月经和口服避孕药。

（四）心理-社会因素

（1）患者及家属将之视为妊娠而惋惜。

（2）患者担心此次葡萄胎对今后生育有影响。

（3）患者对清宫手术有恐惧情绪。

（4）患者因预后不确定而焦虑。

六、护理措施

（一）症状护理

1. 阴道流血

（1）观察患者阴道流血的量、性状，评估阴道排出物的性质，若排出物中有水泡状组织，应收集标本送病理学检查。

（2）对阴道大量流血的患者，应快速建立静脉输液通道，输氧，密切观察血压、脉搏、呼吸的变化，采集血型，交叉配血标本送检，做好输血及各种抢救器械和物品的准备。

（3）及时更换消毒卫生垫，保持外阴清洁，防止感染。

2. 妊娠呕吐

（1）指导患者进食富含营养和适合其口味的食物，选择清淡饮食、少食多餐，不能进食者需静脉补液，保证所需营养及液体的摄入。

（2）保持口腔卫生，每次呕吐后漱口，并观察呕吐物的性质。

（3）保持室内空气清新，避免异味刺激。

3. 腹痛

若出现急腹痛，可能发生卵巢黄素囊肿扭转或破裂，须通知医师，协助在 B 超下穿刺吸液，或做好术前准备，行腹腔镜手术。

4. 妊娠期高血压疾病征象

观察血压、脉搏、呼吸、体温及尿量，给予镇静、解痉、降压、利尿治疗，及时终止妊娠，缓解症状。

（二）用药护理

（1）遵医嘱及时使用抗生素预防感染。

（2）预防性化疗的护理：预防性化疗不常规推荐，仅适用于有恶变高危因素和随访困难的完全性葡萄胎患者。预防性化疗应在葡萄胎排空前或排空时实施，选用氨甲蝶呤、氟尿嘧啶或放线菌素 D 等单一化疗，一般采用多疗程化疗至 HCG 阴性。

（三）手术护理

1. 清宫是葡萄胎的首选治疗措施

（1）手术指征：确诊后仔细做全身检查，注意有无休克，子痫前期，甲状腺功能亢进，水、电解质紊乱及贫血情况等，病情稳定后及时清宫。

（2）术前准备：清宫前应配血备用，做好各种应急抢救的药品和物品准备；建立静脉通道；采用吸宫术，选用大号吸引管。

（3）术后护理：术后将刮出物送病理检查；观察阴道流血情况，监测血压、脉搏，观察有无腹痛，警惕腹腔内出血征象。

2. 子宫切除术

子宫切除术不作为常规处理手段，40 岁以上、无生育要求者可行子宫切除术。手术后仍需定期随访。

（四）心理护理

（1）讲解葡萄胎的发生、发展及治疗的过程，让患者及家属了解葡萄胎是一种滋养细胞良性病变。

（2）告诉患者及家属治愈 2 年后可正常生育。

（3）说明尽快清宫手术的必要性，告知手术经过及医护人员所做的充分准备，让患者以平静的心理接受手术。

（4）强调坚持正规的治疗和随访是根治葡萄胎的基础，以减轻患者的焦虑心理。

（五）健康指导

（1）建议进食高蛋白、富含维生素 A、易消化的饮食。

（2）刮宫术后禁止性生活及盆浴 1 个月以防感染。

（3）随访指导：葡萄胎排出后，部分患者仍有恶变的可能，故应定期随访。①HCG 定量测定，葡萄胎清宫后每周 1 次，直至连续 3 次阴性，然后每月 1 次，持续至少 6 个月，此后可每 2 个月 1 次，共 6 个月，自第一次阴性后共计 1 年。②每次随访除必须监测 HCG 外，应注意月经是否规则，有无阴道流血，有无咳嗽、咯血及其他转移灶症状，并行妇科检查，定期或必要时做盆腔 B 超、X 线胸片或 CT 检查。

（4）避孕指导：在随访期间应有效避孕 1 年，避孕方法首选避孕套，也可选用口服避孕药，一般不选用宫内节育器，以免造成穿孔或混淆子宫出血的原因。

七、注意事项

（1）强调每次刮宫刮出物必须送组织学检查。子宫小于妊娠 12 周可以一次刮净；子宫大于妊娠 12 周或术中感到一次刮净有困难时，可于 1 周后行二次刮宫。

（2）术中遵医嘱静脉点滴缩宫素，加强子宫收缩，防止术中子宫穿孔和大出血。缩宫素可能会引起滋养细胞转移，甚至导致肺栓塞，虽尚无证据证实该风险，但常推荐在充分扩张宫颈管和开始吸宫后使用催产素。

（3）葡萄胎排空后血清 HCG 逐渐下降，首次降至正常的平均时间为 9 周，最长不超过 14 周。如果葡萄胎排空后 HCG 持续异常，要考虑妊娠滋养细胞肿瘤，但首先应排除妊娠的可能。

第七节 妊娠滋养细胞肿瘤

一、概念

妊娠滋养细胞肿瘤是滋养细胞的恶性病变，60％继发于葡萄胎，30％继发于流产，10％继发于足月妊娠或异位妊娠，包括侵蚀性葡萄胎、绒毛膜癌和胎盘部位滋养细胞肿瘤（后者临床罕见，本节不做叙述）。

二、发病机制

（一）侵蚀性葡萄胎

侵蚀性葡萄胎继发于葡萄胎妊娠，水泡状组织侵入子宫肌层，有绒毛结构，滋养细胞增生、异型。

（二）绒毛膜癌

绒毛膜癌可继发于葡萄胎妊娠，也可继发于非葡萄胎妊娠。细胞滋养细胞和合体滋养细胞高度增生，明显异型，不形成绒毛或水泡状结构，并广泛侵入子宫肌层造成出血坏死。肿瘤不含间质和自身血管，瘤细胞靠侵蚀母体血管而获取营养物质。

三、辅助检查

（1）绒毛膜促性腺激素（HCG）测定：血清 HCG 水平是妊娠滋养细胞肿瘤的主要诊断依据。

葡萄胎后滋养细胞肿瘤：HCG 测定 4 次高水平呈平台状态（±10％），并持续 3 周或更长时间；或者 HCG 测定 3 次上升（＞10％），并至少持续两周或更长时间。

非葡萄胎后滋养细胞肿瘤：足月产、流产和异位妊娠后 HCG 在 4 周左右转为阴性，超过 4 周血清 HCG 仍持续高水平，或一度下降后又上升。

（2）超声检查：诊断子宫原发病灶最常用的方法。子宫可正常大小或增大，肌层内可见高回声团块，边界清晰但无包膜；或肌层有回声不均区域或团块，边界不清晰且无包膜；彩色多普勒超声主要显示丰富的血流信号和低阻力型血流频谱。

（3）X 线胸片：诊断肺转移首选的检查方法。最初征象为肺纹理增粗，后发展为片状或小结节状阴影，典型表现为棉球状或团块状阴影。

（4）CT 和磁共振检查：CT 对发现肺部较小病灶和脑、肝等部位转移灶有较高的诊断价值，磁共振主要用于脑和盆腔病灶诊断。

四、治疗

本病的治疗以化疗为主，以手术和放疗为辅。

五、护理评估

（一）健康史

采集个人及家属的既往史，包括滋养细胞疾病史、药物使用史及药物过敏史；葡萄胎第一次刮宫的资料；刮宫次数及刮宫后阴道流血量、性质、时间；子宫复旧情况；收集血、尿 HCG 随访资料，肺 X 线检查结果；询问生殖道、肺部、脑等转移的相应症状的主诉，是否接受过化疗及化疗的时间、药物、剂量、疗效及用药后机体的反应情况。

（二）生理状况

1. 无转移滋养细胞肿瘤

无转移滋养细胞肿瘤大多数继发于葡萄胎妊娠，临床表现有以下几点。

（1）阴道流血。

（2）子宫复旧不全或不均匀性增大。

（3）卵巢黄素化囊肿。

（4）腹痛。

（5）假孕症状。

2. 转移性滋养细胞肿瘤

转移性滋养细胞肿瘤更多见于非葡萄胎妊娠或绒癌，肿瘤主要经血行播散，转移发生早而且广泛，转移致肝、脑者预后不良。

（1）最常见的转移部位是肺（80%），其次是阴道（30%），以及盆腔（20%）、肝（10%）和脑（10%）等。

（2）滋养细胞的生长特点之一是破坏血管，所以各转移部位症状的共同特点是局部出血。

（3）肺转移可无症状，典型表现为胸痛、咳嗽、咯血及呼吸困难。

（4）阴道转移灶常位于阴道前壁及穹隆，呈紫蓝色结节，破溃时引起不规则阴道流血，甚至大出血。

（5）肝转移病灶较小时可无症状，也可表现为右上腹部疼痛或肝区疼痛、黄疸等，若病灶穿破肝包膜可出现腹腔内出血。

（6）脑转移表现为猝然跌倒，暂时性失语、失明，头痛，喷射样呕吐，抽搐，昏迷等。

（三）高危因素

（1）年龄 40 岁及以上。

（2）前次妊娠性质。

（3）距前次妊娠时间（月）。

（4）治疗前血 HCG 值（mIU/mL）。

（5）最大肿瘤大小（包括子宫）。

（6）转移部位。

（7）转移病灶数目。

（8）前次化疗失败。

（四）心理-社会因素

（1）患者及家属担心安全及疾病的预后，对治疗缺乏信心。

（2）患者害怕化疗的毒副作用。

（3）患者因手术后生育无望而感到绝望，对生活失去信心。

六、护理措施

(一) 症状护理

1. 阴道流血

严密观察、记录出血量，保持外阴清洁，以防感染。出血多时观察血压、脉搏、呼吸，及时做好手术准备。

2. 腹痛

病灶穿破浆膜层、腹腔内出血、病灶感染、卵巢黄素化囊肿发生扭转或破裂都可出现急性腹痛，应立即通知医师，并做好手术准备。

3. 阴道转移症状

(1) 限制走动，密切观察阴道有无破溃出血，禁止做不必要的检查和窥阴器检查。

(2) 准备好各种抢救物品（输血、输液用物，长纱条，止血药物，照明灯及氧气等）。

(3) 发生溃破大出血时，应立即通知医师并配合抢救。用长纱条填塞阴道压迫止血，填塞的纱条必须于48小时内取出，如出血未止者则再用无菌纱条重新填塞。同时给予输血、输液。按医嘱用抗生素；取出纱条未见继续出血者，仍应严密观察阴道出血情况及生命体征。同时观察有无感染及休克。

4. 肺转移症状

(1) 嘱患者卧床休息，减轻消耗，观察患者有无咳嗽、咯血、呼吸困难，有呼吸困难者嘱其采取半卧位并吸氧。

(2) 治疗配合：按医嘱给予镇静药及化疗药物。

(3) 大量咯血时有窒息、休克甚至死亡的危险，如发现应立即通知医师，同时嘱患者采取头低侧卧位并保持呼吸道的通畅，轻击其背部，排出积血，配合医师进行止血、抗休克治疗。

5. 脑转移症状

(1) 严密观察生命体征及病情变化，记录出入量。

(2) 治疗配合：按医嘱给予静脉补液用药，严格控制补液总量和补液速度。

(3) 预防并发症：重视患者早期症状，采取必要的护理措施预防跌倒、咬伤、吸入性肺炎、角膜炎、压疮等发生。

(4) 检查配合：做好 HCG 测定、腰穿、CT 等项目的检查配合。

(5) 昏迷、偏瘫者按相应的护理常规实施护理。

(二) 用药护理

低危患者首选单一药物化疗，高危患者首选联合化疗。目前常用的一线化疗药物有氨甲蝶呤（MTX）、氟尿嘧啶（5-FU）、放线菌素 D（act-D）或国产放线菌素 D（KSM）、环磷酰胺（CTX）、长春新碱（VCR）、依托泊苷（VP-16）等。单一药物化疗常用 MTX、5-FU、act-D；联合化疗首选 EMA-CO 方案或氟尿嘧啶为主的联合化疗方案。

(三) 手术护理

1. 手术指征

控制大出血等各种并发症，切除耐药病灶，减少肿瘤负荷和缩短化疗疗程，在一些特定的情况下应用，主要用于辅助治疗。

2. 手术方式

子宫切除术和肺叶切除术。

（四）心理护理

（1）向患者及家属讲解滋养细胞肿瘤的治疗、发展和转归，详细解释患者所担心的各种疑虑，减轻其心理压力，鼓励其增强信心、配合治疗。

（2）提供有关化学药物治疗及护理的信息，以减少患者的恐惧、无助感。

（3）争取家属的支持与配合，家人的理解和帮助是患者的迫切需求。

（五）健康指导

（1）鼓励患者进食高营养、高蛋白、高维生素、易消化的饮食，纠正贫血，改善机体状况，以增强机体抵抗力。

（2）嘱患者注意休息，避免疲劳及受凉，有转移病灶症状出现时应卧床休息，病情稳定后再适当活动。节制性生活，有阴道转移者严禁性生活。

（3）指导患者按时完成每个疗程的化疗。

（4）治疗结束后严密随访，第一次在出院后 3 个月，然后每 6 个月 1 次，持续 3 年，此后每年 1 次，持续 5 年，以后每 2 年 1 次。随访内容包括血 HCG 监测，了解月经是否规则，有无转移灶症状，做妇科检查，定期或必要时做盆腔 B 超、X 线胸片或 CT 检查。

（5）随访期间应严格避孕，避孕方法首选避孕套，也可选用口服避孕药，一般化疗停止 1 年后方可妊娠。

七、注意事项

（1）定期消毒病房及患者用物，严格控制探视，避免交叉感染。

（2）妊娠滋养细胞肿瘤高危患者联合化疗疗程长，毒副作用严重，且个体差异较大，要严密做好毒副作用监测，及时有效地采取应对措施，同时也要鼓励患者及家属树立信心，积极战胜疾病。

（3）化疗是治疗妊娠滋养细胞肿瘤的有效手段，治疗过程中要避免因药物剂量不足随意更改化疗方案、延迟化疗等导致的耐药病例的产生。

第八节　子宫内膜异位症

一、概念、发病率

子宫内膜组织（腺体和间质）出现在子宫体以外的任何部位时，称为"子宫内膜异位症"，简称"内异症"。子宫内膜异位症为良性病变，但具有类似恶性肿瘤的远处转移和种植生长能力。多发生在育龄妇女中，其中 76％ 的患者为 25～45 岁。

二、发病机制

本病的发病机制尚未完全阐明，目前认为比较相关的有子宫内膜种植学说、体腔上皮化生学说等。

三、辅助检查

（1）影像学检查：B超检查可提示内异症位置、大小和形态；盆腔CT和MRI对盆腔内异症有诊断价值。

（2）腹腔镜检查和活组织检查：目前国际公认的内异症诊断的最佳方法。只有在腹腔镜或剖腹探查直视下，才能确定内异症临床分期。

（3）血清CA_{125}值：中、重度内异症患者血清CA_{125}值可能升高。

四、治疗

应根据患者年龄、症状、病变部位和范围，以及对生育的要求等选择治疗方案，强调治疗个体化。症状轻或无症状的轻微病变可选择期待治疗；有生育要求的轻度患者经过全面评估判断后先给以药物治疗，重者行保留生育功能手术；年轻无生育要求的重症患者，可行保留卵巢功能手术，并辅以激素药物；症状及病变均严重的无生育要求者，考虑行根治性手术。腹腔镜手术是首选的手术方法，目前认为腹腔镜确诊、手术及药物为内异症的金标准治疗。

五、护理评估

（一）健康史

了解患者既往病史、药物过敏史；了解患者婚育史，是否有不孕或性交痛，是否有人工流产史及输卵管手术史；了解患者月经史，是否有痛经，痛经发生的时间、伴随症状，痛经时是否卧床休息或使用药物镇痛；了解是否有月经过多及经期延长，经期前后有无排便坠胀感；了解是否有周期性尿频；了解腹壁瘢痕或脐部是否会出现周期性局部肿块及疼痛。

（二）生理状况

1. 症状

疼痛是内异症的主要症状，典型症状为继发性痛经、进行性加重。了解下腹疼痛的部位、性质、伴随症状、与经期的关系。

2. 体征

卵巢异位囊肿较大时，妇科检查可触及与子宫粘连的肿块，破裂时可有腹膜刺激征；典型盆腔内膜异位症行双合诊检查时，可扪及触痛性结节，触痛明显。如阴道、直肠受累，可在阴道后穹隆触及甚至看到突出的紫蓝色结节。

（三）高危因素

1. 年龄

育龄期是内异症的高发时期，与内异症是激素依赖性疾病的特点相符合。

2. 遗传因素

妇女直系亲属中患有此病者发病率高，与基因遗传相关。

3. 手术史

手术史与医源性种植有关。

（四）心理-社会因素

了解患者对疾病的认知，是否有紧张、焦虑等表现；了解患者家庭关系；了解患者的经济水平；等等。

六、护理措施

(一) 症状护理

1. 疼痛护理

告知患者疼痛发生的原因，疼痛剧烈时可卧床休息，必要时可遵医嘱给予镇痛药物。

2. 阴道流血的护理

对出血明显大于既往月经量的患者，注意收集会阴垫，评估出血量。按医嘱给予止血药，必要时输血、补液、抗感染治疗，指导患者做好会阴部清洁，防止感染。

3. 压迫症状的护理

当患者出现局部压迫致排尿、排便不畅时，可给予导尿，以缓解尿潴留；指导患者进食富含纤维素的蔬菜如芹菜，必要时使用缓泻剂软化粪便，缓解便秘症状。

(二) 用药护理

1. 口服避孕药物

口服避孕药物适用于轻度内异症患者，常用低剂量、高效孕激素和炔雌醇复合制剂，用法为每天 1 片，连续用 6~9 个月，护士需观察药物疗效，观察有无恶心、呕吐等不良反应。

2. 注射药物治疗

治疗本病的注射药物常选择 GnRH-α 类药物，用药频率为每 4 周注射 1 次，治疗时间 3~6 个月，护士需观察药物疗效，观察有患者无潮热、阴道干涩、性欲降低等不良反应。

3. 孕激素类药物

治疗本病的常用孕激素类药物为甲羟黄体酮、甲地黄体酮或炔诺酮，30 mg/d，使用时护士需观察患者是否有恶心、轻度抑郁、水钠潴留、体重增加、不规则点滴出血等不良反应，停药数月后痛经可缓解，月经恢复。

(三) 心理护理

(1) 理解并尊重患者，耐心解答其提出的问题，缓解其压力。

(2) 鼓励患者诉说内心的真实感受，讲解疾病知识，增强其治疗疾病的信心。

(3) 协助患者取得家人的理解和帮助，提供足够的支持系统。

(四) 健康指导

(1) 指导患者出院后 3 个月到门诊复查，了解术后康复情况。

(2) 子宫内膜异位灶切除及全子宫切除患者禁止性生活 3 个月，禁止盆浴 3 个月，可淋浴。

(3) 指导患者遵医嘱按时服药，定期做 B 超检查子宫内膜异位症的治疗效果，如出现超过月经量的阴道出血、异常分泌物、下腹疼痛，及时到医院就诊。

(4) 指导非手术治疗患者注意饮食卫生，多进食水果、干果，月经前后注意勿进食过热、过冷的食物。

七、注意事项

(1) 子宫内膜异位症为良性病变，但具有类似恶性肿瘤的远处转移和种植生长能力，手术后容易复发。因此，术后常常需配合药物治疗，药物治疗过程中如出现严重的绝经期症状，可酌情反向添加治疗，提高雌激素水平，降低相关血管症状和骨质疏松的发生概率，也可提高患者的顺应性。

（2）子宫内膜异位症患者不孕率高达 40％，应注意做好不孕相关的健康指导。

第九节　子宫腺肌病

一、概念及发病率

子宫腺肌病是指当子宫内膜腺体和间质侵入子宫肌层时，形成的弥漫或局限性的病变，是妇科常见病。本病多发生于 30～50 岁经产妇；约 15％的患者同时合并子宫内膜异位症；约 50％的患者合并子宫肌瘤；临床病理切片检查，发现 10％～47％的子宫肌层中有子宫内膜组织，但 35％无临床症状。

二、发病机制

多次妊娠及分娩、人工流产、慢性子宫内膜炎等造成子宫内膜基底层损伤，子宫内膜自基底层侵入子宫肌层内生长可能是本病的主要病因。此外，由于内膜基底层缺乏黏膜下层的保护，在解剖结构上子宫内膜易于侵入肌层。子宫腺肌病常合并子宫肌瘤和子宫内膜增生，提示高水平雌、孕激素刺激也可能是促进内膜向肌层生长的原因之一。

三、辅助检查

阴道 B 超提示子宫增大，肌层中不规则回声增强；盆腔磁共振成像可协助诊断；宫腔镜下取子宫肌肉活检，可确诊。

四、治疗

应视患者症状、年龄、生育要求制定治疗方案。药物治疗适用于症状较轻，有生育要求和接近绝经期的患者；年轻或希望生育的子宫腺肌瘤患者，可试行病灶挖除术；症状严重、无生育要求或药物治疗无效者，应行全子宫切除术。

五、护理评估

（一）健康史

了解患者年龄、婚姻、月经史、婚育史、生育史、出现典型症状的情况，以及疾病对患者身心的影响，了解患者既往患病史。子宫腺肌病多发生于生育年龄的经产妇，常合并内异症和子宫肌瘤，患者有多次妊娠及分娩或过度刮宫史。生殖道阻塞，如单角子宫、宫颈阴道不通畅等患者常同时合并腺肌病。

（二）生理状况

1. 症状

询问患者是否有经量过多、经期延长和逐渐加重的进行性痛经。

2. 体征

妇科检查时子宫均匀性增大或局限性隆起、质硬且有压痛。

（三）高危因素

1. 年龄

40 岁以上的经产妇。

2. 子宫损伤

多次妊娠、人工流产、慢性子宫内膜炎等造成子宫内膜基底层损伤。

3. 先天不足

生殖道阻塞，如单角子宫、宫颈阴道不通、有子宫无阴道的先天畸形等。

4. 卵巢功能失调

高水平雌、孕激素刺激者，如子宫肌瘤、子宫内膜增生患者。

（四）心理-社会因素

了解患者对疾病的认知，是否存在焦虑、恐惧等表现；了解患者家庭关系，是否因不孕或继发不孕影响夫妻、家庭关系；了解患者的经济水平等。

六、护理措施

（一）症状护理

1. 月经改变

经量增多者，指导患者使用透气棉质卫生巾，保留卫生巾称重，以评估月经量；经期延长者，早晚用温开水清洗外阴各 1 次，以防逆行感染。若合并贫血，需指导患者遵医嘱服用药物，观察贫血的改善情况。

2. 痛经

询问患者疼痛部位、性质，疼痛开始时间及持续时间。疼痛轻者，指导患者腹部热敷、卧床休息；疼痛重者，遵医嘱给予前列腺素合成酶抑制剂。

（二）用药护理

1. 口服避孕药

口服避孕药适用于轻度内异症患者，常用低剂量、高效孕激素和炔雌醇复合制剂，用法为每天 1 片，连续用 6～9 个月，护士需观察药物疗效，观察患者有无恶心、呕吐等不良反应。

2. 促性腺激素释放激素激动剂

常用药物：亮丙瑞林 3.75 mg，月经第 1 天皮下注射后，每隔 28 天注射 1 次，共 3～6 次。需观察有无潮热、阴道干燥、性欲减退和骨质丢失等不良反应，以上不良反应停药后可消失。连续用药 3 个月以上者，需添加小剂量雌激素和孕激素，以防止骨质丢失。

3. 左炔诺黄体酮宫内节育器（LNG-ZUS）

治疗初期部分患者会出现淋漓出血、LNG-ZUS 下移甚至脱落等，需加强随访。

（三）手术护理

1. 保守手术

保守手术如小病灶挖除术或子宫肌壁楔形切除术，可明显减轻症状并增加妊娠概率。指导患者术后 6 个月受孕，其余护理同全子宫切除患者手术前后护理。

2. 子宫切除术

年轻或未绝经的患者可保留卵巢；绝经后或合并严重子宫内膜异位症者，可行双卵巢切除术。护理同全子宫切除患者的手术前后护理。

（四）心理护理

（1）痛经、月经改变及贫血影响生活质量，使患者焦虑、烦躁。向患者说明月经时轻度疼痛不适是生理反应，给予舒缓的音乐、舒适的环境，保证足够的休息和睡眠。患者及家属、护士共同制订规律而适度的锻炼计划，家属督促患者适度锻炼，可缓解患者的心理压力。

（2）手术患者担心预后和性生活，向其说明子宫切除术后症状可基本消失，生活质量会得到改善。此外，告知患者子宫是月经来潮和孕育胎儿的器官，切除子宫不会男性化，增加其对治疗的信心。

（五）健康指导

（1）指导患者随访：手术患者出院后 3 个月到门诊复查，了解术后康复情况。

（2）保守手术和子宫切除患者，术后休息 1～3 个月，3 个月内避免性生活及阴道冲洗，避免提举重物，防止正在愈合的腹部肌肉用力，并应逐渐加强腹部肌肉的力量。未经医护人员许可避免从事可增加盆腔充血的活动，如跳舞、久站等。

（3）有生殖道阻塞疾病时，嘱患者积极治疗，实施整形手术。

（4）对实施保守手术治疗的患者，指导其术后 6 个月受孕。

（5）注意高危因素与妇科疾病的相关性，定期做好妇科病普查。

七、注意事项

（1）医务人员避免过度刮宫，减少内膜碎片进入肌层的机会。

（2）药物治疗过程中如出现严重的绝经期症状，可酌情反向添加治疗，提高雌激素水平，降低相关血管症状和骨质疏松的发生概率，也可提高患者的顺应性。

第十节　子宫脱垂

一、概念及发病率

子宫从正常位置沿阴道下降，宫颈外口达坐骨棘水平以下，甚至子宫全部脱出阴道口以外，称为"子宫脱垂"，常伴有阴道前、后壁膨出。

二、发病机制

妊娠、分娩，尤其是阴道助产，可能会使支持子宫的筋膜、韧带和盆底肌肉受到过度牵拉，张力降低甚至撕裂，如产后过早从事重体力劳动，未复旧的子宫可有不同程度的下移；多次分娩可增加盆底组织受损；此外，长期腹压增加、盆底组织发育不良或绝经后出现的支持结构萎缩及医源性原因造成的盆腔支持结构缺损，都可能引起子宫脱垂。

三、辅助检查

压力性尿失禁检查可查明患者是否存在压力性尿失禁；直肠检查是区别直肠膨出和肠疝的有效方法。

四、治疗

无症状者不需要治疗，有症状者采取保守治疗或手术治疗，治疗方案应个体化，治疗以安全、简单和有效为原则。

五、护理评估

(一) 健康史

详细询问患者年龄、月经史、婚育史，注意了解有无产程过长、阴道助产及盆底组织撕裂等病史，同时了解产褥期是否进行了重体力劳动；评估有无慢性咳嗽、便秘等；评估患者是否存在营养不良或先天性盆底组织发育不良；评估患者是否伴有其他器官的下垂。

(二) 生理状况

1. 症状

了解患者是否有下腹坠胀、腰痛症状；是否有排便、排尿困难，尿路感染；是否有阴道肿物脱出；是否在腹内压增加时症状加重，经卧床休息后症状减轻。

2. 体征

妇科检查时嘱患者屏气，增加腹压可见子宫和阴道前、后壁脱出，伴有膀胱、直肠膨出。长期暴露的子宫可见宫颈及阴道壁溃疡。

(三) 高危因素

1. 妊娠与分娩因素

多次妊娠、巨大儿、分娩损伤、多次分娩。

2. 长期腹压增加

慢性咳嗽、腹腔积液、频繁举重或便秘、肥胖、绝经后。

3. 盆底组织

发育不良、退行性变。

(四) 心理-社会因素

评估患者对子宫脱垂的感受及治疗的认知；是否因疾病产生烦躁情绪；了解患者的性生活状况及夫妻关系；了解患者的人际关系；了解患者的经济水平；等等。

六、护理措施

(一) 一般护理

需指导患者避免重体力劳动，保持排便通畅，并治疗如慢性咳嗽、便秘等导致长期腹压增加的疾病。

(二) 症状护理

1. 下腹部坠胀及腰痛患者

指导患者卧床休息，加强盆底肌肉锻炼。方法：用力收缩肛门3秒以上后放松，如此反复，每天2~3次，每次10~15分钟或150~200次/d。锻炼时应注意放松腹肌、大腿、臀部肌肉。盆底肌肉锻炼适用于所有类型患者，重度脱垂患者手术治疗同时辅以盆底肌肉锻炼治疗效果更佳；盆底肌肉锻炼治疗辅助生物反馈治疗效果更佳。

2. 重度子宫脱垂并发宫颈及阴道壁溃疡者

遵医嘱给予患者1:5000高锰酸钾液或1:5000呋喃西林液温水坐浴，擦干后局部涂药，保持外阴清洁干燥。

3. 重度子宫脱垂并发尿路感染、压力性尿失禁患者

指导患者多饮水以保证足够的尿量。

（三）用药护理

（1）绝经后妇女适量补充雌激素，但不建议长期使用，一般可指导局部涂含雌激素的软膏。

（2）中药补中益气汤（丸）调理，有促进盆底肌张力恢复、缓解局部症状的作用。

（3）局部溃疡应行阴道冲洗后涂抹 40% 紫草油或抗生素软膏。重度子宫脱垂伴有盆底肌肉萎缩及宫颈、阴道壁有炎症或溃疡者，不宜使用子宫托，应给予局部上药。

（四）手术护理

1. 术前护理

需按医嘱使用抗生素软膏及局部涂雌激素软膏，并在术前 3 天行阴道冲洗，每天 2 次。

2. 术后护理

患者需卧床休息 3～10 天，留置尿管 10～14 天。

（五）心理护理

（1）护士应亲切对待患者，耐心倾听其主诉。

（2）鼓励患者表达真实的内心感受，护士讲解本病治疗方法及术后的康复过程，鼓励患者参与医疗。

（3）由于长期子宫脱垂致行动不便，工作受到影响，部分患者性生活亦受影响，护士应理解患者，帮助患者消除不必要的顾虑，协助其取得家人的理解和帮助，提供足够的支持系统。

（六）健康指导

1. 指导患者随访

术后两个月门诊复查伤口情况，休息 3 个月，禁止盆浴和性生活 3 个月，6 个月内避免重体力劳动。

2. 教会患者放取子宫托的方法

放置子宫托前嘱患者排尽大小便，洗净双手，两腿分开蹲下，一手托子宫托柄使托盘呈倾斜状进入阴道口内，向阴道顶端旋转推进，直至托盘达子宫颈，放妥后，将托柄弯度朝前，正对耻骨弓；取出子宫托时，洗净双手，手指捏住子宫托柄，上、下、左、右轻轻摇动，待子宫托松动后向后外方牵拉，子宫托即可自阴道滑出，用温水洗净子宫托，拭干后包好备用。

3. 告知患者使用子宫托的注意事项

（1）放置子宫托前阴道应有一定水平的雌激素作用，绝经后妇女用子宫托前 4～6 周开始使用阴道雌激素霜。

（2）子宫托每天早上放入阴道，睡前取出消毒后备用。

（3）保持阴道清洁，经期和妊娠期停用。

（4）上托后分别于第 1、3、6 个月到医院检查 1 次，以后每 3～6 个月到医院检查 1 次。

4. 指导患者盆底肌肉锻炼的方法

4～6周为一个疗程，长期坚持效果更好。

七、注意事项

（1）医务人员积极宣传健康的生育理念，正确处理产程，避免产程过长，提高接产技术，避免困难阴道分娩，减少分娩损伤。

（2）产妇避免产后过早进行体力劳动，提倡做产后保健操。

（3）妇女应积极治疗慢性咳嗽和习惯性便秘等增加腹压的疾病，避免重体力活动。

第十一节　压力性尿失禁

一、概念及发病率

压力性尿失禁指腹压突然增加导致的尿液不自主流出，但不是由逼尿肌收缩压或膀胱壁对尿液的张力压引起的，特点是正常情况下无遗尿，腹压突然增高时尿液自动流出，也称"真性压力性尿失禁""张力性尿失禁""应力性尿失禁"。压力性尿失禁在成年女性中的发病率为 18.9%。

二、发病机制

妊娠与阴道分娩损伤、绝经后雌激素水平降低等引起盆底组织松弛、支持结构缺损、膀胱颈或近端尿道脱出于盆底外。咳嗽时腹压不能平均传到膀胱和近端的尿道，导致增加的膀胱内压力大于尿道内压力而出现漏尿。10%的患者为先天发育异常所致。

三、辅助检查

压力试验阳性；指压试验阳性；棉签倾斜试验判断解剖学支持情况。尿动力学检查可明确膀胱功能，包括膀胱内压测定和尿流率测定。

四、治疗

轻、中度压力性尿失禁给予非手术治疗；重度尿失禁患者生育后可手术治疗，并在手术前后辅以非手术治疗。

五、护理评估

（一）健康史

详细询问患者年龄、月经史、婚育史，注意了解有无产程过长、阴道助产及盆底组织撕裂等病史，同时了解产褥期是否进行过重体力劳动；评估有无慢性咳嗽、便秘等；评估患者是否存在营养不良或先天性盆底组织发育不良；评估患者是否伴有其他器官的下垂。

（二）生理状况

1. 症状

本病典型的症状是腹压增加下不自主溢尿，常伴有尿频、尿急、急迫性尿失禁、排尿后膀胱区胀满感。可分为Ⅰ、Ⅱ、Ⅲ级尿失禁：Ⅰ级只在剧烈压力下发生；Ⅱ级在中度压力下发生；Ⅲ级发生在轻度压力下如站立时发生，但患者仰卧位时可控制尿液。

2. 体征

腹压增加时能观察到尿液从尿道不自主流出。80％的压力性尿失禁伴有阴道膨出，检查可见阴道前壁或后壁呈球状膨出，阴道口松弛。

（三）高危因素

（1）年龄：随着年龄的增长，女性压力性尿失禁患病率逐年增高。

（2）婚育史：生育次数、初次生育年龄、生产方式、胎儿大小等均与产后尿失禁有关。

（3）长期腹压增加：慢性咳嗽、腹腔积液、频繁举重或便秘、绝经后。

（4）肥胖、先天发育异常者。

（5）盆腔脏器脱垂与压力性尿失禁常伴随存在。

六、护理措施

（一）症状护理

（1）下尿路症状如尿频、尿急、急迫性尿失禁等指导患者多饮水，切不可因尿液溢出而减少液体摄入。

（2）做好阴部清洁，指导患者出现不自主尿液排出时及时更换内裤，清洗会阴部，保持局部清洁干燥，防止感染。

（3）合并阴道前、后壁膨出者如膀胱膨出加重，可致排尿困难，需用手将阴道前壁向上抬起方能排尿。

（二）用药护理

α-肾上腺素受体激动剂：常用盐酸米多君，开始剂量 2.5 mg，每天 2～3 次，需观察使用者心率、血压的变化，如出现高血压、竖毛反应、冷感、心动过缓和尿潴留，及时停药治疗。

（三）手术护理

1. 术前护理

训练患者床上排便。

2. 术后护理

需做好患者尿管留置的护理，阴道前壁修补术需保留尿管 48～72 小时。拔除尿管后，嘱患者适量饮水，尽早排尿，4 小时未自解小便需评估原因并通知医师；患者自行排尿后，立即行 B 超膀胱残余尿量测定。排尿不畅者可口服尿感宁，或加以针灸治疗。另外使用生物合成吊带的患者注意排斥反应。

（四）心理护理

（1）理解并尊重患者，给予其生活上的帮助，耐心解答其提出的问题，缓解其压力。

（2）鼓励患者诉说内心的真实感受，有针对性地给予指导，增强其治疗疾病的信心。

（3）协助患者取得家人的理解和帮助，提供足够的支持系统。

（五）健康指导

1. 指导患者随访

术后 6 周内至少进行 1 次随访，主要了解近期并发症（出血、血肿形成、感染、膀胱尿道损伤、尿生殖道瘘、神经损伤和排空障碍等）；6 周以后主要了解远期并发症（新发尿急、继发泌尿生殖器官脱垂、耻骨上疼痛、性交痛、尿失禁复发、慢性尿潴留及吊带的侵蚀等）及手术疗效。药物治疗者 3～6 个月门诊随访；盆底肌肉训练者 2～6 个月门诊随访。

2. 遵医嘱进行电刺激治疗

通过放置在肛门或者阴道内的探头传递不同的电流，刺激盆底肌肉和神经，增加盆底肌强度及力量，根据治疗效果决定治疗疗程。

3. 指导患者进行盆底肌肉训练

嘱患者有意识地对盆底肌肉进行重复、选择性自主收缩和放松，以恢复衰弱的盆底肌，加强控尿能力。每次收缩 3 秒后放松，连续 15 分钟，6～8 周一个疗程。通过规范、长期的盆底肌肉训练，30%～60%的患者的症状可以得到改善。

七、注意事项

该病预防重于治疗，应推行计划生育，提高助产技术。尿失禁的种类很多，术前确诊对手术适应证和治疗效果很重要。因此，需向患者及家属交代各种检查的目的及相关注意事项。

第五章 产科常见疾病的护理

第一节 妊娠期高血压综合征

妊娠高血压综合征（PIH）简称"妊高征"，是发生于妊娠 20 周后，以高血压、蛋白尿、水肿为特征的妊娠期特有的疾病。此病累及全身多个系统，如果病情得不到及时治疗和控制则会危及母儿健康，是孕产妇及围生儿死亡的重要原因之一。

一、病因及发病机制

（一）病因

国内外学者对妊高征的病因进行了大量研究，提出了多种病因学说，如子宫-胎盘缺血学说、神经内分泌学说、免疫学说和慢性弥散性血管内凝血学说，但尚未阐明。近年来对妊高征病因的研究又有了新进展，如内皮素、钙、心钠素及微量元素等，其中血浆内皮素及缺钙与妊高征的关系较为瞩目。

根据调查发现，妊高征发病可能与以下因素有关：①精神过度紧张或受刺激致使中枢神经系统功能紊乱；②寒冷季节或气温变化过大特别是高气压；③年轻初孕妇或高龄初孕妇；④有慢性高血压、肾炎、糖尿病等病史的孕妇；⑤营养不良，如低蛋白血症者；⑥体形矮胖者；⑦子宫张力过高，如羊水过多、双胎、糖尿病巨大儿及葡萄胎等；⑧家族中有高血压史，尤其是孕妇之母有妊高征史者。

（二）发病机制

妊高征的基本病变为全身小动脉痉挛。小动脉痉挛造成管腔狭窄，周围阻力增大，内皮细胞损伤，通透性增加，体液和蛋白质渗漏，表现为血压升高、蛋白尿、水肿和血液浓缩等。

全身各器官组织因缺血、缺氧而受到损害，形成相应的病变及临床表现。例如，脑血管痉挛引起脑组织缺血、缺氧状态时，患者出现头晕、头痛、呕吐，甚至发生某些运动中枢的急性缺血、缺氧症状，如局部或全身性抽搐、昏迷、脑水肿、脑出血。眼底动脉痉挛引起视网膜水肿，出现视力模糊，严重者视网膜出血甚至剥离，出现突然失明。随着妊高征的发展，还可发生肝组织梗死、坏死，心肌间质水肿，心内膜点状出血，偶可见个别毛细血管内栓塞，可发生心力衰竭。

子宫胎盘小动脉痉挛导致子宫胎盘的血流量减少，胎盘功能低下，导致胎儿宫内生长发育迟缓，如发生螺旋动脉栓塞、蜕膜坏死、胎盘后出血，则可导致胎盘早剥。

二、分类及临床表现

（一）轻度

血压 90/140 mmHg 及以上或较基础血压升高 15/30 mmHg，可伴轻度蛋白尿和（或）

水肿。

1. 高血压

孕妇于妊娠 20 周以后血压开始升高，大于等于 90/140 mmHg，或收缩压超过原基础血压30 mmHg，舒张压超过 15 mmHg。

2. 蛋白尿

本病患者可无或仅微量蛋白尿，常在血压升高后出现。

3. 水肿

本病的水肿症状最初可仅表现为体重的异常增加（隐性水肿），每周超过 0.5 kg，如体内积液过多则导致临床可见的水肿。水肿多由踝部开始，渐延至小腿、大腿、外阴部、腹部，呈凹陷性水肿。踝部及小腿有明显内陷性水肿、经休息后不消退者，以"＋"表示；水肿延及大腿，以"＋＋"表示；"＋＋＋"指水肿延及外阴和腹部；"＋＋＋＋"指全身水肿或伴有腹腔积液者。

（二）中度

血压超出轻度妊高征范围但小于 110/160 mmHg，尿蛋白（＋），定量测定超过 0.5 g/24 h或伴有水肿，无自觉症状。

（三）重度

血压 110/160 mmHg 及以上或尿蛋白（＋＋）～（＋＋＋＋），24 小时尿蛋白量达到或超过 5 g，可有不同程度的水肿，并有一系列自觉症状出现。可分为先兆子痫和子痫。

1. 先兆子痫

在高血压及蛋白尿的基础上，患者出现头痛、眼花、恶心、呕吐等症状，表示病情进一步发展，预示即将发生抽搐，称为"先兆子痫"。

2. 子痫

在先兆子痫的基础上进而有抽搐发作，或伴有昏迷，称"子痫"。子痫多发生于妊娠晚期或临产前，称"产前子痫"；少数发生于分娩过程中，称"产时子痫"；个别发生于产后 24 小时内，称"产后子痫"。子痫发作的典型表现为眼球固定，瞳孔放大，随即头转向一侧，牙关紧闭，继而口角与面部肌肉颤动，全身肌肉强直，双手握拳，双臂伸直，全身发生强烈抽动，抽搐时呼吸暂停，面色青紫，持续 1 分钟左右，抽搐幅度减少，全身肌肉松弛，随即深长吸气，发现鼾声后恢复呼吸。抽搐发生前和抽搐期间，患者神志丧失。抽搐次数少及间隔长者抽搐后即可苏醒；抽搐频繁、持续时间较长者往往陷入深昏迷状态。

（四）妊高征对母婴的影响

1. 对孕产妇的影响

妊高征特别是重度妊高征，可导致胎盘早剥、肺水肿、凝血功能障碍、脑出血、急性肾功能衰竭（ARF）、溶血性肝酶综合征（溶血、肝酶升高、血小板减少）、产后出血及产后循环衰竭等并发症。

2. 对胎儿的影响

妊高征时，由子宫血管痉挛引起的胎盘供血不足、胎盘功能减退，可致胎儿发育迟缓、胎儿窘迫、早产、死胎、死产或新生儿死亡。

三、实验室及辅助检查

（一）血液检查

测定血红蛋白、血细胞比容、血气分析、血液浓缩程度等。

（二）肝肾功能测定

判断肝肾功能受损情况，了解有无低蛋白血症存在。

（三）尿液检查

留取 24 小时尿液，进行蛋白定量检查。

（四）眼底检查

视网膜小动脉的痉挛程度反映全身小动脉痉挛的程度，即反映本病的严重程度。

（五）其他

心电图、超声心动图、胎盘功能、胎儿成熟度检查、脑血流图检查。

四、主要护理诊断

（一）焦虑

焦虑与担心高血压对母儿的影响有关。

（二）知识缺乏

患者缺乏与妊娠高血压综合征相关的知识。

（三）组织灌注量改变

组织灌注量改变与全身小动脉痉挛有关。

（四）体液过多

体液过多与妊娠子宫压迫下腔静脉致使血液回流受阻、全身小动脉痉挛、内皮细胞损伤、通透性增加、体液和蛋白质渗漏有关。

（五）有胎儿受伤的危险

胎儿受伤危险与子宫动脉痉挛、胎盘供血不足、胎盘功能减退有关。

（六）有药物中毒的危险

药物中毒风险与应用硫酸镁治疗时入量过多有关。

（七）有受伤的危险

受伤危险与子痫发作时患者意识丧失、咬伤舌头、坠床等有关。

（八）潜在并发症

潜在并发症为胎盘早剥，与螺旋动脉栓塞、蜕膜坏死出血有关。

（九）潜在并发症

产后出血。

五、护理措施

（一）卧床休息

给患者提供一个安静、清洁的休息环境，保证患者有足够的休息和睡眠时间。休息及睡眠时宜取左侧卧位，可减轻下腔静脉受压，增加回心血量，改善肾血流量，增加尿量，并有利于维持正常的子宫胎盘血液循环。卧床休息可防止因活动使血压升高而加重病情。睡眠效果不好者可遵医嘱给予少量镇静剂，如安定、苯巴比妥。给予间歇吸氧或每天吸氧 3 次，每次 1 小时。

（二）健康指导和心理支持

指导患者摄取足够的水和富含纤维素的食物，可有效防止因卧床休息、活动减少而造成的便秘，摄入足够的蛋白质则可补充尿蛋白的损失，除非全身水肿，否则不宜限制盐的摄入。将有关妊高征的症状、体征告诉患者，以便在病情发展时患者能及时汇报；督促患者坚持计数胎动，以判断胎儿宫内的情况；告诉患者及家属妊高征的危害性，以引起他们的重视。

给予患者心理支持。理解、同情患者的感受，耐心倾听患者的诉说；对患者及其家属进行适当的安慰，告诉患者只要积极配合治疗与护理，妊高征的预后是比较理想的；在治疗护理过程中给予患者适当的信息，如病情得到了控制、血压稳定、胎心音正常等，使其对病情有所了解，增加患者的安全感。

（三）用药护理

1. 硫酸镁用药护理

在进行硫酸镁治疗时，应严密观察其毒性作用，并认真控制硫酸镁的入量。通常主张硫酸镁的滴注速度以 1 g/h 为宜，不超过 2 g/h。毒性作用首先表现为膝腱反射消失，随浓度的增加进而发展为全身肌张力减退和呼吸抑制，严重时心跳停止，所以每次用药前和用药期间均应检测以下指标：①膝腱反射必须存在；②呼吸每分钟不少于 16 次；③尿量每小时不少于 25 mL，尿少则提示肾排泄功能受到抑制，镁离子易积聚中毒。由于钙离子可与镁离子争夺神经细胞上的同一受体，阻止镁离子的继续结合，应随时准备好 10% 葡萄糖酸钙注射液，以便在出现毒性作用时及时予以解毒。在静脉推注 10% 葡萄糖酸钙 10 mL 时，宜在 3 分钟内推完，必要时可每小时重复 1 次，直至呼吸、排尿和神经抑制恢复正常，但 24 小时内不得超过 8 次。

2. 降压药的用药护理

静脉使用降压药时应严密观察血压变化情况，根据血压调整药液滴数，以维持舒张压为 90~100 mmHg。

3. 血压的观察

使用冬眠合剂时亦需严密观察血压变化，尤其是静脉注射时应嘱患者必须卧床，以免其起立后发生直立性低血压，摔倒而发生意外；密切监测胎儿宫内情况。

4. 利尿药物用药的护理

用药过程中应严密监测患者的水、电解质平衡情况及药物的毒副反应，发现异常及时与医师联系，并予以纠正。

5. 扩容药物用药的护理

扩容须在解痉的基础上进行，扩容时应严密观察血压、脉搏、呼吸和尿量，防止发生肺水肿和心力衰竭。

（四）病情的观察

每周测体重两次，观察体重改变的情况；记录 24 小时出、入水量；正确留取尿标本（晨尿、24 小时尿），监测尿量、尿蛋白定性定量及尿比重等；监测血压变化及水肿减轻的程度；注意询问患者的主诉，如出现头晕、头痛、目眩等自觉症状，则应提高警惕，防止子痫的发生；定时听胎心音，加强胎儿监护。在观察过程中发现异常及时通知医师，并协助尽快处理。

（五）重度妊高征的护理

重度妊高征的护理的重点在于保持病情稳定，预防子痫发生，为分娩做好准备。除上述常规护理内容外，还应注意以下护理措施：①将患者安排于安静的、光线较暗的病室，尽量集中进行医护活动，避免外部刺激诱发抽搐。②准备呼叫器，置于患者随手可及之处；放好床栏，防止患者坠床、受伤；准备急救车、吸引器、压舌板、开口器等，以备随时使用；准备急救药品，如硫酸镁、葡萄糖酸钙等。

（六）子痫患者的护理

除继续重度妊高征的护理内容之外，在子痫发生时首先应保持患者呼吸道通畅，并立即给予持续吸氧，用开口器或于上、下磨牙间放置一缠好纱布的压舌板，用舌钳固定舌头以防咬伤唇舌或致舌后坠等情况的发生。使患者取头低侧卧位，以防黏液吸入呼吸道或舌头阻塞呼吸道，也可避免发生低血压综合征；必要时用吸引器吸出喉部黏液或呕吐物，以防窒息。在患者昏迷或未完全清醒时，禁止给予一切饮食和口服药，防止误入呼吸道而致吸入性肺炎。遵医嘱采取药物控制抽搐，首选药物为硫酸镁，必要时加用镇静剂、降压药等。注意在抽搐时切忌先用硫酸镁肌内注射，因为注射时的疼痛刺激极可能诱发抽搐。为密切观察尿量可放置导尿管，同时记录出、入液量，并按医嘱及时做尿常规、血液生化检查、心电图和眼底检查等。还应随时监测血压、脉搏、呼吸，定时测量体温，另需特别注意观察患者瞳孔大小的变化、肺部湿啰音、四肢运动情况、腱反射及有无宫缩出现，以便及早发现脑出血、肺水肿和肾功能不全或衰竭的征兆，并判定是否已临产。

情况允许时，患者家属应候在床旁，便于及时沟通病情进展情况，在抽搐控制后 6～12小时应考虑终止妊娠。在子痫发生的过程中，患者可能会大便失禁或胎膜破裂，因此应随时注意保持患者身体及床单位清洁、卫生，维持舒适感。

（七）终止妊娠

妊高征是孕妇特有的疾病，终止妊娠后病情可自行好转，故适时结束妊娠对母儿均有利。其指征为：①先兆子痫治疗 24～48 小时无明显好转者；②胎龄已超过 36 周，经治疗好转者；③胎龄不足 36 周，胎盘功能检查提示胎盘功能减退而胎儿已成熟者；④子痫控制后6～12 小时的孕妇。分娩方式应根据母儿的情况而定：对决定经阴道分娩者，护理人员应认真做好接生前和母儿抢救的准备；决定剖宫产者，应配合医师做好术前准备。

（八）产时护理

如决定经阴道分娩，在第一产程中应注意患者的自觉症状、血压、脉搏、尿量、胎心、宫缩及产程进展的情况；指导孕妇用减轻疼痛的技巧（如深呼吸、按摩下腹部等）来减轻宫缩所引起的疼痛，或建议孕妇采用无痛分娩；孕妇血压升高时及时与医师联系，必要时遵医嘱静滴硫酸镁；宫缩稀弱者，给予静滴催产素加强宫缩；必要时给予肌注哌替啶（潜伏期）、安定（活跃期）镇静；在第二产程中尽量缩短产程，避免产妇用力，可行会阴侧切并用产钳或吸引器助产；在第三产程中需预防产后出血，在胎儿娩出前肩后立即静脉推注催产素，及时娩出胎盘并按摩子宫，观察血压变化，重视患者的主诉。宫缩乏力者禁用麦角，病情较重者于分娩开始即需开放静脉。在产房留观 2 小时，如病情稳定方可送回病房。

（九）产后护理

产后 24 小时至 5 天仍有发生子痫的可能，故不可放松治疗及护理；产后仍需继续监测血压，产后 48 小时内应至少每 4 小时测量一次血压；产后 48 小时内仍应继续硫酸镁治疗、护理。使用大量硫酸镁的孕妇产后易发生宫缩乏力，恶露较常人多，因此应严密观察子宫复旧及阴道流血的情况，严防产后出血。对重度妊高征的患者，产后应谨防宫缩痛、腹部伤口疼痛诱发子痫，故应密切观察并及时处理疼痛。

如产后血压稳定，应鼓励产妇参与新生儿的喂养及护理。如果此次妊娠失败，要协助患者及其家属度过悲伤期，告诉他们下次妊娠时不一定再发生妊高征，但该患者属高危人群，因此要提醒他们在下次妊娠时予以重视，定期进行产前检查，以便及早发现和及早治疗。

第二节　妊娠期糖尿病

一、概念及发病率

妊娠合并糖尿病有两种情况：一种为在原有糖尿病（DM）的基础上合并妊娠，又称"糖尿病合并妊娠"；另一种为妊娠前糖代谢正常，妊娠期才出现的糖尿病，称为"妊娠期糖尿病"（GDM）。糖尿病孕妇中 90％以上是 GDM，糖尿病合并妊娠者不足 10％。GDM 发生率世界各国报道为 1％～14％。我国 GDM 发生率为 1％～5％，近年有明显增高趋势。GDM 患者糖代谢多数于产后可以恢复正常，但将来患 2 型糖尿病概率增加。糖尿病孕妇的临床经过复杂，对母儿结局均有较大危害，必须引起重视。

二、发病机制

妊娠中、后期孕妇对胰岛素的敏感性逐渐下降，为维持正常糖代谢水平，胰岛素需求量必须相应增加，对于胰岛素分泌受限的孕妇，妊娠期不能代偿这一生理变化而使血糖升高，原有糖尿病加重或出现妊娠期糖尿病。

三、辅助检查

（一）OGTT（75 g 糖耐量试验）

有条件的医疗机构应该做 OGTT。妊娠 24～28 周 OGTT 前禁食至少 8 小时，最迟不超过上午 9 时，试验前连续 3 天正常饮食，即每天进食碳水化合物不少于 150 g，检查期间静坐、禁烟。检查时，5 分钟内口服含 75 g 葡萄糖的液体 300 mL，分别抽取孕妇服糖前空腹及服糖后 1 小时、2 小时的静脉血（从开始饮用葡萄糖水计算时间），放入含有氟化钠的试管中，采用葡萄糖氧化酶法测定血糖水平。根据 75 g 糖 OGTT 的诊断标准，服糖前空腹及服糖后 1 小时、2 小时，3 项血糖值应分别小于 5.1 mmol/L、10.0 mmol/L、8.5 mmol/L（92 mg/dL、180 mg/dL、153 mg/dL）。任何一项血糖值达到或超过上述标准即诊断为 GDM。

（二）空腹血糖 FPG

孕妇具有 GDM 高危因素或者医疗资源缺乏地区，建议妊娠 24～28 周首先检查空腹血糖 FPG。FPG＞5.1 mmol/L，可以直接诊断 GDM，不必行 OGTT；FPG＜4.4 mmol/L（80 mg/dL），发生 GDM 可能性极小，可以暂时不行 OGTT；FPG＞4.4 mmol/L 且小于 5.1 mmol/L 时，应尽早行 OGTT。

（三）糖化血红蛋白 HbAlc 水平的测定

HbAlc 反映取血前 2～3 个月的平均血糖水平，可作为评估糖尿病长期控制情况的良好指标，多用于 GDM 初次评估。应用胰岛素治疗的糖尿病孕妇推荐每两个月检测一次。

（四）尿酮体的监测

尿酮体有助于及时发现孕妇碳水化合物或能量摄取的不足，也是早期糖尿病酮症酸中毒（diabetic ketoac-idosis，DKA）的一项敏感指标，孕妇出现不明原因的恶心、呕吐、乏力等不适或者血糖控制不理想时，应及时监测尿酮体。

（五）尿糖的监测

由于妊娠期间尿糖阳性并不能真正反映孕妇的血糖水平，不建议将尿糖作为妊娠期常规监测手段。

（六）肝肾功能检查

24 小时尿蛋白定量，眼底等相关检查。

四、治疗

妊娠期管理：包括血糖控制、医学营养治疗、胰岛素等药物治疗、妊娠期糖尿病酮症酸中毒的处理及母儿监护等。

妊娠期血糖控制目标：GDM 患者妊娠期血糖应控制在餐前及餐后两小时血糖值分别不高于5.3 mmol/L、6.7 mmol/L（95 mg/dL、120 mg/dL），特殊情况下可测餐后 1 小时血糖值不高于7.8 mmol/L（140 mg/dL）；夜间血糖不低于 3.3 mmol/L（60 mg/dL）；妊娠期糖化血红蛋白 HbAlc 宜小于 5.5％。

五、护理评估

（一）健康史

由胰岛素分泌缺陷和（或）胰岛素作用缺陷而引起的糖、蛋白质、脂肪代谢异常，久病可引起眼、肾、神经、血管、心脏等组织的慢性进行性病变，导致功能缺陷及衰竭。

（二）生理状况

GDM 孕妇妊娠期有三多症状（多饮、多食、多尿），或外阴阴道假丝酵母菌感染反复发作，孕妇体重大于 90 kg，本次妊娠并发羊水过多或巨大胎儿者，应警惕合并糖尿病的可能。但大多数妊娠期糖尿病患者无明显的临床症状。

（三）高危因素

1. 孕妇因素

年龄 35 岁及以上、妊娠前超重或肥胖、糖耐量异常史、多囊卵巢综合征。

2. 家族史

糖尿病家族史。

3. 妊娠分娩史

不明原因的死胎、死产、流产史、巨大儿分娩史、胎儿畸形和羊水过多史、妊娠期糖尿病史。

4. 本次妊娠因素

妊娠期发现胎儿大于孕周、羊水过多、反复外阴阴道假丝酵母菌病者。

（四）心理-社会因素

由于糖尿病疾病的特殊性，孕妇及家人对疾病知识的了解程度、认知态度问题，孕妇出现焦虑、恐惧心理，应该关注孕妇的社会及家庭支持系统是否完善等。

六、护理措施

（一）一般护理

（1）评估妊娠期糖尿病既往史、家族史、不良孕产史、本次妊娠经过、存在的高危因素、并发症、病情控制及用药情况等。

（2）营养摄入量推荐包括每天摄入总能、碳水化合物、蛋白质、脂肪、膳食纤维、维生素、矿物质及非营养性甜味剂的使用。

（3）餐次的合理安排：少量多餐、定时定量进餐，控制血糖。

（二）症状护理

（1）评估孕妇有无糖代谢紊乱综合征，即三多一少症状（多饮，多食，多尿，体重下降），重症者症状明显。评估孕妇有无皮肤瘙痒，尤其外阴瘙痒。因高血糖可导致眼房水、晶体渗透压改变而引起眼屈光改变，患病孕妇可出现视力模糊。

（2）评估糖尿病孕妇有无产科并发症，如低血糖、高血糖、妊娠期高血压疾病、酮症酸中毒、感染等。

（3）确定胎儿宫内发育情况，注意有无巨大儿或胎儿生长受限。

（4）分娩期重点评估孕妇有无低血糖及酮症酸中毒症状，如心悸、出汗、面色苍白、饥饿感或出现恶心、呕吐、视力模糊、呼吸快且有烂苹果味等。

（5）产褥期主要评估有无低血糖或高血糖症状，有无产后出血及感染征兆，评估新生儿状况。

（6）妊娠期糖尿病酮症酸中毒的处理：在检测血气、血糖、电解质并给予相应治疗的同时，主张应用小剂量胰岛素 0.1 U/（kg·h）静脉滴注。每 1～2 小时监测血糖 1 次。血糖不低于 13.9 mmol/L 时，应将胰岛素加入 0.9% 氯化钠注射液中静脉滴注；血糖低于 13.9 mmol/L时，开始将胰岛素加入 5% 葡萄糖氯化钠注射液中静脉滴注，酮体转阴后可改为皮下注射。

（三）用药护理

1. 常用的胰岛素制剂及其特点

（1）超短效人胰岛素类似物：门冬胰岛素已被我国国家市场监督管理总局批准可用于妊娠期。其特点是起效迅速、药效维持时间短，具有最强或最佳的降低餐后血糖的作用，不易发生低血糖，用于控制餐后血糖水平。

（2）短效胰岛素：其特点是起效快，剂量易于调整，可皮下、肌内和静脉注射使用。

（3）中效胰岛素：含有鱼精蛋白、短效胰岛素和锌离子的混悬液，只能皮下注射而不能静脉使用。注射后必须在组织中蛋白酶的分解作用下将胰岛素与鱼精蛋白分离，释放出胰岛素再发挥生物学效应。其特点是起效慢，药效持续时间长，其降低血糖的强度弱于短效胰岛素。

（4）长效胰岛素类似物：地特胰岛素也已经被国家市场监督管理总局批准应用于妊娠期，可用于控制夜间血糖和餐前血糖。

静脉注射胰岛素后能使血糖迅速下降，半衰期 5~6 分钟，故可用于抢救 DKA。

（5）妊娠期胰岛素应用的注意事项。①胰岛素初始使用应从小剂量开始，0.3~0.8 U/（kg·d）。每天计划应用的胰岛素总量应分配到三餐前使用，分配原则是早餐前最多，中餐前最少，晚餐前用量居中。每次调整后观察 2~3 天判断疗效，每次以增减 2~4 U 或不超过胰岛素每天用量的 20％为宜，直至达到血糖控制目标。②胰岛素治疗期间清晨或空腹高血糖的处理：夜间胰岛素作用不足、黎明现象和索莫吉反应均可导致高血糖的发生。前两种情况必须在睡前增加中效胰岛素用量，而出现索莫吉反应时应减少睡前中效胰岛素的用量。③妊娠过程中机体对胰岛素需求的变化：妊娠中、晚期对胰岛素需求量有不同程度的增加；妊娠 32~36 周胰岛素需要量达高峰，妊娠 36 周后稍有下降，应根据个体血糖监测结果不断调整胰岛素用量。

2. 口服降糖药在 GDM 孕妇中的应用

（1）格列本脲：临床应用最广泛的治疗 GDM 的口服降糖药，作用于靶器官即胰腺，99％以蛋白结合形式存在，极少通过胎盘屏障。目前临床研究显示，妊娠中、晚期 GDM 孕妇应用格列本脲与胰岛素治疗相比，疗效一致，前者使用方便，且价格便宜。但用药后发生子痫前期和新生儿黄疸需光疗的风险升高，少部分孕妇有恶心、头痛及低血糖反应。

（2）二甲双胍：可增加胰岛素的敏感性。目前的资料显示，妊娠早期应用该药对胎儿无致畸性，在多囊卵巢综合征的治疗过程中对早期妊娠的维持有重要作用。由于该药可以透过胎盘屏障，妊娠中、晚期应用对胎儿的远期安全性尚有待证实。

因磺脲类及双胍类降糖药均能通过胎盘，对胎儿产生毒性反应，因此孕妇不宜口服降糖药物治疗。对通过饮食治疗不能控制病情的妊娠期糖尿病患者，为避免低血糖或酮症酸中毒的发生，胰岛素是其主要的治疗药物。显性糖尿病患者应在孕前即改为胰岛素治疗，在使用胰岛素治疗的过程中特别注意对其用药的时间、剂量、使用方法等进行指导。

（四）分娩期护理

分娩时，应严密监测血糖，密切监护胎儿状况。妊娠期糖尿病孕妇在分娩过程中仍需维持身心舒适，给予支持以减缓分娩压力。

1. 分娩时机

（1）无须胰岛素治疗而血糖控制达标的 GDM 孕妇，如无母儿并发症，在严密监测下可待预产期，到预产期仍未临产者，可引产终止妊娠。

（2）PGDM 及胰岛素治疗的 GDM 孕妇，如血糖控制良好且无母儿并发症，在严密监测下，妊娠 39 周后可终止妊娠；血糖控制不满意或出现母儿并发症，应及时入院观察，根据病情决定终止妊娠的时机。

（3）糖尿病伴发微血管病变或既往有不良产史者需严密监护，终止妊娠时机应个体化。

2. 分娩方式

妊娠合并糖尿病本身不是剖宫产指征，如有胎位异常、巨大儿、病情严重需终止妊娠时，常选择剖宫产，做好术前准备。若胎儿发育正常，宫颈条件较好，则适宜经阴道分娩。

决定阴道分娩者，应制订分娩计划，产程中密切监测孕妇的血糖、宫缩、胎心率的变化，避免产程过长。择期剖宫产的手术指征为糖尿病伴严重微血管病变，或其他产科指征。妊娠期血糖控制不好、胎儿偏大（尤其估计胎儿体重≥4 250 g者）或既往有死胎、死产史者，应适当放宽剖宫产指征。

（五）心理护理

妊娠期糖尿病孕妇了解糖尿病对母儿的危害后，可能会因无法完成"确保自己及胎儿安全顺利地度过妊娠期和分娩期"这一母性心理发展任务而产生焦虑、恐惧及低自尊的反应，严重者造成身体意象紊乱。如妊娠分娩不顺利，胎婴儿产生不良后果，则孕妇心理压力更大。护理人员应提供各种交流的机会，鼓励其讨论面临的问题及心理感受，以积极的心态面对压力，并协助其澄清错误的观念和行为，促进身心健康。

（六）健康指导

（1）宣教妊娠、分娩经过，提高母婴健康共识。

（2）指导实施有效的血糖控制方法，保持良好的自我照顾能力。

（3）预防产褥感染，鼓励母乳喂养。

（4）指导产妇定期接受产科和内科复查，重新确诊。

七、注意事项

（1）注意妊娠期糖尿病孕妇的管理，特别是饮食管理和药物治疗。

（2）重视酮症酸中毒的预防及早期识别。

（3）胰岛素使用的各项注意事项。

（4）注意对胎儿发育、胎儿成熟度、胎儿状况和胎盘功能等的检测，必要时及早住院。

第三节　妊娠合并心脏病

一、概念

妊娠合并心脏病是一种严重的妊娠合并症，包括妊娠前已患有心脏病及妊娠后发现或发生的心脏病。其中，先天性心脏病占35%～50%，位居第一位。妊娠合并心脏病在我国孕产妇死因顺位中高居第二位，为非直接产科死亡原因的首位。我国的发病率约为1%。

二、妊娠、分娩对心脏病的影响

（一）妊娠期

循环血容量于妊娠6周开始逐渐增加，32～34周达高峰，产后2～6周逐渐恢复正常，总循环血量的增加可导致心排出量增加和心率增快。另外，妊娠末期，增大的子宫使膈肌升高，心脏向上、向左前发生移位，导致心脏大血管轻度扭曲，心脏负荷进一步加重，心脏病孕妇容易发生心力衰竭。

（二）分娩期

强力的宫缩及耗氧量的增加使分娩期成为心脏负担最重的时期。第一产程，每次宫缩会导致 $250\sim500$ mL 血液被挤入体循环，增加回心血量和心排出量，加重心脏负担；第二产程，除子宫收缩外，腹肌和骨骼肌的收缩使外周阻力增加，加之分娩时屏气使肺循环压力增加，腹腔压力增高，内脏血液回流入心脏的量增加，此时心脏前后负荷显著加重；第三产程，胎儿娩出后，腹压骤减，大量血液流向内脏，回心血量减少，而胎盘娩出后，胎盘循环终止，子宫收缩使子宫内血液迅速进入体循环，回心血量骤增。血流动力学的急剧变化，容易致心力衰竭。

（三）产褥期

产后 3 天内，子宫收缩使大量血液进入体循环，且产妇组织中潴留的大量水分也回流到体循环，使心脏负担再次加重，因此仍需谨防心力衰竭的发生。

综上，妊娠 $32\sim34$ 周、分娩期及产后 3 天内是心脏病患者最危险的时期，护理人员应严密观察，确保母婴安全。

三、辅助检查

全身检查、心脏检查及产科检查。

（1）产科检查：评估胎儿宫内状况。

（2）影像学检查：B 超心动图检查有无心肌肥厚、瓣膜运动异常、心内结构畸形等。

（3）心电图检查：有无严重心律失常，如心房颤动、心房扑动、Ⅲ度房室传导阻滞等。

四、治疗

积极防治心力衰竭和感染。

五、护理评估

（一）健康史

详细了解产科病史和既往病史，包括有无不良孕产史、心脏病史、心脏病相关疾病史、心功能状态及有无心力衰竭史等。

（二）生理状况

1. 症状

了解患者有无活动受限、发绀等，应特别注意有无早期心力衰竭的症状和体征。

（1）轻微活动后即出现胸闷、心悸、气短。

（2）休息时心率超过 110 次/min，呼吸超过 20 次/min。

（3）夜间常因胸闷而需坐起呼吸或到窗口呼吸新鲜空气。

（4）肺底部出现少量、持续性湿啰音，咳嗽后不消失。

2. 体征

有无呼吸、心率增快，有无心脏增大、肝大、水肿、颈静脉怒张、杵状指等。

（三）心理-社会因素

孕产妇有无焦虑、恐惧等心理问题，孕产妇及家属对疾病知识的掌握情况、重视程度及家庭支持度。

六、护理措施

(一) 一般护理

本病的一般护理见产科一般护理，但妊娠合并心脏病孕妇还应注意以下问题。

(1) 休息指导：孕妇应保证每天 10 小时以上的睡眠，且中午宜休息 2 小时，避免过度劳累及情绪激动。分娩后，在心功能允许的情况下，鼓励其早期下床活动，以防血栓形成。

(2) 营养指导：指导孕妇进食高热量、高维生素、低盐、低脂的饮食，少量多餐，多食蔬菜、水果，以防便秘加重心脏负担；每天食盐摄入量不超过 5 g。

(3) 定期产前检查：妊娠 20 周前每 2 周检查 1 次；妊娠 20 周后，尤其是 32 周后，每周检查 1 次。若心功能在Ⅲ级或以上，有心力衰竭征象，应立即入院治疗；若心功能为Ⅰ～Ⅱ级，应在妊娠 36～38 周入院待产。

(4) 妊娠合并心脏病孕妇应适当放宽剖宫产指征，经阴道分娩者应采取半卧位，臀部抬高，下肢放低，产程中加强观察。

(二) 症状与体征护理

1. 生命体征及自觉症状

根据病情，定期观察孕产妇的生命体征及自觉症状，或使用生理监护仪连续监护；正确识别早期心力衰竭的症状与体征，预防心力衰竭的发生。

2. 分娩期的产程观察

有条件的医院应使用生理监护仪进行持续监护，无生理监护仪的医院应严密观察患者生命体征和自觉症状。第一产程：每 15 分钟监测 1 次血压、脉搏、呼吸、心率及自觉症状；每30 分钟测胎心率 1 次；减轻或消除紧张情绪，必要时遵医嘱使用镇静剂。第二产程：指导产妇使用呼吸等放松技巧以减轻疼痛；每10 分钟监测 1 次血压、脉搏、呼吸、心率等；行胎儿电子监护，持续监测胎儿情况；宫口开全后，行产钳助产术或胎头吸引术以缩短产程。

3. 预防产后出血和感染

胎儿娩出后立即压沙袋于腹部，持续 24 小时，以防腹压骤降诱发心力衰竭。输液时，严格控制输液速度，有条件者使用输液泵，并随时评估心脏功能。严格遵循无菌操作规程，产后遵医嘱给予抗生素预防感染。

(三) 用药护理

为预防产后出血，遵医嘱应用缩宫素，但禁用麦角新碱，以防静脉压升高，增加心脏负担；产后遵医嘱预防性使用抗生素；使用强心药者，应严密观察不良反应。

(四) 心理护理

妊娠合并心脏病孕产妇最担心的问题是自身和胎儿的安全，医务人员应指导孕产妇及家属掌握心力衰竭的诱发因素及预防心衰、早期心衰的识别等相关知识。

(五) 急性心力衰竭的急救

(1) 体位：坐位，双腿下垂，以减少回心血量。

（2）吸氧：高流量给氧 6～8 L/min，必要时面罩加压给氧。

（3）用药：遵医嘱给予镇静剂、利尿剂、血管扩张剂、洋地黄制剂、氨茶碱等。

（4）紧急情况下，无抢救条件时，可采取四肢轮流结扎法，以减少静脉回心血量。

（六）健康指导

1. 预防心力衰竭的诱因

嘱患者多休息，避免过度劳累；注意保暖，预防感冒；保持心情愉快，避免过度激动；进食清淡食物，避免过饱；适度运动，多进食高纤维食物，防止便秘。

2. 母乳喂养指导

心功能Ⅰ～Ⅱ级者可以母乳喂养，但要避免过劳；心功能Ⅲ级或以上者不宜母乳喂养，应指导其及时回乳，并教会家属人工喂养的方法。

3. 出院指导

全面评估产妇的身心状况，与家属共同制订康复计划；在心功能允许的情况下，鼓励产妇适度参与新生儿的照护，促进亲子关系的建立；新生儿有缺陷或死亡者，鼓励产妇表达情感，并给予理解与安慰。

4. 避孕指导

不宜再妊娠者，应在剖宫产的同时行输卵管结扎术，或在产后 1 周行绝育术；未行绝育术者，应指导其采取适宜的避孕措施，严格避孕。

七、注意事项

（1）预防心力衰竭：孕产期应避免过度劳累、感冒、过度激动、便秘等，防止发生心力衰竭。

（2）识别心力衰竭的早期临床表现：容易发生心衰的三个时期为妊娠 32～34 周、分娩期、产后 72 小时，识别心力衰竭的早期临床表现对于及早处理、改善预后具有十分重要的意义。

（3）心力衰竭急救时用药：发生心力衰竭时，应快速、准确按医嘱给药。因此，应熟练掌握常用急救药物的剂量、用药方法、药理作用及不良反应。

第四节　异位妊娠

异位妊娠是指受精卵种植并发育在子宫体腔以外的器官或组织的妊娠，又称"宫外孕"。严格而言，称异位妊娠比宫外孕更为确切和科学，因宫颈、宫角等实际上属于子宫的一部分，若是宫颈妊娠或宫角妊娠，称宫外孕则不甚确切，而称异位妊娠则符合客观。

一、分类

异位妊娠按其妊娠部位的不同有下面四种情况。①输卵管内妊娠：间质部妊娠、峡部妊娠、壶腹部妊娠、漏斗部妊娠和伞部妊娠。②与子宫有关的部位妊娠：宫颈妊娠、宫角妊娠、残角子宫妊娠、子宫憩室妊娠、子宫小囊妊娠和子宫肌壁内妊娠。③子宫以外的部位妊娠；卵巢妊娠、腹腔妊娠、阔韧带妊娠、子宫切除后的异位妊娠、腹膜后妊娠和阴道妊娠。
④宫外、宫内复合妊娠。

（一）输卵管妊娠

卵子在输卵管壶腹部受精，受精卵因某些原因延迟或被阻碍进入宫腔而在输卵管的某一部位着床、发育，发生输卵管妊娠。输卵管妊娠是异位妊娠中最常见的一种类型。而输卵管妊娠的发生部位以壶腹部最多，占 50%～70%；其次为峡部，占 25%～30%；伞部和间质部最少见。

（二）子宫颈妊娠

子宫颈妊娠指受精卵在子宫颈管内（组织学内口以下的宫颈内膜）着床和发育，故又称"宫颈前置胎盘"。临床上较少见，但它是异位妊娠中一种严重类型。宫颈妊娠的发生率为 1：（1000～17450）不等，近 10 年来有增加的趋势，可能与人工流产病例增多有关，因人工流产常引起子宫内膜受损或疤痕形成，受精卵延伸至宫颈内妊娠。

（三）子宫角妊娠

子宫角妊娠是指孕卵种植在输卵管口附近、宫腔侧或在输卵管间质部，但向宫腔侧发育而不在间质部发育，故严格说子宫角妊娠非异位妊娠。其结局大多于 3 个月内发生自然流产，个别也可达足月，但胎盘发育多异常，不易剥离。

（四）残角子宫妊娠

残角子宫为先天性发育畸形，是由一侧副中肾管发育不良形成的。残角子宫与另一侧发育好的子宫往往不相通，但两者间有实性的纤维束相连，也有可为贯通的一极细管道。残角子宫按有无子宫腔及是否与正常宫腔相通分为 3 型：Ⅰ型为残角子宫宫腔与正常子宫的宫腔相通；Ⅱ型为不通；Ⅲ型为无子宫腔。一般残角子宫妊娠以Ⅱ型多见。

残角子宫妊娠指精子或受精卵外游走到对侧输卵管，再达残角子宫内着床，随之生长发育。其发生率是总妊娠的二十万分之一。

残角子宫妊娠的受精方式可能为：①精子通过单角子宫腔进入输卵管，再经腹腔游走进入对侧输卵管，在患侧输卵管内与卵子结合，进入残角宫腔，此时黄体通常在残角侧卵巢。②受精在单角子宫侧的输卵管内，受精卵经腹腔游走到残角子宫腔内，此时黄体常位于与残角子宫不相连的那侧卵巢中。

（五）子宫憩室妊娠

子宫憩室为先天性畸形，位于宫壁，为卵圆形，直径 1～2 mm，开口于宫腔。子宫憩室罕见，故子宫憩室内孕卵着床更为罕见，至今仅见十余例报道，其结局有破裂、流产及继续妊娠等数种，主要根据憩室口的大小，憩室壁的厚度及孕卵发育本身的大小而定。

（六）子宫小囊妊娠

子宫小囊形成常是子宫肌层局部扩张的结果。在小囊内妊娠即称为"子宫小囊妊娠"，子宫小囊妊娠较子宫憩室妊娠更少见。此时受精卵虽然种植在子宫腔内，但随后胚囊在扩张和突起的小囊内生长发育，当胚囊生长发育时，局部的子宫肌层变薄，甚至在腹部即可扪及胎儿肢体，犹如腹腔妊娠一样。子宫后壁的小囊形成较前壁多见。

（七）子宫壁妊娠

子宫壁妊娠指受精卵在子宫肌层着床、生长与发育，孕卵四周被子宫肌层包围，与子宫腔不通，与输卵管腔也不通，受精卵如何着床子宫壁肌层，目前尚未阐明。可能的机制包括子宫腺肌病、以往存在子宫创伤、子宫内膜腺体发生异常和滋养叶细胞活性增加等。子宫壁妊娠罕见，国内子宫壁妊娠仅有 1 例报告，手术前能确诊的病例几乎没有，确诊必须根据病理所见，底包膜常不全或缺如，有时伴植入性胎盘。

（八）子宫峡部妊娠

子宫峡部妊娠也称"宫颈峡部妊娠"，是指孕卵种植于组织学内口以上、解剖学内口以下的峡部。本病可能与孕卵发育迟缓有关，它不同于宫颈妊娠，后者是指孕卵种植于组织学内口以下的宫颈黏膜，但由于两者的着床部位毗邻，其临床症状相似。

本病的确诊有赖于病理检查，及早做 B 超检查可能有助于本病的早期诊断，确诊均以最后病理证实。此前，国内先后有 14 例本病的报道。

（九）子宫切除术后异位妊娠

子宫切除术后发生异位妊娠甚为罕见。子宫切除术包括部分子宫切除术、子宫次全切除术和子宫全切除术。在下列情况可发生此种异位妊娠：①部分子宫切除术后，输卵管与残留的子宫腔沟通。②受孕发生在子宫切除术前数天。③子宫切除术后，输卵管与阴道有瘘孔相通或经盆腔相通。

子宫切除术异位妊娠报道甚少，但以经阴道子宫切除术后发生异位妊娠为多，考虑与经阴道腹膜缝合的因素有关，这也表明输卵管通畅和阴道有瘘孔相通或经盆腔相通。

子宫切除术后异位妊娠的受精卵可在输卵管内、阔韧带、膀胱阴道间隙或腹腔生长。国内有子宫切除术后腹腔妊娠的报道，子宫切除时正值排卵后，卵子已在输卵管内受精，因手术输卵管近端闭塞，受精卵只能向远端移行而着床在盆腔内，或由输卵管妊娠流产而种植在腹腔。

（十）卵巢妊娠

卵巢妊娠是指受精卵在卵巢内着床和发育，是异位妊娠的一种少见形式，但近年有发病增多的趋势。卵巢妊娠可分为原发性和继发性两种。原发性卵巢妊娠的原因不很清楚，可能是卵子从卵巢排出后，先在输卵管受精，后又落入腹腔，最后种植于卵巢皮质或破裂的滤泡中发展而成；也有人认为卵泡内卵子未排出，受精在早期的黄体内。继发性卵巢妊娠为输卵管妊娠破裂或流产后，胚胎与卵巢接触而种植。

原发性卵巢妊娠的诊断标准必须具备以下几点：①患侧输卵管及伞部完整，且与卵巢分离无粘连；②胚囊必须位于卵巢组织内；③卵巢与胚囊以子宫卵巢韧带与子宫相连；④胚囊壁上有卵巢组织，甚至有多处；⑤输卵管组织在显微镜下不存在妊娠现象。

（十一）腹腔妊娠

腹腔妊娠是指孕卵在腹腔内着床，即胎盘不附着于子宫腔上、卵巢上、输卵管内及阔韧带内，而附着于腹腔的某一部分，如小肠、胃、网膜、肠系膜、肝脾、子宫及其附件等浆膜面上。

腹腔妊娠有原发性和继发性两种。原发性腹腔妊娠比较少见，是指卵子在腹腔内受精、种植而生长发育。一般由孕卵直接种植于腹腔腹膜、肠系膜或大网膜上导致，也有人怀疑这种情况的存在。但原发性腹腔妊娠是可能的，理由是：体腔上皮有夺能性分化能力，可能演变为副中肾管上皮，子宫后壁浆膜常有蜕膜反应就是例证；腹腔内的子宫内膜异位症可为孕卵的种植部位。诊断原发性腹腔妊娠的3个条件：①输卵管、卵巢均正常，无近期妊娠的证据；②无子宫腹膜瘘形成；③妊娠只存在于腹腔，且妊娠期短，足以排除来源于输卵管的情况。第三个条件常不易辨别。

继发性腹腔妊娠的来源大致有3种：子宫有缺陷（疤痕愈合欠佳）、憩室（自然破裂）或子宫壁发育不良导致破裂等，以及子宫腹膜瘘；卵巢妊娠破裂；输卵管妊娠流产或破裂，孕卵落入腹腔，在某一部位种植、着床，妊娠继续生长、发育成腹腔妊娠。

有报道称继发性腹腔妊娠是由于以往剖宫产子宫切口裂开，胎儿游走至子宫外，也有少见的是其他原因的子宫伤口、子宫憩室妊娠等。腹腔妊娠也有胎儿存活的报道，但一般腹腔妊娠围产儿病死率甚高，为 $75\% \sim 95\%$，先天畸形率也高达 50%，发生率为 $1：(15000 \sim 30000)$ 次分娩。

（十二）阔韧带内妊娠

阔韧带内妊娠又称"腹膜外妊娠"，是指妊娠囊在阔韧带两叶之间生长、发育，实际上是妊娠囊在腹腔外生长、发育。本病的发生率很低，据报道仅为异位妊娠的 $1/163 \sim 1/75$，或为妊娠的 $1/183\ 900$，国内也见报道。科巴克（Kobak）等认为阔韧带内妊娠是一种继发性妊娠，合子可能在其他位置原始植入，如卵巢、输卵管和腹腔等。一般认为由于输卵管妊娠早期破裂，裂口恰在阔韧带两叶之间，孕卵再种植生长；也可继发于子宫峡部妊娠破裂后，妊娠内容物可以自破口排出到阔韧带之间，形成阔韧带血肿。胎儿多死亡，血块可以吸收；但如出血不多，胎儿未死亡，可在阔韧带内继续妊娠。彼得森（Paiterson）和格兰特（Grant）认为阔韧带内妊娠患者输卵管均正常，阔韧带内妊娠是合子在阔韧带原始植入所致。

（十三）腹膜后妊娠

腹膜后妊娠甚为罕见，常在后腹膜形成血肿，血肿中见有羊膜囊，可能是后腹膜妊娠，以后进入腹膜后间歇或受精卵进入淋巴而到达后腹膜，孕卵周围淋巴有蜕膜组织。

（十四）阴道妊娠

阴道妊娠极为罕见，可分为2类：一类发生于子宫切除术后的阴道残端上，其发生原因可能为阴道残端与腹腔间有瘘管存在，受精卵游走至此而着床；另一类发生于阴道壁憩室内尿道阴道壁的间隙内。

（十五）宫内、宫外复合妊娠

宫内、宫外复合妊娠是罕见的一种异位妊娠，其发生率为 $1：(15000 \sim 30000)$，宫内、宫外妊娠可分为异期复孕和同期复孕两种。

正常情况下，当受精卵在宫腔内着床后，滋养细胞分泌大量的绒毛膜促性腺激素，妊娠黄体分泌大量的孕激素和雌激素，该类激素既能维持妊娠，又能抑制下丘脑-垂体-卵巢轴的调节，所以整个孕期，卵巢功能基本处于稳定状态，卵巢内无卵泡发育和排卵现象。而异期复孕的发生可能是大量的绒毛膜促性腺激素使卵巢内卵泡发育并排卵，精子也可通过子宫腔包蜕膜与壁蜕膜之间进入输卵管，一旦受精，由于孕期输卵管蠕动减少、减弱，易着床于输卵管，造成宫内、宫外异期复孕，但罕见。

同期复孕有两种可能，即同时排出两个卵子分别受精，或卵子受精后分裂成两个独立的分裂球，分别着床于宫内和宫外。

现今辅助生育技术在临床应用后，宫内、宫外同时妊娠的发生率增多，占应用辅助生育技术妇女的 1%～2%。主要因胚胎移植数量多，移植液容量大，引起部分胚胎流入其他部位而着床和发育。采用诱发排卵后，宫内、宫外复合妊娠的发生率也上升 1.2%。

（十六）多胎异位妊娠

多胎异位妊娠以输卵管妊娠多见。阿里（Arey）指出输卵管内单卵双胎妊娠多于子宫内单卵双胎妊娠。而双卵双胎分别植入两侧输卵管者较少见。芬德伯克（Funderburk）报道某孕妇子宫内有一胎儿，两侧输卵管内各有一个胎儿。也有报道一孕妇在接受输卵管妊娠破裂手术时，医生发现输卵管内有 4 个小胚胎，每个胚胎都有独立的羊膜囊，包在一个共同的绒毛膜囊中，4 个胚胎大小不等，其中：最大的胚胎头已明显可辨认，枝芽尚未出现；最小者为一椭圆形胎块。

（十七）慢性异位妊娠（陈旧性异位妊娠）

慢性异位妊娠无明确的定义，一般指输卵管妊娠流产或破裂后，胚胎死亡，内出血停止，因病程较长，盆腔内形成一个与周围组织粘连的包块。过去，常规的妊娠试验总是阴性，而现今较敏感的妊娠试验可能呈阳性，β-HCG 定量检测可见其滴定度低。

（十八）绝育术后的异位妊娠

受精卵可种植于绝育术后输卵管腹膜瘘部位，输卵管单极电灼绝育术后，输卵管妊娠概率极高。其他方法的输卵管绝育术后，输卵管的发生率没这么高。用 hulka 弹簧夹或输卵管套环行绝育术后多数妊娠系宫内妊娠，而输卵管双折切断结扎术后经常是子宫外妊娠。浙江省曾对 17 个单位 215 324 例输卵管结扎者随访，其中异位妊娠 99 例，发生率为 0.46%，但也有报道为7.2%～18.2%不等。

二、病因

（一）延迟或阻止受精卵进入子宫腔

1. 慢性输卵管炎

炎症后管腔皱褶粘连，致输卵管腔部分阻塞，内膜纤毛常有缺损，肌肉蠕动能力降低，影响孕卵的移行。

2. 输卵管周围粘连

输卵管周围粘连是继发于阑尾炎、腹膜炎和盆腔子宫内膜异位症后的输卵管周围炎性粘连，常使孕卵运行缓慢。

3. 盆腔结核

由于病变部位纤维化和疤痕形成，输卵管管腔部分性阻塞。

4. 输卵管发育不良或先天性畸形

发育不良的输卵管较正常者细薄而长且屈曲，管壁肌纤维发育差，内膜纤毛缺乏；先天畸形如憩室、副伞等亦易发生异位妊娠。

5. 盆腔肿瘤

肿瘤的压迫和牵拉使输卵管变得细长、迂曲，可阻碍受精卵的通过而发生异位妊娠。

6. 输卵管子宫内膜异位症

子宫内膜替代的部分输卵管内膜同样可供受精卵种植。子宫内膜组织也可侵入输卵管间质部，形成间质增厚、管腔狭窄或阻塞致输卵管妊娠。

7. 输卵管结扎术后再通

输卵管结扎或切断后，近端如有瘘管形成，精子可由瘘管游入腹腔，再通过远侧输卵管伞部进入壶腹部与卵子会合。

8. 以往输卵管手术

以往输卵管手术如输卵管整形术、吻合术和输卵管妊娠保守性手术，可造成部分管阻塞或输卵管周围粘连。

（二）胚胎本身缺陷

异位妊娠中有许多胚胎畸形，异位妊娠者染色体图像中也见有较高比例的染色体畸形。男方精液中精子计数过低及异常精子数过高者，亦可增加异位妊娠的危险。

（三）卵子未排出卵巢

少数未排出的卵子受精于卵巢，形成卵巢妊娠。

（四）宫颈异常

宫颈内口开大，孕卵游走速度过快或发育过慢，均可下降到宫颈管黏膜着床。

（五）内膜异常

子宫内膜炎症及过度刮宫引起的子宫内膜缺损、疤痕形成均与宫颈妊娠有关。

（六）输卵管妊娠流产或破裂

腹腔妊娠大多继发于输卵管妊娠后，即输卵管妊娠流产或破裂后胚囊流入腹腔，然后胎盘附着或种植于其他组织继续发育，也有少数受精卵直接种植于盆腔腹膜、肠系膜、大网膜和阔韧带上继续发育。

（七）受精卵游走

卵子在一侧输卵管受精，经子宫腔进入对侧输卵管，并在该处植入，称为"受精卵内游走"；如果受精卵落入子宫直肠窝，而被对侧输卵管拾取并植入，称为"受精卵外游走"。

（八）内分泌因素

雌、孕激素之间平衡失调，会影响受精卵在输卵管中的运送。主要影响输卵管蠕动，黄体功能不全时黄体酮水平低，子宫内膜发育不良，黄体酮浓度高低与输卵管功能有关，浓度低者输卵管电生理不利于卵细胞的转送，输卵管由伞端向子宫方向蠕动降低，推动力降低，使卵细胞容易停滞而发生异位妊娠。

（九）精神因素

本病可影响自主神经系统，引起输卵管松弛或痉挛。

（十）输卵管痉挛

行子宫输卵管通气术时出现输卵管痉挛者较易发生异位妊娠。

（十一）盆腔炎症与性传播性疾病

盆腔炎症常是革兰氏阴性菌和革兰氏阳性菌，厌氧菌和需氧菌，球菌和杆菌等的混合感染，也可与性传播性疾病的病原体混合感染或单独感染。盆腔炎症常因治疗不彻底造成盆腔粘连、输卵管周围粘连而影响输卵管蠕动，因伞端粘连影响拾卵功能，使输卵管部分管腔阻塞或狭窄，纤毛粘连或形成疤痕。

性传播性疾病现发病率高，淋病、尖锐湿疣、阴道炎、沙眼衣原体和支原体与异位妊娠有关，应引起临床重视，特别是在性乱人群中异位妊娠发病率也高。国内外对沙眼衣原体感染妇女的异位妊娠和不孕不育均引起重视，强调因慢性炎症后继发输卵管内有疤痕，临床上可见无症状或接近无症状的输卵管感染，输卵管炎症病变而引起异位妊娠或不孕不育。

（十二）诱发排卵

近年有报道称，诱发排卵可致异位妊娠；也有报道称，诱发排卵后出现宫内、宫外复合妊娠。因此，采用促排卵药后在用药者疑为妊娠时，要排除异位妊娠和复合妊娠。诱发排卵者发生异位妊娠与其本身潜在的输卵管病变有关，故在筛选患者做诱发排卵时要严格注意输卵管情况，原有输卵管炎症者用药后应特别注意有无异位妊娠可能。

（十三）辅助生育后异位妊娠

辅助生育技术从最早的人工授精到目前常用的促排卵药物应用，以及体外授精-胚胎移植（IVF-ET）或配子输卵管内移植（GIFT）等，均可能有异位妊娠发生，且发生率为5%左右，比一般原因所致的异位妊娠发生率高，其相关因素有以下几种。

（1）辅助生育技术中输卵管病变是不孕的重要因素，输卵管原本有不同程度病变。

（2）盆腔炎、前次异位妊娠、盆腔手术、盆腔子宫内膜异位症为高危因素。

（3）移植胚胎技术因素。例如：宫腔内置管过深；将胚胎放置在子宫输卵管开口处或直接置入输卵管内；受术者头低位，因重力作用使胚胎移入输卵管内；胚胎移植的黏稠介质有助于胚胎移至输卵管；流体静力作用，以及女性生殖系统的逆行转运方式将胚胎带入宫腔外和子宫收缩；等等。

（4）本病与植入胚胎的数量和质量有关，移植2~6个胚胎后易发生异位妊娠。

（5）冷冻胚胎移植后发生异位妊娠，提示这类胚胎有一定比例遭损害的裂殖细胞倾向种植在输卵管。

（6）移植液过多，使之进入输卵管，胚胎随之进入输卵管。

（7）激素环境改变，影响输卵管肌肉舒缩功能，也可引起异位妊娠。

（十四）寄生虫

有报道称血吸虫虫卵感染至输卵管可引起异位妊娠，当然该情况较罕见，在血吸虫疫区的妇女应引起重视。

（十五）子宫内膜异位症

盆腔粘连影响输卵管功能，也包括输卵管子宫内膜异位症。

（十六）吸毒

吸毒可导致异位妊娠破裂，因此对吸毒妇女又疑有异位妊娠者尤应引起重视。此类妇女因炎症、性紊乱合并在一起，异位妊娠发生率也高。

（十七）阴道冲洗

阴道冲洗也是异位妊娠的潜在危险因素，美国报道阴道冲洗会加重盆腔炎，并使异位妊娠率增高。

三、临床表现

输卵管妊娠早期，在流产或破裂以前，除妊娠的症状、体征如月经未转，子宫略大而软，妊娠试验阳性等以外，几乎没有其他症状。个别患者有下腹一侧隐痛的主诉，以后随着妊娠物的增大或向管壁及周围组织侵犯而产生出血等其他各种症状及体征。

（一）输卵管妊娠

1. 症状

（1）停经：输卵管妊娠在出现流血之前多有停经史，长短不定，一般为 6～8 周；间质部妊娠则停经的时间较长，一般为 10～18 周。也有 1/4 左右的患者无明显停经史，但阴道流血淋漓不尽，常把脱膜组织部分剥离而致的不规则出血误认为是末次月经，所以必须仔细追问所谓的末次月经量的多少，时间的长短与以往的行经有无不同，这时往往能发现两者不完全相同。

（2）腹痛：腹痛是最常见的症状，90%以上的患者主诉腹痛。疼痛性质可为隐痛、胀痛、坠痛、绞痛或撕裂样痛；常突然发作，持续或间歇出现；多位于下腹部，并且是一侧疼痛较重，最后遍及全腹并放射至肩部。患者下腹部一侧性的隐隐胀痛，是由输卵管扩张、牵拉输卵管浆膜导致的；而阵发性绞痛乃由输卵管阵发性收缩，欲将其内容物排出导致；在输卵管妊娠破裂时，可产生刀割或撕裂样疼痛。流产或破裂均可造成腹腔积血，此时产生腹膜刺激性疼痛，不限于一侧而常为下腹部疼痛，可反复发作，每次发作提示有新的出血。当血液积聚于子宫直肠陷凹内，可产生肛门坠胀感或排便感，腹腔积血增多时，可刺激横膈肌，引起肩胛部放射性疼痛。但要引起注意的是，由于患者的痛阈不同，有时虽然腹腔内出血很多，却仅有酸胀感。

（3）不规则阴道出血：输卵管妊娠胎儿死亡后，随着患者体内雌、孕激素水平的下降，子宫内膜开始脱落，可出现不规则阴道流血。典型的出血为量少，点滴状，色暗红，持续性或间歇性；少数患者有似月经量的出血。但临床上也有无阴道出血者。阴道出血中有时见有小片膜状物，少数病例可能有整片蜕膜组织排出，即所谓"子宫蜕膜管型"，酷似胎盘，不应随意弃去，应做病理切片检查。停经、腹痛和不规则阴道出血为异位妊娠的 3 个主要症状。腹痛常先于阴道出血，或与阴道出血同时出现；也有先出现阴道流血，以后才有腹痛。

（4）贫血及白细胞化：因阴道出血或腹腔内出血，患者常呈现不同程度的贫血貌，红细胞及血红蛋白下降，白细胞略有升高。

（5）晕厥与休克：约有 1/3 的患者出现晕厥，多见于输卵管妊娠破裂或输卵管妊娠不全流产。患者面色苍白，脉搏加快，严重时脉搏微弱，血压不稳定，并有腹膜刺激症状，多数患者失血量还未达到休克程度，但已有低血容量的表现。临床应用的"休克指数"简单方便，可以粗略估计失血的程度，算法为休克指数＝脉率/收缩压，其结果为 0.5 表示血容量正常；1 表示失血20%～30%；＞1 表示失血 30%～50%。如果收缩压小于 80 mmHg、脉压小于 20 mmHg，即有休克的症状如皮肤湿冷、少尿、神志障碍等，但慢性内出血者，腹腔中有积血 2000 mL 或以上，可以无休克症状。

（6）其他症状：可出现胃部疼痛、上腹疼痛、恶心、呕吐、腹泻、直肠刺激症状、腰痛、排尿不畅等。这些症状的出现易使本病被误诊为内外科、泌尿科等疾病，成为误诊的主要原因之一。

2. 体征

早期输卵管妊娠一般无明显体征，随着病情的发展，可出现下列体征。

（1）腹部检查：内出血不多时，仅病侧有压痛；内出血多时，可见腹部略为膨隆，可有整个腹部压痛及反跳痛，腹壁肌紧张。腹部叩诊时有移动性浊音，肠鸣音多较活跃，腹壁较薄者，脐轮周围皮下脂肪少，无肌层，且腹膜、筋膜有通往皮下的间隙，大量腹腔内积血可使血液渗至脐周皮下组织而呈蓝色，称为"库伦征"，肥胖者不明显。当局部血肿包块形成时，则于下腹部可触及固定的包块，常位于偏一侧耻骨上方，界线模糊不清。间质部妊娠破裂较晚，有时可扪及突出的子宫角，该处有明显压痛。

（2）盆腔检查：①后穹隆。内出血不多时不饱满，仅有触痛；内出血多时则穹隆饱满，有触痛。②子宫颈。输卵管妊娠未破裂或流产时，仅表现为妊娠的子宫颈征象，即着色、轻度水肿、变软；当有内出血时，子宫颈有明显的举痛，将子宫颈上下或左右摇动，可有剧烈的疼痛。③子宫体。略为增大、变软，但小于相应妊娠月份，在内出血多时，检查子宫有似漂浮在液体中的感觉。间质部妊娠时，子宫大小与妊娠月份相仿，但子宫轮廓不对称，有一侧角部突出，局部有明显压痛。④包块。输卵管妊娠产生的包块有多种形式。早期时于子宫一侧可触及有触痛的小包块，呈腊肠型，可活动；当出血较多，凝血块与输卵管粘在一起时，则于子宫旁可触及模糊不清的包块，固定不活动，与周围组织有粘连，边界不清，触痛明显；当凝血块机化时，则在子宫旁或后壁触及一质硬而固定的包块，边界较清楚，常与子宫粘在一起，触痛程度已减轻。

（3）体温变化：多数输卵管妊娠者不发热，只有在腹腔内的血液被吸收时可出现低热，如体温超过 38 ℃，则多数合并有感染。

（4）血压、脉搏变化：内出血不多时，一般无变化；急性大量出血时，则有血压下降，脉搏加快、细弱而处于休克状态。

（二）宫颈妊娠

本病多见于经产妇或多次人工流产者，妊娠一般在 3 个月内中断，很少可继续至 3 个月以上。

1. 主要症状

（1）停经及早孕症状：与正常早期妊娠相同，患者多有停经史，国内报道最短的停经的时间为末次月经后 20 天，最长的为 300 天，大多为 8 周。早期时有晨吐等早孕症状。

（2）阴道出血：宫颈妊娠时阴道出血较早，可在停经 5 周左右，在停经7～8 周时出血者占多数。也有在未到下次经期前或经期时出血。极少数可至 3 个月以上，但都是子宫颈过期流产，胚胎早已停止发育。阴道出血的量由少到多，有时可呈喷泉样出血。引起出血的原因是绒毛不仅侵入宫颈内膜，同时也侵入肌层，而宫颈仅含少量肌纤维组织，收缩力差，血窦开放时不能自动止血，后果严重。出血后血栓形成时，可有暂时性出血停止。

（3）腹部疼痛：妊娠早期可出现无痛性阴道出血，这是因为胎盘附着部位胎盘绒毛分离出血时，血直接外流，不刺激宫缩，故出血为无痛性，但有时亦可因宫颈迅速扩张伴轻微的下腹坠痛。若绒毛侵蚀子宫颈肌层，破坏其血管及肌壁，少数病例可引起宫颈管破裂，并致阴道大出血及血肿形成。当血肿伸延至阔韧带底部时，可出现下腹部疼痛；延伸至膀胱附近，可致尿痛。

2. 盆腔检查

子宫颈形状改变，开始时子宫颈正常大或稍大，而在短期内显著变软、变蓝紫色，宫口扩张，子宫体保持正常大小和硬度。随宫颈继续妊娠，子宫颈呈圆锥体样肿状，子宫颈口呈凹入的孔状，子宫颈充血、变软，有面团感，与子宫体相比呈葫芦形。宫颈可见到或触及宫颈管内的紫红色柔软组织，似不可避免流产，其与不可避免流产的区别是胚胎组织与子宫颈紧密相连，阴道内常有黏稠、暗红色分泌物，混有血液。胚胎组织虽堵在宫颈管内，但进一步 B 超检查可发现宫颈内口仍闭合，以手指插入做检查，尤其在试图取出颈管内组织时，可能造成大出血。

（三）其他部位妊娠

1. 卵巢妊娠

（1）停经：输卵管妊娠大多有停经史，而卵巢妊娠仅 50％的有停经史，原因是卵巢妊娠发生症状较早，在下次月经来潮前已有明显症状。

（2）阴道流血：阴道流血量一般较少，主要是内出血，不少病患因突发性的内出血而休克。

（3）腹痛：卵巢妊娠发生腹痛时间较早，常在下次行经前已有隐痛，当破裂发生内出血时，可有剧痛及肛门坠胀感。

（4）腹块：常可于子宫一侧触到大小不等的包块，有明显触痛。

（5）休克：约有 1/4 的患者于就诊时出现失血性休克。

2. 残角子宫妊娠

残角子宫妊娠的早期与正常宫内妊娠有相同的一系列反应，但因残角子宫壁发育不全，内膜发育不良，早孕时胎儿常死于宫内。如继续妊娠，其发展的结局取决于残角子宫肌层发育的程度。肌层发育较好者，常在妊娠 3～5 个月时出现自然破裂或胎死宫内；肌层发育良好者，则可继续妊娠至晚期，但多数为死胎；少数妊娠到足月，并于分娩时发生宫缩，单角子宫出血或排出蜕膜管型，但先露部很高，胎位不正，宫口无开大现象，宫颈多坚硬，宫腔空虚并偏于一旁，在相当于子宫颈内口水平的一侧触到一肥厚的蒂，并连接另一与妊娠胎儿相符的肿块，胎儿不能从阴道娩出，常死于宫内。残角子宫妊娠破裂的表现为以下几点。

（1）早期妊娠破裂：其症状与输卵管妊娠破裂相似，剧烈的腹痛后有急性内出血，主要表现为血腹症，并在单角子宫的一侧可触及残角子宫的包块。

（2）中期破裂：多发生于妊娠 14～20 周，此时残角子宫如胎儿头大小，肌层发生不完全或完全破裂，同样剧痛后出现急性内出血，常发生失血性休克。检查时单角子宫旁有一巨大的包块，触痛明显，与间质部妊娠很难区别。

（3）妊娠至晚期时，同样可以发生破裂，但胎死宫内的机会相对增多，此时与腹腔妊娠甚难区别。国内一项 Mate 分析报道总的妊娠破裂率为 49.5％，70％的破裂发生于妊娠 6 个月内。

3. 腹腔妊娠

患者的平均年龄一般比普通孕妇大，有多年不孕史，常伴有可疑输卵管妊娠流产或破裂的病史。在妊娠早期，一般无特殊主诉，但有时患者可出现恶心、呕吐、嗳气、便秘、腹痛等症状。停经后的不同时期，多数有突然下腹剧痛或持续下腹疼痛史，少数因腹痛剧烈而出现休克症状或伴有少量阴道流血。到妊娠晚期，可出现假临产症状，胎动剧烈，孕妇多伴有不适，腹壁下除可清楚扪及胎儿以外，常可扪及另一团块样物，实为子宫，胎位常异常，横位多见。先露部位于骨盆入口之上，胎儿存活者可在下腹部听到母体血管杂音，此系腹腔妊娠较典型体征之一。妇科检查可见子宫颈被推向一方，可触及增大的子宫（一般为 2 个月妊娠大小），在子宫旁可触及另一大小不定的包块，有时还可触及胎头。其他并发症状如肠梗阻的症状，因胎盘附着处与肠管粘连或胎块压迫引起梗阻。此外，因感染，胚囊成为脓肿，高热不退，直到脓肿从肠道或其他部位穿破引流，高热才能下降。在脓液排出的同时，可能有胎儿骨骼随之排出。

4. 阔韧带内妊娠

阔韧带内妊娠与腹腔妊娠相似，主要为腹痛，剧痛可能是输卵管早期破裂所致，但以后的隐痛则为阔韧带的牵拉所引起。阔韧带内妊娠约半数有阴道不规则流血，流血量不多，其余半数可无阴道流血。流血的原因与其他异位妊娠相同，乃宫内蜕膜组织剥离引起。妊娠囊及胎盘破裂时会导致腹腔积血和急腹症，但因为阔韧带内血管的填塞作用，出现大量出血的可能性不大。检查时可触及子宫旁块物，子宫颈被推向上方或对侧，穹隆膨出。

5. 宫角妊娠

因宫角妊娠的种植部位异常，孕早期易发生流产。该部血供丰富，出血常极为活跃，当血液渗透至子宫壁时，导致子宫不对称囊性扩张，积血过多可发生破裂，患者常因腹痛、反复阴道出血或急腹症入院。宫角妊娠与输卵管间质部妊娠均可有包块自该侧子宫角部向外突出，但间质部妊娠的胚胎是向宫腔外生长，而宫角妊娠的胚胎是向宫腔内生长，同侧圆韧带在块物外侧。

6. 阴道妊娠

阴道残端出现一紫色的结节状组织，逐渐增大，有不定量的阴道出血，触之则流血加剧，常被怀疑为滋养细胞肿瘤。若异位妊娠发生于尿道、阴道黏膜之间，表现拟为一尿道下憩室，并可能逐渐增大，略呈蓝色。

7. 宫内、宫外复合妊娠

宫内、宫外复合妊娠除有异位妊娠的症状外，还有正常宫内妊娠的表现，子宫增大、柔软，较单纯异位妊娠更明显。当异位妊娠手术中发现子宫增大、变软，与停经月份相符，术后妊娠反应未消失，无月经来潮，子宫继续增大，应考虑本病。

四、实验室及辅助检查

(一) 血 HCG 和黄体酮测定

1. 血人绒毛膜促性腺激素

HCG 检查是早期诊断异位妊娠的重要方法。异位妊娠时体内 HCG 水平较宫内妊娠低，需测血 HCG 定量，对保守治疗的效果评价具有重要意义。连续测定血 HCG 时：倍增时间大于7 天，异位妊娠可能性大；倍增时间小于 1.4 天，异位妊娠可能性小。

2. 黄体酮

黄体酮多数在 $10 \sim 25$ ng/mL；> 25 ng/mL 时，异位妊娠概率小于 1.5%；< 5 ng/mL 时，排除流产后应考虑异位妊娠。

(二) 超声诊断

阴道 B 超检查较腹部 B 超检查准确性高。

1. 阴道超声检查

阴道超声检查可发现宫腔内空虚，宫旁出现低回声区，其内探及胚芽及原始心管搏动，可确诊异位妊娠。宫内有时可见到假妊娠囊（蜕膜管型与血液形成），有时被误诊为宫内妊娠。

2. 血 HCG 测定与 B 超相配合

当血 HCG ≥ 2000 IU/L 时，阴道超声可看到妊娠囊，若未见宫内妊娠囊，应高度怀疑异位妊娠，对确诊帮助很大。

(三) 阴道后穹隆穿刺

阴道后穹隆穿刺是一种简单可靠的诊断方法，适用于疑有腹腔内出血的患者。抽出不凝血液，说明有血腹症存在；陈旧性宫外孕时，可抽出小块或不凝固的陈旧血液；穿刺针误入静脉，血液较红，放置 10 分钟凝结。阴道后穹隆穿刺阴性不能否定输卵管妊娠存在，可能存在无内出血、内出血量少、血肿位置较高或直肠子宫陷凹有粘连等情况。

(四) 腹腔镜检查

腹腔镜检查目前被视为异位妊娠诊断的"金标准"，既可确诊又有治疗作用。适用于原因不明的急腹症鉴别及输卵管妊娠尚未破裂或流产的早期。腹腔镜下可见一侧输卵管肿大，表面紫蓝色，腹腔内无血液或有少量血液。

(五) 子宫内膜病理检查

诊断性刮宫仅适用于阴道流血较多的患者，目的在于排除同时合并宫内妊娠流产。将宫腔排出物或刮出物做病理检查：宫内妊娠可见到绒毛；异位妊娠仅蜕膜不见绒毛。

五、主要护理诊断

(一) 体液不足

体液不足与宫外孕破裂或流产所致的大出血有关。

(二) 疼痛

疼痛与宫外孕流产或破裂所致的腹腔内出血、手术创伤有关。

(三) 悲伤

悲伤与此次怀孕失败有关。

（四）恐惧

恐惧与生命受到威胁及今后再次妊娠可能受到阻碍有关。

（五）有感染的危险

感染危险与大出血机体抵抗力降低、术后留置导尿管、皮肤完整性受损等有关。

六、护理措施

（一）非手术治疗患者的护理

1. 休息

患者入院后应绝对卧床休息，减少活动。嘱患者避免突变换体位及增加腹压的动作，不能灌肠，以免引起反复出血。

2. 饮食指导

指导患者进食高营养、高维生素的半流质饮食，保持大便通畅，防止便秘、腹胀等不适。

3. 病情观察

密切观察患者血压、脉搏、呼吸、体温、面色的变化，重视患者的主诉，注意阴道流血量与腹腔内出血量比例，当阴道流血量不多时，不要误以为腹腔内出血量亦很少。应告知患者病情发展指征，如出血增多、腹痛加剧、肛门坠胀感明显等，以便病情发展时能及时发现，并给予相应处理。

4. 建立静脉通路

应随时做好输液、输血及腹部手术的准备。

5. 健康指导

指导患者正确留取血 HCG，以监测治疗效果。患者阴道有排出物时，应立即通知医师，留取好标本送病理检查，并讲明目的及意义。

6. 预防感染

观察患者体温变化，如体温过高，给予物理降温，告知患者多饮水；患者卧床期间，做好会阴护理；嘱患者勤换内衣、内裤、纸垫，保持外阴清洁。

7. 心理护理

向患者讲述异位妊娠的相关知识，减少和消除患者的紧张、恐惧心理。

（二）手术治疗患者的护理

1. 术前护理

（1）做好产科患者一般护理。

（2）病情观察：监测患者的生命体征及病情变化，观察皮肤颜色、温度，估计腹腔内出血的量，判断是否出现失血性休克，了解疼痛的程度、性质和位置。

（3）急性出血的护理：①孕妇应去枕平卧、吸氧、注意保暖，建立静脉通路。②密切观察生命体征、面色、尿量等，有无失血性休克的表现。③观察腹痛程度、阴道出血量及性状。腹痛加剧、阴道出血量增多或有组织物排出体外，及时通知医师，同时遵医嘱进行血红蛋白、血型、血尿 HCG 等化验检查，并配血备用。④协助医师体检及后穹隆穿刺，做好手术准备。若抽出暗红色、不凝固血液，说明有腹腔内出血。后穹隆穿刺阴性不能排除输卵管妊娠。⑤向患者及家属介绍手术的必要性和手术方式，消除患者的紧张、恐惧心理，取得其积极配合。⑥手术备皮范围上至剑突，下至大腿内侧上 1/3 处，两旁至腋中线，注意脐部的清洁（尤其是腹腔镜手术）。

（4）异位妊娠保守治疗的护理：①嘱患者绝对卧床休息，尽量少搬动患者，做好生活护理。嘱患者避免突然改变体位及增加腹压，防止异位妊娠破裂。②严密观察患者病情变化，注意血压及腹痛程度，观察有无阴道出血及休克征象，如有腹痛加剧、肛门坠胀感及时通知医师，并做好抢救准备。如阴道有组织样物排出时应保留并送病理检验。③正确留取血标本，以监测治疗效果。④腹痛时禁用麻醉止痛药，以免掩盖症状和误诊，禁止灌肠。⑤补充营养、增加抵抗力，增加铁元素的摄入。保持大便通畅。⑥保持外阴清洁，及时更换消毒会阴垫，预防感染。⑦观察患者的精神状况并给予心理护理，讲解相关知识、自我监护及自我护理的方法。

2. 术后护理

（1）执行产科手术后护理常规。

（2）体位护理：患者全麻术后去枕平卧 6～8 小时，医护人员协助其翻身。无特殊情况时，第 2 天早晨可取半卧位。

（3）病情观察：术后 6 小时内严密监测患者生命体征并记录；术后 3 天遵医嘱测量体温，每天至少 4 次。观察腹部伤口有无渗血，如有异常及时通知医师。

（4）饮食护理：遵医嘱术后 6 小时内禁食，排气前给予免糖、免奶、流质饮食，排气后给予流质、软食、普食。保持大便通畅。

（5）尿管护理：定时挤压管道，使之保持通畅。妥善固定，勿折叠、扭曲、压迫管道。及时倾倒尿液，保持有效负压。观察尿液的性状、颜色、量。遵医嘱术后 24 小时后拔除尿管，鼓励患者自行排尿。

（6）伤口的护理：查看伤口敷料是否干燥，有无渗血、渗液，若有异常及时通知医师。术后 4～6 小时出现伤口疼痛，指导患者进行深呼吸、分散注意力等技巧。必要时遵医嘱使用止痛药。

（7）并发症的观察与处理：潜在并发症如失血性休克、极度贫血及感染。做好宣传教育工作，预防感染，纠正贫血，多饮水，注意个人卫生。

（8）健康指导：①指导患者定期复查 B 超，监测血 HCG，直至正常。②注意避孕。下次妊娠时要及时就医，不宜轻易终止妊娠。③指导患者养成良好的卫生习惯，保持会阴清洁和性生活卫生，避免发生生殖器官炎症。④建议多摄取高蛋白、高纤维素的食物，如瘦肉、蛋类和新鲜的水果、蔬菜等，以尽快恢复身体功能。

第五节　前置胎盘

正常妊娠时胎盘附着于子宫体部的前壁、后壁或侧壁。妊娠 28 周后，若胎盘附着于子宫下段、下缘，达到或覆盖宫颈内口，位置低于胎儿先露部，称为"前置胎盘"。前置胎盘是妊娠晚期严重并发症之一，也是妊娠晚期阴道流血最常见的原因。其发病率国外报道 0.5%，国内报道 0.24%～1.57%。该病的典型症状为妊娠晚期或临产时，发生无诱因、无痛性反复阴道流血。前置胎盘的处理原则为抑制宫缩、减少出血、纠正贫血和预防感染。根据阴道流血量、有无休克、妊娠周数、产次、胎儿是否存活、胎位、是否临产及前置胎盘类型等进行综合分析。前置胎盘期待疗法的原则是在确保母儿安全的前提下延长孕周，提高新生儿生存率，降低围生儿病死率。

一、病因

该病的确切病因目前尚不清楚。既往前置胎盘史、既往剖宫产史、多胎妊娠、多产、高龄孕妇（＞35岁）、不孕治疗、多次流产史、宫腔手术史、母亲吸烟及吸毒均增加前置胎盘风险。

（一）子宫内膜损伤

多次刮宫、多次分娩、产褥感染、子宫瘢痕等可损伤子宫内膜，引起炎症或萎缩性病变，使子宫蜕膜血管缺陷。当受精卵着床时，因血液供给不足，为摄取足够营养而增大胎盘面积，使其伸展到子宫下段。前置胎盘患者85%～90%为经产妇。瘢痕子宫妊娠后前置胎盘的发生率5倍于无瘢痕子宫。

（二）胎盘异常

多胎妊娠时，胎盘面积较大而延伸至子宫下段，故前置胎盘的发生率较单胎妊娠高1倍；副胎盘亦可到达子宫下段或覆盖宫颈内口；膜状胎盘也可扩展至子宫下段，发生前置胎盘。

（三）受精卵滋养层发育迟缓

受精卵到达宫腔时，滋养层尚未发育到能着床的阶段，继续下移，着床于子宫下段而形成前置胎盘。

二、分类

按胎盘下缘与宫颈内口的关系，前置胎盘分为4种类型。

（一）完全性前置胎盘

完全性前置胎盘或称"中央性前置胎盘"，宫颈内口完全被胎盘组织覆盖。

（二）部分性前置胎盘

宫颈内口部分被胎盘组织覆盖。

（三）边缘性前置胎盘

胎盘下缘附着于子宫下段，但未超越宫颈内口。

（四）低置胎盘

胎盘附着于子宫下段，边缘距宫颈内口小于20 mm，但未达到宫颈内口。

胎盘下缘与宫颈内口的关系随子宫下段的逐渐伸展、宫颈管的逐渐消失、宫颈口的逐渐扩张而改变。诊断时期不同，分类也可不同，目前均以处理前最后一次检查来确定其分类。有文献报道发现于妊娠15～19周、20～23周、24～27周、28～31周和32～35周时，诊断的前置胎盘患者分娩时前置胎盘仍存在的比例分别是12%、34%、49%、62%、73%。

还有一种特殊类型的前置胎盘近年来发病率增高。其胎盘粘连、植入发生率高，往往引起致命性的大出血，因此定义为"凶险性前置胎盘"：既往有剖宫产史，此次妊娠为前置胎盘，且胎盘附着于原手术瘢痕部位。

三、临床表现

（一）症状

本病的主要临床表现是妊娠晚期无痛性反复性阴道流血，可伴有因出血多所致的相应症状。出血可发生于中期妊娠的晚期和晚期妊娠的早期，发生出血较早者，往往因出血过多而流产。

1. 无痛性阴道出血

中期妊娠时，70%～80%的前置胎盘患者的典型临床表现是无诱因、无痛性阴道流血。妊娠晚期子宫峡部逐渐拉长形成子宫下段，而临产后的宫缩又使宫颈管消失而成为产道的一部分。但附着于子宫下段及宫颈内口的胎盘不能相应伸展，与其附着处错位而发生剥离，致血窦破裂而出血。初次出血一般不多，但也可初次即发生致命性大出血。随着子宫下段的逐渐拉长，可反复出血。

完全性前置胎盘初次出血时间较早，多发生在妊娠 28 周，出血频繁，出血量也较多；边缘性前置胎盘初次出血时间较晚，发生在妊娠 37～40 周或临产后，出血量较少；部分性前置胎盘的初次出血时间及出血量则介于以上两者之间。部分性及边缘性前置胎盘患者胎膜破裂后，若胎先露部很快下降，压迫胎盘可使出血减少或停止。

2. 贫血、休克

反复出血可致患者贫血，其程度与阴道流血量及流血持续时间成正比。有时，一次大量出血可致孕妇休克、胎儿发生窘迫甚至死亡；有时，少量、持续的阴道流血也可导致严重后果。

3. 胎位异常

胎位检查常见胎头高浮，约 1/3 患者出现胎位异常，其中以臀位和横位为多见。

4. 早产及足月前胎膜早破

任何原因的产前出血均是早产和足月前胎膜早破的危险因素。

5. 宫内生长受限

部分前置胎盘患者可能存在胎儿宫内生长受限，但目前存在争议。

6. 前置血管或脐带帆状附着

前置血管及脐带帆状附着并不常见，但若出现则往往伴有前置胎盘。

（二）体征

患者全身情况与出血量及出血速度密切相关。反复出血者可有贫血貌，严重时出现面色苍白、四肢发冷、脉搏细弱、血压下降等休克表现。

1. 腹部体征

子宫大小与停经月份相符，子宫无压痛，但可扪及阵发性宫缩，间歇期能完全放松。可有胎头高浮、臀先露或胎头跨耻征阳性；出血多时可出现胎心异常，甚至胎心消失；胎盘附着子宫前壁时可在耻骨联合上方闻及胎盘血流杂音。

2. 宫颈局部变化

本病一般不做阴道检查，如果反复少量阴道出血，怀疑宫颈阴道疾病，需明确诊断，则在备血、输液、输血或可立即手术的条件下进行阴道窥诊。严格消毒外阴后，用阴道窥器观察阴道壁有无静脉曲张、宫颈糜烂或息肉等病变引起的出血。不做阴道指检，以防附着于宫颈内口处的胎盘剥离而发生大出血。

四、实验室及辅助检查

（一）B超检查

B超检查可清楚显示子宫壁、宫颈、胎先露部及胎盘的关系，为目前诊断前置胎盘最有效的方法，准确率在95％以上。超声诊断前置胎盘还要考虑孕龄，中期妊娠时胎盘占据宫壁一半面积，邻近或覆盖宫颈内口的机会较多，故有半数胎盘位置较低。因此，超声检查、描述胎盘位置时，应考虑妊娠周数，妊娠中期发现胎盘位置低，不宜诊断为前置胎盘，可称为"胎盘前置状态"。晚期妊娠后，子宫下段形成及向上扩展成宫腔的一部分，大部分胎盘上移而成为正常位置胎盘。妊娠18～23周发现胎盘边缘达到但没有覆盖宫颈内口，持续胎盘前置状态的可能性基本为零；如覆盖宫颈内口范围超过25 mm，分娩时前置胎盘的发生率为40％～100％。附着于子宫后壁的前置胎盘容易漏诊，因为胎先露遮挡或腹部超声探测深度不够，经阴道彩色多普勒检查可以减少漏诊，而且安全、准确，但应注意避免因操作不当引起出血。

根据我国中华医学会妇产科学分会《前置胎盘的临床诊断与处理指南》建议使用下述方法测量以指导临床：当胎盘达到宫颈内口，测量胎盘边缘距宫颈内口的距离；当胎盘边缘覆盖了宫颈内口，测量超过宫颈内口的距离，精确到毫米。

（二）磁共振检查（MRI）

怀疑合并胎盘粘连、植入时要采用MRI辅助检查，超声结合MRI可提高诊断率。怀疑"凶险性"前置胎盘时，磁共振有助于了解胎盘侵入子宫肌层的深度，局部吻合血管分布情况及是否侵犯膀胱等宫旁组织。动态观察MRI图像可见有"沸水症"。

（三）产后检查胎盘胎膜

产后应检查胎盘有无形态异常，有无副胎盘。胎盘边缘见陈旧性、紫黑色血块附着处即胎盘前置部分；胎膜破口距胎盘边缘7 cm以内则为边缘性或部分性前置胎盘或低置胎盘的证据。

五、主要护理诊断

（一）组织灌注量改变

组织灌注量改变与前置胎盘所致出血有关。

（二）胎儿有受伤的危险

胎儿有受伤的危险与出血致胎盘供血不足有关。

（三）有感染的危险

感染危险与机体抵抗力下降，细菌易经阴道上行感染有关。

（四）恐惧

恐惧与担心自身与胎儿安危有关。

六、护理措施

(一) 需立即终止妊娠患者的护理

(1) 开放两条以上静脉通路，遵医嘱合血、吸氧，做好术前准备，密切监测胎心变化。通知儿科医师做好新生儿抢救准备。

(2) 阴道大出血时，立即将患者置平卧位，评估患者病情，描计宫底高度，了解子宫有无张力，准确评估并记录出血量，安放心电监护，密切观察生命体征的变化，及时通知医师采取抢救措施。

(3) 阴道分娩可利用胎先露部压迫胎盘达到止血目的，此法仅适用于边缘性前置胎盘、枕先露、阴道出血不多、无头盆不称和胎位异常、估计短时间内能结束分娩者。

(4) 择期剖宫产为目前处理前置胎盘的首选。对于无症状的前置胎盘合并胎盘植入者可于妊娠36周后终止妊娠；无症状的完全性前置胎盘者妊娠达 37 周，可考虑终止妊娠；边缘性前置胎盘者满 38 周可考虑终止妊娠；部分性前置胎盘者应根据胎盘遮盖宫颈内口情况适时终止妊娠。出现大出血甚至休克时，为挽救孕妇生命，无论孕周大小，应果断终止妊娠。

(二) 接受期待疗法患者的护理

1. 病情观察

前置胎盘的主要表现是反复发生无痛性出血，初次出血量较少，随着子宫下段不断伸展，出血量亦越来越多，偶尔出血量很多，尤其夜间孕妇在睡眠中也可能发生大量出血。根据出血的特点，在病情观察中应予以重视，尤其夜间要经常注意观察出血量，发现出血量多时应立即通知医师进行抢救，监护胎心、胎动及产兆。

2. 保证休息，减少刺激

(1) 绝对卧床，以左侧卧位为佳。

(2) 遵医嘱氧气吸入 2～3 次/d，每次 30～60 分钟，以提高胎儿血氧供应。

(3) 腹部检查动作轻柔，禁止阴道检查和肛查。

3. 纠正贫血

(1) 遵医嘱应用药物治疗，维持血红蛋白含量不低于 100 g/L，增加母体储备，改善胎儿宫内缺氧情况。

(2) 加强饮食指导，指导患者多食高蛋白及含铁丰富的饮食，如动物肝脏、绿叶蔬菜及豆类等。

(3) 保持大便通畅，减少出血机会。

4. 定时监测生命体征，及时发现病情变化

(1) 严密观察生命体征，评估有无宫缩，阴道出血的量、色、时间及一般状况，并做好记录。

(2) 监测胎儿宫内情况，遵医嘱应用超声多普勒听胎心、进行胎心监护检查，发现异常及时通知医师。

(3) 遵医嘱完成实验室检查项目，并交叉配血备用。

5. 预防感染

(1) 保持病室环境安静、整洁，定期开窗通风，减少家属探视。

（2）保持外阴清洁，及时更换会阴垫，防止上行感染。

6. 预防产后出血

（1）患者生产后，严密监测其生命体征及阴道出血的情况，发现异常及时通知医师，并积极配合医师采取相关措施，防止和减少产后出血的发生。

（2）观察产妇有无子宫软、轮廓不清、宫底升高等子宫收缩乏力的表现。观察阴道分娩者有无肛门坠胀感，有无尿频、尿痛等症状。

（3）给患者宫腔填塞纱条时，在取出宫腔纱条前开通静脉，准备宫缩剂遵医嘱应用，同时安放心电监护监测生命体征，严密观察子宫收缩和阴道出血情况，出现异常，积极配合抢救。

（4）产后出血抢救。①患者取平卧位（休克时采取休克卧位）、吸氧、保暖、心电监护，建立多个静脉通道，根据病情合理进行液体管理。②配合医师遵医嘱做好血液实验室检查、标本收集、合血等。③密切观察子宫收缩，阴道流血情况：可采用称重法、休克指数法、容积法、面积法评估出血量。称重法：失血量（mL）=［胎儿娩出后接血敷料湿重（g）－接血敷料干重（g）］/1.05（血液比重 g/mL）。休克指数法：休克指数＝脉率/收缩压（mmHg），0.5 为正常，1 为轻度休克，1.0～1.5时失血量为全身血容量的 20%～30%，1.5～2.0 时为 30%～50%，2.0 以上时为50%以上。容积法：用产后接血容器收集血液后，放入量杯测量失血量。面积法：可按接血纱布血湿面积粗略估计失血量。④实施止血措施：按摩或压迫子宫，遵医嘱使用宫缩剂，如缩宫素、卡前列素氨丁三醇、米索前列醇等。胎盘粘连时协助医师徒手剥离胎盘；胎盘滞留时应做好宫腔检查；胎盘植入者遵医嘱做好保守治疗或子宫切除准备。软产道裂伤按解剖层次逐层缝合裂伤处直至彻底止血；产道血肿应协助医师切开血肿、清除积血、彻底止血缝合。凝血功能障碍者，积极治疗原发疾病；遵医嘱输新鲜全血、血小板、纤维蛋白原或凝血酶原复合物、凝血因子等。⑤遵医嘱用药，及时做好抢救记录。

7. 心理护理

加强与孕妇及家属的沟通，给予精神安慰。讲解本病的发病规律，解答相关问题，使孕妇及家属获得所需要的知识和信息，消除顾虑，积极主动地配合治疗和护理。鼓励家属给予孕妇情感支持。

8. 健康指导

（1）指导患者卧床休息，左侧卧位。

（2）讲解相关疾病知识。

（3）指导患者自我监护，包括自数胎动及发现阴道出血等异常时及时告知医护人员。

第六节　胎盘早剥

胎盘早期剥离，是指妊娠 20 周后或分娩期，正常位置的胎盘在胎儿娩出前部分或全部从子宫壁剥离，简称"胎盘早剥"。国外报道胎盘早剥的发病率为 0.51%～2.33%，国内报道为 0.46%～2.10%。

一、病因

(一) 血管病变

妊娠期高血压疾病、慢性高血压、慢性肾脏疾病或全身血管病变的患者常并发胎盘早剥。其原因是妊娠合并上述疾病时,底蜕膜螺旋小动脉痉挛或硬化,远端毛细血管缺血坏死以致破裂出血,血液流至底蜕膜层形成水肿,导致胎盘自子宫壁剥离。

(二) 机械性因素

腹部受撞击、挤压、摔伤或行外倒转术纠正胎位时动作粗暴等,均可造成血管破裂而发生胎盘早剥。此外,脐带过短或因脐带绕颈、绕体等较短时,分娩过程中胎儿下降牵拉脐带也能造成胎盘早剥。

(三) 子宫静脉压突然升高

妊娠晚期或临产后,孕妇长时间取仰卧位时,可发生仰卧位低血压综合征。此时,巨大的妊娠子宫压迫下腔静脉,回心血量减少,血压下降,而子宫静脉淤血,静脉压升高,导致蜕膜静脉床淤血或破裂,部分或全部胎盘自子宫壁剥离。

(四) 子宫内压力突然下降

羊水过多,无论是在自然还是人工破膜时,如果羊水流出过快或双胎分娩第1个胎儿娩出后,均可使子宫收缩致宫腔缩小而发生胎盘错位,自子宫壁剥离。

(五) 其他

吸烟、营养不良、吸毒、孕妇有血栓形成倾向、子宫肌瘤等。

二、病理

胎盘早剥的主要病理变化是底蜕膜出血,形成水肿,使胎盘自附着处剥离。分为显性、隐性及混合性剥离 3 种类型。

三、临床表现

(一) 腹痛

本病的腹痛症状为妊娠晚期突然发生的腹部持续性疼痛。轻型胎盘早剥患者疼痛较轻微或无腹痛;重型胎盘早剥患者主要症状为突然发生的持续性腹部疼痛和腰酸、腰背疼,其程度与胎盘后积血多少呈正相关。严重时可出现恶心、呕吐,以及面色苍白、出汗、脉弱及血压下降等休克征象。

(二) 阴道流血

本病的阴道流血症状多为有痛性的。轻型表现阴道流血量一般较多,色暗红,贫血体征不显著;重型表现可无阴道流血或少量阴道流血及血性羊水,贫血程度与外出血量不相符。

(三) 子宫强直性收缩

子宫强直性收缩主要见于重型胎盘早剥者。轻型表现子宫软,子宫收缩有间歇期,腹部压痛不明显或仅局部有压痛;重型表现偶见子宫收缩,子宫处于高张状态,硬如板状,压痛明显,胎位不正,子宫收缩间歇期不能放松,因此胎位触不清楚。

(四) 皮肤、黏膜出血

重型表现弥散性血管内凝血与凝血功能障碍。临床上表现为皮下、黏膜或注射部位出血，子宫出血不凝或仅有较软的凝血块，有时尚可发生血尿、咯血及呕血等现象。

四、辅助检查

（一）B超检查

典型超声图像显示胎盘与子宫壁之间出现边缘不清楚的液性低回声区，胎盘异常增厚或胎盘边缘"圆形"裂开。

（二）实验室检查

实验室检查包括全血细胞计数及凝血功能检查。血纤维蛋白原小于 250 mg/L 为异常，如果小于 150 mg/L 对凝血功能障碍有诊断意义。

五、治疗要点

（一）纠正休克

对于休克危重患者，积极开放静脉通路，迅速补充血量，改善血液循环。最好输新鲜血，既可补充血容量又能补充凝血因子，应使血细胞比容提高到 0.3 以上，尿量大于 30 mL/h。

（二）及时终止妊娠

1. 阴道分娩

患者一般状态良好，以外出血为主，宫口已扩张，短时间内能结束分娩可经阴道分娩。人工破膜使羊水缓慢流出，缩小子宫容积，用腹带裹紧腹部压迫胎盘使其不再继续剥离，必要时静脉滴注缩宫素缩短第二产程。产程中密切观察心率、血压、宫底高度、阴道流血量及胎儿宫内状况，一旦发现病情加重或出现胎儿窘迫征象，应行剖宫产结束分娩。

2. 剖宫产

初产妇不能在短时间内结束分娩；或出现胎儿窘迫，需抢救胎儿者；或胎儿已死亡，患者病情恶化，不能立即分娩者。剖宫产取出胎儿与胎盘后，立即注射子宫收缩剂，配以按摩子宫和热盐水纱布湿热敷子宫，多数子宫收缩转佳。难以控制的大量出血，可在输新鲜血、新鲜冰冻血浆及血小板的同时行子宫次全切除术。

（三）并发症处理

1. 凝血功能障碍

凝血功能障碍患者必须迅速终止妊娠，在阻断促凝物质继续进入母体血液循环的基础上，纠正凝血机制障碍。补充凝血因子，在高凝阶段主张及早应用肝素，禁止在有显著出血倾向或纤溶亢进阶段应用。适当应用抗纤溶药物。

2. 肾衰竭

尿量少于 30 mL/h 时，应及时补充血容量。

六、护理要点

（一）纠正休克

1. 密切监测生命体征及血氧变化

应用心电血氧监测，监测数值变化，动态评估患者，重点观察血压、脉搏、血氧变化，并准确记录。

2．监测胎儿安危

应用超声多普勒听胎心，正常值为 120～160 次/min，如胎心异常及时向医师汇报，做好护理记录。

3．做好手术准备工作

①按腹部手术患者的护理进行术前准备；②合理安排床位，方便抢救和护士监护；③按医嘱及时完成实验室检查项目，并配血备用；④配合医师完成其他相关辅助检查项目。

4．开放静脉通路

开通两路静脉通路，迅速补充血容量，改善血液循环。做好输血准备工作，输新鲜血。

5．配合医师抢救

备好抢救物品及药品，给予患者鼻导管或面罩吸氧，遵照医嘱调节氧流量。指导吸氧注意事项，密切观察患者血氧变化。

（二）预防并发症

1．凝血功能障碍观察

着重观察患者皮下、黏膜或注射部位有无出血，评估子宫出血凝集状况，观察患者尿血、咯血及呕血发生状况，及时反馈医师并做好相应记录。

2．急性肾衰竭观察

严格评估、记录患者尿量，观察尿颜色、性状和量，出现尿少或无尿时应高度重视，及时报告医师并配合处理，做好相应护理记录。

（三）预防产后出血

1．备血

胎盘早剥的产妇在胎儿娩出后易发生产后出血，分娩前应配血备用。

2．促进子宫收缩

分娩后应及时给予子宫收缩剂，并配合按摩子宫，必要时按医嘱做切除子宫的术前准备。

3．正确评估出血量

产后应加强生命体征观察，分析血压及心率变化，合理调整输液速度。准确评估产后出血量，及时反馈医师并做记录。

（四）产褥期护理

1．观察体温

密切观察患者体温变化，体温过高者可以遵医嘱给予其物理降温，并嘱患者多饮水，每天饮水量应大于 2000 mL。

2．饮食护理

指导患者在产后 1 周内进食清淡的流质饮食。摄入高蛋白、高维生素、富含铁的食物，增强营养，纠正贫血，促进机体恢复。

3．会阴护理

指导患者保持会阴清洁，防止感染，勤更换消毒会阴垫，用消毒液棉球进行擦洗，每天会阴护理两次。

4. 乳房护理

指导早产儿产妇做好母乳喂养准备，指导正确使用吸乳器的方法，促进乳汁分泌，为早产儿回到母亲身边做准备。死产者及时给予退乳措施，可在分娩后24小时内尽早按医嘱服用大剂量雌激素，同时紧束双乳，少进汤类，水煎生麦芽当茶饮，针刺足临泣、悬钟等穴位。

第七节　正常分娩

一、第一产程

（一）临床表现

1. 规律宫缩

产程开始时，宫缩较弱，持续时间短，约30秒，间隔时间长5～6分钟，随着产程的进展，宫缩不断加强，到第一产程末期宫口近开全时，宫缩持续时间可达1分钟，间歇仅1分钟或稍长。

2. 宫颈扩张

宫颈扩张是第一产程的主要特点，随着子宫收缩及先露的下降压迫，宫颈管渐消失，宫口渐扩张，宫口开大到10 cm时，称"宫口开全"。此时，颈口边缘消失，子宫下段及阴道连通成宽阔的筒腔。

3. 胎头下降

第一产程末，胎头可下降至坐骨棘平面下2～3 cm水平。

4. 胎膜破裂

胎膜破裂简称"破膜"，如未临产破膜称"胎膜早破"。宫缩时，胎先露下降，将羊水阻断成前后两部分。在先露前面的羊水量不多，约100 mL，称"前羊水"，可形成前羊水囊帮助扩张宫颈，随着宫缩增加，前羊水囊内的压力增高，当达到一定限度时则自然破裂。破膜通常在第一产程末时发生。

（二）产程观察和处理

1. 病史收集

收集与患者有关的基本资料：个人资料，包括年龄、婚龄、育龄、身高、体重、营养状况、发育情况、既往病史、过敏史、月经史、婚育史、妊娠分娩史等；了解本次妊娠的经过，包括末次月经、预产期、妊娠早期有无感冒、不良服药史，有无接触毒物、放射线等，有无阴道流血，妊娠期高血压疾病等情况，产检情况如何。对各项基本资料进行评估，找出可能对产妇和分娩产生不利影响的危险因素。

2. 身心状况

（1）一般情况：测量产妇的体温、脉搏、呼吸、血压。临产后，产妇的呼吸和脉搏可稍有增加，宫缩时血压可上升 4～10 mmHg。了解宫底高度、胎方位、胎先露，测量骨盆的各径线，听诊胎心情况。

（2）宫缩：子宫收缩的组成部分包括基础张力，强度或振幅、频率、持续时间和波形。基础张力是在宫缩间歇期所记录的最低压力。正常妊娠时，基础张力为 8～12 mmHg。决定宫缩强度的是子宫肌的总体面积和激发的肌细胞数。当收缩的强度超过基础张力约10 mmHg 时，子宫的收缩方可从腹部触及，称为"触诊感觉阈"，此界线又受到腹壁厚度和羊水量的影响。当宫缩强度高于基础张力不超过 15 mmHg 时，往往不致引起痛感，但每个产妇的痛阈存在一定的差异。

临产后，宫缩的强度达到 20mmHg，故自腹部可扪及。表现为宫缩时宫体隆起、变硬，间歇期则松弛、变软。随着产程的进展，宫缩强度渐增，持续时间渐长，间歇时间渐短，用手在宫底部可了解宫缩的情况。

（3）宫颈扩张和胎头下降：临床上常采用产程图来描述宫口扩张和胎头下降的情况以说明产程进展并指导产程的处理。

第一产程宫颈扩张可分为潜伏期和活跃期。潜伏期是指从规律性宫缩开始至宫口扩张 3 cm，此时宫颈扩张缓慢，每 2～3 小时扩张 1 cm，约需 8 小时，最大时限为 16 小时。活跃期是指宫口扩张 3 cm 到宫口开全（10 cm）。此时扩张速度明显加快，约需 4 小时，最大时限 8 小时。活跃期又分为 3 期：首先是加速期，宫口扩张到 4 cm，约需 1.5 小时；其次是最大加速期，宫口由 4 cm 扩张到 9 cm，约需 2 小时；最后是减速期，宫口扩张从 9 cm 至开全，约需 30 分钟。

胎头下降以胎头颅骨的最低点与坐骨棘平面的关系标明：坐骨棘水平标志为"0"；在坐骨棘平面以上，以"－"表示，如"－1"表示在棘上 1 cm；坐骨棘平面以下，以"＋"表示，如"＋1"表示在棘下 1 cm。以此类推。胎头在潜伏期下降不明显，活跃期下降加快，平均每小时下降 0.86 cm。通过肛门指诊或者阴道检查可了解宫口扩张和胎头下降。

（4）破膜：破膜时，阴道可见羊水流出，羊水正常为无色、无味、略显混浊的不透明液体。破膜时，应注意记录破膜的时间，羊水的量及性状，并应检查胎心是否正常。

（5）胎心情况：用听诊器或多普勒仪于宫缩间歇期可闻及胎心，正常胎心为 120～160 次/min。

（6）心理状态：护士应通过产妇的表现、言语、姿势、感知水平、情绪及不适程度来评估其心理状态。有些新入院的产妇还会出现陌生和孤独感。

3. 辅助检查

（1）肛门检查：可了解宫口开大和胎先露下降情况以助判断产程的进展。肛门检查的次数不宜过多，临产初期隔 4 小时 1 次。方法为产妇仰卧，两腿屈曲分开，检查者站于产妇的右侧，右手示指戴指套蘸肥皂水后，轻轻伸入直肠内，拇指伸直，其余指握拳。直肠内的示指先向后触及尾骨尖，了解尾骨的活动度，再摸两侧的坐骨棘是否突出，并确定胎头高低，然后用指端掌侧探查子宫口，摸清四周边缘。宫口近开全时，仅能摸到部分边缘；宫口开全时则摸不到宫颈；未破膜时，在胎头前方可触到有弹性的囊状胎胞；已破膜者，则能直接触到胎头，有时尚可扪及颅缝和囟门的位置，帮助确定胎位。宫口开大以厘米或横指计算，每横指相当于 1.5 cm，10 cm为开全。

（2）阴道检查：当肛查不清或产程进展不顺利时需行阴道检查，阴道检查应在严格消毒后进行。

（3）胎儿监护仪：①描记宫缩曲线。可以了解宫缩强度、频率和宫缩持续及间歇的时间。②描记胎心曲线。可显示胎心率及其与子宫收缩的关系，判断胎儿在宫内的状态。

（4）胎儿头皮血检查：健康胎儿头皮血 pH 为 7.25～7.35。如 pH<7.25，提示胎儿存在酸中毒。

（5）查血、尿常规、血型、出血时间、凝血时间、血小板。

（三）常见护理诊断/问题

（1）焦虑和抑郁：与初次妊娠有关。

（2）疼痛：与宫缩有关。

（3）尿潴留：与妊娠分娩有关。

（4）潜在并发症：胎膜早破、胎儿宫内窘迫、宫缩乏力、产程延长及滞产。

（四）护理处理

1. 产程护理

（1）观察生命体征：每 4～6 小时测量 1 次体温、脉搏、呼吸、血压，如有异常，增加检查次数并给予相应处理。

（2）饮食：临产后产妇因胃肠功能减弱，加之宫缩的不适，常拒绝进食，有些产妇尚会出现恶心、呕吐，且产妇在产程中消耗很大，产程时间亦较长，如不保证能量的供应，易致产妇衰弱。所以，应鼓励产妇在宫缩间歇时摄取清淡而富有营养的饮食，以流食或液体为宜。

（3）活动、休息与体位：在临产的早期，如无阴道流血、破膜或使用了镇静剂等原因，应鼓励产妇多活动，有利于宫口扩张和先露下降及减轻不适；进入活跃期后则应在床上休息为主，休息的体位应以产妇感到舒适为宜，平卧时应鼓励侧卧位，以左侧卧位为最好，避免子宫对下腔静脉的压迫。

（4）清洁卫生：产程中产妇出汗增多，阴道分泌物及羊水的外流可污染外阴、衣裤、床单等，造成不适，应注意协助产妇洗脸、洗手、更衣、换床单等，保持清洁与舒适。剃除外阴部的阴毛，并用肥皂水和温开水清洗。

（5）排尿与排便：督促产妇每 2～3 小时排尿 1 次，如膀胱过度充盈会影响胎头下降、延长产程并导致尿潴留。经产妇宫口扩张小于 2 cm，初产妇小于 4 cm，可考虑灌肠，灌肠溶液选用 0.2%肥皂水 500～1000 mL，禁用生理盐水，以防钠离子的吸收。灌肠的操作会使产妇不适与困窘，故在执行前应先向产妇解释清楚并顾及产妇的隐私，操作尽可能轻柔，利用两次宫缩间歇期插管，灌肠液的温度应接近体温。灌肠后观察宫缩及胎心，做好记录，嘱产妇有便意时入厕排便（注意有人陪伴），排便后应进行会阴冲洗 1 次，减少粪便污染的可能。

2. 产程观察

（1）观察宫缩：用手在腹壁宫底部触诊或胎儿监护仪观察宫缩，一般连续观察 3 次宫缩，认真记录。

（2）胎心监测：产程中每 1～2 小时听 1 次胎心，进入活跃期后应缩短听诊间隔时间，每次听诊应达 1 分钟，在宫缩间歇期进行，如有异常应及时处理并报告医师，做好记录。

（3）肛查及产程图：可了解和显示宫口扩张及先露下降情况。一般宫口开大小于 3 cm 时，每 2～4 小时做 1 次肛查，大于 3 cm 时，每 1～2 小时做 1 次肛查，每次检查不超过 2 人。检查后做好记录并描记产程图。

（4）注意破膜：一旦出现破膜，应立即听取胎心并记录破膜时间、羊水量和性状、胎心率。破膜后产妇应卧床休息，注意外阴清洁，垫上消毒垫。

3. 配合治疗

（1）待产妇如需注射镇静、镇痛药如哌替啶、地西泮时，应按医嘱及时、准确执行。注射后应嘱待产妇卧床休息，并提供生活帮助。

（2）配合做阴道检查：检查前应向产妇解释原因，操作程序及可能带来的不适，准备好膀胱截石位，外阴消毒并垫以消毒垫，准备好器械及用物，帮助排空膀胱。检查前后应听胎心并记录。

（3）对需滴注缩宫素的产妇，帮助建立输液通道，并由专人严密观察缩宫素使用过程中的宫缩及胎心情况，随时调整缩宫素的滴速及用量。

（4）破膜超过 12 小时未分娩者，按医嘱给予抗生素预防感染。

二、第二产程

（一）临床表现

1. 子宫收缩增强

第二产程时宫缩的强度及频率都达到高峰，每次宫缩持续达 1 分钟以上，间歇仅 1～2 分钟。

2. 产妇肛门坠胀及排便感

当胎头下降达盆底时，压迫盆底组织，产妇出现排便感并不自主地向下屏气，此时会阴体渐变薄，肛门松弛。

3. 胎儿下降及娩出

随着宫缩促使胎头下降，胎头最终暴露于阴道口。宫缩开始时胎头露于阴道口，宫缩间歇时胎头又缩回阴道内，此称为"拨露"。随着产程的进展，露出阴道的胎头部分越来越大，当胎头双顶径越过骨盆出口时，胎头即不再回缩，此称为"胎头着冠"。此后，会阴极度扩张、伸展、变薄，胎头进行仰伸而娩出。随之胎头复位和外旋转，前肩和后肩相继娩出，胎体很快娩出并伴后羊水排出。

待产妇进入第二产程如仍未破膜将会影响胎头下降，此时应在宫缩间歇时行人工破膜。

（二）常见护理诊断/问题

（1）疼痛：与分娩有关。

（2）有体液不足的危险：与妊娠出血有关。

（3）有受伤的危险：与阴道撕裂有关。

（4）潜在的并发症：软产道损伤、胎儿窘迫、出血及第二产程延长或停滞。

（三）护理处理

1. 一般处理

（1）病史：资料同第一产程内容，了解第一产程经过及处理情况。

（2）身心状况：由于疼痛不适加剧及体力的过多消耗，产妇的不舒适感明显增加，表现为大汗淋漓，四肢随意活动，阴道分泌物增加，会阴体伸展、变薄有被撕裂的可能，恐惧、急躁情绪比第一产程加剧，常表现为烦躁不安，合作性下降。

（3）辅助检查：用胎儿监护仪监测胎心率及基线变化，如有异常应及时处理。

2. 产程护理

（1）心理护理：第二产程期间助产士应陪伴在产妇旁，给产妇安慰和支持，缓解、消除其紧张和恐惧。出汗多时帮助擦拭，宫缩间歇期协助饮水。

（2）监测胎心：第二产程因宫缩频而密，对胎儿的干扰大，胎儿此时易出现缺氧，故应勤听胎心，每5～10分钟听1次胎音，必要时用胎心监护仪协助观察。胎心确有变异，反映胎儿宫内缺氧严重时，应行阴道检查尽快结束分娩。

（3）指导产妇屏气，使用腹压：第二产程的首要护理目标在于教导产妇如何用腹压将胎儿娩出，此时产妇往往有不自主向下用力屏气的动作，如果用力不当，不但效果不佳且消耗体力。正确的屏气方法是在子宫收缩时先深吸一口气，憋住，向下似排便样屏气用力，在气用尽后，如果仍有宫缩，则再吸一口气，憋住，往下用力直至宫缩结束。在宫缩间歇时，全身肌肉放松，安静休息。传统的用力法是鼓励产妇在宫缩时屏气用力的时间尽可能长久，但可能造成母体血氧不足及胎盘血流量减少，胎儿血氧分压降低，$PaCO_2$增高，pH降低，胎心率异常的发生率增加。亦有很多文献提倡一种叫"生理性第二产程"的处理形式，即鼓励待产妇在不自主地想用力时（而非在每次宫缩时）做短时间的用力（6～7秒），而且用力时可以缓缓吐气，避免传统法的诸多缺点。

3. 接生准备

初产妇宫口开全，经产妇宫口扩张4 cm，应将其送至产房做好接生准备。

（1）待产妇的准备：①分娩的姿势可有膀胱截石位、半坐卧式、坐式及蹲式数种体位，每种姿势均有其优缺点。选择何种姿势取决于医院的现有设备及医师的决定。目前我国各医院仍以传统的膀胱截石位最为普遍。②会阴的清洁消毒，取仰卧位双脚屈曲分开，臀下放一便盆或塑料布，用消毒纱布蘸肥皂水擦洗外阴，顺序是大小阴唇、阴阜、大腿内上1/3、会阴及肛门周围，然后用温开水冲掉肥皂水，再用1‰苯扎溴铵或聚维酮碘冲洗消毒，顺序同上，随后取出臀下的便盆或塑料布，铺无菌巾于臀下。

（2）物品准备：①打开产包，检查包内物品，按需要添加物品，如注射、麻醉用物，新生儿吸痰管等。②新生儿睡床，根据季节加放毛毯、热水袋。如为早产儿，应准备好暖箱。

（3）接生者的准备：接生的助产士按手术要求洗手消毒，穿手术衣，戴消毒手套，并给已完成外阴部消毒的待产妇铺消毒单，肛门处用双层无菌巾遮挡。

4. 接产

（1）接产要领：保护会阴的同时，协助胎头俯屈，让胎头的最小径线（枕下前囟径）在宫缩间歇时缓慢地通过阴道口，此是预防会阴撕裂的关键。正确地娩出胎肩，此时仍应注意保护会阴。

（2）接产前宣教：向产妇解释接产的过程，让待产妇了解所应给予的配合及重要性，以及配合不好时可能导致的严重后果，并告知待产妇配合的技巧。

（3）接产步骤：接产者在产妇右侧，当胎头拨露使会阴后联合紧张时，应开始保护会阴。方法：会阴部盖上一块无菌巾，接产者右肘支在产床上，右手拇指与其余四指分开，用手掌大鱼际肌顶住会阴部。每当宫缩时应向上内方托压，同时左手向下轻压胎头枕部，协助胎头俯屈和使胎头缓慢下降。宫缩间歇时，右手稍放松以免压迫过久造成会阴水肿。当胎头枕部在耻骨弓下露出时，左手按分娩机制协助胎头仰伸，此时若宫缩强，应嘱产妇哈气解除腹压，让产妇在宫缩间歇时稍向下屏气，使胎头缓慢娩出，此时右手仍应保护会阴，不要急于娩出胎肩，而先以左手自胎儿鼻根向下颏挤压，挤出其口鼻内的黏液和羊水，然后协助胎头复位和外旋转，使双肩径与骨盆出口前后径一致。接产者左手将胎儿颈部向下轻压，使前肩自耻骨弓下娩出，继之再上托胎颈，使后肩从会阴前缘缓缓娩出。双肩娩出后方可放松右手，双手协助胎体及下肢娩出，并记录胎儿娩出时间。胎儿娩出后，在产妇臀下置一弯盘以计测出血量。

（4）会阴切开的指征：接产时发现会阴过紧、水肿、瘢痕或胎儿过大，估计分娩时会阴撕裂不可避免者；母儿有病理情况急需结束分娩者。

会阴切开术包括：①会阴侧斜切开（左侧）术。局部麻醉后，术者宫缩时以左手中、示指伸入阴道内，撑起左侧阴道壁引导剪刀方向保证不伤及胎头，右手用钝头直剪自会阴后联合中线向左侧45°方向切开会阴，切口长4～5 cm，注意阴道黏膜与皮肤切口长度一致。此法损伤组织多，出血多，缝合难度较大。②会阴正中切开术。宫缩时沿会阴后联合中央垂直切开，切口长约2 cm。此方法剪开组织少，出血少，易缝合，术后组织肿胀少，疼痛轻，但切口有自然延长损伤肛门括约肌甚至直肠的危险，故胎儿大或接产技术不熟练者不宜采用。

（5）脐带绕颈的处理：胎儿娩出有脐带绕颈一周且较松时，可用手将脐带沿肩推下或沿胎头滑出；如绕颈较紧或缠绕2周以上，则用两把止血钳将其一段夹住，从中剪断，注意勿损伤皮肤，松解脐带后再协助胎肩娩出。

三、第三产程

（一）临床表现

1. 子宫收缩变小

胎儿娩出后，宫缩可暂停数分钟，随后重又出现，子宫的体积亦迅速缩小。

2. 胎盘娩出

由于胎儿娩出后宫腔容量明显缩小，胎盘不能相应缩小与子宫壁发生错位而剥离。

3. 阴道流血

阴道流血为胎盘剥离所致，正常分娩的阴道流血量大多在300 mL内。

（二）常见护理诊断/问题

（1）出血：与产后出血相关。

（2）组织完整性受损：与软组织损伤有关。

（3）有母亲不称职的危险。

（4）潜在的并发症：胎盘滞留、产后出血、软产道损伤、新生儿窒息及产后感染。

（三）护理措施

1. 病史

资料同第一、二产程，并了解第一、二产程的经过情况。

2. 身心状况

胎儿娩出后，子宫缩小，宫底下降至脐水平，宫缩暂停，几分钟后宫缩又出现，随后胎盘剥离娩出。胎儿娩出后，产妇感到轻松，心情比较平静而喜悦。如果新生儿有异常或产妇不能接纳自己的孩子，则会产生焦虑、烦躁，甚至憎恨的情绪。

3. 检查

（1）判断胎盘剥离情况。胎盘剥离的征象：①子宫体变硬、呈球形，宫底升高达脐上。②阴道口外露的脐带自行延长。③阴道少量流血。④在产妇耻骨联合上方轻压子宫下段时，宫体上升而外露的脐带不回缩。胎盘剥离和娩出的方式有两种：胎儿面娩出式，胎盘胎儿面先排出，胎盘先从中央剥离而后周围剥离，特点是胎盘先排出，后有少量阴道流血，较多见；母体面娩出式，胎盘母体面先排出，胎盘从边缘开始剥离，特点是先有较多阴道流血，胎盘后排出，此方式少见。

（2）检查胎盘胎膜。将胎盘辅平，先检查母体面有无缺损，若可疑，可用 Kvstner 牛乳测试法，从脐静脉注入牛乳，若见牛乳自母体面溢出，即溢出部位有缺损。然后将胎盘提起检查胎膜是否完整，再检查胎盘胎儿面边缘有无血管断裂以及时发现副胎盘。此外，还应检查胎盘胎膜有无其他异常。

（3）检查软产道：胎盘娩出后，应仔细检查会阴、小阴唇内侧、尿道口周围、阴道及宫颈有无裂伤，如有裂伤，应立即缝合。会阴裂伤按其程度分为3度。Ⅰ度，会阴皮肤黏膜损伤；Ⅱ度，裂伤达会阴体肌层，但肛门括约肌完整；Ⅲ度，裂伤损伤肛门括约肌，甚至直肠前壁亦有裂伤。

4. 新生儿护理

新生儿应注意测体重、身长及头围，胎头有无产瘤、产伤、畸形等，采用阿普加评分评估新生儿的生理状况。

（1）清理呼吸道：断脐后，将新生儿放于婴儿台上继续清理呼吸道的黏液和羊水，清理干净后如新生儿仍未啼哭，可轻拍其足底刺激啼哭以助肺扩张。

（2）阿普加评分：可判断有无新生儿窒息及窒息的轻重，以出生后1分钟的心率、呼吸、肺张力、喉反射、皮肤颜色5项体征为依据，每项0～2分，满分为10分。8～10分属正常新生儿；4～7分为轻度缺氧；0～3分为重度缺氧，需紧急抢救。有缺氧的新生儿应在出生5分钟后再次评分。阿普加评分以呼吸为基础，皮肤颜色最敏感，心率是最后消失的指标。临床恶化顺序为皮肤颜色—呼吸—肌张力—反射—心率。复苏有效顺序为心率—反射—皮肤颜色—呼吸—肌张力。肌张力恢复越快，预后越好。

（3）脐带处理：胎儿娩出后2分钟内断扎脐带，距脐带根部15～20 cm处断脐，母体端放入弯盘，用75％乙醇擦脐根周围，在距脐根0.5 cm处用粗线结扎第一道，再在距脐根

1～1.5 cm处结扎第二道，注意扎紧但不要造成脐带断裂。在第二道线外0.5 cm处剪断。挤净脐断面上的血，用20％高锰酸钾溶液烧灼断面，注意勿触及新生儿皮肤以免灼伤，再以无菌纱布覆盖包扎。也可用气门芯、脐带夹、血管钳等方法替代结扎。断脐后接产者应将新生儿抱给产妇看，让其看清男婴或女婴并称体重，做好有关标记和记录，按足印及母亲拇指印于新生儿病历上。

5. 协助胎盘胎膜娩出并检查

确认胎盘已完全剥离后，于宫缩时左手握住宫底并按压，右手轻轻拉脐带，协助娩出胎盘，当胎盘娩至阴道口时，双手接住胎盘向一个方向旋转并向外缓慢牵拉，协助胎盘胎膜完整剥离排出。若出现胎膜断裂，可用止血钳夹住断裂上端的胎膜继续牵拉直至完全排出。检查胎盘胎膜是否完整。如发现有副胎盘，部分胎盘或大块胎膜残留时，应在无菌操作下（重新消毒换手套）伸手入宫腔内取出残留组织。

6. 预防产后出血

对既往有产后出血史或有导致宫缩乏力因素存在的产妇，如多产妇（尤其是分娩次数不少于5次），双胎、羊水过多、滞产产妇等，可在胎头或胎肩娩出时，静脉注射麦角新碱0.2 mg或缩宫素10 U加生理盐水20 mL，加强宫缩、减少出血。也可在胎儿娩出后立即经脐静脉快速注入生理盐水20 mL加缩宫素10 U，促使胎盘迅速剥离，减少出血。若胎盘未完全剥离而出血多时应行手取胎盘术。若胎儿娩出后30分钟胎盘未娩出，阴道流血不多，可先轻按子宫或给予宫缩剂，无效时再行手取胎盘术。如胎盘娩出后出血多，可经下腹壁直接注入子宫肌壁内或肌内注射缩宫素10～20 U，并建立输液通道，将缩宫素20 U加入5％葡萄糖液500 mL中静脉滴注。

7. 检查

检查软产道及正确、及时进行会阴切开缝合术或会阴裂伤修补术。

8. 一般护理

（1）第三产程结束后，为产妇擦洗，更换衣服、床被单，垫好会阴垫，保暖，提供易消化、营养丰富的饮食以帮助恢复体力。

（2）帮助母婴接触，使婴儿进行早吸吮：分娩后应尽早将新生儿抱给母亲，通过皮肤接触、眼睛对视等促进亲子间的互动，胎儿娩出后半小时内进行第一次吸吮以助建立母乳喂养。

（3）分娩后应在产房中观察产妇两小时，此时为发生产后出血概率最高的时间，应注意观察子宫收缩、宫底高度、膀胱充盈、阴道流血量，每15～30分钟测量1次产妇血压、脉搏，按压宫底排出宫腔内积血。询问产妇有无头晕、乏力等不适及有无肛门坠胀感，如产妇出现肛门坠胀感，应警惕阴道后壁血肿，即行肛查并予以处理。观察2小时无异常者，可护送回病房休息，并勤巡视，督促产妇尽早排尿。产后6小时仍不能排尿者，应予以处理，必要时行导尿。

第八节 异常分娩

妊娠满 28 周后，胎儿及其附属物全部由母体娩出的过程称为"分娩"。分娩能否顺利完成，取决于 3 个因素：产力、产道及胎儿。在各因素均正常并能相互适应的条件下分娩称"正常分娩"或"顺产"；其中任何 1 个或 1 个以上的因素异常，或 3 个因素相互不能适应，分娩过程受阻，称"异常分娩"或"难产"。难产与顺产在一定条件下可以相互转化。若处理不当，顺产可以变为难产；若处理及时得当，难产则可变为顺产。

异常分娩包括产力异常、产道异常、胎位及胎儿发育异常。

一、产力异常

将胎儿及附属物从子宫内娩出的力量称为"产力"。产力包括子宫收缩力、腹肌和膈肌收缩力及肛提肌收缩力，其中以子宫收缩力为主。在分娩过程中，子宫收缩的节律性、对称性、极性不正常或强度、频率有改变，称为"子宫收缩力异常"。

（一）子宫收缩乏力

1. 有关因素

（1）精神因素：孕妇对分娩有喜悦、期盼、惧怕及担心胎儿是否正常等复杂心情，对本人和婴儿是否安全无意外、是否需要手术、是否能耐受宫缩有较大的顾虑，加上从亲戚或朋友中听到的分娩时的感受和经验，常给孕妇造成精神压力。临产后精神过度紧张，以致大脑皮质发生功能紊乱，儿茶酚胺和催产素释放减少，影响正常的子宫收缩，加上睡眠不足，进食少及过多的体力消耗导致子宫收缩乏力。多见于初产妇，尤其是高龄初产妇。

（2）产道及胎儿因素：骨盆的大小及形态异常，致使产道狭窄；胎儿过大或胎位异常形成相对性头盆不称，阻碍胎先露下降，不能紧贴子宫下段和子宫颈。因此不能引起有效的反射性宫缩，易导致继发性宫缩乏力。

（3）子宫因素：子宫发育不良或子宫畸形，子宫过度膨胀（双胎、羊水过多、巨大儿等）致子宫肌纤维弹性差，子宫肌纤维变性或子宫肌瘤等，均可引起子宫收缩乏力。

（4）内分泌、电解质异常：妊娠末期参与分娩过程的主要激素如雌激素、孕激素、催产素、前列腺素、儿茶酚胺类物质等的分泌和功能不协调，子宫肌肉敏感性降低致收缩力减弱；电解质浓度（如钾、钠、镁、钙等）异常，均可影响子宫肌纤维收缩能力；肌球蛋白、能量供应物质（三磷腺苷、磷酸肌酸）等的异常，亦可致子宫收缩乏力。产程延长后引起的电解质、蛋白质及酶类的新陈代谢障碍可加重子宫收缩乏力。

（5）其他因素：临产后过早、过量使用镇静止痛药如哌替啶、吗啡等，可使子宫收缩力受到抑制；对产妇饮食、休息护理不当，膀胱充盈未及时处理等均可影响收缩力。孕妇体质因素如单纯性肥胖、营养不良、严重贫血和其他慢性疾病亦可影响产力。

2. 临床分类及临床表现

（1）临床分类：按发生时期不同，可将子宫收缩乏力分为原发性和继发性两种。原发性宫缩乏力指产程开始时就乏力，宫口不能如期扩张，先露不能如期下降，产程延长。原发性宫缩乏力往往是不协调性乏力，需与假临产相鉴别。继发性宫缩乏力指产程开始时正常，只是产程进展到某一阶段（多在活跃期或第二产程）时子宫收缩力转弱，产程进展缓慢甚至停滞，临床上常表现为协调性乏力。此种情况常出现在骨盆狭窄、持续性枕后位或枕横位等头盆不称时。按性质不同分为协调性和不协调性。①协调性（低张型）子宫收缩乏力，子宫收缩具有正常的节律性、对称性和极性，但收缩力弱，宫腔压力低（<15 mmHg），持续时间短，间歇时间长且不规律，宫缩每10分钟少于2次。当子宫收缩达高峰时，子宫体不隆起和变硬，用手指压宫底部肌肉仍可出现凹陷，产程延长或停滞。②不协调性（高张型）子宫收缩乏力，子宫收缩极性倒置，宫缩不是起自两侧子宫角部，宫缩的兴奋点来自子宫的一处或多处，节律性、对称性丧失，宫缩时下段强，上段弱，宫缩间歇期子宫壁不能完全放松，收缩间歇消失影响子宫有效地收缩和缩变，致使宫口不能扩张，胎先露不能下降，为无效宫缩。此类宫缩多发生在潜伏期。

（2）临床表现：类型不同临床表现也不同，但两种类型的结局一样。

①协调性宫缩乏力：产程刚开始时无不适感，只因产程过长或滞产，产妇休息差，进食少，出现脱水、电解质紊乱、尿潴留等产妇衰竭的表现。由于宫腔内压力低，对胎儿影响不大。

②不协调性宫缩乏力：产妇自觉下腹部持续疼痛，拒按，烦躁不安，肠胀气等，胎心音听不清或不规律，胎儿窘迫发生早，产程延长或停滞。

③产程曲线异常：上述各类子宫收缩乏力，其结局一样，均可导致产程曲线异常。潜伏期延长：从临产开始至宫口开大3 cm为潜伏期，正常约需8小时，超过16小时称"潜伏期延长"。活跃期延长：宫口开大3 cm至宫口开全为活跃期，正常约需4小时，超过8小时为活跃期延长。活跃期停滞：进入活跃期后，子宫口不再扩张2小时以上，称"活跃期停滞"。第二产程延长或停滞：第二产程中初产妇超过2小时、经产妇超过1小时尚未分娩者，称"第二产程延长"；第二产程中胎头下降无进展长达1小时，称"第二产程停滞"。胎头下降延缓及胎头下降停滞：活跃晚期至宫口开大9～10 cm，胎头下降速度每小时小于1 cm，称"胎头下降延缓"；胎头停留在原处不下降1小时以上，称"胎头下降停滞"。滞产：总产程超过24小时，称为"滞产"。

3. 对母儿的影响

（1）对产妇的影响：①体力消耗。因产程延长，产妇休息差、进食少，甚至恶心、呕吐，重者引起脱水及酸中毒；产妇精神疲惫及体力消耗，可出现肠胀气、尿潴留等，加重子宫收缩乏力。②产伤。因第二产程异常，胎头挤压盆底，持续压迫膀胱或直肠，导致组织缺血、坏死、脱落，可形成生殖道瘘。③产后出血。因子宫收缩乏力，不利于胎盘剥离娩出及子宫血窦关闭，易发生产后出血。④产后感染。产程进展慢、滞产、肛查或阴道检查次数多、胎膜早破、产后流血等均易增加产后感染的机会。⑤手术产机会增加，创伤机会增加。

（2）对胎儿、新生儿的影响：因产程延长，子宫收缩不协调，胎盘血液循环受阻，供氧不足，或因胎膜早破、脐带受压或脱垂易发生胎儿窘迫，新生儿窒息或死亡；又因产程延长，手术干预机会增多，产伤增加，新生儿窒息、颅内出血等发病率和病死率增加。

4. 护理评估

（1）病史。评估以下信息：产前检查的一般资料，如身高、体重、血压、骨盆测量值、胎儿大小、头盆关系等；各种生化检查的结果，以了解各重要器官的功能情况；既往病史，尤其是妊娠史和分娩史；临产后重点评估产妇休息、进食、排泄情况；持续评估宫缩的节律性、对称性及极性、强度和频率，产程的进展及使用镇静剂或止痛药的情况；孕妇的文化程度和接受产前教育的情况，对分娩的认识和期望；孕妇支持系统情况，家属及亲友对分娩和新生儿的期望值。

（2）身心状况。协调性宫缩乏力者，产程刚开始时，孕妇无特殊不适，精神好，进食正常，休息好，能谈笑自如，随意走动，只盼早点分娩见到孩子，进入母亲角色。当产程出现异常时，尤其是同时入院的同伴已顺利分娩时，产妇心理开始不平衡，出现焦虑状态，甚至出现肠胀气、尿潴留等，产妇此时容易对阴道分娩失去信心，家属不忍目睹产妇强烈的疼痛表现（如大声地呻吟、不停地辗转翻身或自虐等）而失去信心，通常要求尽快手术解除其痛苦。不协调性宫缩乏力者，于临产开始就持续腹痛，呼痛不已，烦躁不安。进食、休息均差，孕妇显得疲惫乏力，痛苦不堪，不喜别人触摸腹部，胎心音不规则，或大于 160 次/min，或小于 120 次/min，检查子宫硬且放松不好，产程停滞。此时，产妇及家属通常否定分娩的生理过程，显得焦虑、恐惧，担心母儿安危，并请求医护人员尽快帮助孕妇解除痛苦，结束分娩。

（3）诊断检查。①一般检查：测孕妇体温、脉搏、呼吸、血压，观察神志、瞳孔及皮肤弹性，口唇是否干裂，口腔有无异味，测宫高腹围，四步触诊估计胎位及胎儿大小，听诊胎心音是否正常，观察腹形是否为悬垂腹，膀胱是否充盈或肠胀气。②产程观察：临产后，仔细用传统手法触摸腹部或用监护仪监测宫缩的节律性，强度和频率的改变情况。重点在于区别是协调性还是不协调性宫缩，是否假临产。临产后描绘产程图，判断产程进展情况。行肛查或阴道检查进一步证实宫口扩张缓慢，先露下降延缓，提示产程停滞，以及至发现头盆不称。听诊胎心可发现节律和频率的异常，协调性宫缩乏力，胎心变化较晚，而不协调性宫缩乏力较早出现胎心音变化。③实验室检查：尿液分析可出现尿酮，血液生化检查可出现 K^+、Na^+、Cl^-、Ca^{2+} 的改变，CO_2 可降低。

5. 常见护理诊断/问题

（1）疼痛：与子宫收缩不协调，子宫肌纤维间歇期不能完全放松有关。

（2）疲乏：与产程延长，水、电解质平衡紊乱，孕妇体力消耗有关。

（3）有体液不足的危险：与产程延长、进食少致脱水有关。

（4）焦虑：与知识、经验缺乏，产程进展异常，担心母儿健康有关。

（5）潜在的并发症：产后出血，产程异常，感染，新生儿窒息，软产道损伤，新生儿产伤和生殖道瘘等。

6. 护理措施

（1）预防子宫收缩乏力的发生。

加强孕期保健：对孕妇及其支持系统进行产前教育，告诉孕妇分娩是绝大多数妇女能够胜任的自然生理过程；告诉其临产后可能发生的疼痛情况及对疼痛的应对措施，让孕妇有充分的思想准备，增强自信心和自控能力。有研究表明，良好的心理准备可提高疼痛的阈值和耐受性，改变产妇的疼痛行为。有较好心理准备的孕妇对较强的疼痛只出现较轻微的疼痛行为；没有心理准备的孕妇可增加对疼痛的敏感性而影响其行为。介绍定期产前检查的重要性。若发现头盆不称或其他异常，及早制订分娩计划；对未发现异常者，应告知临产的征象、适时的住院时间，避免过早住院，过早进入待产妇的角色。

提供舒适的待产环境：给孕妇提供空气流通的、舒适的待产室，医护人员应态度热情、和蔼可亲、认真负责，避免高声谈笑与工作无关的事情或来回穿梭。待产室的环境要尽量家庭化，安静、清洁、舒适，避免噪声刺激，操作时做到四轻（走路轻、说话轻、操作轻、移物轻），有条件的医院可用隔音的单间，以避免多个产妇相互影响。可设由有经验的家属或丈夫陪伴的康乐待产室，也可由有经验、有爱心、有责任心的助产士提供分娩全程的陪伴和护理，即"导乐待产"。无条件的医院可设屏风隔挡，避免相互视觉干扰而产生恐惧等情绪。

加强产时监护：关心孕妇的营养、休息、大小便情况。因孕妇食欲缺乏，应多鼓励进食，嘱进富含营养、易消化的半流质饮食，保证食物成分适合孕妇口味、咀嚼及吞咽水平。呕吐严重者可禁食，并给予静脉输液补充能量。每隔2～4小时嘱排小便1次，自行排尿困难者先行诱导排尿，无效者可消毒后行导尿术。无灌肠禁忌证者应于临产初期用温肥皂水清洁灌肠，可促进肠蠕动，排除粪便及积气，减少污染，反射性刺激宫缩。宫缩时教孕妇使用腹部按摩法、深呼吸等放松技巧以缓解疼痛。定时听诊胎心音，肛查2小时左右1次为宜，以了解宫口扩张、先露下降、产程进展，仔细描述产程图，1～2小时触摸宫缩了解频率、强度及持续时间，发现异常宫缩，及时报告医师处理。

（2）配合治疗，积极处理。

协调性宫缩乏力：不论为原发性还是继发性，一旦发生应配合医师查明原因。明显头盆不称者，应做好剖宫产的术前准备；若可从阴道分娩，则应积极改善全身状况，按医嘱给予哌替啶或地西泮镇静休息；进食少者可给予葡萄糖、维生素C静脉滴注；酸中毒者应补充5％NaHCO$_3$。经上述处理2小时后，子宫收缩力应转强。若子宫收缩力仍弱，产程无进展，可选用下列方法加强宫缩使其达最佳状态，即10分钟内3～5次，每次持续40～60秒，中等强度的宫缩。

人工破膜：宫口扩张不小于3 cm，无头盆不称，胎头已衔接者，可在宫缩间歇期行人工破膜术，用手指将胎膜破口扩大一些并结合徒手宫口扩张法，经1～2次宫缩，待胎头下降一些后，再将手取出，以使胎头直接紧贴子宫下段及宫颈，引起反射性宫缩，加速产程进展。也有学者主张胎头未衔接者也可行人工破膜，认为破膜后可促进胎头下降，对疑有头盆不称者，破膜后可早期明确诊断。破膜时，必须立即听胎心有无改变，有无脐带脱垂，根据宫颈成熟度评分法估计加强宫缩措施的效果。若孕妇得分在3分以下，人工破膜后往往效果不好，还易形成宫颈水肿，应改用其他方法；评分在4～6分者成功率约为50％；7～9分成功率为80％；9分以上者均成功。

地西泮静脉注射：地西泮能使宫颈平滑肌松弛并软化宫颈，促进宫颈扩张，适用于活跃期宫颈扩张缓慢及宫颈水肿，有效率达94.4％，常用剂量为10 mg，缓慢静脉推注，3～4分钟注完，间隔2～6小时可重复应用，与缩宫素联合应用效果更佳。地西泮静脉注射后可立即起效，引起暂时性意识模糊，故应加强护理防坠床。该药对膀胱括约肌和肛门括约肌也有明显松弛作用，故有大小便的感觉，为了鉴别真假，用药前应嘱排空膀胱和直肠，用药后有排便感不必下床。对于继发性宫缩乏力者，估计加强宫缩后在 2 小时内可结束分娩则不用地西泮，因地西泮半衰期约为 2 小时，2 小时内血中浓度较高，影响产妇肌张力则影响使用腹压，影响新生儿肌张力可致新生儿窒息。

遵医嘱静脉滴注缩宫素：适用于协调性宫缩乏力、胎心良好、胎位正常、头盆相称者。使用缩宫素时应有专人守护，观察宫缩、胎心、血压。目前临床上尚没有统一的使用标准，一般用 5% 葡萄糖加缩宫素 2.5 U，从 8 滴/min 开始，根据宫缩强弱每 30 分钟调整 1 次，通常不超过 40 滴，以达到有效宫缩，即维持宫腔压力 50～60 mmHg，宫缩间歇 2～3 分钟，持续 40～60 秒。对于不敏感者可增加缩宫素浓度，可按 0.5 U 递增，若发现宫缩持续 1 分钟以上或不协调，或胎心率有变化，应立即停止滴注。缩宫素在母血中半衰期为 2～3 分钟，停药后能迅速好转。必要时可用镇静剂或硫酸镁抑制其作用。若发现血压升高，应减慢滴速，还应警惕水中毒的发生。

前列腺素的应用：前列腺素 E_2 及 F_{2a} 均有促进子宫收缩的作用，给药途径有口服、静脉滴注及局部用药。现临床上常用米索前列醇（每片 200 μg），可口服，也可肛塞或阴道后穹隆给药，常能引起有效的子宫收缩，但需注意适应证及禁忌证。

经上述处理后，一般宫缩转为正常进入第二产程，此时应做好阴道助产和抢救新生儿的准备。若处理 4 小时后宫口开大不明显，先露下降延缓或停滞或出现胎儿窘迫征象时，应及时行剖宫产术。第二产程若无头盆不称而出现子宫收缩乏力时，也应加强宫缩，给予缩宫素静脉滴注，产程进展，若胎头双顶径已过坐骨棘平面，等待自然分娩或行阴道助产；若胎头未衔接，或双顶径在坐骨棘平面以上，或伴有胎儿宫内窘迫，应行剖宫产结束分娩。第三产程期间应与医师继续合作，预防产后出血或感染。当胎儿前肩露于阴道口时，可用缩宫素 10 U 肌内注射或静脉滴注以预防产后出血。对于子宫下段收缩欠佳的产妇，产后可用卡前列素氨丁三醇 1 mg 肌内注射，必要时可重复注射。胎儿娩出后可加大宫缩剂用量防治产后出血。凡破膜超过 12 小时，总产程超过 24 小时，肛查或阴道检查次数多者，应按医嘱予抗生素预防感染。第三产程结束至产后 2 小时，有人称为"第四产程"，应继续维持滴注缩宫素，每 5～10 分钟观察宫缩 1 次，包括压宫底了解宫底高度、子宫收缩情况，阴道流血情况，应及时将宫腔淤血挤出，防止因淤血块堵住子宫口，阴道流血少而内出血越来越多的情况发生。当挤出的阴道排出物为浅红色血清样液体时，说明宫腔内有淤血沉积，必须引起足够的重视，避免隐性产后出血发生。应准确估计产后出血量，称重法为最理想的方法。若发现产后出血倾向，应及时处理。产后 24 小时仍应密切注意宫缩和阴道排出物的情况。

不协调性宫缩乏力：按医嘱给予强镇静剂如哌替啶 100 mg 肌内注射或吗啡 10～15 mg 肌内注射，使孕妇充分休息，并做好心理护理稳定其情绪，多数孕妇能恢复为协调宫缩。若宫缩仍不协调或伴胎儿宫内窘迫而短时间内不能结束分娩者，应及时通知医师并做好手术和抢救新生儿的准备。转为协调宫缩后仍乏力者，按协调性宫缩乏力处理。

（3）提供心理支持，减少焦虑。有临床调查证明，护士对患者是否有同情心是患者是否愿意和护士交谈的关键。如果护士对孕妇没有感情投入，就会缺乏对她的同情心，孕妇就不会向护士表达自己的内心想法，包括对医疗护理的要求和意见及自己对分娩的理解、担心，这样护士就失去了进行心理护理的基础资料。对于接受心理护理的孕妇，在耐受力及克制力加强、产程取得进展时应给予及时表扬和鼓励，以增强其对分娩的信心。护士还要善于使用非语言性沟通技巧，如面对产妇始终面带笑容，投去赞许和鼓励的目光，遇紧急情况沉着、冷静、不惊慌，可根据个人喜好抚摸孕妇腹部或腰骶部，紧握其双手，帮助擦汗、喂水等。当作一些必要的检查和治疗时，应遵循知情、同意的原则以取得良好的合作，而不是默默无语、机械地操作，检查后应将主要结果用通俗的语言告诉孕妇及家属，以解除其对孕妇和胎儿情况的担忧；对生理情况也应做必要的解释，对病理情况尤应给予关注，要指导其配合治疗，使其相信医护人员采取的处理对策是从孕妇的根本利益出发，全面考虑而做出的结论。第三产程应继续加强心理护理，如当婴儿性别不合心意或出现新生儿窒息等情况时，往往会影响产妇的情绪，引起产后宫缩乏力致产后出血，应及时予以处理。

（4）重视对分娩疼痛的护理。疼痛为不舒适中最严重的一种。而临产后宫缩和宫颈扩张引起的疼痛是不可避免的。疼痛可使孕妇产生焦虑、恐惧的心理而引起宫缩乏力，因此对疼痛的护理十分重要。目前我国尚无一种满意且安全的镇痛方法或镇痛药物，现有方法和药物或是对母儿及产力有不同程度的影响，或是方法不简便，或是效果不明显。临床观察证明，分娩疼痛与产妇的精神状态有密切关系，恐惧、焦虑、疲惫、缺乏信心及周围环境的不良刺激都能影响产妇的痛阈，以致轻微的疼痛常引起强烈的反应。产妇的剧烈疼痛与紧张情绪均能导致胎儿宫内窘迫和酸、碱平衡失调，亦可引起宫缩乏力和产程异常，因此心理护理尤显重要。分娩镇痛法首选精神预防无痛法，具体的方法如下。

掌握疼痛的情况。医护人员要善于观察患者的疼痛反应，如面部表情、咬牙握拳、大汗淋漓、深沉的呻吟等。不同的人对疼痛耐受不同，护士应耐心听取患者的诉说，并表示出对其疼痛的同情和理解。家属或丈夫陪伴在旁，产妇可随时表达疼痛，并得到家属的理解和重视，有助于缓解疼痛。

提供有关分娩生理过程的知识，让产妇及家属有充分的思想准备，增加自信心和自控感而改变疼痛反应。

通过心理治疗缓解患者的疼痛，分散其注意力可有效地减轻疼痛的知觉，如把注意力集中到阅读、听故事、听轻音乐、看电视节目或与来访者交谈上来，沉思、引导想象也是分散注意力的好方法。

指导产妇或家属运用放松技巧，如按摩腹部或腰骶部、深呼吸。允许其选择自认为舒适的卧位或坐位。

遵医嘱合理使用镇痛药和麻醉药可缓解疼痛，但要仔细观察用药后产妇及胎儿对药物的反应。

（5）健康教育及出院指导。鼓励产妇早期下床活动，有利于子宫收缩和恶露排出。提倡母乳喂养，告知母乳喂养的好处并行指导。提倡产后锻炼，既健美又有利于身体的恢复。注意乳房、会阴部、会阴伤口清洁以防产褥感染。一旦出现发热、恶露臭等感染征象或产褥期阴道流血等，应嘱其随诊。无异常者，嘱其产后 42 天到产科门诊做产后检查。

（二）子宫收缩过强

1. 相关因素

子宫收缩过强的相关因素目前尚不十分明确，但与下列因素有关。

（1）急产几乎都发生于经产妇，其主要原因是软产道阻力小。

（2）孕妇的精神过度紧张、产程延长、极度疲劳、胎膜早破及粗暴地多次宫腔操作均可引起子宫壁某部肌肉呈痉挛性不协调性宫缩过强。

（3）缩宫素应用不当，如使用缩宫素时剂量过大，误注宫缩剂，个体对缩宫素过于敏感。分娩遇有阻力或胎盘早剥，血液浸润肌层，可导致强直性子宫收缩。

2. 临床分类及表现

（1）协调性子宫收缩过强：子宫收缩的节律性、对称性和极性均正常，仅子宫收缩力过强、过频（10分钟内有5次以上的宫缩且持续时间达60秒或更长）者。若产道无阻力，胎位正常且头盆相称，宫口在短时间内迅速开全，分娩在短时间内结束，总产程小于3小时，称为"急产"，多见于经产妇。产妇往往有痛苦面容，大声叫喊，宫缩强而频，易致胎儿缺氧、胎死宫内或新生儿外伤等。

（2）不协调性子宫收缩过强：①强直性子宫收缩。并非子宫肌纤维功能异常，而几乎均是外界因素异常造成的子宫口以上部分的子宫肌层出现强直性痉挛性收缩。产妇烦躁不安，持续性腹痛，拒按，胎方位触诊不清，胎心音听不清。有时可在脐下或平脐处见一环状凹陷，即病理性缩复环。导尿时可发现血尿、子宫下段明显拉长、压痛等先兆子宫破裂征象出现。②子宫痉挛性狭窄环。为子宫壁某部位肌肉呈痉挛性不协调性收缩形成的环状狭窄，持续不放松。在子宫上、下段交界处胎体某一狭窄部如胎颈、胎腰处常见。孕妇持续腹痛烦躁，宫颈扩张慢，胎先露下降停滞，胎心律不规则。此环特点是不随宫缩上升，阴道检查时在宫腔内触及较硬而无弹性的狭窄环。

3. 对母儿的影响

（1）对母体的影响：子宫收缩过强、过频，产程过快导致急产，易引起产妇软产道损伤，若有梗阻则可发生子宫破裂，危及母儿生命；接产时来不及消毒可致产褥感染；产后子宫肌纤维缩复不良可导致产后出血、胎盘滞留；子宫痉挛性狭窄环虽不是病理性缩复环，但因产程长、产妇疲乏无力而容易致产妇衰竭，手术产机会增多。

（2）对胎儿、新生儿的影响：强烈而过频的子宫收缩影响子宫胎盘的血液循环，易发生胎儿窘迫、新生儿窒息或胎死宫内；胎儿娩出过快或产程停滞均可使颅内压改变，致新生儿颅内出血；亦可因胎儿娩出时措手不及而发生坠地，引起脐带断裂、骨折等严重意外损伤；感染机会也增多。

4. 常见护理诊断/问题

（1）焦虑：与担心自身与胎儿安危有关。

（2）潜在并发症：急产，胎儿窘迫，新生儿窒息，软产道损伤，产后出血，新生儿产伤等。

5. 护理措施

（1）预防宫缩过强所致的危害：有急产史者提前两周住院待产，嘱其勿离开病房外出，以防院外分娩造成损伤和意外。每天巡视孕妇，一旦出现产兆即卧床休息，不灌肠，每次大小便前需做肛查了解宫口开大和胎先露的下降情况，以免分娩在厕所造成意外伤害。临产后维持左侧卧位，提供缓解疼痛、减轻焦虑的支持性措施。鼓励孕妇做深呼吸，不向下屏气，以缓解分娩过程。多陪伴，多与之交谈以分散其注意力，及时说明产程进展及胎儿状况以减轻孕妇的焦虑及紧张。

（2）持续评估宫缩，观察产程进展：常规监测宫缩、胎心率及母体生命体征的变化。了解产程进展，若发现异常反应及时妥善处理。如属急产，提早做好接生准备及抢救新生儿的准备。分娩时尽可能行会阴侧切术以防会阴严重撕裂，产后应仔细检查软产道，遇有撕裂及时缝合。新生儿常规给予维生素 K_1 5 mg 肌内注射，预防颅内出血。若发现不协调性宫缩过强，应立即停用缩宫素或停止阴道操作。为孕妇提供舒适的环境，提供更多的心理支持和帮助，随时向孕妇及家属解释目前的产程进展和治疗计划以减轻其焦虑程度，取得合作。子宫收缩恢复正常后，充分做好阴道助产或剖宫产的术前准备以保证母儿安全。

（3）做好产后护理、健康教育及出院指导：使产妇了解异常产褥的一些情况，一旦出现应及时到产科门诊就诊。新生儿如有不测，需帮助产妇及家属顺利度过哀伤期。

二、产道异常

产道异常包括骨产道（骨盆）异常和软产道（子宫下段、子宫颈、阴道）异常，临床上以骨产道异常多见。

（一）骨盆异常的类型及临床表现

骨盆径线过短或形态异常，使骨盆腔小于胎先露可通过的限度，阻碍胎先露下降，影响产程顺利进展，称为"骨盆狭窄"。骨盆狭窄可为一个径线过短或多个径线过短，也可以为一个平面狭窄或多个平面狭窄。当一个径线狭窄时，需观察同一平面其他径线的大小，再结合整个骨盆的大小形态进行全面的衡量才能做出比较正确的估计。在临床实践中常遇到的是临界或相对狭窄骨盆，是否构成难产，与胎儿的大小、胎位、胎头的可塑性、产力、软组织的阻力和处理是否及时、正确有密切关系。狭窄骨盆分类如下。

1. 入口平面狭窄

入口平面狭窄指入口平面呈横扁圆形或肾形。常有单纯扁平骨盆和佝偻病性扁平骨盆两种。骶耻外径小于 18 cm，前后径小于 10 cm，对角径小于 11.5 cm。

临床表现：胎头于临产后衔接受阻，不能入盆，前羊水囊受力不均，易致胎膜早破。或者胎头呈不均倾入盆，或胎头骑跨在耻骨联合上方（跨耻征阳性），表现为继发性宫缩乏力，潜伏期和活跃早期延长。胎头双顶径一旦通过入口平面，可经阴道分娩。但跨耻征阳性者强行经阴道分娩可致子宫破裂。

2. 中骨盆及出口狭窄

中骨盆及出口狭窄常见于漏斗骨盆，即骨盆入口各径线均正常，两侧骨盆壁向内倾斜，状似漏斗。其特点是中骨盆及出口平面明显狭窄，坐骨棘间径小于 10 cm，坐骨结节间径小于 8 cm，耻骨弓角度小于 90°。坐骨结节间径与后矢状径之和小于 15 cm，常见于男性骨盆。根据骶耻外径、对角径、坐骨结节间径、坐骨结节间径加后矢状径的长短将骨盆分为 6 级。

中骨盆及出口狭窄临床表现：胎头进入骨盆入口平面下降至中骨盆平面后，胎头俯屈和内旋转受阻，而使胎头双顶径阻于狭窄部以上，呈持续性枕后位、枕横位，产程进入活跃晚期及第二产程后进展迟缓，甚至停滞。

3. 骨盆3个平面狭窄

骨盆外形属女性骨盆，但骨盆每个平面的径线均小于正常值2 cm或更多，称"均小骨盆"，多见于身材矮小、体形匀称的妇女。

胎儿小、产力好、胎位正常者可借助胎头极度俯屈和变形经阴道分娩，中等大小以上的胎儿经阴道分娩则有困难。

（二）软产道异常及临床表现、处理原则

软产道异常所致的难产较少见，易被忽视，应在妊娠早期常规行妇科检查，了解软产道有无异常，以估计阴道分娩的可能性。

1. 阴道异常

阴道异常常见阴道纵隔、阴道横隔、阴道狭窄。当隔膜软薄而完全时，可因先露扩张和压迫自行断裂；隔膜过厚影响胎儿娩出时，可给予切开。如阴道横隔位置过高且过厚，则宜采用剖宫产术。阴道狭窄，多由分娩外伤、药物腐蚀导致瘢痕性狭窄。位置低或瘢痕小者可行大的会阴切开术自阴道分娩；位置高、范围广及阴道瘘修补术后的孕妇宜行剖宫产术。此外，阴道尖锐湿疣于妊娠期生长迅速，患者于分娩时容易发生阴道裂伤、血肿及感染，新生儿感染后可患喉头乳头状瘤，因此宜早期积极治疗。若体积大、范围广，以剖宫产为宜。阴道壁囊肿穿刺抽空后，可经阴道分娩。

2. 宫颈异常

宫颈外口粘连、宫颈水肿、宫颈坚韧、宫颈瘢痕等均可造成宫颈性难产，影响胎头下降、宫口开大，产程延长，引起产妇衰竭等。需结合不同的情况制订不同的处理计划。如宫颈水肿、宫颈坚韧，经过镇静剂、局部封闭无效者可考虑剖宫产术。少见的宫颈癌、宫颈肌瘤或卵巢囊肿嵌入盆腔，堵塞产道时，也需行剖宫产术；合并子宫肌瘤者，在剖宫取胎的同时可考虑行肌瘤剔除术。

（三）产道异常对母儿的影响

1. 对母体的影响

骨盆入口狭窄时，影响先露部衔接，易发生胎位异常；临产后胎先露下降受阻，造成继发性宫缩乏力、产程延长或停滞，产妇衰竭；或因子宫收缩过强，出现病理性缩复环，进一步发展可致子宫破裂，危及产妇生命。中骨盆狭窄，影响胎头内旋转及俯屈，发生持续性枕横位、枕后位，造成难产；胎头长时间嵌顿于产道内压迫软组织，造成组织水肿、坏死，可致生殖道瘘；由于容易发生胎膜早破、产程延长等，阴道检查与手术机会增多，感染发生率高，也容易发生子宫收缩乏力而致产后出血。

2. 对胎儿、新生儿影响

产道异常如上所述易导致胎位异常；胎先露不能紧贴宫颈，羊膜囊受力不均而发生胎膜早破或脐带脱垂，故易发生胎儿窘迫、胎死宫内、新生儿窒息、新生儿死亡等；胎头在下降过程中受阻，极度变形、受压易发生颅内出血；手术产或感染机会增多易致新生儿产伤和感染，围生儿病死率增加。

（四）常见护理诊断/问题

（1）子宫破裂。

（2）有感染的危险：与胎膜早破、产程延长、手术操作机会多有关。

（3）知识缺乏：患者缺乏有关头盆不称及其相关并发症的知识。

（4）潜在并发症：子宫破裂、产程异常、软产道损伤、产后出血及新生儿产伤等。

（五）护理措施

1. 协助医师执行医嘱

（1）明显头盆不称（绝对头盆不称）：凡骶耻外径小于 16.0 cm，入口前后径小于 8.5 cm，足月活婴不能从阴道分娩，需在临近预产期或临产后按医嘱做好剖宫产术前准备。

（2）轻度头盆不称（相对性头盆不称），即骶耻外径为 16.5～17.5 cm，入口前后径为 8.5～9.5 cm，足月活婴，胎心正常者，遵医嘱在严密监护下试产后才能决定分娩。如同时伴有出口狭窄，则不宜试产。

试产中的护理要点：①专人守护，做好孕妇心理护理。向家属及产妇说清楚阴道分娩的可能性及优点，增强其信心；认真解答他们提出的疑问，随时告知产程的进展及下一步计划措施，并与之协商以取得合作。使孕妇能保持良好的情绪，并能接受试产失败的结局。②保证良好的产力。临产后应关心孕妇的饮食、营养、水分、体重，少做肛查，禁止灌肠。试产过程中一般不用镇静、镇痛药。必要时补充水、电解质、维生素 C。③密切观察胎儿情况及产程进展。勤听胎心，破膜后立即听胎心音，观察羊水性状，了解有无脐带脱垂，若胎头未衔接，应抬高臀部或床尾，卧床休息。在良好的宫缩下试产 2～4 小时，胎头仍未入盆或伴有胎儿窘迫则停止试产，立即做好剖宫产手术准备。④注意子宫破裂的先兆。用传统手法触摸或胎儿电子监护仪监测子宫收缩情况，注意胎心音的变化，发现异常情况立即停止试产，立即通知医师及早处理，预防子宫破裂的发生。

（3）中骨盆狭窄：主要影响胎头俯屈和内旋转，易发生持续性枕后位、枕横位。产前或产程早期明显中骨盆狭窄或轻度狭窄但胎儿较大者，应尽早剖宫产结束分娩；产程晚期因继发性宫缩乏力或枕横位、枕后位而发现中骨盆狭窄者，则应根据先露高低决定分娩方式。具体原则详见胎位异常章节。

（4）出口狭窄者：不宜试产，临产开始即行剖宫产术。若出口横径＋后矢状径之和大于 15 cm，少数可经阴道分娩；两者之和为 13～15 cm 者，多数需阴道助产；两径之和小于 13 cm 应行剖宫产结束分娩。

2. 提供心理支持

让产妇和家属积极参与分娩方式的选择和产程的管理，解除因未知造成的焦虑。向他们讲清产道异常对母儿的影响，并承诺提供最佳的服务，最大限度地保证母婴安全，使他们对医护人员充满信任，缓解恐惧心理，增强顺利分娩的信心。

3. 预防感染及产后出血

胎儿娩出后应及时注射大剂量宫缩剂。破膜超过 12 小时应遵医嘱使用抗生素，保持外阴部清洁，擦洗会阴，每天 2 次，使用消毒会阴垫；胎先露长时间压迫产道或出现血尿时，应及时保留导尿管 8～12 天，并保证导尿管通畅，以防止生殖道瘘。每天更换引流袋，并做好导尿管的护理，预防感染。

4. 新生儿护理

胎头在产道压迫时间过长或经手术助产的新生儿应按产伤处理，严密观察颅内出血或其他损伤的征象。

5. 做好产后护理、健康教育及出院指导

使产妇了解异常产褥的一些情况，一旦出现应及时到产科门诊就诊。新生儿定期到儿保中心行身体检查，及时行预防接种。

三、胎位及胎儿发育异常

分娩时除枕前位（占 90%）为正常胎位外，其余胎位均为异常胎位，约占 10%。其中胎头位置异常居多，如持续性枕后位、枕横位、面先露、额先露等占 6%～7%。胎产式异常的臀先露占 3%～4%。肩先露已少见，为 1‰～2.5‰。

（一）胎位异常及临床表现

1. 持续性枕后位、枕横位

在分娩过程中，少于 70% 的枕后位、枕横位可自然向前旋转 135°或 90°变为枕前位而自然分娩。若胎头的枕骨不能持续转向前方，直至分娩后期仍位于母体骨盆的后方或侧方而致分娩发生困难，称"持续性枕后位"或"枕横位"，临床上多见。产生持续性枕后位、枕横位的原因尚不十分清楚，但与影响分娩的三大因素（产道、产力、胎儿）均明显相关，并且常常是几种因素同时作用的结果。产程特点表现为宫缩乏力、宫口扩张缓慢、产程延长，尤其表现在活跃晚期的减速期延长。枕后位因胎头枕骨持续性位于骨盆后方，压迫直肠，产妇往往在宫口未开全时过早出现排便感而使用腹压，易致疲劳，宫颈前唇水肿，胎头水肿。第二产程中由于胎头下降阻力大，常发生第二产程延长或停滞，出现继发性宫缩乏力。

2. 臀先露

臀先露是最常见的异常胎位，占妊娠足月分娩总数的 3%～4%。因为胎头比胎臀大，分娩时常致后出头困难，加之脐带脱垂多见，围生儿病死率是枕先露的 3～8 倍。臀先露以骶骨为指示点，有 6 种胎方位，即骶左前、骶左横、骶左后、骶右前、骶右横、骶右后。根据胎儿两下肢所取的姿势又可分为单臀先露或腿直臀先露，完全臀先露或混合臀先露，以及不完全臀先露。其中以完全臀先露（胎儿双髋关节及膝关节均屈曲呈盘膝状，以臀部和双足先露）较多见。孕妇常感肋下及上腹部有圆而硬的胎头，由于胎臀不能紧贴子宫下段及宫颈，宫缩乏力，产程延长，亦易导致胎膜早破、脐带脱垂、胎儿窘迫甚至胎死宫内。手术产机会增多。

3. 肩先露

肩先露为横产式，胎体横卧于骨盆入口之上，先露为肩者称"肩先露"。占妊娠足月分娩总数的 0.1%～0.25%，是对母儿最不利的胎位。临床分为肩左前、肩左后、肩右前、肩右后 4 种胎方位。临床表现：先露不能紧贴子宫下段，宫颈缺乏直接刺激，容易发生宫缩乏力、胎膜早破、胎儿上肢及脐带脱垂等，导致胎儿窘迫，甚至死亡。如宫缩不断增强，羊水流尽，胎肩与胎胸一部分被挤入盆腔内，胎体呈折叠弯曲，胎颈被拉长，上肢脱出于阴道口，胎头、胎臀阻于骨盆入口上方，则形成嵌顿性或忽略性肩先露。子宫收缩继续加强，子宫上段越来越厚，下段被动扩张越来越薄，上、下段之间形成病理性缩复环，若不及时处理，可发生子宫破裂，危及母儿生命。

4. 面先露

面先露多于临产后发现，因胎头极度仰伸，使胎儿枕部与胎背接触。面先露以颏为指示点，可分为颏左前、颏左横、颏左后、颏右前、颏右横、颏右后 6 种胎方位。经产妇多于初产妇，发生率为 2‰。临床表现：颏前位时，胎儿颜面部不能紧贴子宫下段及宫颈，引起子宫收缩乏力，产程延长。颜面部骨质不易变形，易发生会阴撕裂。颏后位可发生梗阻性难产，处理不及时，可致子宫破裂，危及母儿生命。

5. 其他

(1) 胎头高直位：胎头矢状缝落于骨盆入口平面的前后径上称为"胎头高直位"，分高直前位和高直后位两种。高直后位为严重的胎位异常，很难经阴道分娩，一旦确诊，应立即剖宫产；高直前位部分可经阴道分娩，但往往出现产程异常。

(2) 前不均倾位：胎头以枕横径入盆，胎头矢状缝不在骨盆入口的中轴横径上而靠近骶骨时前顶骨先露称"前不均倾"，反之称为"后不均倾"。前不均倾时，胎膜早破发生率高，先露难以衔接，宫口扩张 3～6 cm，不再扩大，产程过长，可发生滞产。胎头前顶部压迫膀胱，在产程早期即有尿潴留，宫颈前唇出现水肿。阴道检查时感觉胎头前部紧嵌于耻骨联合后，前盆腔充满，后盆腔空虚，胎头矢状缝与骨盆横径平行，随产程进展而移向骶骨岬。前不均倾应早期诊断，一旦确诊应行剖宫产结束分娩。产力好、骨盆正常、胎儿较小可行短期试产。

(3) 额先露：发生率约为 6‰，以前额为指示点，到达盆底，后额位于耻骨联合下方。常表现为产程延长，一般需行剖宫产。

(4) 复合先露：发生率为 1.43‰～1.66‰，常常是胎头或胎臀伴有肢体同时进入骨盆入口，称"复合先露"，常见头与手的复合先露，头与足复合先露较少见。表现为产程进展缓慢，产程延长。

(二) 胎儿发育异常及临床表现

1. 巨大胎儿

体重达到或超过 4000 g 的胎儿，称为"巨大胎儿"。约占出生总数的 6.4%。临床表现：妊娠期子宫增大较快，妊娠后期孕妇可出现呼吸困难，自觉腹部及肋两侧胀痛等症状。临产后，在待产过程中，即使胎位、产力、产道均正常，也常常发生头盆不称和肩难产而需手术助产，新生儿并发症及产伤发生率也较高。因此，确诊为巨大儿后应慎选分娩方式以减少母婴并发症。

2. 胎儿畸形

（1）胎儿脑积水：胎头脑室内外有大量积液（500～3000 mL 或更多）潴留于颅腔内，使颅腔体积增大，颅缝明显增宽，囟门增大，称为"脑积水"。发生率约为 5 ‰。临床表现为明显头盆不称，跨耻征阳性，若处理不及时可致子宫破裂。

（2）其他：连体儿发生率为 2/100000，可经 B 超确诊。此外，胎儿颈、胸、腹等处发生肿瘤或发育异常，使局部体积增大致难产，通常于第二产程出现先露下降受阻，经阴道检查时才被发现。

（三）对母儿的影响

1. 对母体的影响

胎位异常、胎儿发育异常均可致产程延长，常需手术助产，致产褥感染、产后出血、软产道损伤发生率增加。如胎头位置异常，长时间压迫软产道，容易形成生殖道瘘。臀位行阴道助产时，强行牵拉易造成宫颈撕裂，严重者可发生头盆不称，一旦处理不当，可发生子宫破裂。

2. 对胎儿、新生儿的影响

胎膜早破、脐带先露、脐带脱垂等可引起胎儿窘迫、胎死宫内、新生儿窒息、外伤甚至新生儿死亡。

（四）常见护理诊断/问题

（1）有子宫破裂的危险。

（2）有胎儿受伤的危险：与胎儿脐带受压、手术助产有关。

（3）恐惧：与知识缺乏，担心胎儿和自身安危有关。

（4）有感染的危险：与检查次数多、胎膜早破、产程延长、手术助产等有关。

（5）潜在并发症：产程异常，产后出血，胎膜早破，脐带脱垂，新生儿颅内出血、产伤，软产道损伤、感染等。

（五）护理措施

1. 及早发现胎位异常及胎儿发育异常

（1）加强产前检查：大力宣传产前检查的重要性，督促孕妇接受产前系列检查和培训，并详细记录，定时抽查。发现异常胎位及时协助医师予以矫正，并计划选择最佳分娩方式。

（2）根据产前检查所得的资料进行综合分析，尽早发现胎儿发育异常病例，协助医师制定处理方案。一旦发现脑积水等畸形儿，配合医师给予终止妊娠。巨大胎儿需查明原因，36 周后根据肺成熟度、胎盘功能及孕妇血糖控制情况等择期引产或行剖宫产。妊娠 30 周后仍为臀位、肩先露者，应指导孕妇行膝胸卧位。具体方法：让孕妇排空膀胱后，松解裤带，双膝跪于床上，身体前俯，胸部尽量贴在床面，大腿与床面垂直，如此持续 10～15 分钟，每天 2 次，持续 1～2 周复查，成功率为 70％～80％。这种卧位使胎臀退出盆腔，借助胎儿的重心改变，使胎头与胎背所形成的弧形顺着宫底弧形滑动完成。或艾灸、激光照射至阴穴，每天 1 次，每次 15 分钟，5 次为一个疗程，1 周后复查。如上述方法效果不佳，32～34 周可行外倒转术转成头先露后及时包扎腹部以固定胎头。若无显效，提前 1 周住院待产，胎儿较大者考虑剖宫产术。

（3）提供有关信息：护士注意将产前所获得的孕妇资料，随时向家属及孕妇进行通报，进行必要的解释、宣传，使其理解并取得合作。

2．加强分娩期的监测与护理

（1）明显头盆不称、胎位异常或确诊为巨大胎儿的孕妇，按医嘱做好择期剖宫产术的术前准备。

（2）若决定阴道分娩，需重视以下护理要点：①保持产妇良好的精神、营养状况，减少紧张情绪，维持水、电解质平衡，必要时予以输液。临产后指导产妇保存体力，取适当的卧位，如为枕后位不要过早屏气用力，以防宫颈水肿及软产道受压，过早疲乏，同时指导其朝向胎背对侧方向侧卧，以利于胎头转向前方。②防止胎膜早破。异常产式的孕妇在待产中应少活动，尽量少做肛查，不灌肠。一旦胎膜破裂，应立即观察胎心音，嘱其侧卧或抬高臀部，如发现胎心音有改变，立即行肛查或阴道检查，及早发现脐带脱垂。③预防滞产及产后出血。指导孕妇在宫缩间歇期使用呼吸及放松技巧以减轻产时不适。注意排空膀胱，以免影响子宫收缩。第二产程协助医师做好会阴侧切、阴道助产和新生儿抢救的用物准备，必要时可阴道助产以缩短第二产程。第三产程应仔细检查软产道有无撕裂，胎膜及胎盘的完整性，必要时遵医嘱使用宫缩剂及抗生素以预防产后出血或感染。④准确、及时绘制产程图。发现异常时及时处理。应用产程图观察产程可一目了然地看到产程经过，便于及时发现产程异常。

（3）提供产妇及家属情绪支持：在待产中产妇及家属会产生疑问甚至恐惧。针对产妇疑问，护士在执行医嘱或护理照顾时应给予适当的解释，将持续评估的母儿状况及时告诉待产妇及家属，并指出孕妇所处的环境是安全的，避免无知引起的恐惧，如待产中出现意外情况，医护人员也将尽全力保证母婴安全。护理人员可提供一些使孕妇在分娩时舒适的措施，如抚摸腹部、持续关照、及时鼓励并表扬其良好的配合行为，以增加对分娩的信心。凡异常产式的婴儿，如面先露或臀先露的新生儿，在产道内受挤压，可致面部、臀部甚至外生殖器水肿、淤血，父母担心有畸形，有的产妇甚至没有勇气接受。护理人员有必要向家属及产妇解释清楚这只是暂时现象，并向他们介绍正常新生儿的生理状态、病理新生儿的表现，出院时，与产妇共同制订喂养和随访新生儿的计划。

3．做好产后护理、健康教育及出院指导

使产妇了解异常产褥的一些情况，一旦出现应及时到产科门诊就诊。新生儿定期到儿保中心行身体检查，及时行预防接种。

第六章 手术室围手术期护理

第一节 手术前期护理

手术前期护理指从患者决定接受手术治疗到将患者安置在手术台上为止。手术室护理在手术前期护理中主要实施术前访视、术前接待、术前安全核查工作。

一、术前访视

（一）护理评估

1. 生理评估

生命体征、营养状况、既往史、自主活动能力、皮肤完整性及各系统、器官功能。

2. 心理评估

焦虑、恐惧等心理状态。

3. 社会评估

年龄、性别、受教育程度、职业背景和宗教信仰等。

4. 认知能力的评估

对疾病以及手术相关知识的了解程度。

5. 病情的评估

查阅病历了解患者的一般资料，包括：①既往史、手术史、过敏史、家族史；②手术方式、手术种类、性质、时间及麻醉方式；③患者的各种实验室检查报告阳性体征，特殊感染，如肝肾功能、血尿常规、出凝血时间、心电图、胸片等检查。

（二）常见护理诊断/问题

1. 知识缺乏

与患者对疾病和即将实施的手术缺乏认识，以及对术前准备内容和注意事项缺乏了解有关。

2. 焦虑与恐惧

与患者担心手术成功与否、术后恢复效果、手术费用、手术环境陌生、麻醉情况等因素有关。

3. 活动无耐力

与患者年龄、疾病、营养状况等因素有关。

4. 睡眠状态紊乱

与患者担心手术、麻醉有关。

（三）护理措施

1. 提高患者手术相关知识

（1）巡回护士向患者自我介绍，说明术前访视目的，希望取得手术中主动配合。

（2）告知患者术前禁饮、禁食事宜，具体时间可咨询其责任护士和管床医生。

（3）告知患者当日取下义齿、不化妆，避免佩戴首饰、手表、手机等贵重物品，将术中需要的 X 线平片、MRI 和药品备好以便带入手术室，并在手术当日更换好病员服，排净大小便。

（4）根据患者的文化程度以不同的方式介绍麻醉种类、手术室环境、术中体位、手术过程，使其从心理上有充分准备。同时向患者发放专科彩色宣传册。

2. 缓解患者术前焦虑与恐惧

（1）与患者谈心：用亲切、和蔼的言语进行安慰和鼓励；向患者阐明手术的重要性和必要性，使患者获得安全感；讲解该手术的优点及手术医生的精湛医技，提高患者对医护人员的信任度；介绍同种疾病手术患者的效果，使其树立康复的信心。

（2）倾听患者的需求：满足家属及患者对手术过程中提出的合理要求，缓解其焦虑与恐惧情绪。

3. 活动无耐力

（1）对于老年患者：鼓励患者被动运动和主动运动相结合，加强营养，增加肌力。

（2）对于因疾病导致的营养不良或者长期卧床患者：给予适当安慰，增强其战胜疾病的信心。

4. 调节睡眠紊乱状态

及时与负责医生、责任护士联系，术前通过沟通或药物干预，解决患者睡眠问题。

（四）注意事项

（1）注意首因效应，访视前要注意仪表端庄、举止大方，以同情的心态、和蔼的态度耐心地对待患者，取得患者的信任。

（2）与患者交谈必须使用普通话，采用通俗易懂的语言，避免讲方言。

（3）避免在患者吃饭和休息的时间段进行访视，时间不能过长，以免影响患者休息。

（4）访视时必须穿工作服，避免回答病情性质问题，请患者直接和医生沟通。

（5）急诊手术的术前访视可通过电话了解患者的基本情况，对于直接从门诊转运的危重急手术，如肝脾破裂、异位妊娠等大出血休克的患者，与护送的医生或家属进行沟通。

二、接手术患者

（一）护理评估

（1）评估手术转运床性能。

（2）评估患者生命体征，带入手术室各种管道通畅性，急诊患者要评估输液部位。

（3）评估患者意识：包括神志、精神状态、配合情况及心理状况。

（4）评估患者术前用药情况，禁食、禁饮情况。

（5）评估女性患者月经期情况。

（6）评估手术同意书是否签字。

（7）评估麻醉同意书是否签字。

（8）评估手术区备皮情况。

（9）评估手术部位标示。

（二）常见护理诊断/问题

（1）焦虑与恐惧：与患者从病房到手术室的过程中担心手术的成功与否及疼痛有关。

（2）排尿异常：与手术、患者情绪紧张有关。

（3）定向力障碍：与术前用药有关。

（4）有受伤的危险：与手术转运床的功能、转运途中的路面状况等有关。

（5）语言沟通障碍：与患者疾病、年龄、意识状态有关。

（三）护理措施

1. 术前心理疏通

巡回护士主动与患者亲切交流，鼓励患者说出紧张、担心的感觉，协助寻找原因并针对原因进行解释。

2. 解决排尿异常

入手术室前鼓励患者排空大小便，若出现异常，留置尿管。

3. 防止术前用药

询问患者感觉有无头昏、视物模糊等症状，使用手术转运床接送患者，防止患者术前用药后发生意外伤害。

4. 排查受伤的危险因素

接送前检查手术转运床的性能，接送途中注意路面情况，进出手术室注意保护头部或伸出床外身体部位，防止患者因术前用药定向力障碍而受伤。

5. 特殊患者核查与沟通

（1）语言沟通障碍：如智障、听障人士、小儿、意识障碍、昏迷等患者，咨询家属或随从医护人员。

（2）接患者时需要核查的内容：通过与家属或随从医护人员进行沟通并传递信息，专人看护。

（四）注意事项

（1）严格进行手术患者身份的核对，如有疑问及时与手术医生联系。

（2）特殊患者，如昏迷、精神病、听障人士、婴幼儿，严格与家属核对。

（3）急危重患者必须在医生和麻醉师陪同下接入手术间。

第二节　手术中护理

手术中护理指从患者安置在手术台准备手术到手术结束转到恢复室为止。器械护士和巡回护士分别担任着不同的角色，实施的是全期护理概念。也就是手术室护理人员运用所学知识与技能，针对手术患者存在的健康问题和需要，提供患者在手术前、中、后期的各项专业及持续性护理活动。

（一）护理评估

1. 患者的评估

通过术前访视掌握患者一般资料和特殊情况，评估患者的生理、心理术前状态，观察主动配合程度。

2. 手术间环境评估

检查环境监测指标，如温度 22～25℃、湿度 40%～60%、物表整洁度等。

3. 患者生命体征的评估

（1）体温：正常体温口腔温度为 36.3～37.2℃，腋下温度比口腔低 0.2～0.4℃，直肠温度比口腔高 0.5℃左右。

（2）脉搏：正常成人每分钟 60～100 次。女性稍快于男性，儿童快于成人。老年人可慢至 55～75 次/min，新生儿可快至 120～140 次/min。

（3）呼吸：正常成人 16～20 次/min，儿童 30～40 次/min，儿童的呼吸随年龄的增长而减少，逐渐到成人的水平。呼吸率与脉率之比约为 1：4。正常人的呼吸幅度应是深浅适度。

（4）血压：正常成人收缩压为 90～140mmHg，舒张压为 60～90mmHg，脉压为 30～40mmHg。在 40 岁以后，收缩压可随年龄增长而升高。新生儿收缩压为 50～60mmHg，舒张压为 30～40mmHg。

（5）瞳孔：正常瞳孔直径在一般光线下为 2～4mm，两侧等圆、等大。瞳孔反射有对光反射、集合反射。

4. 尿量的评估

评估并记录尿路的通畅性，尿液的颜色、滴速及尿量。

5. 静脉输液的评估

术前评估患者穿刺部位皮肤、静脉血管情况，结合手术部位、手术体位的要求，选定合适的输液部位和输液器具。

6. 术中器材的评估

评估手术中使用器材的完整性、功能状态、安全性能。

7. 手术体位的评估

评估体位用具的完整性及实用性；评估摆放后体位的稳定性、标准性；评估手术野是否暴露清楚，手术者操作便利性。

8. 无菌物品的评估

评估手术需要的物品和器械有效期，消毒灭菌情况。

9. 术中压疮评估

采用 3S 手术患者术前评估量表，从患者麻醉方式、手术体位、手术时间、受压部位皮肤状态、体重及手术区作用力等内容进行评估。

10. 潜在问题的评估

（1）实验室检查阳性结果。

（2）手术患者错误。

（3）手术中出血。

（4）术后感染等。

（二）常见护理诊断/问题

1. 有手术错误的危险

包括手术患者错误、手术方式错误和手术部位错误，与手术医师、麻醉医师和手术室护士核查有关。

2. 焦虑和恐惧

与手术患者对手术、麻醉及手术治疗缺乏信心有关。

3. 静脉穿刺困难的危险

与手术患者皮肤、血管状况和长期输液有关。

4. 实验室检查异常结果的危险

与患者疾病并发症、既往史等有关。

5. 体液不足的危险

与手术前禁饮、禁食和疾病有关。

6. 有误吸的危险

与麻醉患者术前禁饮、禁食有关。

7. 有坠床的危险

与手术床过窄、患者无意识活动、护士保护措施不够等有关。

8. 体温改变的危险

与手术时间、手术创伤、出血、环境温度、术中使用低温液体、大量低温盐水冲洗等方面有关。

9. 组织灌注量改变

与手术中出血、体液补充不足有关。

10. 术中输血并发症的危险

与大量输血、输错血、输入过期血等有关。

11. 有肿瘤种植的危险

与手术操作中肿瘤组织散落、未灭活有关。如粘有肿瘤细胞的手术器械、手套等可以造成"医源性"自身接种的种植转移。

12. 有肌肉、神经、血管损伤的危险

与体位摆放不当，局部受压时间过长，肢体过度外展、外旋等有关。

13. 术中异物残留的危险

与手术前物品清点、手术中物品添加计数、关腔时腔内探查、手术医生操作等有关。

14. 有皮肤完整性受损的危险

与疾病、营养、年龄、手术、麻醉、体重、体位、时间等有关。

15. 有感染的危险

与手术中无菌物品、无菌操作、空气洁净度、手术类别、手术时间等有关。

16. 术中标本遗失的危险

与术中标本管理、送检流程和病理科交接环节有关。

（三）护理措施

1. 防止手术患者、手术方式及手术部位错误发生

（1）手术患者均应佩戴标示有患者身份识别信息的标识以便核查。

（2）手术安全核查由手术医师或麻醉医师主持，由具有执业资质的手术医师、麻醉医师

和手术室护士三方（以下简称三方）共同执行并逐项填写《手术安全核查表》。

（3）麻醉实施前：三方按《手术安全核查表》依次核对患者身份（姓名、性别、年龄、病案号）、手术方式、知情同意情况、手术部位与标识、麻醉安全检查、皮肤是否完整、术野皮肤准备、静脉通道建立情况、患者过敏史、抗菌药物皮试结果、术前备血情况、假体、体内植入物、影像学资料等内容。

（4）手术开始前：三方共同核查患者身份（姓名、性别、年龄）、手术方式、手术部位与标识，并确认风险预警等内容。手术物品准备情况的核查由手术室护士执行并向手术医师和麻醉医师报告。

（5）患者离开手术室前：三方共同核查患者身份（姓名、性别、年龄）、实际手术方式，术中用药、输血的核查，清点手术用物，确认手术标本，检查皮肤完整性、动静脉通路、引流管，确认患者去向等内容。

（6）三方确认后分别在《手术安全核查表》上签名。

（7）手术安全核查必须按照上述步骤依次进行，每一步核查无误后方可进行。

（8）特殊患者，如智障患者、婴幼儿、老人、聋哑人、昏迷患者等，可与家属或随从进行核对。

（9）无名急危重患者，可依据就诊时编号，进行编号和病历号核对。

2．减轻患者焦虑和恐惧

（1）根据患者的具体情况，给予针对性的心理疏导。

（2）巡回护士多与患者交流，鼓励患者说出心理感受，分散注意力，释放焦虑情绪。

（3）引导患者熟悉手术间环境，介绍手术娴熟技术，减轻其恐惧心理。

3．选择合适静脉穿刺

（1）选择穿刺部位：首选上肢部位穿刺，避免选择下肢穿刺，特殊手术需要除外。

（2）选择穿刺血管：首选近心端血管，血管弹性好，无弯曲，宜固定。

（3）静脉穿刺困难患者，如老人、婴幼儿、长期输液的患者等，浅表静脉摸不到或硬化栓塞情况下，可选择深静脉穿刺。

（4）观察穿刺部位：因静脉穿刺困难，常出现同部位多次穿刺，或同一条静脉多段穿刺的现象，因此术中必须严密观察穿刺部位及该肢体静脉穿刺部位有无液体渗漏、肿胀等现象发生。

（5）对特殊药物，如刺激性强、浓度高的药物，要做好输液外渗的预防和处理。

4．针对辅助检查异常结果，提出预见性护理措施

（1）巡回护士查看手术患者各项辅助检查结果，知晓专科手术常见辅助检查方法、正常参考值。

（2）针对辅助检查异常结果，提出预见性护理措施。如手术伴有糖尿病患者，手术过程中严密监测血糖值，及时调节输液种类，必要时输注少量糖类液体。同时严格无菌操作，预防手术后肺部感染。

5．平衡手术患者有效循环

（1）手术患者常因术前禁饮、禁食导致体液丢失，麻醉前可根据患者的具体情况，适当

补充液体 300～500ml。

（2）选择合适的晶体溶液，心、肝和肾功能不良患者可选择复方电解质晶体溶液。

（3）对小儿和老年患者，适当控制输液速度，以免发生肺水肿。

（4）保持输液通畅，准确记录输入量，发现异常及时处理。

6．防止麻醉时误吸

（1）麻醉前仔细询问患者禁饮、禁食情况。

（2）准备中心吸引器，压力保持在 0.4kPa，麻醉时处于备用状态。

7．防止患者坠床

（1）麻醉实施前期，妥善固定患者。

（2）麻醉诱导期，巡回护士守护患者一侧，防止坠床。

8．维持术中体温稳定

（1）调节手术间环境温度，根据患者手术需要、年龄需要、体质需要进行调节。

（2）术中使用升温毯覆盖患者非手术部位，调节温度至 37℃，维持手术过程中患者体温稳定。

（3）需要降温的患者，术中使用控温毯，可根据手术不同时段需要温度，调节不同温度实施降温或升温。

（4）需要大量输液、输库存血或大量腔内冲洗患者，使用液体控温仪或液体升温箱进行调节，温度调节在 37℃。

9．保障组织灌注量

（1）静脉选择穿刺部位时选近心端大血管，以便及时补液补血，及时保持组织灌注。

（2）急危重手术患者必须建立 2 条以上的静脉通道，必要时穿刺动脉和中心静脉。每条通道上均做标记，以免发生静脉与动脉管道混淆。

（3）术中出现大量出血或大面积渗血时，开放各个通道，晶体、胶体和血制品胶体配合使用，维持循环稳定。

（4）大量输液、输血时，观察手术中出血量、患者末梢循环和尿量，通知麻醉医生准确记录出入量。

10．术中输血并发症处理

（1）取回的血液应尽快输用，不得自行贮血。输血前将血液轻轻摇匀，避免剧烈震荡。血液内不得加入其他药物，如需稀释只能用静脉注射生理盐水。

（2）输血前后用静脉注射生理盐水冲洗输血管道。连续输用不同供血者的血液时，前一袋血液输完后，用 0.9％氯化钠注射液冲洗输血器，再接下一袋血继续输注。

（3）输血过程中严密观察受血者有无输血不良反应，如出现异常情况应及时处理。

减慢或停止输血，用 0.9％氯化钠注射液维护静脉通路。

立即通知值班的住院医师和血库值班人员，及时检查、治疗和抢救，并查找原因，做好记录。

（4）疑为溶血性或细菌污染性输血反应，应立即停止输血，用 0.9％氯化钠注射液维护静脉通道，及时汇报上级医师，在积极配合治疗抢救的同时，还要注意以下几点。

核对用血申请单、血袋标签、交叉配血实验结果记录。

核对受血者及供血者 ABO 血型系统、Rh 血型系统、不规则抗体筛选及交叉配血试验。

遵医嘱抽取患者血液加肝素抗凝血药，测定血浆游离血红蛋白含量。

遵医嘱抽取患者血液，测定血清胆红素含量、血浆游离血红蛋白含量、血浆结合珠蛋白、直接抗人体蛋白试验及相关抗体效价。

如怀疑细菌污染性输血反应，抽取血袋中血液做细菌菌种检测。

遵医嘱尽早检测血常规、尿常规及尿血红蛋白。

必要时，溶血反应发生后 5～7 小时遵医嘱测血清胆红素含量。

（5）取血和输血前后，严格执行"三查八对"2 人核对制度。

（6）输血完毕，血袋保留在 4℃ 的冰箱内 24 小时。

（7）准确记录输血成分及输入量。

11. **医源性肿瘤种植的预防**

（1）粘有肿瘤细胞的手术器械、手套等可以造成"医源性"自身接种的种植转移，肿瘤手术切除后，及时更换使用过的器械，参与手术者及时更换手套。

（2）手术部位及腔隙使用蒸馏水进行肿瘤组织灭活。

（3）手术切口使用保护膜，夹取标本时，避免接触患者其他组织和器官。

12. **避免患者肌肉、神经、血管损伤**

（1）正确摆放手术体位。

尽量维持正常人体的生理弯曲，防止肢体过度牵拉、扭曲、受压。

在尽量减少对患者生理功能影响的前提下充分暴露手术野，便于手术者操作。

保持患者正常的呼吸和循环功能。

确保体位稳定性好，防止体位术中移动。

避免发生各种手术体位并发症。

评估手术床的性能及体位物品的准备情况、手术体位摆置的时机等。

（2）熟悉常见手术体位的并发症（表 6-1）。

表 6-1　手术体位与其相关并发症

手术体位	相关并发症
平卧位	直立性低血压、限制性脱发、受压点反应（常出现于足跟部、肘部、骶部）、尺/桡神经损伤、腰背痛、骨筋膜室综合征等
截石位	腓总神经损伤、腰背痛、骨筋膜室综合征等
侧卧位	眼耳部损伤、颈部损伤、肩胛上神经损伤、肺不张、臂丛神经和腋窝血管损坏等
俯卧位	眼部损伤、颈部损伤、胸廓出口综合征、乳房损伤、男性生殖器损伤、静脉回流受阻隔等
坐位	直立性低血压、气栓、气脑、眼部受伤、面/舌肿胀、四肢麻痹、坐骨神经损伤等

（3）手术体位防护措施。

仰卧位：仰卧位时，枕部、骶尾部、双足跟等受压部位要做好压疮的防护措施，双手外展角度不大于 90°,防止损伤臂丛神经和腋神经。

侧卧位:侧卧位时,避免下侧肢体受压;肩部和腋窝腾空,避免臂丛神经的损伤及压迫腋窝血管;保持头部和脊柱在同一水平线上。

俯卧位:俯卧位时,避免压迫眶上动脉和神经;防止足部、女患者胸部及男患者会阴部受压;胸腹部尽量腾空,避免胸腹腔压力过高导致手术野出血,影响患者循环和呼吸。

截石位:托住患者小腿部,避免肢体重物压迫腘窝处神经与血管,防止损伤腓总神经。两腿之间外展角度不大于 135°;臀下垫一方形软枕。

坐位:弹力绷带加压包扎下肢时,要松紧度适宜;提升背板时,应密切观察血压和心率的变化,可按 15°、30°、45°、60°、75°提升背板,以维持血流动力学的稳定;固定头位时,始终保持头部略向前倾,下颌与胸骨的距离为两指,并衬一纱布垫,防止气管和颈静脉受压。

13. **防止术中异物残留**

(1) 器械护士提前 15～20 分钟洗手,仔细检查器械包内物品的数量、性能和完整性。

(2) 进入患者体腔内的物品必须是显影材质,严禁使用不显影的物品。

(3) 按照手术器械清点规范与巡回护士对点,严格执行手术前、关闭体腔前、关闭体腔后 3 次清点,并准确记录。

(4) 器械护士集中精力观察手术进展,知晓器械和物品去向。

(5) 术中添加的物品,必须由巡回护士完成和记录。

(6) 关闭体腔前后,器械数目正确无误,方可逐层关腔。

(7) 将体腔内填塞止血敷料记录在手术护理上,取出时应与记录单上数目核对。

14. **预防非预期压疮发生**

(1) 术前对患者全面的评估:包括身高,体重,患病时间,各项检查、化验结果,有无水肿,自主活动能力,皮肤有无异常或压疮;若发现异常,应与病房护士取得联系,进行沟通,记录评估过程和评估结果。

(2) 对术中压疮风险的评估:手术时间、麻醉方式、手术体位、患者年龄、皮肤状况等。

(3) 预防压疮的措施。

重点部位的护理:对受压点和好发部位粘贴压疮贴或使用减压保护垫预防压疮。

体位的护理:按照体位摆放原则,做好体位摆放的评估和护理要点。

体温、室温、输血和输液的护理:注意为患者保暖,通过调节室温,使用变温毯、输血输液加温仪,可有效地维持患者的体温,从而保证患者皮肤的血供。

手术过程中勤观察体位摆放及受压点和好发部位的情况。

15. **控制术中感染**

(1) 严格监督手术室日常环境各项监测指标,保障手术间洁净度。

(2) 严格监督手术人员外科手术消毒程序。

(3) 严格执行手术中无菌操作规范。

手术衣的腰以上、肩以下、腋中线以前、袖口及肘部视为无菌区。

戴好手套后，双手不可下垂至腰部以下，应双手内收紧靠体侧，置于胸前口袋中。

手术器械台上视为无菌，器械台边缘以下视为有菌，但周围人员不可触及。

无菌操作时，手术人员应面向无菌区，交换位置时须背对背走。

禁止在手术人员背后传递器械，巡回护士操作时不可跨越无菌区。

手术过程中避免交谈，以免飞沫通过口罩传播细菌。

限制参观人数（2人），以减少污染的机会。参观者应远离手术者大于33cm距离。不得随意在手术室互窜手术间。

（4）手术中使用的无菌物品实施过程追踪和结果控制相结合。

（5）手术安排原则：根据手术间层流级别安排相应手术，先做无菌手术，后做污染手术。连台手术间自净30分钟。

16.术中标本管理

（1）术中快速（冰冻）病理标本。

手术中切下标本组织交给巡回护士。

巡回护士将标本装入标本袋，粘贴好患者基本信息标本签，勿装固定液。

巡回护士与手术医生确定标本名称并核对标本，给家属看标本后，专人送往病理科。

巡回护士填写术中快速冰冻切片标本登记本，快速标本送检流程按照危急值流程处理。

（2）择期手术标本。

手术切下标本组织交给器械护士。

巡回护士取大小适合的标本袋。

手术结束，器械护士督促医生填写病理标本送检申请单和手术患者基本信息标本签，要求字迹清晰、编号一致、书写工整，并保持申请单和标签整洁。

手术医生将标本送检申请单和标本送至标本间，使用新鲜的标本固定液，固定液为组织体积的3~5倍。

标本班护士核对标本、标本送检单、标本送检申请单、标本登记本，与病理科交接并在标本登记本签字。

（四）注意事项

1.术中用药、输血的核查

由麻醉医师或手术医师根据需要下达医嘱并做好相应记录，由手术室护士与麻醉医师共同核查。

2.体位安置要安全合理，防止坠床或损伤

保护患者受压皮肤，避免压疮的发生，做好交班并记录。

（五）临床常见实验室检查结果参考值

临床常见实验室检查结果参考值见表6-2至表6-5。

表 6-2　血常规

项目	参考值	临床意义
红细胞计数（RBC）	男：$(4.0\sim5.3)\times10^{12}/L$	红细胞减少多见于各种贫血，如急慢性再生障碍性贫血、缺铁性贫血等
	女：$(3.5\sim5.0)\times10^{12}/L$	
	儿童：$(4.0\sim5.3)\times10^{12}/L$	红细胞增多常见于身体缺氧、血液浓缩、真性红细胞增多症、肺气肿等
血红蛋白测定（Hb）	男：120～160g/L（12～16 g/dl）	血红蛋白减少多见于各种贫血，如急慢性再生障碍性贫血、缺铁性贫血等
	女：110～150g/L（11～15 g/dl）	
	儿童：120～140g/L（12～14 g/dl）	血红蛋白增多常见于身体缺氧、血液浓缩、真性红细胞增多症、肺气肿等
白细胞计数（WBC）	成人：$(4\sim10)\times10^9/L$	生理性白细胞增高多见于剧烈运动、进食后、妊娠、新生儿。采血部位不同，也可使白细胞数有差异，如耳垂血比手指血的白细胞数平均要高一些。病理性白细胞增高多见于急性化脓性感染、尿毒症、白血病、组织损伤、急性出血等
	新生儿：$(15\sim20)\times10^9/L$	白细胞减少多见于再生障碍性贫血、某些传染病、肝硬化、脾功能亢进、放疗、化疗等
白细胞分类计数（DC）	中性秆状核粒细胞：0.01～0.05（1%～5%）	生理性中性粒细胞增多见于情绪激动、剧烈运动、新生儿、月经期、妊娠及分娩等；病理性中性粒细胞增多见于急性感染或炎症、急性失血、急性中毒、恶性肿瘤等
	中性分叶核粒细胞：0.50～0.70（50%～70%）	中性粒细胞减少见于感染性疾病、贫血、物理及化学损伤等
	嗜酸粒细胞：0.005～0.05（0.5%～5%）	嗜酸粒细胞增多多见于变态反应性疾病、寄生虫病、皮肤病及血液病等
		嗜酸粒细胞减少多见于长期应用肾上腺皮质激素或肾上腺皮质激素分泌增加
	淋巴细胞：0.20～0.40（20%～40%）	生理性淋巴细胞增多多见于婴儿；病理性淋巴细胞增多见于病毒感染、再生障碍性贫血、淋巴细胞性白血病、淋巴瘤等
		淋巴细胞减少多见于应用肾上腺皮质激素
	单核细胞：0.03～0.08（3%～8%）	单核细胞增多多见于感染性疾病、血液病　单核细胞减少的临床意义不大
血小板计数（Plt）	$(100\sim300)\times10^9/L$	血小板计数增高见于血小板增多症、脾切除后、急性感染、溶血、骨折等

表 6-3 尿常规

名称	正常	异常
酸碱度（pH 值）	4.6～8.0（平均值 6.0）	增高常见于频繁呕吐、呼吸性碱中毒等
		降低常见于酸中毒、慢性肾小球肾炎、糖尿病等
尿比重（SG）	1.015～1.025	增高多见于高热、心功能不全、糖尿病等
		降低多见于慢性肾小球肾炎和肾盂肾炎等
尿胆原（URO）	＜16	超过此数值，说明有黄疸
隐血（BLO）	阴性（-）	阳性（＋）同时有蛋白者，要考虑肾脏病和出血
白细胞（WBC）	阴性（-）	超过 5 个，说明尿路感染
尿蛋白（PRO）	阴性或仅有微量	阳性提示可能有急性肾小球肾炎、糖尿病肾性病变
尿糖（GLU）	阴性（-）	阳性提示可能有糖尿病、甲亢、肢端肥大症等
胆红素（BIL）	阴性（-）	阳性提示可能肝细胞性或阻塞性黄疸
酮体（KET）	阴性（-）	阳性提示可能酸中毒、糖尿病、呕吐、腹泻
尿红细胞（RBC）	阴性（-）	阳性提示可能泌尿道肿瘤、肾炎尿路感染等
尿液颜色（GOL）	浅黄色至深黄色	黄绿色、尿混浊、血红色等就说明有问题

表 6-4 肝功能

项目名称	参考范围	检验意义
血清总蛋白（TP）	60.0～80.0g/L	增高：常见于高度脱水症（如腹泻、呕吐、休克、高热）及多发性骨髓瘤；降低：常见于恶性肿瘤、重症结核、营养及吸收障碍、肝硬化、肾病综合征、烧伤、失血
人血白蛋白（ALB）	35.00～50.00g/L	增高：常见于严重失水而导致血浆浓缩，使白蛋白浓度上升；降低：基本与总蛋白相同，特别是肝脏、肾脏疾病更为明显，见于慢性肝炎、肝硬化、肝癌、肾炎等，如白蛋白 30g/L，则预后较差
血清球蛋白（GLO）	15～35 g/L	增高：常见于肝脏疾病（如慢性肝炎、肝硬化、肝癌、肾炎等）、网状内皮系统疾病，如多发性骨髓瘤、单核细胞性白血病、慢性感染，如化脓性感染、梅毒、麻风、结缔组织病；降低：皮质醇增多症，长期应用糖皮质类固醇激素，出生后至 3 岁，球蛋白呈生理性降低
白蛋白/球蛋白（AIG）	1.00～2.50	增高：常见于肝脏疾病（如慢性肝炎、肝硬化、肝癌、肾炎等），如治疗后白蛋白提高至正常或接近正常，A/G 比值接近正常，表示肝功能有改善；故检测人血白蛋白、球蛋白及其比值，可估计肝脏疾病的病情和预后
总胆红素（TBIL）	5.11～17.1μmol/L	增高：原发生胆汁性肝硬化、急性黄疸型肝炎、慢性活动期肝炎、病毒性肝炎、其他原因导致的肝硬化、溶血性黄疸、新生儿黄疸、胆石症等
谷丙转氨酶（ALT）	0.0～40.0U/L	增高：常见于急慢性肝炎、药物性肝损伤、脂肪肝、肝硬化、心梗、胆道疾病等

表 6-5　肾功能

项目	参考值	临床意义
血尿素氮（BUN）	正常情况：二乙酰-肟显色法 1.8～6.8 mmol/L，尿素酶-钠氏显色法 3.2～6.1mmol/L	增高：急慢性肾炎、重症肾盂肾炎、各种原因所致的急慢性肾功能障碍、心力衰竭、休克、烧伤、失水、大量内出血、肾上腺皮质功能减退症、前列腺肥大、慢性尿路梗阻等
尿素氮	正常情况：3.2～7.0mmol/L	急慢性肾炎、重症肾盂肾炎、各种原因所致的急慢性肾功能障碍、心力衰竭、休克、烧伤、失水、大量内出血、肾上腺皮质功能减退症、前列腺肥大、慢性尿路梗阻等
血肌酐	正常情况：成人男 79.6～132.6 μmol/L，女 70.7～106.1μmol/L，小儿 26.5～62.0μmol/L，全血 88.4～159.1μmol/L	增加：肾衰竭、尿毒症、心衰、巨人症、肢端肥大症、水杨酸盐类治疗等；减少：进行性肌萎缩、白血病、贫血等
血尿酸	正常情况：成人男 149～417 μmol/L，女 89～357 μmol/L；大于 60 岁男 250～476 μmol/L，女 190～434 μmol/L	增加：痛风、急慢性白血病、多发性骨髓瘤、恶性贫血、肾衰竭、肝衰竭、红细胞增多症、妊娠反应、剧烈活动及高脂肪餐后等
尿肌酐（Cr）	正常情况：婴儿 88～176 μmol/（kg·d），儿童 44～352 μmol/（kg·d），成人 7～8mmol/d	增高：饥饿、发热、急慢性消耗等疾病，剧烈运动后等；减低：肾衰竭、肌萎缩、贫血、白血病等
尿蛋白	正常情况：定性阴性定量为低于150mg/d	正常人每天自尿中排出 40～80mg 蛋白，上限不超过 150mg，其中主要为白蛋白，其次为糖蛋白和糖肽。这些蛋白的 0.60（60％）左右来源于血浆，其余来源于肾、泌尿道、前列腺的分泌物和组织分解产物，包括尿酶、激素、抗体及其降解物等；生理性增加：体位性蛋白尿、运动性蛋白尿、发热、情绪激动、过冷过热的气候等
选择性蛋白尿指数（SPI）	正常情况：SPI 低于 0.1 表示选择性好，SPI 0.1～0.2 表示选择性一般，SPI 高于 0.2 表示选择性差	当尿中排出大分子 IgG 的量少时，表示选择性好；相反，表示选择性差
β_2-微球蛋白清除试验	正常情况：23～62μL/min	增高：肾小管损害，本试验是了解肾小管损害程度的可靠指标，特别有助于发现轻型患者
尿素清除率	正常情况：标准清除值 0.7～1.1mLl/（s·1.73 m²）［0.39～0.63mLl/（s·m³）］；最大清除值 1.0～1.5mLl/（s·1.73m²）［0.58～0.91mLll/（s·m²）］	临床意义见菊粉清除率，儿童纠正清除值＝1.73/儿童体表面积×实得清除值，儿童体表面积与成人相差甚大，纠正公式为最大清除值＝1.73/儿童体表面积×实得清除值

项目	参考值	临床意义
菊粉清除率	正常情况：一般情况下（成人）2～2.3mLl/s（20～29岁）	增加：心排血量增多的各种情况（如高热、甲亢、妊娠）、烧伤、一氧化碳中毒、高蛋白饮食、糖尿病肾病早期；降低：休克、出血、失水、充血性心衰、高血压晚期、急慢性肾功能衰竭、急慢性肾小球肾炎、肾病综合征、肾盂肾炎、肾淀粉样变性、急性肾小管病变、输尿管阻塞、多发性骨髓瘤、肾上腺皮质功能减退、肝豆状核变性、维生素 D 抵抗性佝偻病、慢性阻塞性肺病、肝功能衰竭等；注意：随着年龄的递增，菊粉清除率逐年下降
血内生肌酐清除率	正常情况：血浆一般情况下成人 0.80～1.20ml/（s·m²）；尿液成人男 0.45～1.32mLl/（s·m²），女 0.85～1.29mLl/（s·m²），50 岁以上，每年下降 0.005mLl/（s·m²）	临床意义见药粉清除率；内生肌酐清除率降至 0.5～0.5mLl/（s·m²）[（52～63）ml/（min·1.73 m²）] 时为肾小球滤过功能减退，如低于 0.3mLl/（s·m²）[31mLll/（min·1.73 m²）] 为肾小球滤过功能严重减退；注意：在慢性肾炎或其他肾小球病变的晚期，由于肾小管对肌酐的排泌相应增加，使其测定结果较实际者高；同样，慢性肾炎肾病型者，由于肾小管基膜通透性增加，更多的内生肌酐从肾小管排出，其测得值也相应增高
尿素氮/肌酐比值（BUN）	正常情况：12：1～20：1	增高：肾灌注减少（失水、低血容量性休克、充血性心衰等）、尿路阻塞性病变、高蛋白餐、分解代谢亢进状态、肾小球病变、应用糖皮质类固醇激素等；降低：急性肾小管坏死
酚红（酚磺酞）排泄试验（PsP）	正常情况：15min 0.25～0.51（0.53），30min 0.13～0.24（0.17），60min 0.09～0.17（0.12），120min 0.03～0.10（0.06），120min 总量 0.63～0.84（0.70）	当肾小管功能损害 0.50（50％）时，开始表现有 PsP 排泄率的下降；降低：慢性肾小球肾炎、慢性肾盂肾炎、肾血管硬化症、范可尼综合征、心衰、休克、重症水肿、妊娠后期、尿路梗阻、膀胱排尿功能不全等
浓缩试验	正常情况：成人禁饮 12h 内每次尿量 20～25mLll，尿相对密度速增至 1.026、1.030、1.035，儿童至少有一次尿相对密度在 1.018 以上	夜尿量增加、尿相对密度下降、相对密度差低于 0.009 均表示肾浓缩功能减退，见于急慢性肾功能不全，如慢性肾炎、急性肾功能衰竭、慢性肾盂肾炎、肾动脉硬化、高血钙、低血钾、充血性心衰、中毒性肾损害、药物性肾病等
稀释试验	正常情况：4 小时排出饮水量的 0.80～1.0，尿相对密度降至 1.003 或以下	稀释试验主要反映肾远曲小管和集合管的功能，异常见于肾小球病变或肾血流量减少，尿相对密度于肾衰后期恒定在 1.010 左右，表示肾浓缩和稀释功能均已受损

第三节　手术后护理

（一）护理评估

（1）评估意识状态、生命体征及病情变化。

（2）评估伤口敷料有无渗出，引流管的类型、位置、是否通畅，观察引流液的颜色、性质，引流量。

（3）评估受压部位皮肤状态。

（4）评估输液管是否通畅，穿刺部位有无外渗。

（5）术后 1～3 天评估患者手术切口、体位受压处皮肤、穿刺部位和静脉。

（二）常见护理诊断/问题

（1）意识模糊（confusion）：与麻醉有关。

（2）生命体征异常：与手术后患者恢复的情况有关。

（3）有受伤的危险（risk for injury）：与麻醉苏醒期躁动有关。

（4）疼痛（pain）：与手术创伤有关。

（5）体温过低（hypothermia）：与手术创伤、环境温度有关。

（6）有压疮的危险：与手术时间、麻醉、体重、年龄和术中受压部位皮肤防护有关。

（三）护理措施

1. 防止患者意外受伤

（1）麻醉苏醒期，专人守候患者加强固定约束，防止患者坠床。

（2）意识清醒后、生命体征稳定的患者，由麻醉医师、手术医师、手术室人员一起护送回病房。

（3）妥善将患者安置到病床上，特殊患者如关节置换、骨折内固定的手术患者，主刀医师参与指导安置。

2. 密切观察患者生命体征变化

（1）密切观察生命体征，包括呼吸次数，胸腹部呼吸活动度和血压、脉搏、心率、动脉血氧饱和度是否正常，以及皮肤颜色、末梢循环状况，如有异常，协助麻醉医师处理。

（2）观察术后有无继发性出血，包括伤口有无渗血、胸腔引流量等；颈部手术患者术后呼吸和切口的肿胀情况，防止切口部位的出血压迫气管。

（3）保持输液通畅，依据患者病情适当调节输液速度。

（4）保持呼吸道通畅，防止呕吐误吸，应去枕平卧，头偏向一侧。

（5）保持各种管道通畅，保证各种管道无打折，引流袋低于引流平面，同时注意保持尿管通畅。

（6）观察患者手术部位及全身情况，搬动体位时要轻巧，防止体位突然改变影响血流动力学改变，使血压下降。

3．为患者升温和保温

（1）观察患者体温，及时调节手术间温度至 24℃ 以上，注意使用升温毯或棉被保暖。

（2）手术后及时为患者穿好病员服。

（3）若遇到冬季，护送患者回病区加盖棉被。

4．预防疼痛

（1）术后使用镇痛药品或设备。

（2）保护好伤口，避免牵拉。

5．压疮防护

术后观察患者全身皮肤状况，若发现或发生非预期性压疮时，要积极采取措施，防止皮肤的伤害加深，与病房值班护士或护士长详细交班，将手术室压疮处理措施记录在特殊事件登记本上并签字。巡回护士要及时、准确填写压疮登记报告表，一式两份，一份科室留底，一份在 1 周内上交护理部。重大压疮或特殊情况需立即报告护理部。

（四）术后其他护理

1．手术间的术后整理

（1）按照手术间规范要求，还原手术间固定物。

（2）手术间自净 30 分钟后，关闭层流开关。并将次日手术所需要的器械和敷料准备齐全，使手术间处于备用状态。

2．术后回访

手术后 1～3 天回访患者，巡回护士和器械护士均可回访。回访目的是询问患者的恢复情况、伤口情况、有无感染；观察手术受压部位的皮肤、感觉、有无神经功能障碍和损伤；观察电烧负极板粘贴部位的皮肤情况有无红肿、水疱、灼伤等；观察静脉穿刺部位情况。

第四节　急危重手术患者护理

一、术前评估

1．预见性评估

接电话时须了解病情，做好接诊准备。

2．入室后评估

（1）评估患者的意识和病情。

（2）评估患者的临床指征：①血压，观察血压是否正常；②脉搏，观察脉搏的快慢、强弱来判断病情轻重；③呼吸，观察呼吸的次数、节律来判断病情的危重；④体温，若体温低，提示机体血容量不足；若体温高，提示有感染性休克。

（3）评估瞳孔：观察瞳孔的大小、对光反射及双侧是否对称。

（4）评估皮肤黏膜、温度、湿度、颜色、弹性及完整性。

3．评估参与手术配合护士资质

对于急危重患者，护理手术室护士必须熟练掌握手术室急危重患者抢救手术配合的理论知识和技能，具有分析和解决护理问题的能力，还要有发现潜在性护理问题的能力，有预见性地主动采取相应护理措施的能力。

4．评估手术相关问题

（1）评估手术方式、手术部位、手术体位的摆放及术中并发症的发生率。

（2）评估手术关键点和术中的配合要点，以及术中病情变化的观察和护理重点，如肾上腺嗜铬细胞瘤术中结扎肾上腺动脉时可引起高血压危象或心血管并发症，切瘤后又可引起血压急剧下降，甚至低血容量休克等，这是病情变化的重点时刻，需加强护理。

5．物品器械评估

评估手术物品器械和抢救物品的准备完善率以及无菌物品的消毒灭菌效果。

二、常见护理诊断/问题

1．焦虑与恐惧

①生命健康受到威胁；②与环境改变，如患者从急诊科进入手术室；③疼痛刺激；④伤、残及死亡的威胁；⑤无亲人陪伴有关。

2．组织灌注量改变

与创伤、失血、失液、感染有关。

3．有体温改变的危险

与疾病有关。

4．组织完整性受损

与创伤、疾病有关。

5．疼痛

与创伤有关。

6．有感染的危险

与抵抗力下降有关。

三、护理措施

1．减轻患者焦虑与恐惧

（1）以沉着、有序、忙而不乱的工作作风，高质量的技术取得患者的信任，使其保持良好的心理状态，树立战胜疾病的信心。

（2）抢救程序要严谨，必须明确分工，紧密配合，积极救治，严密观察，详细记录。以专科手术间为标准，备齐仪器、设备、器械及抢救物品，随时做好应急抢救准备。

（3）遇有大批患者和严重多发伤等情况时，应立即报告护理部、医院办公室，由医院组织专科医师和护士共同抢救。

2．及时实施救治，补充血容量，维持循环系统稳定

（1）快速建立2~3条静脉通道，标示清楚，以利于补液补血和给药，尽量少用下肢静

脉。因为下肢静脉距心脏较远，当患者腹腔大量出血时，腹压升高，从而压迫下腔静脉而影响输液输血速度。

（2）做好备血准备和自体血回输准备，严格执行术中输血管理制度。

（3）严格执行查对制度、交接班制度和各项操作规程，特殊抢救情况执行口头医嘱时，护士要复述两遍，口头医嘱要准确、清楚，尤其是药名、剂量、给药途径与时间等，避免有误，及时补充记录。

（4）保持尿管通畅，术中连续监测尿液颜色、速度和尿量并记录。

（5）术中动态监测患者血液出入量并详细、准确记录和统计每小时血液出入量。

（6）严格执行安全核查制度：做好术中用药、输液输血的查对制度，做好术中物品的更换、添加记录。

（7）术中发生大出血：①巡回护士在配合麻醉师紧急抢救的同时，还要配合手术台上各种物品的供应；②巡回护士在紧急扩容的同时要密切观察患者的生命体征、尿量、四肢末梢循环、颈静脉充盈度、皮肤颜色、温度，并注意是否有寒战和荨麻疹等并发症发生。

（8）保留急救药物的安瓿、输液空瓶、输血空袋等至抢救结束，以便急救后统计与查对补开医嘱，避免医疗差错。

（9）严密观察患者病情变化和生命体征的监测，特别是四肢末梢循环状态、黏膜颜色、皮肤温度等；详细、客观书写抢救护理记录，补记抢救记录应在6小时内完成，并注明补记时间。

3．防止术中患者体温下降

手术中注意保暖，因危重患者周围末梢循环不良，机体调节功能减弱，从而术中应调节好合适的室温、湿度，术中输血、输液应注意加温。术中肢体温暖，鼻温或腋温维持在36～37℃。保持温度的稳定。

4．及时处理组织器官创伤

（1）快速做好术前器械和抢救物品准备。

（2）多发伤患者或涉及多个手术专科患者，急诊科组织会诊，讨论手术方案和顺序，原则上先救治影响生命的器官。

（3）根据手术需求，调节专科护士配合手术，缩短患者救治时间。

5．减轻疼痛

（1）及时实施麻醉，减少患者疼痛。

（2）术后使用镇痛泵，持续降低患者痛苦。

6．预防术后感染

（1）严格执行术中各项无菌操作原则，防止感染的发生。

（2）术前0.5～2小时预防性使用抗生素。

（3）创伤患者及时清理伤口，切除腐烂组织。

（4）防止术中低温也是预防术后感染的重要措施。

（5）特殊感染手术患者，安排在专用手术间内实施。

四、危急重手术患者质量监测指标

（1）静脉穿刺通道不少于2条，选择上肢静脉血管，全开放时滴速成线状。

（2）专科手术使用的仪器设备、器械准备齐全，完善率不低于98％。

（3）尿量维持在2mLl/（kg·h）循环稳定。

（4）手术中止血，准备42℃热盐水止血垫，实施创面热止血，或准备止血材料填压止血。

（5）非预期压疮发生率为0。

（6）术中低温发生率低于5％。

（7）术后感染发生率低于5％。

第七章　急诊救护

第一节　急诊科护理

急诊科护理工作基本程序包括接诊、分诊、急诊护理处理等环节。只有将这些环节紧密相连，设置科学、高效的急诊护理工作程序，才可以使急诊护理管理工作规范化，并使患者尽快获得专科确定性治疗，最大限度地降低急诊患者的伤残率病死率和医疗纠纷。

一、急诊科护理工作特点

（一）急

急诊患者发病急、变化快，病情危重，甚至危及生命。因此，急诊护理要突出一个"急"字，必须分秒必争，迅速处理，争取抢救时机。

（二）忙

急诊患者来诊时间、人数及危重程度难以预料，随机性大，可控性小，尤其是发生意外灾害、交通事故、急性中毒、传染病流行时，有大批患者等待抢救和护理，更显得工作繁忙。因此，平时要做到既有分工，又有合作。遇到成批患者时，要有高效能的组织应急指挥系统和协调体制，使工作忙而不乱，紧张而有序。

（三）杂

急诊患者病种可涉及内、外、妇、儿等所有学科，病种复杂，情况多变，还经常有传染病患者或无法确定身份的患者，也有涉及法律与暴力事件的患者，工作内容极富多样性、多变性。因此，急诊护士要有管理、组织、协调、应变能力，变复杂为有序，主动发现潜在的安全隐患。

二、接诊

接诊是指医护人员对到达医院急诊科的患者，以最短的时限、最熟练的医学技巧，对病情有一个较明确的判断。当处于危急状态的患者送到医院急诊大厅门外，护士应主动迎接救护车、出租车，帮助接应患者，并通过急救绿色通道搬运患者。

目前，医疗救护中心已与很多医院建立了联系网络，急诊预检护士通过网络，在患者来院以前已经初步了解该患者的有关信息。

（一）疾病诊断

患者是急性创伤、中毒、出血还是其他疾病。

（二）病情评估

患者的生命体征、意识状态是否稳定。

（三）事故类型

若是意外事故，了解是单人发生还是群体发生。

（四）准备时间

大约能够到达医院的时间等，以便能做好充分的准备。

预检护士在接到电话后应立即通知有关医生、就诊护士迅速到场，并准备抢救场地及物品，迎接救护患者。

三、分诊

分诊是指根据患者主诉及主要症状和体征，区分病情的轻、重、缓、急及隶属专科，进行初步诊断、安排救治程序及分配专科就诊的过程。预检分诊是急诊护理工作中重要的专业技术，所有急诊患者均要通过分诊护士的分诊后，才能得到专科医生的诊治。如果分诊错误，则有可能延误抢救治疗时机，甚至危及患者生命。因此，必须提高对分诊工作重要性的认识。一个合格的分诊护士，不仅应具有多专科疾病的医疗护理知识、病情发展的预见能力，而且是集护理学、医学、心理学和社会学知识于一身的护理工作者。

（一）分诊目的

分诊的重点是病情分诊和学科分诊。

（1）准确而快速地评估，安排就诊顺序，优先处理危急症，提高抢救成功率。

（2）提高急诊工作效率，缩短患者的候诊时间。

（3）有效控制急诊室内就诊人数，使急诊资源充分利用，维护急诊室内秩序并安排适当的诊治地点。

（4）增加患者对急诊工作满意度，减轻患者和家属的焦虑。

（二）分诊系统功能

通过分诊完成以下过程。

（1）经初步评估，根据病情决定优先诊治顺序。对需要抢救的危重患者开放绿色通道，并立即通知有关医师进行急救。病情稳定后再挂号收费。

（2）给予患者初步的救护措施，如止血、包扎、输液、吸痰、吸氧等。

（3）根据病情，优先安排患者进行简单的化验检查，如血常规、尿常规、便常规、手指血糖等。

（4）监测病情变化，随时调整分类级别，减轻患者和家属的紧张和顾虑。

（5）正确疏导，使患者按序就诊，保证急诊通道通畅，减少患者等待就诊时间。

（6）解答患者及家属的医疗咨询，提供适当的健康教育。

（7）遇到暴力事件及时和保安部门联系，维持良好的就医环境及正常诊疗秩序。

（8）遇有枪伤、殴打、车祸、不明原因的中毒、身份无法确认等患者及时报警。

（9）遇到成批患者及时通知上级部门，协助调配专业抢救人员。

（10）遇到疑似传染病例，提醒各医护人员做好防护，防止传染病蔓延。

（三）分诊方法

通常接诊和分诊是密不可分的。护理人员在接诊过程中，对患者的病情进行判断，才能达到分诊的目的。

分诊评估方法很多，包括望闻问切法、谈心解释法、事例举证法、心理调控法、最佳时机法、强制执行法、利用威信法、选择诊治法等，急诊护士常采用望闻问切法和谈心解释法。分诊护士要对患者强调的症状和体征进行分析，但不宜做诊断。除注意患者主诉外，还要用眼、耳、鼻、手进行辅助分析判断，并养成为一种临床观察的职业习惯。

1. 望闻问切法

医护人员通过自己的眼、耳、鼻、口、手等感觉器官感受患者的症状、体征，从而判断病情，以便快速予以救治，是护理人员最常使用急诊分诊方法。

(1) 望：指医护人员接诊时，用眼去观察患者的面容表情、面色、呼吸、体位、姿态、语言等，判断患者主诉的症状表现程度如何，还有哪些症状患者未提到，有无苍白、发绀、有无颈静脉怒张等。望诊法常选用整体观察法、局部观察法、对比观察法等。

(2) 闻：医护人员通过自己的听觉和嗅觉来分辨患者的声音变化和发出的某种特殊气味，包括嗅诊、听诊和叩诊。如用鼻嗅患者是否有异样的呼吸气味，如酒精味、呼吸的酸味，以及是否有化脓性伤口的气味等其他特殊气味；用耳朵去听患者的呼吸、咳嗽有无异常杂音或短促呼吸等，来判断患者的相关疾病。

(3) 问：通过询问患者和家属及其他知情人，了解既往史、现病史、过敏史和用药史。由于疾病早期并无客观指标可参照，主要靠问诊获得信息。通过询问患者、家属或其他知情人，了解发病的经过及当前的病情。有许多疾病靠详细的问诊，并运用诱导性提问的技巧，短时间内（一般要求5分钟内）就能获得比较有价值的有关病情资料，即可得出初步诊断或确诊，这对正确的分诊及处理有很重要的作用。常用的有直接询问法、插问法、倒问法、反问法、顺序法。

(4) 切：医护人员通过自己的触觉，对患者的一定部位进行触、摸、压、按、切，以了解病情的方法，包括切脉、触诊和叩诊等。通过手的触摸可以测脉搏，了解心率、心律及周围血管充盈度；可以探知皮肤温度、毛细血管充盈度；触疼痛部位，了解涉及范围及程度。

(5) 查：分诊护士接诊后，为了准确地分科，可运用一些简单的护理体检工具，做必要的护理查体。首先观察患者的神志、精神状态，查看各种反射存在的情况，如瞳孔变化、光反应，测量血压、脉搏、呼吸、体温等。经过必要的护理体检，初步判断患者的疾病病种，然后转到相应的科室，如果病情复杂，难以立即确定科别的，先由初诊科室或护士进行处理。

2. 谈心解释法

医护人员为实现救治的目的，而同患者进行思想和情感交流的口头表达方式。对不具有或缺乏医学知识的人，灌输有关医学知识、疾病的诊断、治疗及转归的思想意识，使患者能够懂得一定的医学知识，从而配合医护人员进行医疗活动，达到康复的目的。谈心解释法的技巧有以下几点：①注意观察，先后有序。②认真聆听，仔细体会。③明确目的，突出重点。④以情动人，打动感情。⑤以理服人，实事求是。

（四）急诊患者分类

根据患者的轻、重、缓、急，决定了就诊的先后次序，可以使患者都得到及时救治。临床常用的有四分法和五分法，不管执行何种分类方法，均要做好准备工作，如利用急诊科的宣传栏、电视等，提前对患者和家属进行宣教使其能服从并配合分诊工作。

1. 四分法

在分诊时将患者由重到轻分成 4 个等级。

（1）一级（急危症）：①患者情况：生命体征不稳定需要立即急救。如果得不到紧急救治，很快会导致生命危险。如心跳、呼吸骤停、窒息、休克、剧烈胸痛、持续严重心律失常、高血压危象、严重呼吸困难、重度创伤、大出血、急性中毒及老年复合伤，严重变态反应等。②决定：进入绿色通道和复苏抢救室进行急救。③目标反应时间：即刻。每个患者都应在目标反应时间内得到治疗。

（2）二级（急重症）：①患者情况：病情较重，有潜在危及生命的可能，病情有可能急剧变化。如心、脑血管意外；严重骨折、突发剧烈头痛、严重急腹症、哮喘、开放性创伤、高热等。②决定：安排于各专科诊室优先就诊。③目标反应时间：＜15 分钟，即在 15 分钟内给予处理，能在目标反应时间内处理 95％ 的患者。

（3）三级（急症）：①患者情况：生命体征相对稳定，急性症状持续不能缓解的患者。如寒战、高热、呕吐、轻度外伤、轻度腹痛、闭合性骨折、阴道出血生命体征平稳的非怀孕者等。②决定：各诊室候诊。③目标反应时间：＜30 分钟。能在目标反应时间内处理 90％ 的患者。

（4）四级（非急诊）：①患者情况：病情轻、无生命危险、慢性疾病无急性发作的患者，如感冒、低热、咽喉痛、小面积烧伤感染、轻度变态反应等。②决定：可在急诊候诊或去门诊候诊。③目标反应时间：＜180 分钟。能在目标反应时间内处理 90％ 的患者。

2. 五分法

根据急诊患者病情的轻重缓急分为五大类。

（1）急需心肺复苏或生命垂危患者：要刻不容缓地立即抢救。

（2）有致命危险的危重患者：应在 5～10 分钟内接受病情评估和急救措施。

（3）暂无生命危险的急症患者：应在 30 分钟内给予急诊处理。

（4）普通急诊患者：可在 30 分钟～1 小时内给予急诊处理。

（5）非急诊患者：可根据当时急诊抢救情况，适当延时给予诊治。

（五）分诊技巧

一般来讲，急诊患者主诉的共性是：症状十分突出，如高热、疼痛、昏厥、抽搐等，并就这一症状表达出自己的承受能力。到医院急诊科就诊患者共有的心理特点是：认为自己的病是最严重的，如果能得到医生的尽快处理，症状就会很快缓解。急诊科护士必须根据急诊患者的这一特点，在观察的基础上，及时准确地进行分诊处理。

1. SOAP 公式

Larry Weed 将分诊概括为 SOAP 公式，即：主诉、观察、估计、计划 4 个英文单词第一个字母组成的缩写。SOAP 公式易记，有很好的实用效果，是分诊工作中常用的技巧。

S（subjective，主诉）：收集患者或陪护者告诉的主要资料。

O（objective，观察）：运用观察手段对患者进行病情观察，获得初步印象。

A（assess，估计）：综合上述情况对病情进行分析估计。

P（plan，计划）：组织抢救程序，进行专科分诊。

2. PQRST 公式

PQRST 公式是急诊分诊的又一技巧，主要用于描述疼痛患者的主诉。PQRST，即诱因、性质、放射、程度、时间五个英文单词第一个字母组成的缩写，它刚好是心电图的五个波形字母顺序，因而便于记忆和应用。

P（provokes，诱因）：疼痛的诱因是什么？怎样可以使之缓解？怎样使之加重？

Q（quality，性质）：疼痛是什么性质的？患者是否可以描述？

R（radiates，放射）：疼痛位于什么地方？是否向其他地方放射？

S（severity，程度）：疼痛的程度如何？如果把无疼痛到不能忍受的疼痛比喻为 1～10 数字的话，患者的疼痛相当于哪个数字？

T（time，时间）：疼痛何时开始？何时终止？持续多长时间？

3. RTS 评分

用于量化标准来判定患者损伤的严重程度，主要指标包括呼吸频率、收缩压、昏迷指数 3 项数值相加为 RTS 值。

4. CRAMS 评分

CRAMS 评分是一种简易快速、初步判断伤情的方法，包括循环、呼吸、腹部、运动和语言 4 项生理变化，每项各 2 分，总分为10 分。总分 9～10 分为轻伤，7～8 分为重伤，6 分及以下为极重度伤。

四、急诊护理

根据对急诊患者观察了解到的情况，进行病情判断，确定进一步处理措施。

（一）一般急诊患者

按先诊断后治疗处理的顺序有序地进行。

（1）分诊至相关科室就诊，病情复杂难以确定科别的，按首诊负责制处理。

（2）需要临时化验、治疗的患者到急诊注射室进行处置。

（3）需要观察的患者可住留观病房进行治疗观察。

（4）由"120"转入的患者，分诊护士应立即去接诊，迅速安置。

（5）因交通事故、吸毒、自杀等涉及法律问题者，应立即通知有关部门。

（二）危重患者

以抢救生命为先，边处理边诊断。

（1）由分诊护士送入抢救室进行紧急处理，而后再办理就诊手续。

（2）在医生来到之前，抢救护士可酌情予以急救处理，如吸氧、建立静脉通道、心肺复苏、吸痰、止血等。

（3）凡是抢救患者都应有详细的病历和抢救记录。

（4）病情平稳允许移动时，可转入病房；不稳定者可入监护室继续抢救。

（5）需要手术者，应通知手术室做准备。

（6）不能搬动且急需手术者，应在急诊手术室进行。

（7）无论转入哪里都要由抢救人员负责护送，并将患者病情及处理经过向相关科室医护人员进行床边交班。

（三）辅助检查

急诊患者的血、尿、便、生化检查一律由医院外勤工作人员送检，需做 X 线、B 超、CT 等检查应有专职人员护送。

（四）多学科协作

如病情需要，可请专家会诊。遇有成批患者就诊及需要多专科合作抢救的患者，应通知上级部门协调，调配医护人员参加抢救。多发伤患者涉及两个专科以上的，应由病情最重的科室首先负责处理，其他科室密切配合。

（五）护理质量控制

严格执行床边交接班制度、查对核对制度、口头医嘱复述制度、伤情疫情报告制度。

第二节　院前急救

一、概述

在日常生活和工作中，人们都有发生突发性疾病或意外的人身伤害事故的可能。心搏骤停、外伤大出血、呼吸道梗阻、骨折等，瞬间处理不当就会直接威胁生命或加重损伤。在我国，脑血管意外、呼吸系统疾病、外伤、中毒、肿瘤已经对我们构成了相当比例的死亡威胁。院前急救在这一瞬间处理中尤显重要。目前在我国的许多城市，有专职的院前急救护理队伍配合急救医生进行院前抢救、监护工作，对改善患者预后、减少伤残和死亡起了非常重要的作用。

从急诊医学概念讲，院前急救是急诊医学的延伸与发展，它是急诊医疗体系中第一个重要的环节，它的开展是急诊医疗的一大进步，使急、危、重伤（病）员在到达医院前就能得到及时妥当的瞬间处理，开创了急诊医学的新局面，从而提高了急诊危重病员的抢救成功率和生活质量。

院前急救是指急、危、重伤（病）员进入医院以前的医疗急救。从空间概念讲，患者发病地点在院外；从时间概念讲，对患者实施救治的时间是在患者进入医院之前。院前急救有广义和狭义之分。广义的院前急救是指患者在发病或受伤时，由医护人员或目击者进行必要的急救，以维持生命或减轻痛苦的医疗活动和行为的总称，它既可以是医疗单位的救治活动，也可以是经急救培训的红十字会卫生员、司机、交通警察、消防员以及其他人的救治活动。狭义的院前急救则专指由通讯、运输和医疗基本要素所构成的专业急救机构——急救中心（120）在患者到达医院前实施现场救治和途中监护的医疗治疗。

我国现代急救事业的起步始于 20 世纪 80 年代中期，与国外先进国家起步于 70 年代初相比足足晚了近 20 年。20 世纪 50 年代中期，我国的各大、中城市开始建立急救站，由于受国家经济的限制，规模小，缺乏抢救设备，把救护车仅作为一种单纯的运输工具，到达现场不施任何抢救措施。这使得许多急危重病员得不到现场的急救，因此受益人很少。80 年代，国家卫生部颁发《加强城市的急救工作》引起各部门的重视，随着国家经济水平的提高，规模也有了扩大，有些城市如北京、上海等大城市有了城市急救网，增加了抢救设备，使院前急救有了根本性、实质性的转变。20 世纪 80 年代中期至 90 年代，院前急救有了突飞猛进的发展，现代的急救医疗中心陆续在各大城市建立，进一步完善了急救网络系统，有了紧急救护号码 120；运输方式由汽车扩展至航空和航海；急救医护人员的人数逐年增加，急救体系由单独的医护人员发展至今天的公安、消防、交警部门配合工作。有的城市已将急救、消防、警察合为一体，共设总部，共用一个报警号码。

二、院前急救的设置和工作模式

急救中心站的数量、选址、规模和建筑设施等方面，要根据区域的地理位置、经济实力、人口密度、急诊需求、交通运输、医疗条件、文化及交通状况综合考虑，合理布局。

(一) 数量、规模

乡、镇设急救点，县、区设急救站，城市设急救中心。拥有 30 万以上人口的地区，应建有一个院前急救中心（站）并使用 120 急救专线电话。

(1) 急救网络。

(2) 急救半径城市 3~5 km，农村 10~15 km。

(3) 反应时间是指急救中心（站）接到呼救电话至救护车抵达现场所需要的时间，一般要求接到救护指令救护车 3 分钟内发车，市区 10 km 内救护车到达现场时间为 10~15 分钟。

(二) 基本设备 (设施设备)

1. 通信设施

专用急救电话 120、BP 机、传真机、计算机与网络、通信卫星导航等。

(1) 计算机与网络：计算机与网络信息传递快捷。①自动记录呼救电话号码、地址、来电时间等。②自动录音呼救者与调度员的对话。③指导派车，计算机根据流程提供最佳的调度方案。④急救资料和病情资料的储存。

(2) 通讯卫星的加入：①卫星定位：各救护车动态情况。②卫星导航：救护车上安装接收器，避免救护车交通阻塞。

2. 交通工具

各救护中心应配备一定数量的救护车，岛屿上配备急救艇，有条件者配备直升机。

3. 基本急救设备

每辆急救车上必须准备现场急救和途中急救最基本的医疗设备和足够的药品，如心电监护、除颤仪、心电图机、吸氧装置、气管内插管、简易呼吸器、便携式呼吸机、负压吸引器、抗休克、止血的药物，包扎、固定物品，止血带、三角巾、绷带、颈托、夹板，各种注射器及输液用品。

(三) 工作模式

1. 综合自主形式急救中心

集院前急救、急诊科重症监护为一体，卫生行政和各大医院直接联络。

2. 依附医院模式的急救中心

医院建急救中心。

3. 急救指挥中心形式

以若干个医院急诊科为区域急救指挥系统，与各区域医院急诊科直接联络，缩小急诊服务半径，就近派车。

4. 属消防署形式

院前急救专属于消防署。

三、院前救护原则

院前急救包括现场首次救护和机动性对症、强化治疗，使遇难者和伤（病）员能在发病后数秒钟内就得到生命支持治疗，并安全地转送到附近的医院。因此，实施抢救的原则应以生命器官维持与治疗为主——以救命为本，实施对症治疗，先救再送。

实行：①先救治后运送，对危重患者实行先救后送，且在运送途中不停止抢救措施。②急救与呼救并行，有患者心搏骤停或成批患者时，急救与呼救同时进行。③搬运时医护一致性。

现场救护原则：①立即使患者脱离险区，先复苏后固定，先止血后包扎，先重伤后轻伤。②先救命后治病。③争分夺秒，就地取材。④保留离断肢体和器官。⑤加强途中详细记录。

四、转运技术与途中的监护

随着社会的发展，经济实力的提高，转运工具已由原来的汽车运输增加了空运、海运。这对护理工作提出了更高的要求。但不管何种转送方式，在转运的过程中必须遵守安全和迅速两个原则。

（一）汽车运输时的护理

汽车转送时，速度快，机动性强，受气候影响较少，但颠簸严重，患者易发生晕车。①合理安排车辆，病情严重者，安排抢救设施完备的车。②合适的体位，一般患者可采取仰卧位，呼吸困难者可取半卧位并吸氧，颅脑损伤和呕吐者应平卧头偏向一侧，以防窒息。骨折部位应妥善固定，放于合适的位置，颈椎骨折应在两侧用棉垫或沙袋固定，防止因颠簸引起骨折移位，造成再次损伤血管神经甚至危及生命。③持续进行抢救性护理工作，如吸氧、按医嘱输液、注射药物等。④密切观察病情，如患者意识、面色、生命体征、伤口渗血、引流液、分泌物性质及量的变化。

（二）飞机转送时的护理

飞机转送时速度快，受道路、地形的影响较小。但随着飞机高度的上升，气压逐渐降低，空气中氧含量减少，对心肺功能不全患者会加重病情，气胸患者呼吸困难加重，腹部手术患者腹胀、疼痛会加重，甚至伤口裂开。噪声、震动、颠簸易引起晕机现象。

护理措施：①做好患者的准备工作：外伤出血者应止血稳定后；休克者，收缩压大于80mmHg后；颅高压和气胸者，应行骨片摘除等减压后空运；低血容量者，血细胞比容应大于0.3，$PaO_2 > 60mmHg$；腹部外伤腹胀者应行减压术后；严重血容量不足者应保持输液通畅，排尿良好，血容量趋于稳定后；骨牵引者应改为弹簧机械牵引。②合理安置体位：在机内从上到下逐层安置担架；休克患者因血容量少、血压低，头部应朝向机尾，以免引起脑缺血，大型运输时患者应横置，危重患者放下层，以利于抢救。③高空中温、湿度较低，应注意保温和湿化呼吸道。④外伤导致的脑脊液漏患者，因空气压力低会增加漏出量，因此要用多层无菌纱布加以保护，以防逆行感染。头颅面部外伤者，为防颅内高压，必要时在鼻道内滴入麻黄碱、肾上腺素等药物。⑤昏迷者应保护角膜。⑥保持各引流管通畅。⑦密切观察病情，如有变化及时通知医生。⑧下机时，先重后轻依次进行，以利危重病员的救治。

（三）航运的护理

船舶运送平稳、舒适、容量大，但速度慢、颠簸严重，患者易发生晕船现象。危重患者一般不宜采用船运方式。

五、院前急救护理评估

现场评估：急救现场是否安全；患者评估：初步评估和进一步评估。

（1）初步评估 ABCs 评估。

①患者的气道是否通畅；②有无呼吸；③有无颈动脉搏动；④神经系统检查 患者的意识、瞳孔情况。

（2）进一步评估：从头到脚评估。

（3）现场伤（病）员的分级及标记。

一级急救——红色，病情严重，危及生命者。

二级急救——黄色，病情严重，无危及生命者。

三级急救——绿色，病情较轻。

四级急救——黑色，死亡患者。

第三节　休　克

休克是人体在各种病因打击下引起的以有效循环血量急剧减少，组织器官的氧和血液灌流不足，末梢循环障碍为特点的一种病理综合征。

目前休克分为低血容量性休克、感染性休克、创伤性休克、心源性休克、神经源性休克和过敏性休克六类。在外科中常见的是低血容量性休克、感染性休克和创伤性休克。

一、特级护理

对休克患者 24 小时专人护理，制订护理计划，在实施过程中根据患者休克的不同阶段和病情变化，及时修改护理计划。随时做好重症护理记录。

二、严密观察病情变化

除至少每 15～30 分钟为患者测量脉搏、呼吸、血压外，还应观察以下变化：

（一）意识和表情

休克患者的神态改变如烦躁、淡漠、恐惧，昏迷是全身组织器官血液灌注不足的一种表现，应将患者仰卧位，头及躯干部抬高 20°～30°，下肢抬高 15°～20°，防止膈肌及腹腔脏器上移，影响心肺功能，并可增加回心血量，改善脑血流灌注量。

（二）皮肤色泽及温度

休克时患者面色及口唇苍白，皮肤湿冷，四肢发凉，皮肤出现出血点或瘀斑，可能为休克已进入弥散性血管内凝血阶段。

（三）血压、脉压及中心静脉压

休克时一般血压常低于 10.6/6.6 kPa（80/50 mmHg），脉压<4 kPa（<30 mmHg）。因其是反应血容量最可靠的方法，对心功能差的患者，可放置 Swau-Gonz 导管，监测右房压、肺动脉压、肺毛细血管嵌压及心排血量，以了解患者的血容量及心功能情况。

（四）脉搏及心率

休克患者脉搏增快，随着病情发展，脉搏减速或出现心律不齐，甚至脉搏摸不到。

（五）呼吸频率和深度

注意呼吸的次数和节律，如呼吸增快、变浅，不规则为病情恶化，当呼吸每分钟增至 30 次以上或下降至 8 次以下，为病情危重。

（六）体温

休克患者体温一般偏低，感染性休克的患者，体温可突然升高至 40 ℃以上，或骤降至常温以下，均反映病情危重。

（七）瞳孔

观察双侧瞳孔的大小，对光反射情况，如双侧瞳孔散大，对光反射消失，说明脑缺氧和患者病情严重。

（八）尿量及尿比重

休克患者应留置导尿管，每小时测尿量一次，如尿量每小时少于 30 mL，尿比重增高，说明血容量不足；每小时尿量在 30 mL 以上，说明休克有好转。若输入相当量的液体后尿量仍不足平均每小时 30 mL，则应监测尿比重和血肌酐，同时注意尿沉渣的血细胞、球型等。疑有急性肾小球坏死者，更应监测血钠、尿钠和尿肌酐，以便了解肾脏的损害情况。

三、补充血容量注意输液速度

休克主要是全身组织、器官血液灌注不足引起。护士应在血压及血流动力学监测下调节输液速度。当中心静脉压低于正常值（6～12 cmH$_2$O）时，应加快输液速度；高于正常值时，说明液体输入过多、过快，应减慢输液速度，防止肺水肿及心肺功能衰竭。

四、保持呼吸道通畅

休克（尤其是创伤性休克）有呼吸反常现象，应随时注意清除患者口腔及鼻腔的分泌物，以保持呼吸道通畅，同时给予氧吸入。昏迷患者口腔内应放置通气管，并注意听诊肺部，监测动脉血气分析，以便及时发现缺氧或通气不足。吸氧浓度一般为 40%～50%，每分钟 6～8 L 的流量。

五、应用血管活性药物的护理

（一）从低浓度慢速开始

休克患者应用血管活性药，应从低浓度慢速开始，每 5 分钟监测血压 1 次，待血压平稳后改为每 15～30 分钟监测 1 次。并按等量浓度严格掌握输液滴数，使血压维持在稳定状态。

（二）严防液体外渗

静脉滴入升压药时，严防液体外渗，造成局部组织坏死。出现液体外渗时，应立即更换输液部位，外渗部位应用 0.25% 普鲁卡因做血管周围组织封闭。

六、预防并发症的护理

（一）防止坠床

对神志不清、烦躁不安的患者，应固定输液肢体，并加床挡防止坠床，必要时将四肢以约束带固定于床旁。

（二）口腔感染

休克、神志不清的患者，由于唾液分泌少容易发生口腔感染，床旁应备口腔护理包。根据口腔 pH 值选择口腔护理液，每天做 4 次口腔护理，保持口腔清洁，神志不清的患者做口腔护理时，要认真检查黏膜有无异常。

（三）肺部感染

休克、神志不清的患者由于平卧位，活动受限，易发生坠积性肺炎。因此，应每天 4 次雾化吸入，定时听诊双肺部以了解肺部情况，必要时给予吸痰。

（四）压疮

休克患者由于血液在组织灌注不足，加之受压部位循环不良，极易发生压疮。因此，应保持皮肤护理，保持皮肤清洁、干燥、卧位舒适，定时翻身，按摩受压部位及骨突处，检查皮肤有无损伤，并严格接班。

第四节　昏　迷

昏迷是一种严重的意识障碍，随意运动丧失，对体内外（如语言、声音、光、疼痛等）一切刺激均无反应并出现病理反射活动的一种临床表现。在临床上，可由多种原因引起，并且是病情危重的表现之一。因此，如遇到昏迷的患者，应及时判断其原因，选择正确的措施，争分夺秒地抢救，以挽救患者生命。

昏迷的原因分为颅内、颅外因素：①颅内因素有：中枢神经系统炎症（脑膜炎、脑脓肿、脑炎等），脑血管意外（脑出血、脑梗死、蛛网膜下隙出血），占位性病变（脑肿瘤、颅内血肿），脑外伤，癫痫。②颅外病因包括：严重感染（败血症、伤寒、中毒性肺炎等），心血管疾病（休克、高血压脑病、阿-斯综合征等），内分泌与代谢性疾病（糖尿病酮症酸中毒、低血糖、高渗性昏迷、肝昏迷、尿毒症等），药物及化学物品中毒（有机磷农药、一氧化碳、安眠药、麻醉剂、乙醚等），物理因素（中暑、触电）。

一、昏迷的临床表现

昏迷是病情危重的标志，病因不同其临床表现也各异。

（1）伴有抽搐者，见于癫痫、高血压脑病、脑水肿、尿毒症、脑缺氧、脑缺血等。

（2）伴有颅内压增高者，见于脑水肿、脑炎、脑肿瘤、蛛网膜下隙出血等。

（3）伴有高血压者见于高血压脑病、脑卒中、嗜铬细胞瘤危象。

（4）伴有浅弱呼吸者见于肺功能不全、药物中毒、中枢神经损害。

（5）患者呼出气体的气味对诊断很有帮助，如尿毒症患者呼出气体有氨气味，酮症酸中毒有烂苹果味，肝昏迷有肝臭味，乙醇中毒者有乙醇味，DDV 中毒有 DDV 味。

二、护理评估

(一) 健康史

应向患者的家属或有关人员详细询问患者以往有无癫痫发作、高血压病、糖尿病以及严重的心、肝、肾和肺部等疾病。了解患者发作现场情况，发病之前有无外伤或其他意外事故（如服用毒物、高热环境下长期工作、接触剧毒化学药物和煤气中毒等），最近患者的精神状态和与周围人的关系。

(二) 身体状况

1. 主要表现

应向患者家属或有关人员详细询问患者的发病过程、起病时有无诱因、发病的急缓、持续的时间、演变经过；昏迷是首发症状还是由其他疾病缓慢发展而来的，昏迷前有无其他表现（指原发病的表现：如有无剧烈头痛、喷射样呕吐；有无心前区疼痛；有无剧烈的咳嗽、咳粉红色痰液、严重的呼吸困难、发绀；有无烦躁不安、胡言乱语；有无全身抽搐；有无烦渴、多尿、烦躁、呼吸深大、呼气呈烂苹果味等），以往有无类似发作史，昏迷后有无其他的表现。

2. 体格检查

(1) 观察检查生命体征。①体温：高热提示有感染性或炎症性疾患。过高可能为中暑或中枢性高热（脑干或下丘脑损害）。过低提示为休克、甲状腺功能低下、低血糖、冻伤或镇静安眠药过量。②脉搏：不齐可能为心脏病。微弱无力提示休克或内出血等。过速可能为休克、心力衰竭、高热或甲亢危象。过缓可能为房室传导阻滞或阿—斯综合征。缓慢而有力提示颅内压增高。③呼吸：深而快的规律性呼吸常见于糖尿病酸中毒，称为 Kussmual 呼吸；浅而快速的规律性呼吸见于休克、心肺疾患或安眠药中毒引起的呼吸衰竭；脑的不同部位损害可出现特殊的呼吸类型，如潮式呼吸提示大脑半球广泛损害，中枢性过度呼吸提示病变位于中脑被盖部，长吸式呼吸为脑桥上部损害所致，丛集式呼吸系脑桥下部病变所致，失调式呼吸是延髓特别是其下部损害的特征性表现。④血压：过高提示颅内压增高、高血压脑病或脑出血。过低可能为脱水、休克、心肌梗死、镇静安眠药中毒、深昏迷状态等。

昏迷时不同水平脑组织受损的表现见表 7-1。

(2) 神经系统检查。①瞳孔：正常瞳孔直径为 2.5～4 mm，小于 2 mm 为瞳孔缩小，大于 5 mm 为瞳孔散大。双侧瞳孔缩小见于吗啡中毒、有机磷杀虫药中毒、巴比妥类药物中毒、中枢神经系统病变等，如瞳孔针尖样缩小（小于 1 mm），常为脑桥病变的特征，1.5～2.0 mm 常为丘脑或其下部病变。双侧瞳孔散大见于阿托品、山莨菪碱、多巴胺等药物中毒，中枢神经病变见于中脑功能受损；双侧瞳孔散大且对光反射消失表示病情危重。两侧瞳孔大小若相差 0.5 mm 以上，常见于小脑天幕病及 Horner 征。②肢体瘫痪：可通过自发活动的减少及病理征的出现来判断昏迷患者的瘫痪肢体。昏迷程度深的患者可重压其眶上缘，疼痛可刺激健侧上肢出现防御反应，患侧则无；可观察患者面部疼痛的表情判断有无面瘫；也可将患者双上肢同时托举后突然放开任其坠落，瘫痪侧上肢坠落较快，即坠落试验阳性；偏瘫侧下肢常呈外旋位，且足底的疼痛刺激下肢回缩反应差或消失，病理征可为阳性。③脑膜刺激征：伴有发热者常提示中枢神经系统感染；不伴发热者多为蛛网膜下隙出血。如有颈项强直应考虑有无中枢神经系统感染、颅内血肿或其他造成颅内压升高的原因。④神经反射：昏迷患者若没有局限性的脑部病变，各种生理反射均呈对称性减弱或消失，但深反射也可亢进。昏迷伴有偏瘫时，急性期患侧肢体的深、浅反射减退。单侧病理反射阳性，常提示对侧脑组织存在局灶性病变，如果同时出现双侧的病理反射阳性，表明存在弥漫性颅内损害或脑干病变。⑤姿势反射：观察昏迷患者全身的姿势也很重要，临床上常见 2 种类型：一种为去大脑强直，表现为肘、腕关节伸直，上臂内旋和下肢处于伸展内旋位。提示两大脑半球受损且中脑及间脑末端受损。另一种为去皮质强直，表现为肘、腕处于弯曲位，前臂外翻和下肢呈伸展内旋位。提示中脑以上大脑半球受到严重损害。这两种姿势反射，可为全身性，亦可为一侧性。

表 7-1 昏迷对不同水平脑组织受损的表现

脑受损部位	意识	呼吸	瞳孔	眼球运动	运动功能
大脑	嗜睡、昏睡、昏迷、去皮质状态	潮式呼吸	正常	游动、向病灶侧凝视	偏瘫、去皮质强直
间脑	昏睡、昏迷、无动性缄默	潮式呼吸	小	游动、向病灶侧凝视	偏瘫、去皮质强直
中脑	昏睡、昏迷、无动性缄默	过度换气	大、光反应消失	向上或向下偏斜	交叉偏、去大脑强直
脑桥	昏睡、昏迷、无动性缄默	长吸气性、喘息性	小如针尖样	浮动向病灶对侧凝视	交叉偏、去大脑强直较轻
延髓	昏睡、昏迷、无动性缄默	失调性、丛集性呼吸	小或大	眼-脑反射消失	交叉性瘫呈迟缓状态

（3）检查患者有无原发病的体征：有无大小便失禁，呼气有无特殊气味，皮肤颜色有无异常，肢端是否厥冷，肺部听诊有无湿啰音，听诊心脏的心音有无低钝，有无心脏杂音，腹肌有无紧张，四肢肌肉有无松弛，四肢肌力有无减退，眼球偏向哪侧，眼底检查有无视乳头水肿。

（三）心理状况

由于患者病情发展快，病情危重，抢救中紧张的气氛，繁多的抢救设施，常引起患者家属的焦虑，而病情的缓解需要时间，家属常因关心患者而产生对治疗效果不满意。

（四）实验室检查

（1）CT 或 MRI：怀疑脑血管意外的患者可采取本项目，可显示病变的性质、部位和范围。

（2）脑脊液检查：怀疑脑膜炎、脑炎、蛛网膜下隙出血的患者可选择，可提示病变的原因。

（3）血糖、尿酮测定：怀疑糖尿病酮症酸中毒、高渗性昏迷、低血糖的患者可选择本项目，能及时诊断，并在治疗中监测病情变化。此外，根据昏迷患者的其他病因选择相应的检查项目，以尽快做出诊断，为挽救患者生命争取时间。

（五）判断昏迷程度

由于昏迷患者无法沟通，导致询问病史困难，因此，护士能够正确地进行病情观察和判断就显得非常重要，首先应先确认呼吸和循环系统是否稳定，而详细完整的护理体检应等到对患者昏迷的性质和程度判断后再进行。

1. 临床分级法

主要是给予言语和各种刺激，观察患者反应情况，加以判断，如呼叫姓名、推摇肩臂、压迫眶上切迹、针刺皮肤、与之对话和嘱其执行有目的的动作等。注意区别意识障碍的不同程度：①嗜睡：是程度最浅的一种意识障碍，患者经常处于睡眠状态，唤醒后定向力基本完整，但注意力不集中，记忆稍差，如不继续对答，很快又入睡。②昏睡：处于较深睡眠状态，不易唤醒，醒时睁眼，但缺乏表情，对反复问话仅能做简单回答，回答时含混不清，常答非所问，各种反射活动存在。③昏迷：意识活动丧失，对外界各种刺激或自身内部的需要不能感知。按刺激反应及反射活动等可分 3 度（表 7-2）。

表 7-2　昏迷的临床分级

昏迷分级	疼痛刺激反应	无意识自发动作	腱反射	瞳孔对光反射	生命体征
浅昏迷	有反应	可有	存在	存在	无反应
中昏迷	重刺激可有	很少	减弱或消失	迟钝	轻度变化
深昏迷	无反应	无	消失	消失	明显变化

2. 昏迷量表评估法

（1）格拉斯哥昏迷计分法：（GCS）是在 1974 年英国 Teasdale 和 Jennett 制定的。以睁眼（觉醒水平）、言语（意识内容）和运动反应（病损平面）三项指标的 15 项检查结果来判断患者昏迷和意识障碍的程度。以上三项检查共计 15 分，凡积分低于 8 分，预后不良；5～7 分预后恶劣；积分小于 4 分者罕有存活。即以 GCS 分值愈低，脑损害的程度愈重，预后亦愈差。而意识状态正常者应为满分（15 分）。

此评分简单易行，比较实用。但临床发现：3 岁以下小孩不能合作；老年人反应迟钝，评分偏低；语言不通、聋哑人、精神障碍患者等使用受到限制；眼外伤影响判断；有偏瘫的患者应根据健侧作为判断依据。此外，有人提出，Glasgow 昏迷计分法用于评估患者意识障碍的程度，不能反映出极为重要的脑干功能状态（表 7-3）。

表 7-3　GCS 计分法

记分项目	反应	计分
Ⅰ. 睁眼反应	自动睁眼	4
	呼唤睁眼	3
	刺激睁眼	2
	任何刺激不睁眼	1
Ⅱ. 语言反应	对人物、时间、地点定向准确	5
	不能准确回答以上问题	4
	胡言乱语、用词不当	3
	散发出无法理解的声音	2
	无语言能力	1
Ⅲ. 运动反应	能按指令动作	6
	对刺痛能定位	5

记分项目	反应	计分
	对刺痛能躲避	4
	刺痛时肢体屈曲（去皮质强直）	3
	刺痛时肢体过伸（去大脑强直）	2
	对刺痛无任何反应	1
总分		

（2）Glasgow-Pittsburgh 昏迷观察表：在 GCS 的临床应用过程中，有人提出尚需综合临床检查结果进行全面分析，同时又强调脑干反射检查的重要性。为此，Pittsburgh 又加以改进补充了另外四个昏迷观察项目，即对光反射、脑干反射、抽搐情况和呼吸状态，称之 Glasgow-Pittsburgh 昏迷观察表，见表 7-4。合计为七项 35 级，最高为 35 分，最低为 7 分。在颅脑损伤中，35～28 分为轻型，27～21 分为中型，20～15 分为重型，14～7 分为特重型颅脑损伤。该观察表即可判定昏迷程度，也反映了脑功能受损水平（表 7-4）。

表 7-4 Glasgow-Pittsburgh 昏迷观察表

	项目	评分		项目	评分
Ⅰ. 睁眼反应	自动睁眼	4		大小不等	2
	呼之睁眼	3		无反应	1
	疼痛引起睁眼	2	Ⅴ. 脑干反射	全部存	5
	不睁眼	1		睫毛反射消失	4
Ⅱ. 语言反应	言语正常（回答正确）	5		角膜反射消失	3
	言语不当（回答错误）	4		眼脑及眼前庭反射消失	2
	言语错乱	3		上述反射皆消失	1
	言语难辨	2	Ⅵ. 抽搐情况	无抽搐	5
	不语	1		局限性抽搐	4
Ⅲ. 运动反应	能按吩咐动作	6		阵发性大发作	3
	对刺激能定位	5		连续大发作	2
	对刺痛能躲避	4		松弛状态	1
	刺痛肢体屈曲反应	3	Ⅶ. 呼吸状态	正常	5
	刺痛肢体过伸反应	2		周期性	4
	无反应（不能运动）	1		中枢过度换气	3
Ⅳ. 对光反应	正常	5		不规则或低换气	2
	迟钝	4		呼吸停止	1
	两侧反应不同	3			

三、护理诊断

（一）意识障碍

与各种原因引起的大脑皮质和中脑的网状结构发生有度抑制有关。

（二）清理呼吸道无效

与患者意识丧失不能正常咳嗽有关。

（三）有感染的危险

与昏迷患者的机体抵抗力下降、呼吸道分泌物排出不畅有关。

（四）有皮肤完整性受损的危险

与患者意识丧失而不能自主调节体位、长期卧床有关。

四、护理目标

（1）患者的昏迷减轻或消失。

（2）患者的皮肤保持完整，无压疮发生。

（3）患者无感染的发生。

五、昏迷的救治原则

昏迷患者的处理原则。主要是维持基本生命体征，避免脏器功能的进一步损害，积极寻找和治疗病因。具体包括以下内容。

（1）积极寻找和治疗病因。

（2）维持呼吸道通畅，保证充足氧供，应用呼吸兴奋剂，必要时进行插管行辅助呼吸。

（3）维持循环功能，强心，升压，抗休克。

（4）维持水、电解质和酸碱平衡。对颅内压升高者，应迅速给予脱水治疗。每天补液量1500～2000 mL，总热量1500～2000 kcal。

（5）补充葡萄糖，减轻脑水肿，纠正低血糖。用法是每次50％葡萄糖溶液60～100 mL静脉滴注，每4～6小时1次。但疑为高渗性非酮症糖尿病昏迷者，最好等血糖结果回报后再给葡萄糖。

（6）对症处理。防治感染，控制高血压、高热和抽搐，注意补充营养。注意口腔呼吸道、泌尿道和皮肤护理。

（7）给予脑细胞代谢促进剂。

六、护理措施

（一）急救护理

（1）速使患者安静平卧，下颌抬高以使呼吸通畅。

（2）松解腰带、领扣，随时清除口咽中的分泌物。

（3）呼吸暂停者立即给氧或口对口人工呼吸。

（4）注意保暖，尽量少搬动患者。

（5）血压低者注意抗休克。

（6）有条件尽快输液。

（7）尽快呼叫急救站或送医院救治。

（二）密切观察病情

（1）密切观察患者的生命指征，神志、瞳孔的变化，神经生理反射有无异常，注意患者的抽搐、肺部的啰音、心音、四肢肢端温度、尿量、眼底视神经、脑膜刺激征、病理反射等，并及时、详细记录，随时对病情做出正确的判断，以便及时通知医生并及时做出相应的护理，并预测病情变化的趋势，采取措施预防病情的恶化。

（2）如患者出现呼吸不规则（潮式呼吸或间停呼吸）、脉搏减慢变弱、血压明显波动（迅速升高或下降）、体温骤然升高、瞳孔散大、对光反射消失，提示患者病情恶化，须及时通知医生，并配合医生进行抢救。

（三）呼吸道护理

协助昏迷患者取平卧位，头偏向一侧，防止呕吐物误吸造成窒息。帮助患者肩下垫高，使颈部舒展，防止舌后坠阻塞呼吸道，保持呼吸道通畅。立即检查口腔、喉部和气管有无梗阻，及时吸引口、鼻内分泌物，痰黏稠时给予雾化吸入。用鼻管或面罩吸氧，必要时需插入气管套管，机械通气。一般应使 PaO_2 至少高于 80 mmHg（10.67 kPa），$PaCO_2$ 在 30～35 mmHg（4～4.67 kPa）左右。

（四）基础护理

1. 预防感染

每 2～3 小时翻身拍背一次，并刺激患者咳嗽，及时吸痰。口腔护理 3～4 次/天，为防止口鼻干燥，可用 0.9%氯化钠水溶液纱布覆盖口鼻。患者眼睑不能闭合时，涂抗生素眼膏加盖纱布。做好会阴护理，防止泌尿系感染。

2. 预防压疮

昏迷患者由于不能自主调整体位，肢体长期受压容易发生压疮，护理人员应每天观察患者的骶尾部、股骨大转子、肩背部、足跟、外踝等部位，保持床单柔软、清洁、平整，勤翻身，勤擦洗，骨突处做定时按摩，协助患者被动活动肢体，并保持功能位，有条件者可使用气垫床。

3. 控制抽搐

可镇静止痉，目前首选药物是地西泮，10～20 mg 静脉滴注，抽搐停止后再静脉滴注苯妥英钠 0.5～1.0 g，可在 4～6 小时内重复给药。

4. 营养支持

给昏迷患者插胃管，采取管喂补充营养，应保证患者每天摄入高热量、高蛋白、高维生素、易消化的流质饮食，如牛奶、豆浆或混合奶、菜汤、肉汤等。维生素 B 族有营养神经的作用，应予以补充。鼻饲管应每周清洗、消毒一次。

5. 清洁卫生

（1）每天帮患者清洁皮肤，及时更换衣服，保持床铺的清洁干燥；如患者出现大小便失禁，应及时清除脏衣服，用清水清洁会阴部皮肤，迅速更换干净的衣服，长期尿失禁或尿潴留的患者，可留置尿管，定期开放（每 4 小时 1 次），每天更换 1 次尿袋，每周更换 1 次尿管，每天记录尿量和观察尿液颜色，如患者意识转清醒后，应及时拔出尿管，鼓励和锻炼患者自主排尿；如患者出汗，应及时抹干净，防止患者受凉。

（2）每天对患者进行口腔清洁，观察口腔和咽部有无痰液或其他分泌物、呕吐物积聚，如发现有，应及时清理口咽部和气管，防止患者误吸造成窒息。

（五）协助医生查明和去除病因

（1）遵医嘱采取血液、尿液、脑脊液、呕吐物等标本进行相应的检查，以查明患者昏迷的病因。

（2）及时建立静脉通道，为临床静脉用药提供方便。

（3）针对不同病因，遵照医嘱采取相应的医疗措施进行抢救。如有开放性伤口应及时止血、缝合、包扎；如消化道中毒者，及时进行催吐、洗胃、注射解毒剂；如糖尿病酮症酸中毒患者，及时应用胰岛素治疗并迅速补充液体；如癫痫持续状态患者，应及时应用苯妥英钠等药物。

（4）遵照医嘱维持患者的循环和脑灌注压，对直接病因已经去除的患者，可行脑复苏治疗（应用营养脑细胞的药物）以促进神经功能的恢复。

（六）健康教育

应向患者家属介绍如何照顾昏迷的患者，应注意哪些事项，如病情恶化，应保持镇静，及时与医生和护士联系。患者意识清醒后，应向患者和家属宣传疾病的知识，指导他们如何避免诱发原发病病情恶化的因素，并指导患者学会观察病情，及时发现恶化征象，及时就诊，以防止昏迷的再次发生。

七、护理评价

（1）患者的意识是否转清醒。

（2）患者的痰液是否有效排出。

（3）呼吸道是否保持通畅。

（4）皮肤是否保持完整，有无压疮，肺部有无感染发生。

第五节　急性中毒

一、急性中毒的诊断

急性中毒的诊断主要根据中毒病史和临床表现以及实验室检查。

（一）中毒病史

采集中毒病史是诊断的首要环节。生产性中毒者重点询问工种、操作过程，接触的毒物种类和数量、接触途径、同伴发病情况。非生产性中毒者，了解患者的精神状态、本人或家人经常服用的药物，收集患者可能盛放毒物的容器、纸袋和剩余毒物。仔细询问发病过程、症状、治疗药物与剂量及治疗反应等。

（二）临床表现

急性中毒常有其特征性临床表现，现将具有这些特征的常见毒物举例如下。

1. 呼气、呕吐物和体表的气味

蒜臭味：有机磷农药，磷。

酒味：酒精及其他醇类化合物。

苦杏仁味：氰化物及含氰贰果仁。

尿味：氨水，硝酸铵。

其他有特殊气味的毒物：汽油，煤油，苯，硝基苯。

2. 皮肤黏膜

樱桃红：氰化物，一氧化碳。

潮红：酒精，抗胆碱药（含曼陀罗类）。

发绀：亚硝酸盐，苯的氨基与硝基化合物。

多汗：有机磷毒物，毒蘑菇，解热镇痛剂。

无汗：抗胆碱药。

牙痕：毒蛇和毒虫咬蜇中毒。

3. 眼

瞳孔缩小：有机磷毒物，阿片类。

瞳孔扩大：抗胆碱药，苯丙胺类，可卡因。

视力障碍：有机磷毒物，甲醇，肉毒毒素。

4. 口腔

流涎：有机磷毒物，毒蘑菇。

口干：抗胆碱药，苯丙胺类。

5. 神经系统

嗜睡、昏迷：镇静催眠药，抗组胺类，抗抑郁药，醇类，阿片类，有机磷毒物，有机溶剂等。

抽搐惊厥：毒鼠强，氟乙酰胺，有机磷毒物，氯化烃类，氰化物，肼类（如异烟肼），士的宁。

肌肉颤动：有机磷毒物，毒扁豆碱。

谵妄：抗胆碱药。

瘫痪：肉毒毒素，可溶性钡盐。

6. 消化系统

呕吐：有机磷毒物，毒蘑菇。

腹绞痛：有机磷毒物，毒蘑菇，巴豆，砷、汞化合物，腐蚀性毒物。

腹泻：毒蘑菇，砷、汞化合物，巴豆，蓖麻子。

7. 循环系统

心动过速：抗胆碱药，拟肾上腺素药，醇类。

心动过缓：有机磷毒物，毒蘑菇，乌头，可溶性钡盐，洋地黄类，β受体阻断剂，钙拮抗剂。

血压升高：苯丙胺类，拟肾上腺素药。

血压下降：亚硝酸盐类，各种降压药。

8. 呼吸系统

呼吸减慢：阿片类，镇静安眠药。

哮喘：刺激性气体，有机磷毒物。

肺水肿：刺激性气体，有机磷农药。

急性中毒常侵犯多种器官，不同的毒物中毒侵犯的器官亦异，各种急性中毒引起的不同系统中毒的表现和相关的中毒毒物及可能的中毒机制见表 7-5。

表 7-5　急性中毒的临床表现、相关毒物和中毒机制

中毒表现	相关毒物和中毒机制
皮肤黏膜	
1. 灼伤	直接腐蚀作用：强酸、强碱、甲醛、苯酚、甲酚皂溶液（来苏儿）
2. 发绀	（1）肺水肿：有机磷杀虫剂、刺激性气体、安妥
	（2）高铁血红蛋白血症：亚硝酸盐、苯胺、硝基苯等
3. 黄疸	（1）肝损害：四氯化碳，抗结核药、雄激素、毒蕈等
	（2）溶血性贫血：苯胺、硝基苯、有毒动植物（毒蛇、毒蕈）
眼	
1. 瞳孔扩大	抗胆碱能作用：阿托品和莨菪碱类
2. 瞳孔缩小	胆碱能作用：有机磷杀虫剂、氨基甲酸酯类杀虫剂
3. 视神经损害	致代谢障碍：甲醇
呼吸系统	
1. 呼吸气味	乙醇（酒味）；氰化物（苦杏仁味）；有机磷杀虫剂、黄磷、铊（蒜味）；硫化氢（臭蛋味）；氯化氢胆碱（鱼腥样臭味）
2. 呼吸加快	酸中毒：水杨酸类、甲醇
3. 呼吸减慢或无力	（1）窒息性毒物：氧化碳、硫化氢、氰化物
	（2）中枢神经抑制：麻醉药、镇静安眠药、抗精神失常药
	（3）神经肌肉接头麻醉：箭毒、肉毒、蛇毒、河豚
4. 呼吸困难	肺水肿：同发绀
循环系统	
1. 心律失常	（1）强心苷：洋地黄、夹竹桃、蟾蜍
	（2）兴奋迷走神经：乌头、附子
	（3）兴奋交感神经拟肾上腺素药、三环类抑郁药
	（4）心肌损害：依米丁、砷剂、锑剂、磷化氢
2. 心脏骤停	（1）毒物直接作用于心肌：洋地黄、奎尼丁、氨茶碱、依米丁
	（2）缺氧：窒息性毒物
	（3）低钾血症：可溶性钡盐、棉酚、排钾性利尿剂
3. 低血压、休克	（1）窒息性毒物
	（2）中枢神经抑制：麻醉药、镇静安眠药、抗精神失常药
	（3）降血压药
	（4）剧烈吐泻：三氧化二砷、二氧化汞、硫酸铜
	（5）有毒动物：毒蛇、毒蜘蛛、河豚
消化系统	
急性胃肠炎症状	（1）直接刺激：三氧化二砷等金属
	（2）胆碱能作用：有机磷杀虫剂、毒蕈等
泌尿系统	
急性肾衰竭	（1）肾小管中毒：升汞、四氯化碳、氨基糖苷类抗生素、噻嗪类利尿药、有毒动植物（毒蕈、鱼胆、斑蝥）
	（2）肾缺血：上述引起低血压、休克的毒物
	（3）肾小管堵塞：磺胺药的磺胺结晶、砷化氢引起的血红蛋白尿
血液系统	

中毒表现	相关毒物和中毒机制
1. 溶血性贫血	红细胞破坏增多：苯胺、硝基苯、有毒的动植物（毒蛇、毒蕈）
2. 再生障碍性贫血或白细胞减少	骨髓造血抑制：抗肿瘤药、放射病
中毒表现	相关毒物和中毒机制
3. 出血	（1）血小板减少：见上述骨髓造血抑制 （2）血小板功能异常：阿司匹林 （3）凝血功能异常：肝素、香豆素类、敌鼠钠盐等
神经系统	
1. 昏迷	（1）中枢神经抑制：麻醉药、镇静安眠药、抗精神失常药 （2）抑制呼吸中枢：有机溶剂 （3）缺氧：窒息样毒物、亚硝酸盐、有机磷杀虫剂等
2. 惊厥	（1）窒息性毒物 （2）中枢神经兴奋药、抗抑郁药 （3）其他：异烟肼、有机氯杀虫剂

（三）实验室检查

毒物的实验室过筛对确定诊断和判定毒物类型有帮助，急性口服中毒者，检验呕吐物和胃抽吸物或尿液，其阳性率大于血液，对中毒的靶器官可进行相应的功能和器械检查。对于慢性中毒，检查环境中及病尿和血液中的毒物，可帮助确诊或排除诊断。

1. 毒物分析

从可疑物质、食物和水检查毒物，也可从中毒患者呕吐物、洗胃液、血、尿检查毒物或其分解产物。

2. 特异性化验检查

如有机磷中毒血液胆碱酯酶活性减低，一氧化碳中毒血中可测出碳氧血红蛋白，亚硝酸盐中毒血中可检出高铁血红蛋白。

3. 非特异性化验检查

根据病情进行检查：血常规、血气分析、血清电解质、血糖、肌酐、尿素氮、肝功、心电图、X线检查、CT等，从而了解各脏器的功能及并发症。

（四）急性中毒的诊断

若突然出现昏迷、惊厥、呼吸困难、发绀、呕吐等危重症状和体征，又有明确的毒物接触史，平素健康者，诊断急性中毒不难，解毒药试验治疗有效和相应毒物的实验室鉴定可帮助确诊，尤其对毒物接触史不明确者更有意义，还要进行相应的鉴别诊断。

二、急性中毒的救治

急性中毒的救治原则是阻止毒物继续作用于人体和维持生命，包括清除未被吸收的毒物、促进已吸收进入血液毒物的排除、特异性抗毒治疗及对症支持疗法。

急救：危重患者先检查生命体征如呼吸、血压、心率和意识状态，立即采取有效急救措施，保证有效循环和呼吸功能。

(一) 清除未被吸收的毒物

1. 呼吸道染毒

脱离染毒环境，撤至上风或侧风方向，以 3%硼酸、2%碳酸氢钠拭洗鼻咽腔及含漱。

2. 皮肤染毒

脱去染毒衣服，用棉花、卫生纸吸去肉眼可见的液态毒物，用镊子夹去毒物颗粒，对染毒的皮肤用5%碳酸氢钠液或肥皂水清洗。

3. 眼睛染毒

毒物液滴或微粒溅入眼内或接触有毒气体时，用 3%硼酸、2%碳酸氢钠或大量清水冲洗。

4. 经口中毒

(1) 催吐：对神志清醒胃内尚存留有毒物者，立即催吐。常用催吐方法：用压舌板探触咽腭弓或咽后壁催吐，吐前可令其先喝适量温水或温盐水 200～300 mL，或口服 1/2 000 高锰酸钾 200～300 mL；口服吐根糖浆 15～20 mL，以少量水送服；皮下注射阿扑吗啡 3～5 mg（只用于成人）。腐蚀性毒物中毒、惊厥、昏迷、肺水肿，严重心血管疾病及肝病禁催吐，孕妇慎用。

(2) 洗胃：经口中毒者，胃内毒物尚未完全排空，可用洗胃法清除毒物。一般在摄入 4～6 小时内效果最好，饱腹、中毒量大或减慢胃排空的毒物，超过 6 小时仍要洗胃。腐蚀性毒物中毒禁洗胃，昏迷者要防止误吸。常用洗胃液为 1：5000 高锰酸钾，2%～4%碳酸氢钠，紧急情况下用一般清水。腐蚀性毒物中毒早期用蛋清或牛奶灌入后吸出 1～2 次。若已知毒物种类，可选用含相应成分的洗胃液（表 7-6），以利于解毒，特别是活性炭作为强有力的吸附剂，能有效地吸收毒物促进排泄，近年来受到重视。

表 7-6 已知毒物对洗胃液的选择

洗胃液的种类	适用的毒物	禁用（无效）的毒物
保护剂		
5%牛奶或蛋清	一般腐蚀性毒物、硫酸铜、氯酸盐、铬酸盐	
溶解剂		
液体石蜡	脂溶性毒物：汽油、煤油等	
吸附剂		
10%活性炭悬液	大多数毒物，除外右侧无效的毒物	无效的毒物：汞、铁、锂、溴化物、碳酸氢物、无机酸和碱、乙醇
氧化解毒剂		
1：5000 高锰酸钾	催眠药、镇静药、阿片类、烟碱、生物碱、氰化物、砷化物、无机磷、士的宁	禁用：硫代磷酸酯如对硫磷等
中和剂		
0.3%氧化镁	硫酸、阿司匹林、草酸	
10%面糊和淀粉	碘、碘化物	
沉淀剂		

洗胃液的种类	适用的毒物	禁用（无效）的毒物
2％碳酸氢钠	有机磷杀虫剂、氨基甲酸酯类、拟菊酯类、苯、铊、汞、硫、铬、硫酸亚铁、磷	禁用：敌百虫和强酸（硫酸、硝酸、盐酸、碳酸）
1％～3％鞣酸	吗啡类、辛可芬、洋地黄、阿托品、草酸、乌头、藜芦、发芽马铃薯、毒蕈	
5％硫酸钠	氯化钡、碳酸钡	
5％氯化钙	氟化物	

洗胃宜用较粗的胃管，以防食物堵塞。洗胃时应先吸出胃内容物留作毒物鉴定，然后再灌入洗胃液，每次灌入 300～500 mL，反复灌洗，洗胃液总量根据情况而定，一般洗至无毒物气味或高锰酸钾溶液不变色为止，一般成人常需 2～5 L，个别可达 10 L；在拔出胃管时，应将胃管前部夹住，以免残留在管内的液体流入气管而引起吸入性肺炎和窒息。洗胃的禁忌证与催吐的相同，但昏迷患者可气管插管后洗胃，以防误吸。

（3）吸附：洗胃后从胃管灌入药用活性炭 50～100 g 的悬浮液 1～2 次。

（4）导泻：用以清除肠道内尚未吸收的毒物。灌入吸附剂后，再注入泻药如 50％硫酸镁 50 mL、20％甘露醇 50～100 mL。肾功能不全者和昏迷患者不宜使用硫酸镁，以免抑制中枢神经系统。一般不用油类泻药，以免促进脂溶性毒物吸收。近年来提出有效的导泻剂是山梨醇 1～2 g/kg。

（5）洗肠：经导泻处理如无下泻，可用盐水、温水高位灌肠数次。灌肠适用于毒物已摄入 6 小时以上，而导泻尚未发生作用者，对抑制肠蠕动的毒物（如巴比妥类、阿托品类和阿片类等）和重金属所致中毒等尤其适用，而腐蚀剂中毒时禁用。一般用 1％温肥皂水 500～1000 mL 做高位连续灌洗，若加入活性炭会促使毒物吸附后排出。

（二）排除已吸收进入血液的毒物

1. 加强利尿

大量输液加利尿剂，清除大部分分布于细胞外液、与蛋白质结合少，主要经肾由尿排除的毒物或代谢产物。利尿剂与控制尿 pH 相结合可增加毒物的离子化，减少肾小管的再吸收，加速毒物排出。碱性利尿（5％碳酸氢钠静滴使尿 pH 达到 7.5～9.0）对下列毒物排泄效果好：苯巴比妥、阿司匹林、磺胺。酸性利尿（维生素 C 静滴使尿 pH 达到 4.5～6.0）对苯丙胺类、奎宁、奎尼丁有效。

加强利尿时应注意水、电解质、酸碱平衡，禁忌证为心肾功能不全、低钾等。

2. 血液置换

放出中毒者含有毒物的血液，输入健康供血者的血液作置换以排除已吸收的毒物。特别适用于溶血性毒物（如砷化氢）、形成高铁血红蛋白的毒物（如苯胺）及水杨酸类中毒。因大量输血易产生输血反应及其他并发症，目前此法已少用，但在无特效抗毒药及其他有效排除血中毒物方法的情况下，仍可采用。

3. 血液透析

血液透析适用于分子量在 350 道尔顿以下、水溶性、不与蛋白质结合、在体内分布比较均匀的毒物中毒，毒物可经透析液排出体外。急性中毒血液透析的适应证：摄入大量可透析的毒物；血药浓度高已达致死量；临床症状重，一般治疗无效；有肝、肾功能损害；已发生严重并发症。

血液透析可清除的毒物如：巴比妥类、副醛、水合氯醛、苯海拉明、苯妥英钠、苯丙胺类、酒精、甲醇、异丙醇、乙二醇、柳酸盐、非那西丁、各种抗生素、卤素化合物、硫氰酸盐、氯酸钠（钾）、重铬酸钾、地高辛、氨甲蝶呤、奎宁等。

4. 血液灌流

血液灌流适用于分子量大、非水溶性、与蛋白质结合的毒物，比血液透析效果好。适应证与血液透析同。

适用于血液灌流清除的药物如：短效巴比妥类、甲喹酮、格鲁米特、安定类、甲丙氨酯、吩噻嗪类、阿米替林、去郁敏、丙咪嗪、地高辛、普鲁卡因胺、毒蕈毒素、有机氯农药、百草枯、有机磷农药等。

5. 血浆置换

理论上对存在血浆中的任何毒物均可清除，但实际应用于与血浆蛋白结合牢固，不能以血液透析或血液灌流清除的毒物中毒。用血液分离机可以在短时间内连续从患者体内除去含有毒物的血浆，输入等量的置换液，方法简便安全。

（三）特效解毒治疗

急性中毒诊断明确后，应及时针对不同中毒毒物使用特效解毒剂治疗，常用特效解毒剂见表 7-7。

表 7-7　常用特效解毒剂

特效解毒剂	适应证
纳洛酮	阿片类麻醉性镇痛剂中毒
氯解磷定、碘解磷定、双复磷	有机磷化合物中毒
盐酸戊乙奎醚、阿托品、东莨菪碱	有机磷化合物中毒
二巯丁二钠、二巯丙磺钠	砷、汞、锑等中毒
依地酸钙钠、喷替酸钙钠	铅、铜、镉、钴等中毒
普鲁士蓝（亚铁氰化铁）	铊中毒
去铁胺	急性铁剂过量中毒
亚甲蓝（美蓝）	亚硝酸钠、苯胺等中毒
维生素 K_1	抗凝血类杀鼠剂中毒
氟马西尼	苯二氮䓬类药物中毒
维生素 B_6	肼类（含异烟肼）中毒
亚硝酸钠、亚硝酸异戊酯	氰化物中毒
硫代硫酸钠	氰化物中毒
乙醇	甲醇中毒
毒扁豆碱、催醒宁	莨菪类药物中毒
乙酰半胱氨酸（痰易净）	对乙酰氨基酚（扑热息痛）中毒

特效解毒剂	适应证
乙酰胺（解氟灵）	有机氟农药中毒
氧、高压氧	一氧化碳中毒
特异性地高辛抗体片段	地高辛类药物中毒
各种抗毒血清	肉毒、蛇毒、蜘蛛毒等中毒

特异的解毒药应用后会获得显著疗效，宜尽早使用。常用解毒药的种类、作用机制和用法详见表 7-8。

表 7-8　常用解毒药的种类、作用机制和用法

解毒药	拮抗毒物	作用机制	用法
依地酸钙钠	铅	形成螯合物	1 g/d 静滴，3 天为一个疗程，休息 3～4 天可重复
二巯丙醇	砷、汞	同上	2～3 mg/kg 肌注，第 1～2 天每 4～6 小时 1 次，第 3～10 天每天 2 次
二巯丙磺钠	砷、汞、铜、锑	同上	5% 溶液 5 mL/d 肌注，3 天为一个疗程，休息 4 天后可重复
二巯丁二钠	锑、铅、汞、砷、铜	同上	1～2 g/d 静注或肌注，连用 3 天为一个疗程，休息 4 天可重复
去铁胺	铁	同上	肌注：开始 1 g，以后每 4 小时 1 次，每次 0.5 g，注射 2 天后，每 4～12 小时一次，一日总量＜6 g；静注：剂量同肌注，速度保持 15 mg（kg·h）
亚甲蓝（美蓝）	亚硝酸盐、苯胺、硝基苯	还原高铁血红蛋白	1～2 mg/kg 稀释后缓慢静注，必要时 30～60 分钟后重复一次
亚硝酸钠	氰化物	形成氰化高铁血红蛋白	3% 溶液 10 mL 缓慢静注（速度 2 mL/min）
硫代硫酸钠	氰化物	形成毒性低的硫氰酸盐	25% 溶液 50 mL 缓慢静注，紧接在亚硝酸钠后用
盐酸戊乙奎醚	有机磷杀虫剂	抗胆碱能作用	见有机磷中毒部分
阿托品	有机磷杀虫剂、氨基甲酸酯类	抗胆碱能作用	见有机磷中毒部分
氯解磷定	有机磷杀虫剂	复活胆碱酯酶	见有机磷中毒部分
纳洛酮	阿片类	拮抗阿片受体	肌注或静注：每次 0.4～0.8 mg，根据病情重复
氟马西尼	苯二氮䓬类	拮抗苯二氮䓬受体	开始静注 0.3 mg，60 秒内未达到要求可重复，连续总量达 20 mg

（四）对症支持疗法

急性中毒不论有无特效解毒药物，应及时给予一般内科对症支持治疗，如给氧、输液、维持电解质酸碱平衡、抗感染、抗休克等。

三、急性中毒的预防

除自杀或他杀性蓄意中毒较难预防外，一般中毒都可通过各种预防措施而收到良好的效果。

（一）加强防毒宣传

为防止中毒发生，应针对各种中毒的不同特点做好宣传教育，如冬天农村或部分城镇居民多用煤火炉取暖，应宣传如何预防一氧化碳中毒等。

（二）加强环境保护及药品和毒物管理

（1）加强环境保护措施，预防大气和水资源污染，改善生产环境条件，做到有毒车间的化学毒物不发生跑、冒、滴、漏，并进行卫生监督，以预防职业中毒和地方病的发生。

（2）加强药物的管理：医院和家庭用药一定要严格管理，特别是麻醉药品、精神病药品及其他毒物药品，以免误服（特别是小儿）或过量使用中毒。

（3）加强毒物管理：对所有毒物，不管是贮存、运输或使用等过程均应严格按规定管理，以确保安全。

（三）预防日常生活中毒

除常见的药物中毒外，主要是预防食用有毒或变质的动植物如各种毒蕈或河豚中毒等。

四、急性中毒的护理

（一）护理目标

（1）挽救患者生命。

（2）终止毒物的继续接触和吸收。

（3）减轻身体、心理痛苦。

（4）健康教育，避免再发生。

（二）护理措施

（1）接诊及护理：①护士要按事先分工有序地开始接诊和施救。首先判断意识、触摸大动脉搏动，对生命功能做出初步评估。如果判断为心脏、呼吸停止，呼叫医生并立即开始心肺复苏。除上述情况之外，测量血压、呼吸、体温，进一步评价。如发现有生命征不稳定，则首先开放和保护气道，建立静脉通道，维持血压，纠正心律失常，在生命征稳定后方能执行其他治疗措施。②接诊昏迷或意识状态改变的患者，一定要将中毒作为可能原因之一，向护送其入院的亲属、同事、医生等询问情况。常见的情况，如找不到原因的昏迷人、从火场救出的伤者、不明原因的代谢性酸中毒者、年轻人发生不明原因可能危及生命的心律失常、小儿发生无法解释的疲倦及意识不清，不明原因的急性多发性器官受损症状、群体出现类似的症状体征等都应考虑到中毒的可能性。怀疑中毒存在时，注意询问毒物接触史、既往史、用药史、生活习惯、生活和工作环境、性格变化等。多数情况能确定中毒原因、背景、时间和初始症状。③护士应时刻保持敏锐的观察力和应变能力，如果预感到有突发特大公共卫生事件发生时，应迅速报告行政部和护理部，迅速启动紧急预案，启动以急诊科为中心的护理救治网络。对大规模患者快速分类，将患者分为重、中、轻、死亡四类并标识。在分类的同时，迅速简洁地分流患者。重症患者原则上在急诊科就地抢救；中度患者在进行一些必要的处理后转运至病房继续治疗；轻度患者在救治人员不足的情况下可暂缓处理或直接在门诊及病房观察。批量患者救治的应急状态工作要流程化，如准备床单位、准备抢救设施、输液等批量工作分别由 3 名（组）护士执行，可节约时间。建简易病历，固定在床尾，随做随记，便于医生、护士查阅，同时保证患者个人资料的完整性。

（2）清除毒物：①皮肤、黏膜和眼内污染毒物时或者呕吐物沾染患者皮肤时，护士要迅速除去患者衣物，用大量流水或生理盐水冲洗。②指导和帮助患者催吐。机械催吐法，先让患者一次饮入大杯清水（约 500 mL），再用手指或汤匙等餐具刺激咽后壁，引起呕吐，排出毒物，反复进行直到吐出物为清水为止，此过程护士予以协助，防止患者呛咳、虚脱或病情变化。催吐禁用于昏迷、惊厥、主动脉瘤、食管静脉曲张、近期发生过心肌梗死的患者及孕妇、服汽油煤油及腐蚀性毒物者。洗胃的护理见"洗胃术"。③胃肠排空后的患者才可给服活性炭吸附毒性物质，若 4～6 小时后大便中没有出现活性炭，可再给予半量。但观察到患者有肠胀气、肠阻塞为禁忌。服用泻剂时注意观察患者大便次数、量、性状。

（3）密切观察病情：持续监测心电、血压、呼吸等生命体征，注意瞳孔、意识的变化，通过疼痛刺激、呼唤姓名、对话等方法判断意识状态。发现任何异常变化及时报告医生处理。

护士应该熟悉常见毒物中毒的特殊症候群。例如，有机磷中毒的特征性表现是呼吸大蒜味、流涎、多汗、肌颤、瞳孔缩小、肺水肿；急性酒精中毒表现为颜面潮红或苍白，呼气带酒味，情绪激动、兴奋多语，自控力丧失，有时粗鲁无礼。重度中毒表现为躁动不安、昏睡或昏迷、呼吸浅慢；甲醇中毒出现视力模糊，呼吸深大；洋地黄、奎宁类、毒蕈等中毒时心动过缓；巴比妥、安定类药物、严重 CO 中毒时肌力减弱；巴比妥、阿片类、氰化物中毒时呼吸骤停或屏气。各种刺激性毒物，如有机磷、强酸强碱经口服者或毒蕈、食物中毒时剧烈腹痛、腹泻伴恶心呕吐；有机磷、吗啡类、毒蕈、巴比妥类中毒瞳孔缩小；阿托品、酒精、莨菪碱类、麻黄碱类瞳孔散大；亚硝酸盐类、氰化物、苯胺、麻醉药等皮肤黏膜发绀，而一氧化碳中毒呈樱桃红色；亚硝酸盐中毒时氧疗下仍显著发绀；蛇毒、阿司匹林、肝素等中毒时出血等。

（4）保持呼吸道通畅，有效给氧：对昏迷或意识障碍者立即使其平卧，头后仰、偏向一侧，及时清除口、鼻腔分泌物和呕吐物，防止误吸导致窒息，保持呼吸道畅通。观察患者面色、口唇、指（趾）甲有无发绀，监测血氧饱和度来判断缺氧情况和了解是否改善。在气道通畅的基础上，根据病情采取鼻导管、面罩等不同方法吸氧，重症患者行气管插管、气管切开术后机械通气给氧，做好相应的护理。

（5）在治疗和处置开始前留取血、尿、呕吐物、衣物等标本，注明标本收集时间，由医生、护士双签名封存，以备毒物鉴定时用和作为法律依据。

（6）迅速建立 2～3 条静脉通道，选肘正中等粗大静脉，大号留置针输液，固定良好，防止因患者烦躁脱落。根据患者血压、心率、中心静脉压、尿量等综合情况调整输液速度，根据治疗需要的急缓，合理安排用药顺序。

（7）留置导尿，观察尿量、颜色、性质，准确记录出入量。尿量是反应组织灌注和有效循环血流量的指标，是临床治疗的重要依据。

（8）意识不清、兴奋、躁动者做好安全防护，经常巡视、防止意外发生。使用床栏，必要时约束肢体，以防坠床。按时翻身，防止褥疮。

（9）心理护理和健康指导：急性中毒中，自杀性中毒占首位，这类患者多有巨大的心理问题，诱因可能是负性生活事件、精神抑郁、对未来失去信心等，了解自杀原因和患者心理，是心理护理的关键。自杀性中毒者常有情绪性自我贬低，存在悔恨、羞耻情绪，心理脆弱，缺乏自我调节和控制能力，不愿交流也不愿亲友探视，有时不配合抢救，甚至再次自杀。护士要加强与患者及其家庭的沟通，鼓励患者找到倾诉对象，通过沟通减轻自杀者心理冲突所致的负性情绪，引导其正确地对待失败和各种心理压力，树立宽容、积极的人生观。要尊重自杀者的人格、感情、志向，不伤害其自尊，消除其自杀未遂的羞耻感，能理智地面对现实，接受治疗。对有强烈自杀倾向的患者，必须设专人陪护，密切观察，与其家人沟通配合，防范再发生类似事件，渡过危机期。

食入不洁食物、含过量亚硝酸盐食物、未煮熟的四季豆、误食毒蕈等食物中毒常群体发病，应就有关常识指导患者。农药中毒病死率高，要宣传农药安全使用和保管方法，降低危害。对酗酒和滥用药物者劝诫，说明危害。

第六节 超高热危象

发热是多种疾病的常见症状。若腋温超过 37 ℃，且每天体温波动超过 1 ℃，即可认为发热。腋温为 37.5～38 ℃称为低热、38.1～39 ℃称中度热、39.1～40 ℃称高热、41 ℃以上则为超高热。发热时间超过两周为长期发热。持续高热对身体损害很大，尤其是对脑组织有严重损伤，可引起脑细胞不可逆性损害。超高热危象系指高热同时伴有抽搐、昏迷、休克、出血等，是临床常见的危急重症之一，稍有疏忽，即可导致严重后果。

一、病因

（一）感染性发热

病毒、肺炎支原体、立克次体、细菌、螺旋体、真菌、寄生虫等各种病原体所致的感染，均可引起，为常见的病因。

1. 传染病

多数急症患者的高热是由传染病引起，其中多半是上呼吸道感染，如普通感冒和流行性感冒、菌痢、疟疾、伤寒、传染性肝炎、粟粒性肺结核、急性血吸虫病、传染性单核细胞增多症、流行性脑脊髓膜炎、乙脑等均可引起发热或高热。

2. 器官感染性炎症

常见有急性扁桃体炎、副鼻窦炎、中耳炎、支气管炎、肺炎、脓胸、肾盂肾炎、胆道感染、肝脓肿、细菌性心内膜炎、败血症、淋巴结炎、睾丸或副睾丸炎、输卵管炎、丹毒、深部脓肿等。

（二）非感染性发热

1. 结缔组织疾病及变态反应

如系统性红斑狼疮、皮肌炎、风湿热、荨麻疹、药物热、输血输液反应等。

2. 无菌性坏死

如广泛的组织创伤、大面积烧伤、心肌梗死、血液病等。

3. 恶性肿瘤

如白血病、淋巴瘤、恶性网状细胞增多症、肝、肺和其他部位肿瘤等。

4. 内分泌及代谢障碍

如甲状腺功能亢进（产热过多）、严重失水（散热过少）。

5. 体温调节中枢功能障碍

如中暑、重度安眠药中毒、脑血管意外及颅脑损伤等。

二、病情评估

发热的原因复杂，临床表现千变万化，往往给诊断带来困难，因此，对一些非典型的疑难病例，除仔细询问病史，全面的体格检查和进行一些特殊实验室检查外，更应注意动态观察，并对搜集来的资料仔细进行综合分析，才能及时得出确切的诊断。

（一）病史

现病史和过去史的详细询问，常常对发热性疾病的诊断和鉴别诊断能提供重要的线索。例如黑热病、血吸虫病、丝虫病、华支睾吸虫病等有相对严格的地区性；疟疾、流行性乙型脑炎、流行性脑脊髓膜炎、细胞性痢疾等有一定的季节性；麻疹、猩红热、天花患者痊愈后有长期免疫力；食物中毒多见于集体发病，有进食不洁食物史；有应用广谱抗生素、激素、抗肿瘤药物及免疫抑制剂病史者，经应用抗生素治疗无效，要考虑二重感染的可能性；有应用解热镇痛药、抗生素、磺胺等药物，要警惕药物热；如果同时有皮疹出现，药物热的可能性更大；输血后发热时间长，要考虑疟疾、病毒性肝炎、巨细胞病毒感染的可能性；既往有肺结核或有与肺结核患者密切接触史者，要警惕结核或结核播散的可能；有恶性肿瘤史，不管是手术后或化疗后，再次发热不退要警惕肿瘤转移。例如：有一例患者，10 年前有鼻腔恶性肉芽肿，经化、放疗后，10 年后出现高热不退，多种抗生素治疗无效，最后证实是恶性组织细胞病。

（二）发热伴随症状

详细观察分析发热的伴随症状，对分析发热原因及严重程度均有重要价值。主要包括：有无淋巴结肿大、结膜充血、关节肿痛、出血、皮疹（疱疹、玫瑰疹、丘疹、荨麻疹等），有无肝脾肿大、神经系统症状、腹痛等。

（三）超高热危象早期表现

凡遇高热患者出现寒战、脉搏快、呼吸急促、烦躁、抽搐、休克、昏迷等，应警惕超高热危象的发生。

（四）实验室及其他检查

1. 血象

以白细胞计数和分类计数最具初筛诊断意义。白细胞总数偏低，应考虑疟疾或病毒感染；白细胞总数增高和中性粒细胞左移者，常为细菌性感染；有大量幼稚细胞出现时要考虑白血病，但须与类白血病反应相鉴别。

2. 尿粪检查

尿液检查对尿路疾病的诊断有很大帮助。对昏迷、高热病员而无阳性神经系统体征时，应做尿常规检查，以排除糖尿病酸中毒合并感染的可能。对高热伴有脓血便或有高热、昏迷、抽搐而无腹泻在疑及中毒性菌痢时应灌肠做粪便检查。

3．X 线检查

常有助于肺炎、胸膜炎、椎体结核等疾病的诊断。

4．其他检查

对诊断仍未明确的病员，可酌情做一些特殊意义的检查如血培养、抗 "O"、各种穿刺及活组织检查。还可依据病情行 B 超、CT、内窥镜检查等。

5．剖腹探查的指征

如果能适当应用扫描检查、超声检查以及经皮活检，一般不需要剖腹探查。但对扫描的异常发现需要进一步阐明其性质，或制订准确的处理方案，或需做引流时，剖腹术可作为最后确诊的步骤而予以实施。

6．诊断性治疗试验

不主张在缺乏明确诊断的病例中应用药物治疗，但是如果在仔细检查和培养后，临床和实验室资料支持某种病因诊断但又未能完全明确时，治疗性试验是合理的。

（1）血培养阴性的心内膜炎：有较高的死亡率，如果临床资料表明此诊断是最有可能的，抗生素试验治疗可能是救命性的，常推荐应用广谱抗生素 2～3 种以上，联合、足量、早期、长疗程应用，一般用药4～6 周，人工瓣膜心内膜炎者疗程应更长，培养阳性者应根据药敏给药。

（2）结核：对有结核病史的患者，应高度怀疑有结核病的活动性病灶，2～3 周的抗结核治疗很可能导致体温的下降，甚至达到正常。

（3）疟疾：如果热型符合疟疾（间日疟或三日疟）改变，伴有脾肿大，白细胞减少，流行季节或从流行区来的患者，而一时未找到疟原虫的确切证据，可试验性抗疟治疗，或许能得到良好的疗效，并有助于诊断。

（4）疑为系统性红斑狼疮，而血清学检查未能进一步证实的患者，激素试验性用药可获良效而进一步证实诊断。

由于多数不明原因的高热是由感染引起，所以一般抗生素在未获得确诊前是常规地使用以观疗效。

三、急救措施

（一）一般处理

将患者置于安静、舒适、通风的环境。有条件时应安置在有空调的病室内，无空调设备时，可采用室内放置冰块、电扇通风等方法达到降低室温的目的。高热惊厥者应置于保护床内，保持呼吸道通畅，予足量氧气吸入。

（二）降温治疗

可选用物理降温或药物降温。

1．物理降温法

利用物理原理达到散热目的，临床上有局部和全身冷疗两种方法。

（1）局部冷疗：适用于体温超过 39 ℃者，给予冷毛巾或冰袋及化学制冷袋，将其放置于额部、腋下或腹股沟部，通过传导方式散发体内的热量。

（2）全身冷疗：适用于体温超过 39.5 ℃者，采用酒精擦浴、温水擦浴、冰水灌肠等方法。

酒精擦浴法：酒精是一种挥发性的液体，擦浴后酒精在皮肤上迅速蒸发，吸收和带走机体的大量热量；同时酒精和擦拭又具有刺激皮肤血管扩张的作用，使散热增加。一般选用25%～35%酒精100～200 mL，温度为30 ℃左右。擦浴前先置冰袋于头部，以助降温，并可防止由于擦浴时全身皮肤血管收缩所致头部充血；置热水袋于足底，使足底血管扩张有利散热，同时减少头部充血。擦浴中应注意患者的全身情况，若有异常立即停止。擦至腋下、掌心、腘窝、腹股沟等血管丰富处应稍加用力且时间稍长些，直到皮肤发红为止，以利散热。禁擦胸前区、腹部、后颈、足底，以免引起不良反应。擦拭完毕，移去热水袋，间隔半小时，测体温、脉搏、呼吸，做好记录，如体温降至39 ℃以下，取下头部冰袋。

温水擦浴法：取32～34 ℃温水进行擦浴，体热可通过传导散发，并使血管扩张，促进散热。方法同酒精擦浴法。

冰水灌肠法：用于体温高达40 ℃的清醒患者，选用4 ℃的生理盐水100～150 mL灌肠，可达到降低深部体温的目的。

2. 药物降温法

应用解热剂使体温下降。

（1）适应证：①婴幼儿高热，因小儿高热引起"热惊厥"。②高热伴头痛、失眠、精神兴奋等症状，影响患者的休息与疾病的康复。③长期发热或高热，经物理降温无效者。

（2）常用药物：有吲哚美辛、异丙嗪、哌替啶、氯丙嗪、激素如地塞米松等。对于超高热伴有反复惊厥者，可采用亚冬眠疗法、静脉滴注氯丙嗪、异丙嗪各2 mg/（kg·次）。降温过程中严密观察血压变化，视体温变化调整药物剂量。

必要时物理降温与药物降温可联合应用，注意观察病情。

（三）病因治疗

诊断明确者应针对病因采取有效措施。

（四）支持治疗

注意补充营养和水分，保持水、电解质平衡，保护心、脑、肾功能及防治并发症。

（五）对症处理

如出现惊厥、颅内压增高等症状，应及时处理。

四、护理要点

（一）一般护理

做好患者皮肤、口腔等基础护理，满足患者的基本需要，尽可能使患者处于舒适状态，预防并发症的发生；做好发热患者的生活护理，如发热患者的衣被常被汗液浸湿，应及时更换。

（二）心理护理

患者由于疾病和高热的折磨，容易出现烦躁、焦虑等心理变化，需要更多的关心、抚慰和鼓励。护士要多接近患者，耐心解答患者提出的各种问题，使患者从精神、心理上得到支持。

（三）病情观察与护理

（1）严密观察体温、脉搏、呼吸、血压、神志变化，以了解病情及观察治疗反应。在物理降温或药物降温过程中，应持续测温或每 5 分钟测温 1 次，昏迷者应测肛温。体温的突然下降伴有大量出汗，可导致虚脱或休克，此种情况在老年、体弱患者尤应注意。

（2）观察与高热同时存在的其他症状，如是否伴有寒战、大汗、咳嗽、呕吐、腹泻、出疹或出血等，以协助医生明确诊断。

（3）观察末梢循环情况，高热而四肢末梢厥冷、发绀者，往往提示病情更为严重。经治疗后体温下降和四肢末梢转暖、发绀减轻或消失，则提示治疗有效。

五、健康教育

（一）饮食指导

告知患者发热是一种消耗性疾病，饮食中注意高热量、高蛋白、高维生素的摄取是必要的。鼓励患者多食一些营养丰富、易消化、自己喜爱的流质或半流质饮食，保证每天总热量不低于 12552 kJ（3000 kcal）；同时注意水分和盐分补充，保证每天入水量在 3000 mL 左右，防止脱水，促进毒素和代谢产物的排出。

（二）正确测量体温

体温测量的正确性对于判断疾病的转归有一定的意义。应教会患者正确测量体温的方法，应告知成人口腔温度和腋下温度测量的方法、时间及测量中的注意事项；应向婴幼儿家属说明婴幼儿肛温测量的方法、时间及注意事项。

（三）加强自我保健教育

指导患者建立有规律的生活；适当的体育锻炼和户外活动，增加机体的耐寒和抗病能力；在寒冷季节或气候骤变时，注意保暖，避免受凉，预防感冒、流行性感冒等；向患者和家属介绍有关发热的基本知识，避免各种诱因；改善环境卫生，重视个人卫生；告诫患者重视病因治疗，如系感染性发热，当抗生素使用奏效时，体温便会下降。

参考文献

[1] 徐筱萍，赵慧华. 基础护理[M]. 上海：复旦大学出版社，2015.

[2] 贾爱芹，郭淑明. 常见疾病护理流程[M]. 北京：人民军医出版社，2015.

[3] 袁静，宋建华，孙慧静. 基础护理技术[M]. 武汉：华中科技大学出版社，2015.

[4] 袁爱娣，黄涛，褚青康. 内科护理：临床案例版[M]. 武汉：华中科技大学出版社，2015.

[5] 姚美英，姜红丽. 常见病护理指要[M]. 北京：人民军医出版社，2015.

[6] 姜秀霞，张秀菊，谭颜华. 急诊科护理手册[M]. 北京：军事医学科学出版社，2013.

[7] 姜平，姜丽华. 急诊护理学[M]. 北京：中国协和医科大学出版社，2015.

[8] 姜广荣，潘瑞红，黄运清. 护理应急预案与工作流程[M]. 武汉：华中科技大学出版社，2013.

[9] 施雁，张佩雯. 内科护理[M]. 上海：复旦大学出版社，2015.

[10] 饶和平. 卫生法规及护理管理[M]. 杭州：浙江大学出版社，2015.

[11] 胡月琴，章正福. 内科护理[M]. 南京：东南大学出版社，2015.

[12] 周晓倩，王青，李玉杰，等. 医院管理[M]. 长春：吉林大学出版社，2014.

[13] 陈燕. 内科护理学[M]. 北京：中国中医药出版社，2016.

[14] 陈明瑶，于兰. 基础护理技术[M]. 西安：第四军医大学出版社，2014.

[15] 李春燕，蒋海清，李艳霞. 临床常见病护理精要[M]. 长春：吉林科学技术出版社，2018.

[16] 张铭光，杨小莉，唐承薇. 消化内科护理手册[M]. 北京：科学出版社，2015.

[17] 张世友，刘素碧. 内科护理[M]. 北京：人民卫生出版社，2015.

[18] 杨惠花，眭文洁，单耀娟. 临床护理技术操作流程与规范[M]. 北京：清华大学出版社，2016.

[19] 李俊华，程忠义，郝金霞. 外科护理[M]. 武汉：华中科技大学出版社，2013.

[20] 李秀华. 护士临床"三基"实践指南[M]. 北京：北京科学技术出版社，2016.

[21] 李少芬. 基础护理[M]. 北京：人民卫生出版社，2015.

[22] 李一杰，张孟，何敏. 急救护理[M]. 武汉：华中科技大学出版社，2013.

[23] 阴俊，杨昀泽. 外科护理[M]. 2版. 北京：科学出版社，2013.

[24] 孔彦霞. 儿科临床护理技术[M]. 天津：天津科学技术出版社，2018.

[25] 刚海菊，刘宽浩. 外科护理：临床案例版[M]. 武汉：华中科技大学出版社，2015.

[26] 母传贤，刘晓敏. 外科护理[M]. 郑州：河南科学技术出版社，2012.

[27] 皮红英，王玉玲. 专科护理技术操作规范与评分标准[M]. 北京：人民军医出版社，2014.

[28] 叶志霞，皮红英，周兰姝. 外科护理[M]. 上海：复旦大学出版社，2016.

[29] 王霞. 常用临床护理技术[M]. 郑州：郑州大学出版社，2015.

[30] 王惠琴，金静芬. 专科护理临床实践指南[M]. 杭州：浙江大学出版社，2013.

[31] 王彩霞，朱梦照，陈芬. 妇产科护理[M]. 武汉：华中科技大学出版社，2013.